シンプル
理学療法学
作業療法学
シリーズ

運動器系解剖学テキスト

監修
細田多穗
埼玉県立大学名誉教授

編集
五味敏昭
東京有明医療大学
埼玉県立大学名誉教授

浅井友詞
日本福祉大学

佐藤二美
東邦大学

南江堂

▶ 監　修

細田多穂	ほそだ　かずほ	埼玉県立大学名誉教授

▶ 編　集

五味敏昭	ごみ　としあき	東京有明医療大学特任教授，埼玉県立大学名誉教授
浅井友詞	あさい　ゆうじ	日本福祉大学健康科学部リハビリテーション学科教授
佐藤二美	さとう　ふみ	東邦大学医学部医学科解剖学講座教授

▶ 執筆者（執筆順）

五味敏昭	ごみ　としあき	東京有明医療大学特任教授，埼玉県立大学名誉教授
金村尚彦	かねむら　なおひこ	埼玉県立大学保健医療福祉学部理学療法学科教授
鈴木陽介	すずき　ようすけ	JIN整形外科スポーツクリニックリハビリテーション科
森山英樹	もりやま　ひでき	神戸大学大学院保健学研究科リハビリテーション科学領域教授
成瀬秀夫	なるせ　ひでお	東京有明医療大学保健医療学部柔道整復学科教授
西原　賢	にしはら　けん	埼玉県立大学保健医療福祉学部理学療法学科教授
足立和隆	あだち　かずたか	筑波大学体育系准教授
佐藤二美	さとう　ふみ	東邦大学医学部医学科解剖学講座教授
村上邦夫	むらかみ　くにお	前東邦大学医学部医学科解剖学講座
高柳雅朗	たかやなぎ　まさあき	埼玉県立大学保健医療福祉学部共通教育科准教授
木村明彦	きむら　あきひこ	東京有明医療大学保健医療学部柔道整復学科准教授
杉崎哲朗	すぎさき　てつろう	前山野医療専門学校副校長
林　弘之	はやし　ひろゆき	埼玉県立大学保健医療福祉学部共通教育科教授
小田哲子	おだ　さとこ	東邦大学医学部医学科解剖学講座講師
田中淳司	たなか　じゅんじ	埼玉医科大学名誉教授
浅井友詞	あさい　ゆうじ	日本福祉大学健康科学部リハビリテーション学科教授
小林寛和	こばやし　ひろかず	日本福祉大学健康科学部リハビリテーション学科教授
松原貴子	まつばら　たかこ	神戸学院大学総合リハビリテーション学部教授
竹井　仁	たけい　ひとし	前首都大学東京健康福祉学部理学療法学科教授

▼監修のことば

　近年，高齢社会を迎え，理学療法士・作業療法士の需要が高まっている．したがって，教育には，これらを目指す学生に対する教育の質を保証し，教育水準の向上および均質化に努める責務がある．

　その一方で学生には，学習した内容を単に"暗記する"だけでなく，"理解して覚える"ということが求められるようになってきた．そのため講義で学んだ知識・技術を確実に理解できる新しい形の教科書として，理学療法領域の専門科目を網羅した「シンプル理学療法学シリーズ」が刊行された．

　そして，このシリーズと同じ理念のもとに理学療法士・作業療法士の共通基礎科目の教科書シリーズとして「シンプル理学療法学・作業療法学シリーズ」が企画される運びとなった．

　編集にあたっては，基本的に「シンプル理学療法学シリーズ」と同様に，実際の講義に即した理解しやすい構成を目指す方針を踏襲しながらも，理学療法士・作業療法士養成課程において重要な科目である「解剖学」を学ぶ際に最適な教科書となるよう，以下の点を心掛けた．

1. 理学療法・作業療法の教育カリキュラムに準拠し，教育現場での使いやすさを追求した．
2. 筋・骨・神経を中心として基本的な解剖学の内容を押さえながら，映像解剖学，局所解剖学，運動器関連疾患，体表解剖学，触診解剖学を盛り込むことでリハビリテーションにつながる内容となることを目指した．
3. 学生にとって必要かつ十分な知識を厳選し，長文での解説は避け，箇条書きでの簡潔な解説と，豊富な図表・写真を駆使し，多彩な知識をシンプルに整理した理解しやすい紙面構成となるように努めた．
4. 学生の視覚的理解を促すために，紙面はオールカラーとし，本文に過不足なく対応するよう約600点の図を収載した．

　また，いずれの理学療法士・作業療法士養成校で教育を受けても同等の臨床遂行能力が体得できるような，標準化かつ精選された「理学療法・作業療法教育ガイドライン＝理学療法・作業療法教育モデル・コアカリキュラム」となり得ることをめざした．これらの目的を達成するために，執筆者として各養成施設で教鞭をとられている実力派若手教員に参加いただいたことは大変に意味深いことであった．

　既存の教科書の概念を刷新した本シリーズが，学生の自己研鑽に活用されることを切望するとともに，理学療法士・作業療法士の養成教育のさらなる発展の契機となることを期待する．

　最後に，発刊・編集作業においてご尽力をいただいた諸兄に，心より感謝の意を表したい．

2015年2月

埼玉県立大学名誉教授　細田多穂

▼ 序　文

　わが国の人口構成は4人に1人が65歳以上の高齢者であり，世界にも類をみない超高齢社会を迎えている．医療については，保健・医療・福祉による三位一体型の医療システムが求められており，ひとりの患者さんの治療には多数の医療専門職の連携が必要である．このようなチーム医療に参加するメディカルスタッフには高度な知識と確かな技術が要求されている．

　解剖学が医学・医療の分野で最も重要な基礎科目であることは言うまでもないことである．人体解剖学はヒトの身体の成り立ちを学び，完成された形態や構造を肉眼的に，あるいは顕微鏡を用いて理解していく学問である．また歴史のある古い学問で，近代医学確立の基礎であり，この分析的・科学的な人体の探求が肉眼的観察から始まり，組織，細胞，分子レベルまで進歩して現在に至っている．

　医療系の学校で解剖学の講義を担当していて痛感することは，将来，人体を取り扱う医療従事者となる学生には，解剖学の講義時間数が決して十分ではないということである．解剖学の内容は極めて膨大であり，国家試験における出題も広範多岐に亘り，初学者の学生諸君においては，ややもすると断片的な知識の羅列に翻弄されて，要点を把握できないままに講義が終了してしまうのが現況であると思われる．人体の構造は複雑であるが，複雑さの中にも整然とした構成秩序の法則があることを理解するのが解剖学である．少ない講義時間数のなかで，各種の学校に合目的的な内容の解剖学を講義し，最大限の教育効果をあげるのは，教える側の責務であると常々考えてきた．

　今回，このような状況を鑑みて，医療系，特に理学療法士・作業療法士を目指す学生にとって「理解しやすい解剖学の教科書」とすることを目標に，以下の3点に重点を置いて編集を行った．

　第1に，人体の構造を系統的に理解するために，人体の諸器官を作用系統別に分類整理して記述した．

　第2に，本書は特に初学者を対象として執筆されたものであるため，理学療法士・作業療法士の特性を考慮して，運動器系（骨・関節・靱帯・筋），神経系の記載に重点を置き，さらに映像解剖学，局所解剖学（関節解剖学），体表・触診解剖学も充実させた．この内容構成については，同様に運動器系解剖学の知識を必要とする，柔道整復学，体育学，スポーツトレーナー学，鍼灸学などを学ぶ学生諸君の学習にも有用であり，参考書籍として活用いただけるものと考えている．

　第3に，初学者のみならず解剖学を再学習する方への便宜を図るため，人体の形態と構造について系統的な理解を深められるよう，総括的かつ簡潔な記述を心がけ，分かりやすい図を厳選した．さらに初学者が苦手とする読み難い解剖学用語等には多くの読み仮名（ルビ）を振り，また図および画像には出来うる限り方向性（左右，前後，上下）を明示した．

　解剖学をマスターするためには，普段からの着実な努力が大事であることは言うまでもない．本書を最大限利用して，さらに模型・映像資料・図譜・標本なども参考にしながら，人体構造を立体的に理解して頂きたい．

　編集を終えてみると，我々の力不足のために初期の目的を十分に達成できたとは必ずしも言えない点もある．本書が関係諸兄のご意見を得て，より充実することにより，少しでも理学療法士・作業療法士を目指す学生諸君の助力になればと考える．

本書を上梓するにあたり，著者の先生方には執筆開始から刊行に至るまで，かなりの時間を要したにも関わらず，全員の先生方から終始積極的なご協力を賜り，深甚なる謝意を表したい．また刊行に至るまで終始懇切丁寧なご指導を頂いた南江堂出版部諸氏をはじめ皆様にお礼を申し上げる．

2015年　新春

編集者を代表して　五味敏昭

目次

第Ⅰ部　解剖学総論　　1

- A　人体解剖学とは　五味敏昭　2
- B　解剖学の歴史　3
- C　理学療法学・作業療法学と解剖学との関わり　金村尚彦　5
- D　解剖学の分類　五味敏昭　10
- E　解剖学用語（位置，方向）　11
- F　人体の区分（大区分）　12
- G　体表の方向線（人体の縦線・横線）　13
- H　人体の大要（人体内部の腔所）　15
- I　人体の成り立ち（原子から人体）　金村尚彦　16

第Ⅱ部　解剖学各論　　17

- A　骨格系　18
  - 1．骨総論　18
    - ① 骨の役割　鈴木陽介　18
    - ② 骨の形状による分類　19
    - ③ 骨表面の形状（性状）についての用語　20
    - ④ 骨の構造　21
    - ⑤ 骨の構成成分　森山英樹　22
    - ⑥ 骨の発生と成長　23
    - ⑦ 骨のリモデリング　23
    - ⑧ 骨の破壊と修復　23
  - 2．関節・靱帯総論　24
    - ① 骨の連結（広義の関節）　鈴木陽介　24
    - ② 関節の一般構造　25
    - ③ 関節の分類　26
    - ④ 関節軟骨の形態と機能　森山英樹　27
    - ⑤ 関節軟骨の加齢変化と疾患　28
    - ⑥ 関節包の形態と機能　29
    - ⑦ 関節液（滑液）の成分と役割　29
    - ⑧ 靱帯の機能と種類　鈴木陽介　30
    - ⑨ 関節円板と関節半月　森山英樹　30
  - 3．各論　成瀬秀夫　30
    - ① 脊柱　30
    - ② 胸郭　36
    - ③ 上肢骨　38
    - ④ 下肢骨　48
    - ⑤ 頭蓋　60

- B　筋系　70
  - 1．筋系総論　西原賢　70
    - ① 筋の種類　70
    - ② 骨格筋の総数と重量　71
    - ③ 骨格筋の形態による分類　72
    - ④ 骨格筋の作用による分類　72
    - ⑤ 骨格筋の相互作用による分類　73
    - ⑥ 骨格筋の構造　74
    - ⑦ 骨格筋の各部の名称　74
    - ⑧ 腱の構造　75
    - ⑨ 骨格筋の補助装置　75
    - ⑩ 運動単位　76
    - ⑪ 骨格筋の組織　77

12 神経筋接合部の構造と終板伝達 ……… 77
13 筋収縮の機序 …………………………… 78
14 白筋線維と赤筋線維 …………………… 78
15 筋紡錘と腱器官（腱紡錘）…………… 78
16 筋収縮の種類 …………………………… 80
17 肉離れと筋痙攣（こむら返り）……… 81
18 筋再生の機構 …………………………… 81
2．各論 ……………………………………… 82
1 頭部の筋 ………………………足立和隆 82
2 頸部の筋 ………………………………… 82
3 胸部の筋 ………………………………… 90
4 腹部の筋 ………………………………… 95
5 背部の筋 ………………………………… 97
6 上肢の筋 ………………………成瀬秀夫 105
7 下肢の筋 ………………………………… 120

C　神経系 ……………………………… 138

1．神経系総論 ……………………佐藤二美 138
1 神経系の区分 …………………………… 138
2 神経系の内部構造 ……………………… 138
3 神経系の発生と区分 …………………… 141
2．中枢神経系 ……………………………… 143
1 脊髄 ……………………………………… 143
2 脳幹 ……………………………………… 145
3 小脳 ……………………………………… 150
4 間脳 ……………………………………… 152
5 終脳（大脳）…………………………… 154
6 伝導路 …………………………………… 157
7 脳の外部環境 …………………………… 166
3．末梢神経系 ……………………村上邦夫 168
1 脊髄神経 ………………………………… 168
2 脳神経 …………………………………… 179
3 自律神経系 ……………………………… 188

D　感覚器系 ……………………高柳雅朗 193

1．外皮 ……………………………………… 194
1 皮膚 ……………………………………… 194
2 皮膚の感覚受容器と神経 ……………… 196
3 皮膚の付属器 …………………………… 196
2．視覚器 …………………………………… 199
1 眼球 ……………………………………… 199
2 眼球の付属器 …………………………… 202

3．聴覚器，平衡覚器 ……………………… 204
1 外耳 ……………………………………… 204
2 中耳（鼓膜，鼓室）…………………… 205
3 内耳（骨迷路，膜迷路）……………… 206
4．嗅覚器，味覚器 ………………………… 207
1 嗅覚器 …………………………………… 208
2 味覚器 …………………………………… 208

E　循環器系 …………成瀬秀夫，木村明彦 209

1．循環器系総論 …………………………… 209
1 体循環（大循環）と肺循環（小循環）
　………………………………………… 209
2 血管壁の構造 …………………………… 209
3 血管の走行 ……………………………… 210
2．心臓 ……………………………………… 211
1 心臓の位置と外形 ……………………… 211
2 心臓の4つの部屋 ……………………… 211
3 心臓壁の構造 …………………………… 211
4 心臓の弁膜 ……………………………… 214
5 心臓の血管系 …………………………… 215
6 心臓に分布する神経 …………………… 216
7 心臓の刺激伝導系 ……………………… 216
3．動脈 ……………………………………… 217
1 上行大動脈 ……………………………… 217
2 大動脈弓とその枝 ……………………… 217
3 総頸動脈と内・外頸動脈 ……………… 218
4 脳の動脈（大脳動脈輪）……………… 219
5 鎖骨下動脈と上肢の動脈 ……………… 220
6 胸大動脈 ………………………………… 222
7 腹大動脈 ………………………………… 223
8 総腸骨動脈と内・外腸骨動脈 ………… 224
9 大腿動脈と下肢の動脈 ………………… 225
4．静脈 ……………………………………… 227
1 上大静脈 ………………………………… 227
2 下大静脈 ………………………………… 227
3 奇静脈系 ………………………………… 228
4 門脈 ……………………………………… 228
5 上肢と下肢の皮静脈 …………………… 229
6 硬膜静脈洞 ……………………………… 230
5．胎児循環 ………………………………… 231
6．リンパ系 ………………………………… 232
1 毛細リンパ管とリンパ管 ……………… 232

- ② リンパ節 … 232
- ③ リンパ本幹 … 233
- ④ 脾臓 … 235
- ⑤胸腺 … 236

F 消化器系 五味敏昭 237

1. 内臓系総論 … 237
2. 消化器系総論 … 237
3. 口腔 … 239
   - ① 口腔総論 … 239
   - ② 口唇 … 239
   - ③ 口蓋 … 239
   - ④ 歯 … 239
   - ⑤ 舌 … 240
4. 咽頭 … 242
   - ① 咽頭総論 … 242
   - ② 咽頭鼻部 … 242
   - ③ 咽頭口部 … 243
   - ④ 咽頭喉頭部 … 243
5. 食道 … 243
6. 胃 … 244
7. 小腸 … 245
   - ① 小腸総論 … 245
   - ② 十二指腸 … 245
   - ③ 空腸, 回腸 … 246
   - ④ 小腸の微細構造 … 246
8. 大腸 … 247
   - ① 大腸総論 … 247
   - ② 盲腸 … 247
   - ③ 虫垂 … 248
   - ④ 結腸 … 248
   - ⑤ 直腸 … 249
   - ⑥ 肛門 … 250
   - ⑦ 骨盤底筋 … 250
   - ⑧ 消化管の代表的な疾病 … 250
9. 口腔腺 … 250
10. 肝臓 … 251
    - ① 肝臓の位置と外形 … 251
    - ② 肝臓の微細構造 … 252
11. 胆嚢 … 253
12. 膵臓 … 254
13. 腹膜 … 254

G 呼吸器系 五味敏昭 257

1. 呼吸器系総論 … 257
2. 鼻(外鼻, 鼻腔, 副鼻腔) … 257
   - ① 外鼻 … 257
   - ② 鼻腔 … 258
   - ③ 副鼻腔 … 259
3. 咽頭 … 259
4. 喉頭 … 259
   - ① 喉頭総論 … 259
   - ② 喉頭軟骨 … 260
   - ③ 声帯ヒダ … 260
   - ④ 喉頭筋 … 261
5. 気管・気管支 … 262
   - ① 気管 … 262
   - ② 気管支, 気管支枝 … 262
   - ③ 気道の疾病 … 263
6. 肺 … 264
7. 胸膜 … 266
8. 縦隔 … 267
9. 呼吸運動の調節 … 267
10. 呼吸の異常 … 268

H 泌尿器系 木村明彦 269

1. 泌尿器系総論 … 269
2. 腎臓 … 269
   - ① 腎臓の位置と外形 … 269
   - ② 腎臓の微細構造 … 271
   - ③ 腎臓の血管系 … 273
   - ④ 尿の生成 … 273
3. 排尿路(尿管, 膀胱, 尿道) … 274
   - ① 尿管 … 274
   - ② 膀胱 … 275
   - ③ 膀胱の神経支配と排尿 … 275
   - ④ 尿道 … 275

I 生殖器系 木村明彦 278

1. 生殖器系総論 … 278
2. 男性生殖器 … 279
   - ① 精巣 … 279
   - ② 精路(精巣上体, 精管, 精嚢, 射精管, 尿道) … 280

- ③ 付属生殖腺（前立腺，尿道球腺）······ 281
- ④ 外陰部（陰茎，陰嚢）······ 282
- ⑤ 勃起，射精······ 284
- 3．女性生殖器······ 285
  - ① 卵巣······ 285
  - ② 女性生殖管（卵管，子宮，腟）······ 286
  - ③ 外陰部······ 289
  - ④ 会陰······ 290

J　内分泌系　　杉崎哲朗，林　弘之　294

- 1．内分泌系総論······ 294
  - ① 内分泌器官······ 294
  - ② 内分泌腺の機能······ 294
  - ③ ホルモンの種類······ 295
- 2．下垂体······ 295
  - ① 下垂体の構造······ 295
  - ② 下垂体前葉······ 295
  - ③ 中間部······ 296
  - ④ 下垂体後葉······ 296
  - ⑤ 下垂体ホルモンの分泌調節······ 296
- 3．松果体······ 298
- 4．甲状腺······ 298
  - ① 甲状腺の構造······ 298
  - ② 甲状腺の組織······ 298
  - ③ 甲状腺ホルモン······ 299
  - ④ カルシトニン······ 299
- 5．上皮小体（副甲状腺）······ 299
- 6．副腎······ 299
  - ① 副腎の構造······ 299
  - ② 副腎皮質······ 300
  - ③ 副腎髄質······ 300
- 7．膵島······ 301
- 8．精巣······ 301
- 9．卵巣······ 302
- 10．その他······ 302
- 11．内分泌疾患······ 303

第Ⅲ部　人体の構成，人体の発生　305

A　人体の構成　　林　弘之，杉崎哲朗　306

- 1．細胞······ 306
  - ① 細胞の構造······ 306
  - ② 細胞分裂······ 307
- 2．組織······ 308
  - ① 上皮組織······ 308
  - ② 支持組織······ 311
  - ③ 筋組織······ 314
  - ④ 神経組織······ 314
- 3．器官······ 316
- 4．器官系······ 316

B　人体の発生　　小田哲子　317

- 1．配偶子の形成······ 317
  - ① 減数分裂······ 317
  - ② 精子発生······ 317
  - ③ 卵子発生······ 317
- 2．受精······ 318
  - ① 受精の時期と場所······ 318
  - ② 受精の過程······ 318
  - ③ 性の決定······ 319
- 3．初期発生······ 319
  - ① 卵割と胚盤胞の形成······ 319
  - ② 着床から二層性胚盤の形成······ 320
  - ③ 三層性胚盤の形成······ 320
  - ④ 胎盤の形成······ 320
- 4．その後の発生······ 321
  - ① 各器官系と組織の発生······ 321
  - ② 受精齢と妊娠齢······ 322

第Ⅳ部　映像解剖学　　　　田中淳司　323

A　映像解剖学総論 …………… 324

B　X線映像 ………………… 325
1．単純X線写真の成り立ちと代表的な画像 ………………………… 325
2．造影X線写真の成り立ちと代表的な画像 ………………………… 326

C　断層映像と核医学 …………… 328
1．コンピュータ断層装置（CT）……… 328
　1　X線CT ……………………… 328
　2　MRI ………………………… 331
　3　超音波断層法 ………………… 337

D　核医学検査 ………………… 338

第Ⅴ部　局所解剖学　　　　339

A　肩関節 …………… 浅井友詞　340
1．関節構造 …………………… 340
　1　骨，関節 …………………… 341
　2　靱帯 ……………………… 341
　3　関節包 ……………………… 341
　4　滑液包 ……………………… 341
　5　関節唇 ……………………… 341
2．神経 ………………………… 342
　1　肩甲上神経 ………………… 342
　2　腋窩神経 …………………… 342
　3　長胸神経 …………………… 343
3．血管 ………………………… 344
　1　鎖骨下動脈 ………………… 344
　2　腋窩動脈 …………………… 344
4．関節運動，筋の作用 …………… 345
　1　腱板の作用 ………………… 345
　2　腱板疎部（ローテータインターバル）
　　 ……………………………… 346
　3　上腕二頭筋長頭 …………… 346
　4　肩関節・肩甲帯の動き ……… 346
5．代表疾患 …………………… 348
　a．上腕骨外科頸骨折 ………… 348
　b．鎖骨骨折 …………………… 348
　c．肩関節脱臼 ………………… 348
　d．肩関節周囲炎 ……………… 348
　e．腱板損傷 …………………… 350
　f．SLAP病変 ………………… 350

B　肘関節，前腕 …… 浅井友詞　352
1．関節構造 …………………… 352
　1　骨，関節 …………………… 352
　2　靱帯 ……………………… 353
　3　関節包 ……………………… 354
2．神経 ………………………… 354
　1　筋皮神経 …………………… 354
　2　橈骨神経 …………………… 354
　3　尺骨神経 …………………… 355
3．血管 ………………………… 355
　1　上腕動脈 …………………… 355
　2　尺骨動脈 …………………… 355
　3　橈骨動脈 …………………… 355
4．関節運動，筋の作用 …………… 356
　1　肘関節の動き ……………… 356
5．代表疾患 …………………… 357
　a．上腕骨顆上骨折 …………… 357
　b．肘関節脱臼 ………………… 357
　c．上腕骨外側上顆炎（テニス肘）… 357
　d．上腕骨内側上顆炎（野球肘）… 357

C　手関節，手指 …… 浅井友詞　359
1．関節構造 …………………… 359
　1　骨，関節 …………………… 360
　2　靱帯 ……………………… 361
　3　腱鞘 ……………………… 361
　4　TFCC（三角線維軟骨複合体）… 362
2．神経 ………………………… 362

- 1 正中神経 ………………………… 362
- 2 尺骨神経 ………………………… 362
- 3 橈骨神経 ………………………… 362
- 3．血管 …………………………………… 363
  - 1 橈骨動脈 ………………………… 363
  - 2 尺骨動脈 ………………………… 363
- 4．関節運動，筋の作用 ………………… 363
  - 1 外在筋 …………………………… 363
  - 2 内在筋 …………………………… 364
  - 3 指伸筋腱の特徴 ………………… 364
  - 4 手関節の動き …………………… 364
  - 5 手指の動き ……………………… 365
  - 6 母指の動き ……………………… 365
- 5．代表疾患 ……………………………… 366
  - 1 舟状骨骨折 ……………………… 366
  - 2 ばね指 …………………………… 366
  - 3 スワンネック変形 ……………… 366
  - 4 橈骨遠位端骨折のリハビリテーション
   …………………………………… 366

D　股関節　　　　　　　浅井友詞　368

- 1．関節構造 ……………………………… 368
  - 1 骨，関節 ………………………… 368
  - 2 靱帯 ……………………………… 370
  - 3 関節包 …………………………… 370
  - 4 関節唇 …………………………… 370
- 2．神経 …………………………………… 371
  - 1 大腿神経 ………………………… 371
  - 2 閉鎖神経 ………………………… 371
  - 3 外側大腿皮神経 ………………… 371
  - 4 坐骨神経 ………………………… 372
  - 5 上殿神経 ………………………… 372
  - 6 下殿神経 ………………………… 372
  - 7 後大腿皮神経 …………………… 372
- 3．血管 …………………………………… 372
  - 1 大腿骨頭の血管分布 …………… 373
- 4．関節運動，筋の作用 ………………… 373
  - 1 股関節の動き …………………… 373
- 5．代表疾患 ……………………………… 375
  - 1 大腿骨頸部骨折 ………………… 375
  - 2 変形性股関節症 ………………… 375
  - 3 梨状筋症候群 …………………… 376

E　膝関節　　　　　　　小林寛和　378

- 1．関節構造 ……………………………… 378
  - 1 骨，関節 ………………………… 379
  - 2 靱帯 ……………………………… 379
  - 3 関節半月（半月板） …………… 379
  - 4 関節包 …………………………… 380
  - 5 滑膜 ……………………………… 381
- 2．神経 …………………………………… 381
  - 1 大腿神経 ………………………… 381
  - 2 脛骨神経 ………………………… 382
  - 3 総腓骨神経 ……………………… 382
- 3．血管 …………………………………… 382
  - 1 膝窩動脈 ………………………… 382
  - 2 前脛骨動脈，後脛骨動脈，腓骨動脈
   …………………………………… 383
  - 3 下肢の主要静脈 ………………… 383
- 4．関節運動，筋の作用 ………………… 383
  - 1 脛骨大腿関節の屈曲・伸展運動 … 383
  - 2 screw-home movement ………… 383
  - 3 膝蓋大腿関節の接触面 ………… 384
  - 4 膝関節の動き …………………… 385
- 5．代表疾患 ……………………………… 385
  - a．変形性膝関節症 ………………… 385
  - b．炎症性疾患 ……………………… 386
  - c．オスグッド・シュラッター病 … 386
  - d．膝蓋大腿関節障害 ……………… 386
  - e．前十字靱帯損傷 ………………… 386
  - f．内側側副靱帯損傷 ……………… 387
  - g．後十字靱帯損傷 ………………… 388
  - h．関節半月損傷 …………………… 388

F　足関節，足部，足趾
　　　　　　　　　　　　小林寛和　389

- 1．関節構造 ……………………………… 389
  - 1 骨，関節 ………………………… 390
  - 2 靱帯 ……………………………… 390
- 2．神経 …………………………………… 391
  - 1 深腓骨神経 ……………………… 391
  - 2 浅腓骨神経 ……………………… 391
  - 3 脛骨神経 ………………………… 391
  - 4 内側足底神経 …………………… 392

⑤ 外側足底神経 392
　3．血管 392
　　① 足背動脈，足底動脈 392
　　② 足背静脈弓，足底静脈弓 392
　　③ 大伏在静脈，小伏在静脈 392
　4．関節運動，筋の作用 393
　　① 距腿関節のほぞ穴構造 393
　　② 距腿関節の運動軸 393
　　③ 距骨下関節の運動軸 394
　　④ 足弓（足アーチ） 394
　　⑤ ウインドラス機構，トラス 394
　　⑥ 足関節，足部，足趾の動き 395
　5．代表疾患 395
　　a．足関節捻挫 395
　　b．足関節脱臼骨折 395
　　c．踵骨骨折 397
　　d．疲労骨折 397
　　e．外反母趾 397
　　f．扁平足障害 398

G　頸部　　松原貴子　399

　1．関節構造 399
　　① 骨，関節 400
　　② 靱帯 400
　2．神経 400
　　① 横隔神経 400
　　② 反回神経 400
　　③ 頸神経叢と腕神経叢 402
　　④ 頸部交感神経幹と星状神経節 402
　3．血管 403
　　① 総頸動脈 403
　　② 内頸動脈 403
　　③ 椎骨動脈 404
　4．関節運動，筋の作用 404
　　① 頸椎の動き 404
　　② 斜角筋群 405
　5．代表疾患 406
　　① 頸椎骨折，脱臼 406
　　② 頸椎症（変形性頸椎症） 406
　　③ 後縦靱帯骨化症（OPLL） 407
　　④ 斜頸 408

H　胸部，胸郭　　松原貴子　409

　1．関節構造 409
　　① 骨，関節 410
　　② 靱帯 410
　2．神経 411
　　① 肋間神経 411
　　② 横隔神経 412
　3．血管 412
　　① 大動脈弓 412
　　② 肋間動脈 412
　4．関節運動，筋の作用 412
　　① 呼吸運動，胸郭と呼吸筋 412
　　② 脊柱起立筋（固有背筋） 415
　　③ 胸椎の動き 415
　5．代表疾患 416
　　① 側弯症，後弯症（円背） 416
　　② 帯状疱疹，肋間神経痛 417

I　腰部，骨盤　　松原貴子　418

　1．関節構造 418
　　① 骨，関節 418
　　② 靱帯，筋膜 418
　2．神経 420
　　① 肋下神経 420
　　② 大腿神経 421
　　③ 上殿神経，下殿神経 421
　　④ 坐骨神経 421
　3．血管 422
　　① 腰動脈 422
　　② 総腸骨動脈，外・内腸骨動脈 422
　　③ 閉鎖動脈 423
　　④ 大腿動脈 423
　4．関節運動，筋の作用 423
　　① 腹直筋 423
　　② 側腹筋（外・内腹斜筋，腹横筋） 424
　　③ 固有背筋（脊柱起立筋，多裂筋） 424
　　④ 腰椎の動き 424
　5．代表疾患 426
　　① 腰椎椎間板ヘルニア 426
　　② 変形性腰椎症（変形性脊椎症），腰部脊柱管狭窄症 427

③ 腰椎分離症，腰椎すべり症 ············ 428

J 顔面，頭部　　　松原貴子　429

1. 関節構造 ························· 429
   ① 骨，関節 ······················ 429
   ② 靱帯 ························ 429
2. 神経 ························· 430
   ① 大後頭神経，小後頭神経 ·········· 430
   ② 三叉神経（第Ⅴ脳神経） ············ 432
   ③ 顔面神経（第Ⅶ脳神経） ············ 432
3. 血管 ························· 432
   ① 外頸動脈 ······················ 433
   ② 顔面動脈 ······················ 433
   ③ 浅側頭動脈 ···················· 434
4. 関節運動，筋の作用 ············ 434
   ① 顔面筋と表情 ·················· 434
   ② 顎関節の運動（咀嚼運動） ·········· 435
   ③ 頭部の運動 ···················· 436
5. 代表疾患 ······················ 438
   ① 顔面神経麻痺 ·················· 438
   ② 三叉神経痛 ···················· 439
   ③ 顎関節症，顎関節脱臼 ············ 439

第Ⅵ部　体表・触診解剖学　　441

A 体表解剖学　　　五味敏昭　442

1. 人体の区分（小区分） ············ 442
   ① 体区分の総論 ·················· 442
   ② 筋肉注射部位 ·················· 445
   ③ 拍動の触れる動脈 ·············· 445
   ④ 器官と椎骨位 ·················· 446
2. 人体の前面・後面 ·············· 446
3. 人体の内腔 ···················· 447

B 触診解剖学　　　竹井仁　451

1. はじめに ······················ 451
2. 骨 ························· 451
3. 靱帯 ························ 458
4. 筋 ························· 460
5. 血管 ························ 472
6. 神経 ························ 474

▶ 参考文献 ································ 479
▶ 索引 ·································· 481

＊下記の図は，前東京工科大学デザイン学部 板宮朋基（現愛知工科大学工学部准教授）主宰，解剖図制作プロジェクトチームによる．
■第Ⅱ部 解剖学各論／A 骨格系：図5（右），図6，図7，図8，図10，図11，図12，図13（b，c），図14，図15（b），図17，図18，図19，図20，図21，図26，図29，図30，図31，図33，図36，図37，図38，図39，図40，図41，図43，図45，図48（a，b），図49，図50，図51，図52，図54，図55，図59／B 筋系：図3，図6，図7，図10，図13，図20
■第Ⅴ部 局所解剖学／A 肩関節：図2，図4／J 顔面，頭部：図1（a，c），図2（a）

第 I 部

解剖学総論

A 人体解剖学とは 2
B 解剖学の歴史 3
C 理学療法学・作業療法学と解剖学との関わり 5
D 解剖学の分類 10
E 解剖学用語（位置，方向） 11
F 人体の区分（大区分） 12
G 体表の方向線（人体の縦線・横線） 13
H 人体の大要（人体内部の腔所） 15
I 人体の成り立ち（原子から人体） 16

A 人体解剖学とは

- **人体解剖学** human anatomy は基礎医学の中で最も重要な基礎科目であり，また最も古い歴史をもつ学問である．
- 人体解剖学は歴史のある古い学問で近代医学確立の基礎であり，この分析的，科学的な人体の探求が肉眼的観察から始まり，組織，細胞，分子レベルにまで進歩して現在に至っている．
- 人体解剖学はヒトのからだの成り立ちを学び，完成された**形態** form や**構造** structure を肉眼的に，あるいは顕微鏡を用いて理解する学問である．
- 解剖学の英名である anatomy の語源はギリシャ語由来の ana-（上へ，全体に，完全に）と，-tomy（分断，切除，切開）の2つの要素から構成されていて，人間のからだを全面的に解き分ける（剖）ことである．解剖の旧名には腑分け，解体などがある．
- 人体解剖学は解剖により解明しようとする目的によって，**系統解剖学**，**病理解剖学**，**司法（法医）解剖学**の3種類に分けられる．
- 系統解剖学は運動器系，循環器系（脈管系），内臓系，内分泌系，神経系，感覚器系に大別できる．本書は運動器系（骨格系，筋系），神経系に重点を置いた．
- 人体解剖学は研究方法により**肉眼解剖学**と**顕微解剖学**に大別される．
- **比較解剖学**や**比較発生学**のように人体と他の動物との構造上の比較については未知の部分も多く，将来ここから多くの知識を得ていく可能性もある．
- 人体の構造は複雑であるが，解剖学は単なる知識の羅列ではなく，底に一貫して流れる人体構造の法則があることを十分理解することが重要である．
- 人体解剖学の範囲は広範多岐にわたっている．初学者の皆さんが解剖学の理解を深めるためには本書での学習と並行して，模型，映像資料，標本などを用いて人体構造を立体的に把握していただきたい．

B 解剖学の歴史

- ギリシャでは**ヒポクラテス** Hippocrates（BC.460–377）が臨床医学と観察を重んじる科学的医療へと発展させ，後の古代ローマの医学者ガレノスを経て西洋医学に多大な影響を与えたことから医聖，医学の父などと呼ばれる．解剖学では骨と筋についての知見を有していたが，あまり発達はみられなかった．
- エジプトにおいては**ヘロフィロス** Herophilos（BC.335–280）が人体解剖，主に脳の解剖を行い脳室，脈絡叢，静脈洞を記載し，さらに運動神経と知覚神経を区別した．また**エラシストラトス** Erasistratos（BC.297–250）も脳と心臓を研究し，大脳と小脳を区別し，さらに視神経，聴神経を発見し，心臓弁を記載した．
- 古代ローマの医学者**ガレノス** Galenus（125–199）は2世紀頃にギリシャ・ローマの医学生物学を集大成し，解剖学と生理学 physiology に偉大な足跡を残した（大大脳静脈に彼の名前が付けられている）．とくに神経と筋についての業績が多い．
- ルネッサンス期に至るまでの10数世紀の間，科学の暗黒時代が続き，人体解剖は禁止され，ガレノス解剖学が唯一絶対のものとされていた．
- ルネッサンス期を迎えたイタリアでは**モンディーノ** Mondino（1275–1326）が人体解剖を行い，解剖学書 Anatomia を著した．15世紀に入ると，人体解剖が一層盛んになり，**レオナルド・ダ・ヴィンチ** Leonardo・da・Vinci（1454–1519）は極精細な図譜を刊行した．
- 近代解剖学の父と呼ばれる**ヴェサリウス** Vesalius（1514–1564）は，現在のベルギーの首都ブリュッセル近郊の出身で，イタリアのパドヴァ大学教授として活躍し，1543年に「**人体の構造論**」という大著を出版した．
- 英国の**ハーヴェイ** Harvey（1573–1657）が1628年に血液循環の原理を発表した．
- オランダの**ヤンセン父子** Janssen が1590年頃に顕微鏡を発明した．
- イタリアの**マルピギー** Malpighi（1628–1694）は顕微鏡を用いて，肺，腸間膜の微細血管で血液循環を確認した．さらに肝臓，腎臓，脾臓の微細構造について発表し，組織学の父と呼ばれる．
- ドイツの**シュライデン** Schleiden と**シュワン** Schwann は生物体は生命の単位である細胞により構築されているという細胞説を1838年，1839年に発表した．
- 英国の**ダーウィン** Darwin はさまざまな生物は原始的な生命から出発し，長期間かけてさまざまに進化して生じてきたとする進化論を1859年に発表した．
- 米国の**ワトソン** Watson と英国の**クリック** Crick は，遺伝子の本体が二重ラセン構造をもった DNA 分子であることを1953年に発表し，遺伝子研究の道を大きく開いた．
- 現代の人体解剖学の研究は人体の構造を究めるために，さらに領域を拡げながら，分子構

造までを可視化する電子顕微鏡，分子の局在を証明する免疫組織化学，遺伝子の発現部位を調べる in situ hybridization（インサイチューハイブリダイゼーション）などの解剖組織学的な技術などが発達した．

- 一方，わが国では480年頃，「日本書紀」第14巻に最古の人体解剖の記録がみられる．
- わが国での官許による最初の人体解剖は，1754年に京都で**山脇東洋**によって行われ，その成果を1759年に「**蔵志**」と題して出版した．
- 1770年，古河藩医（茨城県）の**河口信任**は京都で人体解剖を行い，1772年に解剖所見の成果を「**解屍篇**」と名付けて刊行した．
- 1771年，江戸の近郊小塚原（千住骨ケ原）で行われた腑分け（解剖）を見学した**杉田玄白**，**前野良沢**，**中川淳庵**，**桂川甫周**たちは，ドイツの解剖学者クルムスが著した Anatomische Tabellen のオランダ語訳本（Tabulae Anatomicae. ターヘル・アナトミア）を翻訳し，1774年に杉田玄白を中心に本文4冊，図版1冊からなる「**解体新書**」を出版した．
- **大槻玄沢**は玄白・良沢の弟子で，解体新書の不備を補うために杉田玄白の依頼を受け，本文13冊，図版1冊からなる改訂版である「**重訂解体新書**」を1826年に刊行した．
- **田口和美**により，1869（明治2）年に篤志献体解剖が初めて行われた．
- 1871（明治4）年に西洋医学の教育・研究が正式に採り入れられ，解剖学，組織学，胎生学（発生学）の講義も始まり，急速に進歩した．
- 田口和美は訳本ではなく，日本語で初めての体系的な解剖学書である「**解剖攬要**」（13巻14冊）を1882（明治15）年に出版した．
- 京都大学の**山中伸弥**はヒトの皮膚細胞に遺伝子を組み込み，人工多能性幹細胞（iPS細胞）を2007年に作成した．

C 理学療法学・作業療法学と解剖学との関わり

1. 解剖学を学ぶ意義

　理学療法と作業療法を学ぶ学生にとって，解剖学の知識を得ることは非常に重要である．関節や筋，神経，血管，臓器に触れながら，図説や人体モデルを活用し，関節周囲に関わる靱帯，筋，神経，脈管構造や臓器の立体的構造を詳細に理解することで，さまざまな理学療法・作業療法の対象を理解し，治療することが可能となる．人体は複雑な構造をしているが，系統だった秩序を有しており，各臓器の関連性を学ぶことが大切である．

　また，初年次に配置される解剖学は，人体の構造を理解する単なる知識を得るだけの学問ではなく，理学療法・作業療法教育の前提となる，本質的な人間の尊厳について深く考える機会となる．将来，理学療法士または作業療法士として従事するものに対する教育効果は計り知れない．

　臨床では，患者を治療するという医療的責任を担うが，患者の主訴やさまざまな病態を理解し，治療効果を上げるためには，運動器系，循環器系，内臓系，神経系，感覚器系などの解剖学的知識を駆使し，深い洞察をもって，実践することが求められている．

　卒業後は，学生時代に得た知識に加えて，動作を意識した視点で，解剖学に接することができればさらに有用である．理学療法士と作業療法士は，運動器系，神経系などに注目しがちであるが，すぐれた臨床家となるためには，理学療法と作業療法が対象としている部位だけではなく，例えば運動器系と内臓系の相補的な役割など，局所と全体の関連性を推察する能力が必須となる．ゆえに卒業後も継続して解剖学を学ぶ重要性がここにある．

2. 理学療法学・作業療法学と解剖学の歴史

　理学療法は，従来，物理療法と解剖学，運動学，運動生理学，神経生理学などを基礎とした運動療法を中心に行われてきた．作業療法は日常生活の障害を克服するために，障害に対して生活の自立をはかるリハビリテーション医学の1つの医療技術として，いずれも今日まで解剖学に立脚した医学の基礎・臨床研究により発展を遂げてきた．

　本項では理学療法に関係する，骨・筋・神経研究における歴史を踏まえて記述する．

■ **理学療法** physical therapy（または physiotherapy）の起源は，ヒポクラテス Hippocrates（紀元前460～377頃，古代ギリシャ）に遡る．この時代に，物理的エネルギー（光，水，熱，温泉）や脊柱に対する徒手療法を利用して，けがや病気の治療を行っていた．また筋力強化，体力回復などを目的とした運動療法も行われていた．

C 理学療法学・作業療法学と解剖学との関わり

- **作業療法** occupational therapy の起源も理学療法と同様に古代ギリシャ，ローマ，中国の時代より説き起こされる．古来人々は運動や遊び，教育や職業が心身の養生と回復に有効であることを経験として知っていた．
- ヘロフィロス Herophilos（紀元前335〜280，アレキサンドリア）は神経，腱，運動神経の区別を行った．
- クラウディウス・ガレヌス Claudius Galen（129〜200頃，古代ギリシャ）は，サルの解剖により，筋は収縮し，筋活動におけるトーヌスの概念を築いた．
- ルネ・デカルト René Descartes（1596〜1650，フランス）は，神経，筋，感覚器の研究から「De Homine」を出版した．この書物はヨーロッパ最初の生理学教科書とされている．
- ウィリアム・クローネ Willam Croone（1633〜1684，英国）は，神経筋シナプスでの伝導や筋収縮の考えを示唆した．
- ニールス・ステンセン Niels Stensen（1648〜1686，デンマーク）は筋の力学的機構の基礎を記載し，筋が運動集合体であり，筋収縮は筋の短縮によって起こり，物質の増減ではないことを記した．
- ジョン・ハンター John Hunter（1728〜1793，スコットランド）は，筋の形状や起始と停止，2関節筋，共同筋と拮抗筋，筋力などの問題をとりあげ，筋機能と死体ではなく生体観察することの重要性を説いた．
- ジョセフ・クレメント・ティソ Joseph Clément Tissot（1747〜1825，フランス）が，整形外科的体操の処方には解剖学の知識が必要であることを強調した．長期臥床に対し，全身運動，筋力増強，関節可動域運動，片麻痺の運動，作業療法などを導入した．
- ジョン・ヒューリングス・ジャクソン John Hughlings Jackson（1834〜1911，英国）はてんかんなどの観察から神経系の階層構造について研究した．
- チャールズ・スコット・シェリントン Charles Scott Sherrington（1857〜1952，英国）は，反射機能の定量化，中枢興奮と中枢抑制の概念を用い，近代神経生理学の基礎を築いた．この神経生理学的知識をもとにさまざまな運動療法が開発された．
- サムエル・アレキサンダー・キナー・ウィルソン Samuel Alexander Kinnier Wilson（1873〜1937，英国）が，中枢神経系における錐体外路系の概念を確立させた．
- アルチュール・ステインドラー Arthur Steindler（1878〜1959，チェコ）が関節機能の力学的研究を行い，またフリエンドリッチ・パウエル Friedrich Pauwels（1885〜1980，ドイツ）は，近代における生体力学の基礎を構築した．
- ギヨーム・ベンジャミン・アマンド・デュシェンヌ Guillaume Benjamin Amand Duchenne（1806〜1875，フランス）は，神経・筋の生理学者として近代の電気生理学の基礎を確立させた．電気治療の父といわれている．
- ジョン・ブイ・バスマジアン John. V. Basmajiam（1921〜2008，アルメニア）は筋電図を利用し，運動学研究を行った．

3. 理学療法・作業療法教育と解剖学

- わが国では1963年に世界保健機関（WHO）の支援を受け，初の理学療法士・作業療法士養成校である，国立療養所東京病院付属リハビリテーション学院（3年制課程）が開院した．

- 東京病院付属リハビリテーション学院の教育は，世界理学療法士連盟や世界作業療法士連盟の発行していた教育指標や欧州各国の理学療法・作業療法養成校のカリキュラムを参考に，初代学部長のタイ・コニー Tai Conine 女史らの外国人理学療法士，作業療法士と物療内科，整形外科，精神科の日本人医師らにより，教育課程の大綱を決定した．欧米並みの水準を維持し，国際的に資格が通用する理学療法士・作業療法士を養成することを目的とし，専門科目は英語にて講義が行われていた．
- 解剖学の講義時間は，人体解剖 120 時間（1 年次），人体解剖実習 60 時間（2 年次），神経筋解剖 60 時間（2 年次）であった（表 1）．
- 1966 年に厚生省（当時）が定める理学療法士作業療法士学校養成施設指定規則（以下指定規則）が作成され，1999 年まで 3 回改正されている．
- 解剖学の講義時間数は，1966 年指定規則と比較して 1999 年指定規則は時間数が 30％減少したが，理学療法と作業療法を学ぶ者にとって，解剖学は重要な専門基礎科目の 1 つであることに変わりはない．
- 理学療法士または作業療法士を養成する学校では，1 年次の早期の段階から解剖学の講義，実習が展開される．わが国では法律の制約があり，すでに剖出された解剖体の見学を行う形式である．
- 篤志献体に基づく人体解剖実習や，解剖学標本示説を行っている養成校は大変少なく，標本，人体モデルや図説などにより，解剖学を学んでいるのが現状である．
- 米国における理学療法教育は，英国で理学療法士の資格を取得したマリー・マクミラン

表 1　理学療法・作業療法教育における解剖学時間の変遷

	実施例（東京病院付属リハ学院）	指定規則			
変遷	1963 年	1966 年	1972 年	1989 年	1999 年 新カリキュラム ガイドライン*
概要	実践教育	臨床における即戦力になる技術者の養成	詰め込み教育から基礎科目を充実した問題解決能力を備えた人材の育成	社会的ニーズに応える，臨床家の育成と基礎教育の充実，理学療法学の確立，各学校の自由裁量時間の設定	理学療法士・作業療法士の資質の向上，カリキュラムの大綱化，単位化，規制緩和の促進
解剖学講義総時間数	250 以上	255	195	165	180
講義時間数	人体解剖（120）			75（講義）	105（解剖学）
演習，実習時間数	人体解剖実習（60）神経筋解剖（60）	（実習 60 以上を含む）	（実習 60 以上を含む）	90（実習）	75（機能解剖学）
総時間数	3710	3300	2700	2790	2670

*1999 年の指定規則の改正ではカリキュラムの大綱化がなされ，各養成校が特色を示すことが可能となった．これまで講義，演習，実習の時間数で表示していたが，大学との互換を考慮し，単位数へ変更された．また項目は，専門基礎分野における人体単位数の表記は，「人体構造と機能及び心身の発達」となっており，解剖学の単位としては表されていない．
　1999 年の指定規則の改正により科目が単位表示されたために，新カリキュラムガイドラインで呈示された時間数を表記した．

Mary McMillan（初代米国女性理学療法協会会長）を中心に，1917 年，米国陸軍病院にて "Reconstruction Aides" として養成が始まった．その後，1940 年に世界で最初の 4 年制学士課程での教育へ移行した．解剖学の講義時間は，300 時間（1928 年），210 時間（1936 年），210 時間（1955 年）と推移している．人体解剖実習も配置されていた．

- 米国では第一次世界大戦後，身体障害作業療法が急速に成長したが，1922 年頃には停滞した．その頃，作業療法士の医学的知識の不足が指摘され，米国作業療法士協会（American Occupational Therapy Association, AOTA）は 1923 年に初めての「作業療法教育最低基準」を制定した．
- 米国理学療法士協会（American Physiotherapy Association, APTA）は，1980 年に修士課程，2002 年には博士課程での理学療法士養成を提唱したため，現在では各大学の修士もしくは博士課程（Doctor of Physical Therapy）で養成されている．
- State University of New York, Stony Brook 校の博士課程では，3 年間で 143.5 単位を習得する必要があり，その内，解剖学（Human Anatomy for Physical Therapists）は，6 単位となっている．

4．理学療法・作業療法評価と解剖学

- 理学療法と作業療法の学際領域は，運動機能面では，解剖学，生理学，運動学，病理学など，個人要因では，人間発達学，心理学，教育学など，環境要因では，社会福祉学，工学，建築学など多くの領域が関連している（図 1）．
- 理学療法または作業療法の対象者に対し，運動機能面，個人要因，環境要因から多角的に評価を行う．
- 理学療法・作業療法評価では，まず問診，視診，触診が基本となる．
- 問診では，機能障害，能力障害，心理や社会的背景など質問し，障害像を明らかにしてい

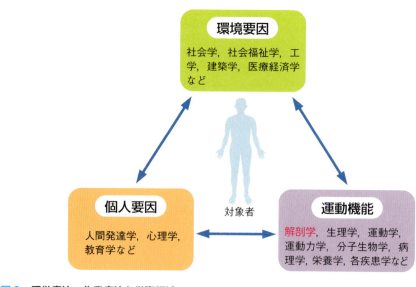

図 1　理学療法・作業療法と学際領域

く．また問診によりどの評価項目が必要であるか絞り込むことができる．
- 視診では，対象部位の腫脹や発赤，浮腫などの病理学的所見や日常生活動作における動作分析により，運動学，運動力学に基づいた，正常運動からの逸脱性，異常運動などを評価していく．
- 病態像や障害像を明らかにしていく手段として，体表解剖学に基づいた触診の技術が重要になる．
- 触診を行ううえで，個々の筋や神経，靱帯，骨などの構造を立体的に理解し，筋の起始・停止や，支配神経，脊髄レベルについて熟知しておかなくてはならない．また表層から深層へ解剖学的イメージができるよう立体構造を理解する．
- 触診した対象の組織は構造について，正常状態と比較してどのような変化が現れているかを評価する．
- 理学療法または作業療法を実践する場合，姿勢・動作等からその問題を捉え，問題の構造化を行い，どのような治療を行えばよいのかを考える．問診，視診，触診，理学療法評価または作業療法評価などから得られた情報に加え，解剖学などの学問に照らし合わせて「統合と解釈」を行い，臨床推論を経て，適切な理学療法・作業療法の治療選択を行う（図2）．

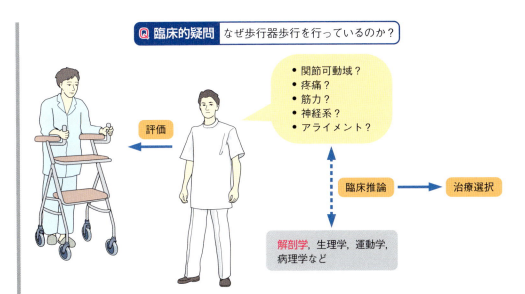

図2　臨床推論と解剖学
患者が歩行器を利用しなければ歩行ができない場合，理学療法士または作業療法士は，その治療前評価に基づき，問題点を抽出する．例えば，関節可動域の制限因子や，疼痛，筋力低下やバランス能力の低下，アライメントの異常に起因するものが何であるか，解剖学や生理学，運動学，病理学等の知識と合わせて臨床的に推論し，歩行自立できない原因を探索する．その後，治療を選択し，施行する．正確な解剖学等の知識がなければ，的確な治療を行うことができない．

D 解剖学の分類

- 人体解剖学は解剖により解明しようとする目的によって，系統解剖学，病理解剖学，司法（法医）解剖学の3種類に分けられる．
- **系統解剖学**は人体の正常な構造を，**病理解剖学**は病気の原因を解明し，**司法（法医）解剖学**は病理解剖学の一部として死因を法的に判定する．
- 人体解剖学は研究方法により肉眼解剖学と顕微解剖学に大別される．
- **肉眼解剖学** gross anatomy はメス，ピンセット，ハサミなどを用い，人体を構成する臓器の位置，形態，構造を肉眼的に観察する．
- **顕微解剖学** microscopic anatomy は光学・電子顕微鏡を用い，各種臓器の構造を組織や細胞レベルにわたりその微細構造を調べるので，**組織学** histology あるいは**細胞学** cytology と呼ばれている．
- 受精卵からの人体の発生と成長の過程を学ぶ**発生学** embryology も解剖学の一部門である．
- 人体の諸器官（諸臓器）を一連の作用系統別に分けて理解する解剖学を**系統解剖学** systematic anatomy という．
- 系統解剖学は運動器系，循環器系（脈管系），内臓系，内分泌系，神経系，感覚器系に大別できる．運動器系は骨格系と筋系よりなり，内臓系は消化器系，呼吸器系，泌尿器系，生殖器系などよりなる．
- **局所解剖学** regional anatomy は人体をいくつかの部位（局所）に分け，各局所において臓器や組織を研究する学問で，外科解剖学とも呼ばれ，外科学などの臨床医学の基礎となっている．
- **体表解剖学** surface anatomy は生体観察とも呼ばれ，体表から骨，筋などを触知し，また血管，神経，内臓などの位置・形状について観察する．
- **美術解剖学** plastic anatomy (anatomy for artists) は美術家が人体の外景および内景を観察する．
- **比較解剖学** comparative anatomy は生物の構造を比較研究して，下等～高等へと系統的に分類し，生物進化の過程を調べる．また，人類についての比較解剖学は**人類学** anthropology（**形質人類学** physical anthropology）と呼ばれる．
- 発生学のうちで，受精卵から分裂と分化によって個体が形成され，その個体の全生涯を通しての形態変化についての研究は**個体発生学** ontogeny であり，また各種生物の進化の歴史についての研究は**系統発生学** phylogeny である．
- **映像解剖学** imaging anatomy は画像診断法として主要な解剖学的構造を観察する．
- 映像解剖学には単純X線，造影X線，コンピュータ断層映像法（X線CT），MRI（磁気共鳴断層映像），超音波エコー，核医学などが用いられる．

E 解剖学用語（位置，方向）

- 頭（顔）は前方を向き，手掌を前面に向けて，上肢を体幹の両側に下垂し，足をそろえて直立した状態を**解剖学的正常位**という．
- 身体を正面から矢が射抜く線を矢状，この線を含む垂直面を**矢状面**（左右に分ける）sagittal plane といい，その面のまん中で左右に切半する面を**正中面** median plane という．矢状面と水平面に垂直な面を**前頭面**（**前額面**）（前後に分ける）frontal plane という．
- 直立位で地面に平行な面を**水平面**（上下に分ける）horizontal plane という．
- 水平面，正中面，前頭面の3面は互いに直交する（図3）．
- 正中により近い位置を**内側** medial，遠い位置を**外側** lateral という．
- 体表により近い位置を**浅** superficial，遠い位置を**深** deep という．
- 直立位において頭の方向を**上** superior，足の方向を**下** inferior という．
- 人体の前面を**腹側** ventral，後面を**背側** dorsal という．
- 体肢で身体の中心に近い位置を**近位** proximal，遠い位置を**遠位** distal という．

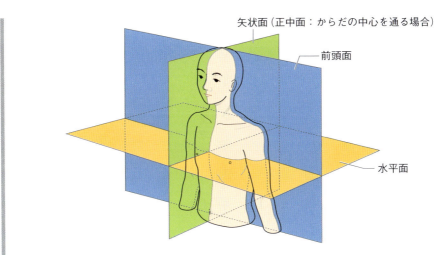

図3 人体の方向用語

F 人体の区分（大区分）

＊小区分は「Ⅵ-A. 体表解剖学」の項を参照

- 人体は頭 head，頸 neck，体幹 trunk，体肢（四肢）extremities に大別される．
- 頭は狭義の頭と顔よりなり，頸の後面は項と呼ばれる．体幹は胸 breast と腹 abdomen よりなり，体幹の後面を背 back という．また体肢は上肢 upper extremity と下肢 lower extremity よりなる．
- 頭と顔との境界線：鼻根-眉-外耳孔を結ぶ線
- 頭（頭・顔）と頸との境界線：下顎骨下縁-乳様突起-外後頭隆起を結ぶ線
- 頸と胸との境界線：胸骨上縁（頸切痕）-鎖骨上縁-肩峰-第7頸椎棘突起を結ぶ線
- 胸と腹との境界線：胸骨下端-肋骨弓-第12胸椎棘突起を結ぶ線
- 上肢と体幹との境界線：三角筋胸筋溝-三角筋の起始縁-腋窩を結ぶ線
- 下肢と体幹との境界線：鼠径溝-上前腸骨棘-腸骨稜-尾骨-殿裂-陰部大腿溝を結ぶ線

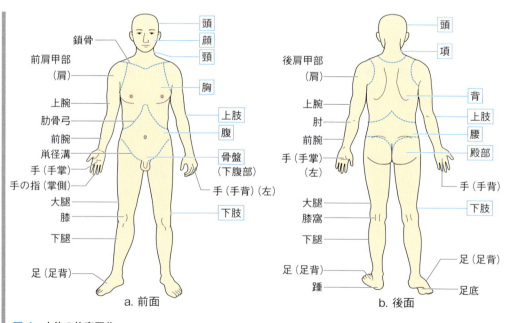

図4　人体の体表区分

体表の方向線（人体の縦線・横線）

1. 人体を縦に区切る方向線

- **正中線** median line：体幹の前面（前正中線）と後面（後正中線）を通る線．
- **胸骨線**：胸骨の側縁を通る線．
- **胸骨傍線**：胸骨線と乳頭線（鎖骨中線）の中間に位置する垂直線．
- **乳頭線** mammillary line：乳頭を通る垂直線．鎖骨中央部を通る鎖骨中線も用いる．
- **腋窩線**：腋窩中央部を通る垂直線で，中腋窩線とも呼ぶ．なお，前・後の腋窩ヒダを通る線を前・後腋窩線と呼ぶ．
- **肩甲線**：背部で肩甲骨下角を通る垂直線である．

2. 人体を横に区切る方向線（横断線，横断面）

- **甲状軟骨位**：甲状軟骨中央辺は第4-5頸椎の高さである．
- **頸切痕（胸骨上切痕）[平面]**：頸切痕は第2胸椎の高さである．
- **胸骨角 [平面]**：胸骨柄と胸骨体との結合部で，頸切痕の約4cm下方である．胸骨角の両側には第2肋軟骨が付く．肋骨を数える目標となる．第4-5胸椎の高さである．

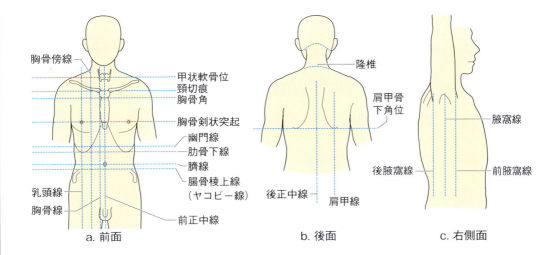

図5　体幹の基準線

- **胸骨剣状突起[平面]**：胸骨体と剣状突起との結合部を通る高さで，第9胸椎の高さである．
- **幽門線（幽門平面）**：胸骨頸切痕と恥骨結合上縁を結ぶ線の中点を通る線で第1腰椎の高さである（transpyloric line [plane]）．
- **肋骨下線（肋骨下平面）**：第10肋軟骨下縁，すなわち肋骨弓の最低線を通る線である．第2-3腰椎の高さである．
- **臍線（臍平面）**：臍の高さを通る線で，第4腰椎の高さである．
- **腸骨稜上線（ヤコビー線 Jacoby line）**：左右の腸骨稜の最高点を結ぶ線で第4腰椎の棘突起の高さである．腰椎穿刺の際に重要である．
- **隆椎**：第7頸椎のことであり，棘突起が著しく後方に突出するために，椎骨を数える目標となる．
- **肩甲骨下角位**：左右の肩甲骨の下角を結ぶ線で第7胸椎の高さである．
- **乳頭**：第4肋間-第5肋骨の高さである．
- **臍**：第3-4腰椎（L3-L4）の高さである．

H 人体の大要（人体内部の腔所）

- 人体の内部には2種類の腔所がある．1つは中枢神経（脳，脊髄）を容れる腔所で，頭蓋の中にある**頭蓋腔**，脊柱の中にある**脊柱管**とからなり，それぞれ脳，脊髄を容れる．もう1つは体幹の中にある**胸腔**（胸郭内部）と**腹腔**（腹壁内部）であり，**横隔膜**で境界され，それぞれ胸部内臓（心臓，肺，気管など），腹部内臓（胃，小腸，大腸，肝臓，腎臓など）を容れている．腹腔の下部でとくに小骨盤に囲まれた部位を**骨盤腔**といい骨盤内臓器（子宮，膀胱，直腸など）を容れる．

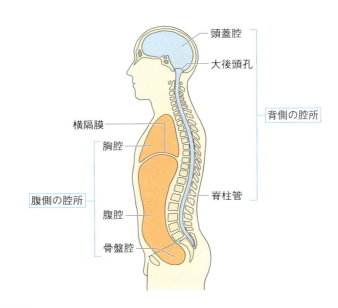

図6　人体内部の腔所

I 人体の成り立ち（原子から人体）

- **原子と分子レベル**：身体を構成する最小構成ユニットは，**原子** atom であり，炭素（C），水素（H），酸素（O），窒素（N），リン（P），カルシウム（Ca），硫黄（S）などがある．これらは，生命を維持する上で不可欠である．原子2個以上が結合し，**分子** molecules を形成する．
- **細胞レベル**：**細胞** cell とは，人体にとって最も小さく，機能的，構造的に基本単位である．上皮細胞，神経細胞，平滑筋細胞など，いろいろな種類の細胞が存在する．
- **組織レベル**：よく似た性質や機能をもつ細胞とその周囲の物質を合わせたものであり，これらの一緒に特定の機能を果たしているものを**組織** tissue という．上皮組織，結合組織，筋組織，神経組織の4タイプに分けられる．
- **器官レベル**：数種類以上の組織が集まり，一定の形態を有し，特定の機能を備えているものを**器官** organs という．心臓，肝臓，肺，脳など特定の役割を担っている．
- **器官系レベル**：**器官系** system は，共通の機能をもち，関連した器官で構成されている．骨格系，筋系，神経系，感覚器系，循環器系，呼吸器系，消化器系，内分泌系，泌尿器系，生殖器系に分かれる．消化器系では，唾液腺，咽頭，食道，胃，小腸，大腸，肝臓，胆囊，膵臓などが含まれる．
- **個体レベル**：体内の器官系すべてが協調し，1つの統一体として振る舞う**個体**をつくり上げている．

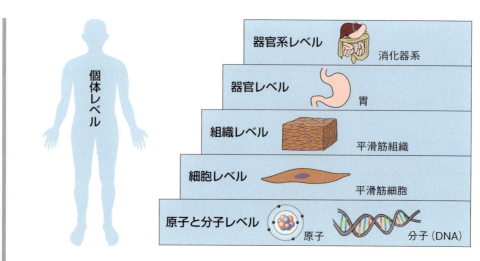

図7 人体の構成
原子と分子，細胞，組織，器官，器官系などの構造を示している．

第Ⅱ部

解剖学各論

A 骨格系　18
B 筋系　70
C 神経系　138
D 感覚器系　193
E 循環器系　209
F 消化器系　237
G 呼吸器系　257
H 泌尿器系　269
I 生殖器系　278
J 内分泌系　294

A 骨格系

1. 骨総論

全身の骨格系を図1に示す．

1 骨の役割

- 骨は軟骨および靱帯とともに骨格として身体の支柱をなし，神経系の調節のもとで骨格筋の作用による関節運動を営む．
- 骨は内臓保護作用があり，頭蓋腔は脳を，脊柱管は脊髄を，胸郭は心臓と肺（胸部内臓）を，骨盤腔は内臓を入れて保護している．
- 骨は造血作用があり，骨の髄腔と骨端の海綿質を満たす赤色骨髄によって血液（血球）

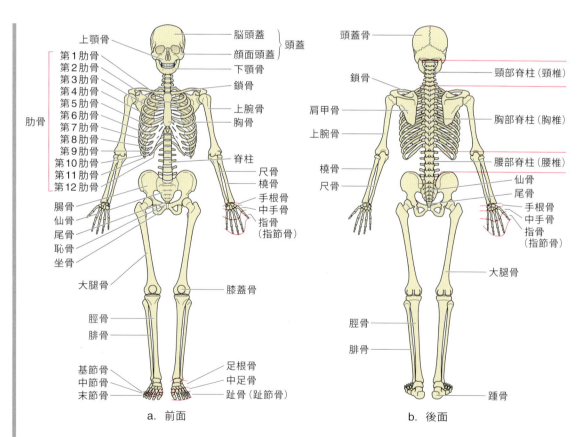

図1　全身の骨格

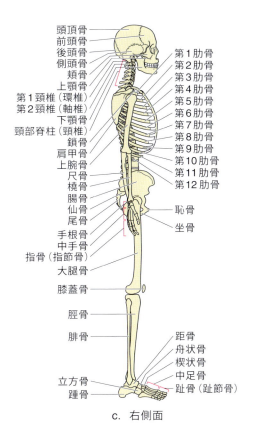

c. 右側面

<図1 つづき>

が形成される.
- 骨質にはカルシウムやリンなどの電解質が貯蔵され,種々のホルモンやビタミンのはたらきにより,それらの血中濃度が調節される.

2 骨の形状による分類

- 骨はその形状により長骨,短骨,扁平骨,不規則骨,含気骨,種子骨に分類される.
- **長骨** long bone は管状の骨幹と両端のやや膨れた骨端とからなり,主に四肢にみられ,身体の支持,運動に役立つ.長骨のことを管状骨ともいう(図2, 3).
- **短骨** short bone は短く不規則な形状の骨であり,手根骨や足根骨にみられる(図2, 3).
- **扁平骨** flat bone は板状の骨で,頭蓋骨や肩甲骨にみられ,内腔を保護するとともに筋の付着面となる(図3).
- **不規則骨** irregular bone は長骨や短骨に含まれないような骨であり,椎骨や常在しない異常骨や過剰骨があげられる.
- **含気骨** pneumatic bone は空気を含む空洞がある不規則な形状の骨で,篩骨や蝶形骨など頭蓋の領域にみられる.
- **種子骨** sesamoid bone は腱あるいは腱と癒着している関節包に形成される骨で,手や足の骨格に規則的に出現する.腱が骨の直上を通る部位に存在することが多く,摩擦を防ぐ

20　A　骨格系

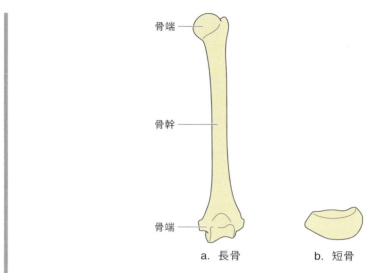

a. 長骨　　　　b. 短骨

図2　骨の分類（長骨と短骨）

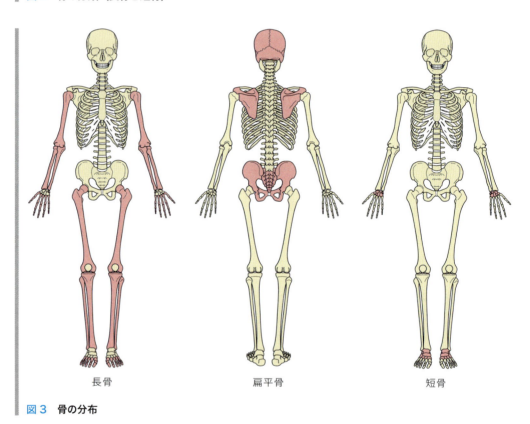

長骨　　　　　　　扁平骨　　　　　　　短骨

図3　骨の分布

はたらきがある．膝蓋骨(しつがいこつ)は最大の種子骨である．

③ 骨表面の形状（性状）についての用語

- 結節(けっせつ)，隆起(りゅうき)，突起(とっき)，棘(きょく)，顆(か)，転子(てんし)などは骨の一部が突出した部分を示し，その大きさや形状の違いによって名称が異なる．

- **粗面** tuberosity は多少ザラザラした面で，筋の付着をなす部をいう．[例：脛骨粗面]
- **稜** crista は山の稜線のように長く連なった隆起部をいう．[例：腸骨稜]
- **窩** fossa は表面から陥凹する部をいう．[例：棘上窩]
- **切痕** incisura は骨の辺縁における切れ込み状の部をいう．[例：大坐骨切痕]
- **裂** fissurae は骨と骨の間にできる裂け目状の狭い間隙をいう．[例：上眼窩裂]
- **孔** foramen はいわゆる「あな」の部をいい，孔の長くなったものを管という．[例：椎孔と脊柱管]
- **溝** sulcus は細長い溝状の陥凹部をいう．[例：結節間溝]

4 骨の構造

- 骨は主部をなす**骨質** ossein，その表面をおおう**骨膜** periosteum，骨質に囲まれた髄腔を満たす**骨髄** marrow，関節面や成長期の骨幹と骨端との境界部にみられる**軟骨質** cartilage からなる．
- 骨質は骨の主部をなし，骨表面の密度が高い**緻密質** substantia compacta と内部の密度が低い**海綿質** substantia spongiosa からなる．長骨においては，骨幹部は厚い緻密質からなり，骨端部は主に海綿質で，その表層が薄い緻密質で構成される．
- 骨膜は関節面以外の骨表面をおおう結合組織の薄い膜で，血管，リンパ管，神経が豊富にみられ，内層には造骨細胞が存在する．骨の保護，栄養，成長，再生，知覚に関与する．
- 骨膜と骨質は**シャーピー線維** Sharpey fiber と呼ばれる結合組織線維によって密に結合しており，これにより筋の付着部となる骨膜が骨質と強固に結合される．
- 骨髄は骨の髄腔と海綿質を満たす造血細胞に富んだ結合組織で，**赤色骨髄** red bone marrow と**黄色骨髄** yellow bone marrow に分けられ，前者は造血作用を営み血球に富むため赤色を呈し，後者は造血作用を失い脂肪化することで黄色を呈する．頭蓋骨，胸骨，椎骨，寛骨，肋骨などは一生涯赤色骨髄であるが，その他の骨髄は5歳頃から徐々に黄色骨髄に置き換わる．
- 骨幹と骨端の間にあたる骨幹端部には硝子軟骨である**骨端軟骨** epiphysial cartilage があり，それが骨化してできたものを**骨端線** epiphysial line という．
- 関節面は硝子軟骨である**関節軟骨** articular cartilage からなり，関節部の緩衝帯となる．
- 緻密質は緻密な層板構造からなり，主部をなす**ハバース層板** Haversian lamellae，その相互間をみたす**介在層板**，緻密質の最外層と最内層にみられる外基礎層板および内基礎層板からなる．
- ハバース層板は**ハバース管** Haversian canal を中心として同心円状に層板が重なり合い**骨単位** osteon（または Haversian system）を形成する．ハバース管は骨層板を横切る**フォルクマン管** Volkmann canal とともに骨内の血管の通路となる（図4）．
- 骨の栄養血管は骨の表面にある**栄養孔** nutrient foramen から入り，骨内を通る管である栄養管を通り骨髄に達する．骨端と骨幹端には栄養血管が密に入っている（図4）．
- 加齢や生活習慣や薬物など種々の要因により，骨吸収が増加したり骨形成が減少したりすることで，骨量が減少した状態を**骨粗鬆症** osteoporosis といい，骨折をきたしやすい．

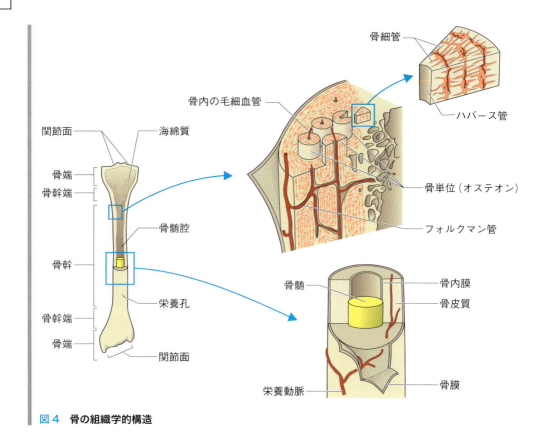

図4 骨の組織学的構造

5 骨の構成成分

a. 骨基質の成分

- 骨は，約75％のリン酸カルシウム結晶よりなる無機質と，約25％の有機成分から構成される．
- 骨のタンパク質の85〜90％は**コラーゲン** collagen（膠原線維）である．これまでに20種類を超えるコラーゲンが同定されているが，骨のコラーゲンはほとんどⅠ型のみからなる．Ⅰ型コラーゲンは骨組織の力学的強度および弾力性を調節すると考えられている．

b. 骨の細胞

- 骨組織を形成し，その代謝に関与する細胞，いわゆる骨原性細胞には，主に**骨芽細胞** osteoblast，**骨細胞** osteocyte，**破骨細胞** osteoclast がある．
- 骨芽細胞は，骨形成を担う細胞である．骨基質の有機成分の大部分は骨芽細胞によって合成・分泌される．
- 骨細胞は，骨芽細胞あるいは骨細胞みずからが産生した骨基質中に埋め込まれた細胞活性のきわめて低い細胞である．
- 骨細胞は，緻密骨 $1\,mm^3$ 当たり 25,000 個も存在し，その細胞数は骨芽細胞，破骨細胞よりも圧倒的に多い．
- 破骨細胞は，骨表面に吸着し，骨吸収を行うことが唯一の機能であり，通常数個から20個前後の核をもつ大型の細胞である．

6 骨の発生と成長

a. 骨化の様式
- 骨化の様式には，**膜性骨化** intramembranous ossification（結合組織性骨化）と**内軟骨性骨化** enbhondral ossification（軟骨性骨化）がある．
- 膜性骨化では，未分化間葉系細胞が直接骨芽細胞に分化して骨組織を形成する．この様式で発生する骨を付加骨という（頭蓋底を除く頭蓋骨や鎖骨）．
- 内軟骨性骨化では，未分化間葉系細胞から分化した軟骨組織が最終分化段階を経た後に吸収され，骨組織に置換される．この様式で発生する骨を置換骨という（頭蓋底，脊柱，胸郭，鎖骨を除く上肢の骨，下肢の骨）．

b. 長さの成長
- 長管骨の長軸方向への成長は，**骨端軟骨** epiphyseal cartilage によって行われる．
- 骨端軟骨（成長板）は一枚板ではなく，表層に近い方から，**静止細胞層** resting cell zone，**増殖層** zone of proliferation，**肥大細胞層** zone of hypertrophy，**石灰化層** zone of calcification と呼ばれる形態，分化程度，増殖能，機能の異なる数層の軟骨層から構成されている．

c. 径の成長
- 骨の太さ（径）の成長は，**骨膜** periosteum によってなされる．
- 骨膜による骨の添加により太さが増す一方で，骨内膜面からの骨髄腔の吸収により皮質と骨髄腔が均衡のとれた形で成長する．

d. モデリング
- 成長過程において，骨は添加と吸収により一定の形を保って成長する．この現象を後述のリモデリングと区別して，**モデリング** modeling（造形）と呼ぶ．

e. 石灰化の機構
- 骨や歯の有機基質にリン酸カルシウムが沈着する機構を，**石灰化** calcification（または mineralization）と呼ぶ．

7 骨のリモデリング
- 成人では吸収される骨の量と，新しく形成される骨の量が同じになるような仕組みがあり，全体として骨の量は変わらないように調節されている．この現象を**リモデリング** remodeling と呼ぶ（再造形，改変）．
- リモデリングは破骨細胞による骨吸収によって開始される．破骨細胞による骨吸収が正常に始まれば，骨形成がそれに続く．すなわち，破骨細胞が正常に機能しないとリモデリングは乱れ，骨量を維持できない．
- リモデリングによって，失われた古い骨と正確に同じ量の新しい骨が完全に形成されるまでには，3〜5ヵ月前後を要する．
- 皮質骨はリモデリングにより1年に5〜10%ずつ新しい骨に置き換わる．

8 骨の破壊と修復
- 骨は，損傷しても正常な経過をたどれば瘢痕を残さずに治癒する点で，きわめて特異な組織である．

- 骨折の修復とは，力学的破綻をきたした骨の形態と力学的強度を回復する一連の修復過程で，**炎症期** inflammatory phase，**細胞増殖期** proliferative phase，**仮骨形成期** callus formation phase，**リモデリング期** remodeling phase に分けられる．
- 骨折の修復機転においても，膜性骨化と内軟骨性骨化がともに関与している．
- 骨折治癒は，これらの過程が時間的・空間的に重なり合いながら進行する．

2. 関節・靱帯総論

1 骨の連結（広義の関節）

- 骨の連結（広義の関節）は**線維性の連結** fibrous joint，**軟骨性の連結** cartilaginous joint，**滑膜性の連結** synovial joint（狭義の関節）の3種類に大別される．
- **線維性の連結**は連結部に線維性結合組織が介在するもので，可動性が低い**不動結合** synarthrosis をしており，**縫合** suture，**靱帯結合** syndesmosis，**釘植** gomphosis がある．
- 縫合は頭蓋骨間にみられる連結で，**鋸状縫合** serrate suture，**鱗状縫合** squamoparietal suture，**直線縫合** plane suture の3種類がある．
- 鋸状縫合は両骨縁が鋸の歯を噛み合わせたような縫合線をつくるもので，前頭骨と頭頂骨間の**冠状縫合** coronal suture，左右の頭頂骨間の**矢状縫合** sagittal suture，頭頂骨と後頭骨間の**ラムダ縫合（ラムダ状縫合）** lambdoid suture などでみられる（図5）．
- 鱗状縫合は両骨縁が魚の鱗のように互いに重なったもので，側頭骨と頭頂骨の間でみられる（図48b参照）．
- 直線縫合は両骨縁に凹凸がほとんどなく直線状の縫合線をつくるもので，左右の鼻骨間の縫合などでみられる（図5）．
- 靱帯結合は両骨間に靱帯が介在するもので，わずかな可動性があり，脛腓靱帯結合や前腕骨間膜を介しての橈骨と尺骨の連結などでみられる．
- 釘植は歯の歯根が上・下顎骨の歯槽に植え込まれ結合組織性の歯根膜により結合するも

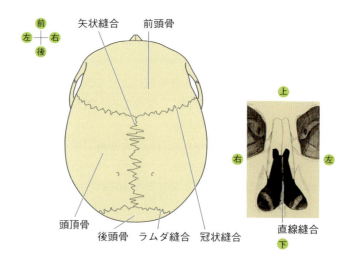

図5　縫合

のをいう．
- 軟骨性の連結は連結部に軟骨組織が介在するもので，軟骨組織の種類によって**軟骨結合** synchondrosis と**線維軟骨結合** symphysis とに分けられる．いずれも不動結合であるがわずかな可動性があり，可動性は後者の方がやや大きい．
- 軟骨結合は両骨間に硝子軟骨が介在するもので，小児期の長管骨でみられる**骨端軟骨結合** synchondrosis epiphyseos や寛骨の結合などがある．
- 線維軟骨結合は両骨間に線維軟骨が介在するもので，恥骨間円板を介しての恥骨結合や椎間円板を介しての椎体間の結合などがある．
- 滑膜性の連結は連結部が**関節腔** articular cavity で隔てられて**滑膜** synovium で包まれている連結で，可動性が大きい可動結合をしており，一般的に関節（狭義の関節）と呼ばれることが多い．補強される靱帯や関節包により可動性が異なる．

2 関節の一般構造（図6）

- 関節（滑膜性の連結）の基本的な構造は，2つ以上の**関節体** articulated body と，向かい合う面（**関節面** articular surface），その間の**関節腔** articular cavity，関節腔を包む**関節包** joint capsule からなる．
- 関節体は凸面をなす**関節頭** articular head と凹面をなす**関節窩** articular fossa からなり，**関節面**の多くは薄い硝子軟骨からなる**関節軟骨**でおおわれる．
- 関節包は内層の滑膜と外層の**線維膜** fibrous membrane of joint capsule からなり，滑膜から分泌される**滑液** synovial fluid によって関節腔が満たされている．
- 滑液は関節軟骨に栄養を与える．
- 滑らかな関節運動を営んだり，関節面の適合性を高めたりするための関節の補助装置として，靱帯，関節円板，関節半月，関節唇などを有する関節がある．
- **関節円板** articular disk は関節包に付着している線維軟骨の円板状または板状の組織で，関節面を適度に分離したり適合させたりして関節面の適合性を高めるはたらきがある．顎関節，胸鎖関節，肩鎖関節などにみられる．
- **関節半月** articular meniscus は関節腔内に存在する半月状の線維軟骨組織で，関節軟骨の

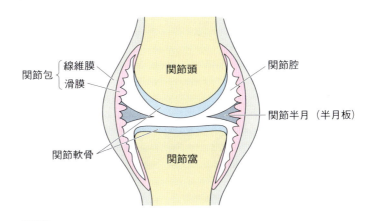

図6　関節の一般構造

衝撃吸収，関節不適合性の補形，潤滑の補助，関節安定性の寄与などのはたらきがあり，膝関節でみられる．
- **関節唇** articular labrum は関節窩の縁に付着している線維軟骨性の組織で，関節窩を深くするはたらきがある．肩関節や股関節でみられる（「Ⅴ-A．肩関節」の図3参照）．

3 関節の分類

- 関節は構成する骨数により，2骨からなる単関節（肩関節など）と3骨以上からなる複関節（肘関節など）の2つに大別される．
- 関節は解剖学的構造と運動能力により，**不動関節**（頭蓋縫合など），**半関節**（恥骨結合など），**可動関節**（ほとんどの滑膜性関節）に大別される．
- 関節は運動軸の数により，**一軸性関節** uniaxial joint（腕尺関節など），**二軸性関節** biaxial joint（橈骨手根関節など），**多軸性関節** multiaxial joint（肩関節など）に分類される．
- 滑膜性関節は関節体の形状により，蝶番関節，ラセン関節，車軸関節，楕円関節，顆状関節，球関節，臼状関節，平面関節，鞍関節に分類される．また，平面関節を除く滑膜性関節は，関節体の基本的形態により卵形関節と鞍関節に単純化して分類される（図7, 8）．
- **蝶番関節** hinge joint はドアの蝶番のような運動を行う一軸性の関節で，屈曲・伸展のみ行い，腕尺関節などでみられる．蝶番関節のうち，関節運動時にラセン運動がみられる関

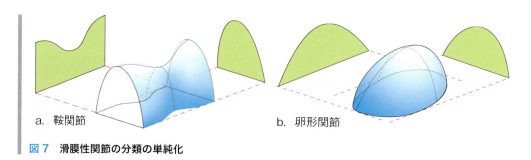

a. 鞍関節　　　　　　b. 卵形関節

図7 滑膜性関節の分類の単純化

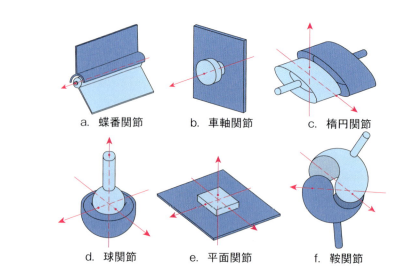

a. 蝶番関節　　b. 車軸関節　　c. 楕円関節

d. 球関節　　e. 平面関節　　f. 鞍関節

図8 滑膜性関節の分類

節を**ラセン関節** cochlear joint といい，距腿関節などでみられる．
- **車軸関節** pivot joint は関節頭が円柱状もしくは環状をなし，車輪のような回旋運動のみ行うことができる一軸性の関節で，正中環軸関節，上・下橈尺関節などでみられる．
- **楕円関節** condylar joint は関節頭と関節窩がともに楕円形をなす二軸性の関節で，通常，屈曲・伸展と内転・外転の運動を行い，橈骨手根関節などでみられる．
- **球関節** enarthrosis（または ball-and-socket joint）は球状の関節頭と皿状の関節窩からなる多軸性の関節で，肩関節などでみられる．球関節のうち関節窩が深いものをとくに**臼状関節** cotyloid joint といい，股関節にみられる．
- **顆状関節** condylar joint は球関節のような形状であるが，関節周囲の靱帯や骨の不整合により回旋が行えず，二軸性の運動のみ可能な関節で，中手指節関節などでみられる．楕円関節と同様に分類されることもある．
- **平面関節** plane joint は両関節面が平面で，互いに平行にずれるようなわずかな滑り運動が可能で，椎間関節や手根間関節などでみられる．
- **鞍関節** saddle joint は，関節頭と関節窩が馬の鞍の背を互いに直行させたような形状をなし，どちらの関節体にも凹面と凸面をもつ．基本的には二軸性関節で，母指の手根中手関節や胸鎖関節などでみられる．

4 関節軟骨の形態と機能

a. 関節軟骨の構造（図9）

- **関節軟骨**は，硝子軟骨で構成され，肉眼的には平滑で光沢に富み弾性を有する．
- 関節軟骨の厚さは部位により異なり，0.8～5mm 程度である．
- 関節軟骨には，血管，リンパ管，神経組織が存在せず，その栄養と酸素は滑液の拡散と軟骨下骨からの拡散によって供給される．
- 関節軟骨は，ヘマトキシリンに濃染される波状の線である**タイドマーク** tidemark を境に，**非石灰化層** uncalcified zone と**石灰化層** calcified zone に分かれる．
- 非石灰化層は，最表層から**輝板** lamina splendens，**浅層** superficial zone（または tangenital zone），**中間層** intermediate zone または**移行層** transitional zone，**深層** deep

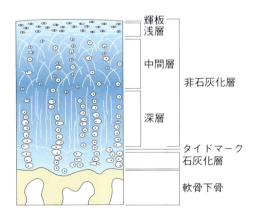

図9　関節軟骨の構造

zone または**放射層** radial zone の順で構成され**石灰化層** calcified zone とあわせて関節軟骨は5層状構造をとる．
- 輝板は，厚さ約350〜400 nm の薄い層である．
- 浅層は，数十 μm の厚さを有する．軟骨細胞は扁平で，関節面に平行に配列する．
- 中間層は，関節軟骨全層の約4分の3を占める．軟骨細胞は楕円形である．
- 深層では，細胞が柱状に配列している．柔らかい軟骨組織が硬い石灰化組織へ固着する緩衝作用を有する．
- 石灰化軟骨と軟骨下骨の間は，**骨・軟骨移行部** osteochondral junction と呼ばれ，異なる構造の組織がコラーゲン線維で連結している．毛細血管が発達し，軟骨下骨から血管が侵入している．

b. 関節軟骨の成分
- 関節軟骨は，**軟骨細胞** chondrocyte と豊富な**細胞外マトリックス** extracellular matrix（ECM，細胞外基質）から構成される．
- 成人の関節軟骨の約70%は水分，約20%はコラーゲン（膠原線維），約10%はコラーゲン線維の間を埋めるプロテオグリカンからなり，その中に1〜5%程度の軟骨細胞が散在している．約10%のプロテオグリカンが約70%の水分を保持している．
- 軟骨細胞は，関節軟骨で認められる唯一の細胞であり，軟骨細胞窩と呼ばれる小腔の中に閉じ込められるように偏在している．
- 細胞外マトリックスを構成するコラーゲンのうち80〜90%をⅡ型コラーゲンが占める．

c. 関節軟骨の機能
- 関節軟骨は，潤滑と荷重緩衝という2つの重要な機能をもつ．
- 生体内での関節の摩擦係数は0.0057〜0.02であり，潤滑機構が協同して働き，このような低摩擦状態をつくり出しているとされる．

5 関節軟骨の加齢変化と疾患

a. 関節軟骨の加齢変化
- 関節軟骨は，加齢とともに肉眼的に黄白色となり，表面の光沢は減少する．
- 高齢者ではプロテオグリカンの減少に伴い，軟骨の水分含有量が減少する．

b. 変形性関節症（OA）
- **変形性関節症** osteoarthritis の発症には数多くの誘因があるが，主たる原因は，関節軟骨の加齢変化を基盤に過度の力学的ストレスが加わることによる．
- 関節軟骨の変性は，表層の線維化に始まる基質の変性および破壊に続いて二次的に関節周囲組織の変化が生じるとの考えが一般的であるが，軟骨下骨のリモデリング（再造形，改変）や骨棘形成など骨組織の変化も発症の要因として注目されている．
- 軟骨細胞は，初期には細胞数の増加や活性化がみられ，細胞の集簇（クラスター）を形成し，個々の細胞は肥大化するが，進行すると細胞数は減少する．石灰化層から非石灰化層へタイドマーク tidemark を越えた血管の侵入は内軟骨性骨化をもたらし，関節軟骨層の厚さの減少を生じて剪断力を増大させることでさらに関節症変化を加速させる．

c. 関節リウマチ（RA）
- **関節リウマチ** rheumatoid arthritis は，進行性に全身の関節が破壊される炎症性疾患であ

る．その原因はいまだ明らかではないが，その発症と進行には，免疫学的な異常と関節構成体に組織障害性因子の過剰産生状態が生じることが大きな役割を果たしていると考えられている．
- 軟骨破壊は，関節軟骨周囲の軟骨・滑膜移行部に炎症性肉芽であるパンヌスが侵入し，進行する．

6 関節包の形態と機能

- 関節周囲は骨膜から延長した結合組織の膜で囲まれており，とくに関節を包んでいる部分を**関節包** joint capsule という．
- 関節包は外層と内層に分けられ，外層は密性結合組織からなる**線維膜** fibrous membrane（**線維性関節包** fibrous articular capsule），内層は疎性結合組織からなる**滑膜** synovial membrane で，いずれも主成分はコラーゲン線維である．
- 滑膜の表層（関節腔に向かう面）は 1～3 層の**滑膜細胞** synoviocyte ならびに細胞間物質から構成され，滑膜内膜とも呼ばれる．また，その外側は滑膜細胞層を裏打ちするように結合組織が存在し，毛細血管にも富んでおり，滑膜下層と呼ばれる．
- 滑膜細胞は，電子顕微鏡観察による形態から A 細胞（または M 細胞）と B 細胞（または F 細胞）に分けられる．
- A 細胞は，マクロファージ様の細胞であり，滑液中の老廃物や代謝終末産物を貪食する．B 細胞は線維芽細胞様の細胞であり，蛋白質や滑液の成分となるヒアルロン酸の産生と分泌に関与している．
- 滑膜の表層には，関節腔内へ飛び出す滑膜ヒダがみられ，滑膜ヒダの表面からは小さな多数の滑膜絨毛の突出がみられる．
- 線維膜は強靱な線維性結合組織で，端は骨端部において骨膜に移行しており，関節の安定性に寄与している．
- 線維膜の厚さとコラーゲン線維束の走行方向はストレスに依存する．すなわち，走行方向は関節運動の方向と一致し，ストレスが大きくなると厚さは増す．

7 関節液（滑液）の成分と役割

a. 滑液の成分

- **滑液** synovial fluid（または joint fluid）は，粘性のある黄色透明なほぼ中性（pH 7.3～7.4）の液体で，その貯留量は関節によって異なるが，最も多い膝関節でも 0.15～3.5 ml である．
- 滑膜の表層には毛細血管が多く分布し，血液-滑液関門を形成する．ここで，血液の一部が関節腔内へ流出し，B 細胞から分泌されるヒアルロン酸が加わって滑液となる．
- 正常関節の滑液のヒアルロン酸濃度は 0.3～0.4％であるが，病的状態になると減少し，濃度は変形性関節症で 0.1～0.2％，関節リウマチで 0.1％以下となる．

b. 滑液の役割

- 滑液には，関節軟骨に必要な栄養分を供給し，代謝産物を除去するはたらきがある．
- 滑液が軟骨基質に浸透し，滑液の出入りによる拡散が起こることで，軟骨細胞の代謝産物の供給と排泄が行われる．代謝産物は滑液を通して滑膜や周囲組織の毛細血管やリンパ管から吸収される．

- 関節軟骨の栄養に関わるのは血漿成分であり，ヒアルロン酸によって生まれる粘性は衝撃吸収や関節潤滑に寄与している．

8 靱帯の機能と種類

- **靱帯** ligament は骨と骨を連結する線維性結合組織で，関節を補強して結合性を強めたり，関節運動を誘導したり，過度の関節運動を防止したりする機能をもつ．関節包の線維膜が部分的に厚くなったものが多いが，関節包から区別できるかまたは離れている場合もある．
- 関節包から離れて外部に存在する靱帯は**関節包外靱帯** extracapsular ligament といい，膝関節では外側側副靱帯などがある．
- 関節腔内に存在する靱帯を**関節包内靱帯** intracapsular ligament という．完全に滑膜に包まれて関節腔内に存在する大腿骨頭靱帯（股関節）や，関節腔内に突出する滑膜ヒダに包まれている前・後十字靱帯（膝関節），関節腔を二分する関節内肋骨頭靱帯（肋骨頭関節）などがある．

9 関節円板と関節半月

- **関節円板**や**関節半月**は，線維軟骨 fibrous cartilage（または fibrocartilage）で構成される．
- 線維軟骨は，線維性組織と硝子軟骨の中間の性質と機能を有する組織である．
- 線維軟骨細胞の形態は，軟骨細胞に近似して大きな軟骨細胞窩を有するものから，紡錘形で線維芽細胞様のものまで存在する．細胞の配列は，関節軟骨細胞とは異なり，不規則に配列している場合が多い．
- 線維軟骨組織におけるコラーゲン線維は，一般的に不規則に配列している．最も豊富に存在するものはⅠ型コラーゲンで，関節半月では90％以上を占める．Ⅱ型コラーゲンの割合は少なく，関節半月では数％である．
- 関節半月におけるプロテオグリカンは，関節軟骨と同様に，外力の緩衝作用に関与している．
- 線維軟骨組織は血行に乏しく，組織の周囲にのみ血行が存在する．膝内側半月では，周辺3分の1の領域のみに存在する．線維軟骨に対する栄養は，圧迫による潤滑で組織内に送り込まれていると考えられている．
- 線維軟骨は，硝子軟骨と腱との中間の物理的特性を備えている．線維軟骨の引っぱり強度は，腱よりは少ないが，硝子軟骨よりは大きい．一方，圧迫に対する強度は腱に比べて強く，硝子軟骨に類似している．

3. 各論

1 脊柱

a. 脊柱を構成する骨とその特徴（図10, 11）

- 成人の**脊柱** vertebral column は，上方より**頸椎** cervical vertebrae 7個，**胸椎** thoracic vertebrae 12個，**腰椎** lumbar vertebrae 5個，**仙骨** sacrum 1個，**尾骨** coccyx 1個よりなる．
- 仙骨は5個の**仙椎** sacral vertebrae が骨癒合したものであり，尾骨は3～5個の**尾椎**

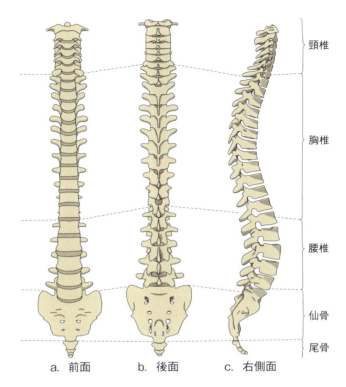

図10　脊柱（側面，後面，前面）

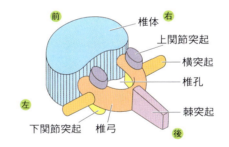

図11　椎骨の基本形

coccygeal vertebrae が骨癒合したものである．
- 椎骨の基本形は腹側の**椎体**と背側の**椎弓**の2部よりなり，その間に**椎孔**を囲んでいる．
- 椎体は体重を支え，椎弓は脊髄を保護する．
- 椎弓からは4種類の突起，すなわち**棘突起**，**横突起**，**上関節突起**，**下関節突起**が出ている．
- 椎孔は重なり合って**脊柱管**をつくり，ここに脊髄を容れる．

＊椎体圧迫骨折
- 高齢者が転んで尻もちをついた際などに発生することの多い椎体の圧迫骨折では，椎体の前方部分が圧潰して高さを減じ，X線側面像において**楔状変形**を呈する．

> **＊腰部脊柱管狭窄症**
> - 脊柱管の狭窄により脊髄や神経根を圧迫し，種々の症状を引き起こす疾患を脊柱管狭窄症という．腰部脊柱管狭窄症（腰椎部の脊柱管狭窄症）では，腰痛，下肢の疼痛・しびれ感とともに，**間欠性跛行**がみられる．歩行の始めには疼痛がないが，歩き続けているうちに下肢痛や脱力を生じ，休息せざるをえなくなるが，数分間，腰をかがめていると回復する異常歩行を間欠性跛行という．

①頸　椎（図 12）

- すべての**頸椎** cervical vertebrae で，横突起に**横突孔**（椎骨動脈・静脈が通る）がみられる．これは胸椎や腰椎など他の脊柱にはみられない頸椎のみの特徴である．
- 頸椎の横突起の先端は二分して**前結節**と**後結節**をつくる．
- 第1頸椎は椎体となるべき部のほとんどが第2頸椎の椎体と癒合して歯突起となり，椎体の残りの部と椎弓で環状を呈するため，**環椎**とも呼ばれる．
- 環状を呈する環椎は，**前弓**，**後弓**および**外側塊**の3部に分けられる．
- 第2頸椎は，頭の回転運動の軸となる**歯突起**と呼ばれる上方に向かう強大な突起を有しているため**軸椎**とも呼ばれる．
- 第7頸椎は棘突起が発達し，項部において首を前屈するとこれを皮下で触知することができることから**隆椎**とも呼ばれる．

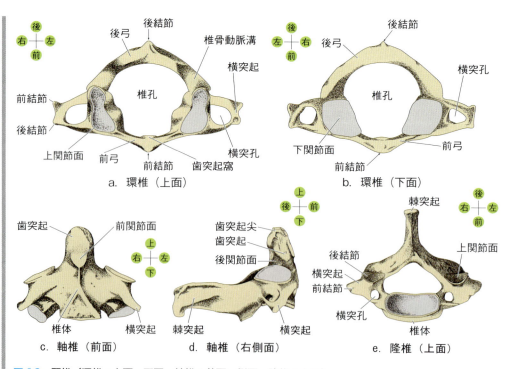

図12　頸椎（環椎：上面・下面，軸椎：前面・側面，隆椎：上面）

②胸　椎（図13）
- **胸椎** thoracic vertebrae の特徴は肋骨との関節面を有することである．
- 胸椎の椎体の側面には，肋骨頭と関節する**肋骨窩**がある．
- 胸椎の横突起の先端前面には，肋骨結節と関節する**横突肋骨窩**がある．

③腰　椎（図13）
- **腰椎** lumbar vertebrae の見かけ上の横突起は**肋骨突起**といい，腰部の肋骨が退化し癒合したものである．
- 腰椎において，本来の横突起に相当するのは**乳頭突起**と**副突起**である．

④仙　骨（図14）
- **仙骨** sacrum は5個の**仙椎**が癒合したものである．
- 仙骨の後面には**正中仙骨稜**（各仙椎の棘突起が癒合したもの），**中間仙骨稜**（各仙椎の関節突起が癒合したもの），**外側仙骨稜**（各仙椎の横突起が癒合したもの）がみられる．
- 中間仙骨稜の外側に接して4対の**後仙骨孔**がみられ，ここから仙骨神経後枝が出る．
- 仙骨の前面にある4条の線は**横線**と呼ばれ，5個の仙椎椎体の癒合した境である．
- 仙骨の前面には，4条の横線の両端に4対の**前仙骨孔**があり，ここを仙骨神経前枝が通る．
- 仙骨の上端は幅広く，**仙骨底**という．
- 仙骨底の前縁は前方に突出し**岬角**をつくる．
- 脊柱管の一部をなす仙骨内の部を**仙骨管**という．

⑤尾　骨（図14）
- **尾骨** coccyx は3〜5個の**尾椎**が癒合したものであり，ヒトでは退化的である．

b. 脊柱の連結
- 第2頸椎（軸椎）から仙骨までの各椎体間には**椎間円板** intervertebral disc があり，緩衝装置として機能している．

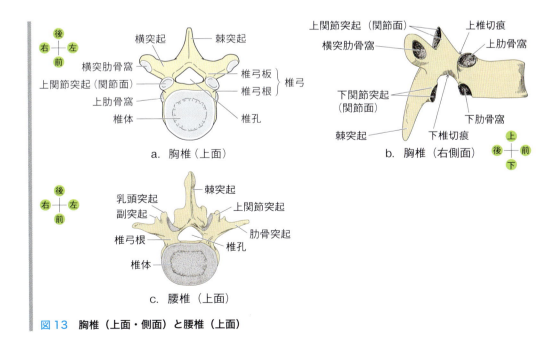

図13　胸椎（上面・側面）と腰椎（上面）

- 椎間円板は周囲部の**線維輪** anulus fibrosus と中心部の**髄核** nucleus pulposus よりなる（図15a）．
- 上下に並ぶ椎骨の上・下関節突起間の関節を**椎間関節** zygapophysial joint といい，関節面の形状から**平面関節**に分類される．
- 上下に並ぶ椎骨間で，上位椎骨の下椎切痕と下位椎骨の上椎切痕は互いに向かいあって**椎間孔** intervertebral foramen を形成し，ここを**脊髄神経**が通る（図15a）．
- 環椎の上関節面と後頭骨の後頭顆でつくられる関節を**環椎後頭関節** atlanto-occipital joint といい，関節面の形状から**楕円関節**に分類される（「V-G．頸部」の図2参照）．
- 環椎と軸椎でつくられる環軸関節は，環椎前弓の後面にある歯突起窩と軸椎歯突起よりなる**正中環軸関節** median atlanto-axial joint と環椎下関節面と軸椎上関節面よりなる2個の**外側環軸関節** lateral atlanto-axial joint からなる（図15b，「V-G．頸部」の図2参照）．

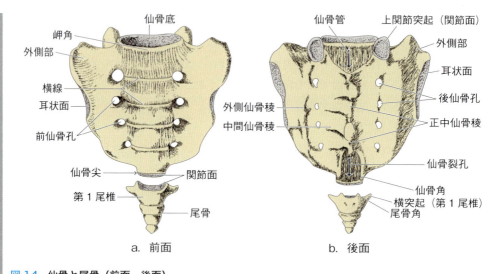

図14　仙骨と尾骨（前面，後面）

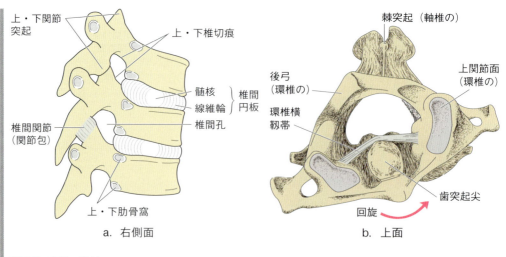

図15　脊柱の連結

***椎間板ヘルニア**（図16,「Ⅴ-I. 腰部, 骨盤」の図13, 14も参照）
- 椎間板ヘルニアとは髄核が線維輪を突き破って（多くは後外方に）脱出した状態をいい, 脊髄神経の神経根を圧迫, 刺激して腰痛, 坐骨神経痛様疼痛をきたす.

①脊柱の付属靱帯（図17）

- 後頭骨外後頭隆起から第7頸椎棘突起まで（全頸椎棘突起）を**項靱帯** nuchal ligament が張り, さらに項靱帯の後方部の続きとして**棘上靱帯** supraspinous ligament が第7頸椎以下の棘突起の先端表面を連ね, 仙骨後面に至る.
- **前縦靱帯** anterior longitudinal ligament は脊柱前面を上下に走る帯状の靱帯で, 上端は後頭骨底部から起こり, 頸椎, 胸椎, 腰椎の椎体前面を縦走し, 仙椎前面まで達する.
- 後頭骨の斜台から起こり, 全椎体の後面を縦走する靱帯は**後縦靱帯** posterior longitudinal ligament と呼ばれ, **脊柱管**の前壁をなす.
- 上下の椎骨の各棘突起間には**棘間靱帯** interspinous ligament が張っている.
- 上下の椎骨の各横突起間には**横突間靱帯** intertransverse ligament が張っている.

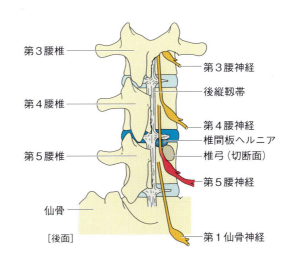

図16　腰椎椎間板ヘルニア

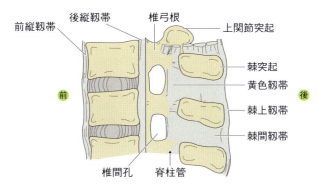

図17　脊柱の靱帯

- 上下の椎骨の各椎弓間には**黄色靱帯** ligamenta flava が張っている．

> *****黄色靱帯**
> - 多くの靱帯が膠原線維（コラーゲン線維）を主とするのに対し，黄色靱帯は多量の**弾性線維**を含んでいる（弾性組織）．そのため，脊柱の屈曲や伸展などの運動によって椎弓間の距離が変化してもその緊張が保たれている．黄色靱帯の名はその色調（黄色を呈する）から由来する．

> *****後縦靱帯骨化症（OPLL）**（「V-G. 頸部，5. 代表疾患」参照）
> - 頸椎部後縦靱帯の異所性骨化に基づく，頸髄麻痺をきたす脊柱管の空間占拠性疾患を後縦靱帯骨化症 ossification of posterior longitudinal ligament（OPLL）という．

②**脊柱の生理的弯曲**（図10参照）
- 脊柱は正面からみた場合，健常者では真っすぐであり，**弯曲**があれば**側弯症**である．
- 成人の脊柱を側面からみると生理的弯曲がみられる．すなわち，頸部と腰部では**前弯**，胸部と仙尾部では**後弯**がみられる．このうち，後弯部は胎生期ですでにみられるもので，これを**一次弯曲**と呼ぶ．これに対し，頸部および腰部の前弯は生後，直立位が可能になってから形成されるもので，これを**二次弯曲**と呼ぶ．

2 胸 郭

a. 胸郭を構成する骨とその特徴（図18, 19）
- **胸郭** thoracic skeleton は**肋骨** ribs 12 対，**胸骨** sternum 1 個および**胸椎** 12 個よりなる．

①**肋 骨**
- **肋骨** ribs は，後方の骨部である**肋硬骨**と前方の軟骨部である**肋軟骨**よりなる．
- 肋硬骨は**肋骨頭**，**肋骨頸**および**肋骨体**の3部よりなる．

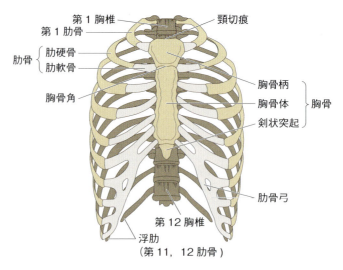

図18 胸郭（前面）

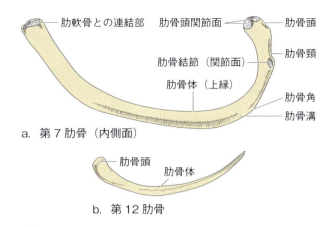

図19 肋骨（右）
a. 第7肋骨（内側面）
b. 第12肋骨

- 肋骨体の内面には**肋骨溝**があり，肋間神経や肋間動脈・静脈が通る．
- 第1～7肋骨（肋軟骨）はその前端が胸骨の肋骨切痕と直接連結（胸肋関節）するので**真肋**と呼ばれる．これに対し第8～12肋骨（肋軟骨）はその前端が直接胸骨に達しないので**仮肋**と呼ばれる．
- 第8～10肋骨はその肋軟骨が上位の肋軟骨に連結（軟骨間関節）するので，**付着弓肋**と呼ばれる．
- 第11～12肋骨はその前端が遊離し，**浮遊肋骨**（浮動肋骨，浮肋）と呼ばれる．

② 胸　骨
- **胸骨** sternum は**胸骨柄**，**胸骨体**，および**剣状突起**の3部よりなる．
- 胸骨柄の上縁には**頸切痕**があり，その両側には鎖骨胸骨端（胸骨関節面）と関節する**鎖骨切痕**がある．
- 胸骨柄および胸骨体の外側縁には7対の**肋骨切痕**があり，第1～7肋軟骨と連結する．
- 胸骨柄と胸骨体との結合部（胸骨柄結合）は前方にやや突出して**胸骨角**と呼ばれ，この部の両側には第2肋骨が連結する．
- 胸郭の上端は**胸郭上口**と呼ばれ，第1胸椎，第1肋骨，胸骨柄上縁で構成され，下端は**胸郭下口**と呼ばれ，第12胸椎，第12肋骨および剣状突起で構成される．

＊胸郭出口症候群
- 胸郭出口（上口）およびその近傍において神経，血管が圧迫されたために生ずる症候群を**胸郭出口症候群**といい，頸肋症候群，**斜角筋症候群**，**肋鎖症候群**および**過外転症候群**が含まれる．

b. 胸郭の連結（図20, 21）
- 両側の肋骨弓は剣状突起上端の両側で合し，その下方に約70°の**胸骨下角**をつくる．
- **肋骨頭関節** joint of head of rib は肋骨頭と胸椎の肋骨窩でつくられる関節で，放線状肋骨頭靱帯 radiate ligament of head of rib や関節内肋骨頭靱帯 intra-articular ligament of head of rib により補強されている．

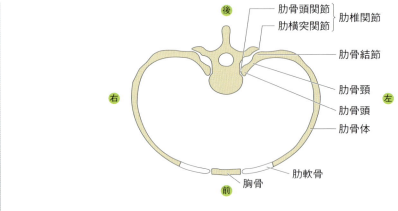

図20 胸郭の連結

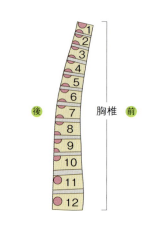

図21 肋骨窩（右側面）

- 第1, 11, 12肋骨の**肋骨頭**は胸椎の単一の**肋骨窩**と連結するが，それ以外の肋骨の肋骨頭は胸椎の**下肋骨窩**と**上肋骨窩**とにまたがって連結する．
- **肋横突関節** costotransverse joint は肋骨の肋骨結節と胸椎の横突起にある横突肋骨窩でつくられる関節で，肋横突靱帯 costotransverse ligament，上肋横突靱帯 superior costotransverse ligament，外側肋横突靱帯 lateral costotransverse ligament により補強されている．

3 上肢骨
a. 上肢を構成する骨とその特徴
- 上肢の骨は自由な可動性を有する**自由上肢骨**と，これを体幹と連結する**上肢帯**に大別される．
- 上肢帯は**肩甲骨** scapula と**鎖骨** clavicle よりなる．
- 自由上肢骨は**上腕の骨**（上腕骨 humerus），**前腕の骨**（橈骨 radius と尺骨 ulna），および**手の骨**（手根骨 carpal bones, 中手骨 metacarpals, 指骨 phalanges）に大別される．

①肩甲骨（図22）
- **肩甲骨** scapula は扁平な三角形の骨で，**肋骨面**および**背側面**の2面，**内側縁**，**外側縁**および**上縁**の3縁，**上角**，**下角**および**外側角**の3角がみられる．
- 肩甲骨の前面（肋骨面）は全体として浅くくぼみ，これを**肩甲下窩**といい，肩甲下筋が起始する．
- 肩甲骨の後面（背側面）の上約1/3の所には，外上方に斜めに走る骨隆起である**肩甲棘**があり，これにより肩甲骨背側面は上部の**棘上窩**と下部の**棘下窩**とに二分される．
- 棘上窩から**棘上筋**，棘下窩から**棘下筋**が起始する．
- 肩甲骨の外側角には**関節窩**があり，上腕骨頭と肩関節をつくる．
- 肩甲骨関節窩の上方には上腕二頭筋長頭が起始する**関節上結節**があり，下方には上腕三頭筋長頭が起始する**関節下結節**がある．
- 肩甲骨上縁の外側端は烏口突起の基部との間で陥凹し，**肩甲切痕**をつくる．
- 肩甲切痕を**上肩甲横靱帯** superior transvers scapular ligament が張ることにより孔がつくられ，この孔を肩甲上神経が通る（「Ⅴ-A．肩関節」の図5参照）．
- 関節窩の上端と肩甲切痕との間には鈎状の**烏口突起**があり，上腕二頭筋短頭と烏口腕筋が起始し，さらに小胸筋が停止する．
- 肩峰の先端の前内側面には**鎖骨関節面**があり，鎖骨の肩峰関節面と関節する（肩鎖関節）．

②鎖骨（図23）
- **鎖骨** clavicle は胸骨と肩甲骨との間にある軽いS状弯曲をなす長骨である．
- 鎖骨の内側端を**胸骨端**，外側端を**肩峰端**という．
- 鎖骨の胸骨端には胸骨の鎖骨切痕と関節する楕円形の**胸骨関節面**がある．
- 鎖骨の肩峰端には肩甲骨の鎖骨関節面と関節する楕円形の**肩峰関節面**がある．
- 鎖骨の肩峰端の下面には，円錐靱帯の付着部となる**円錐靱帯結節**や菱形靱帯の付着部となる**菱形靱帯線**がみられる．

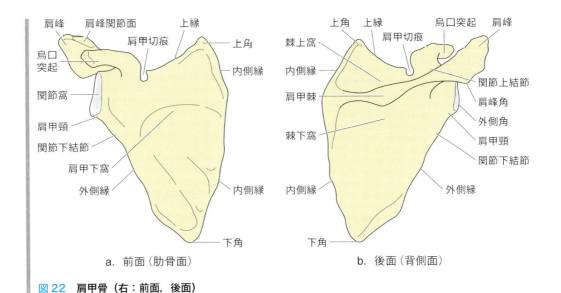

図22　肩甲骨（右：前面，後面）

*鎖骨骨折
- 鎖骨骨折は鎖骨のS状弯曲の最も強い部位である中・外1/3境界部に好発する.

③上腕骨（図24）
- 上腕骨 humerus の上端には半球状の**上腕骨頭** head of humerus があり，肩甲骨関節窩と関節する（肩関節）.
- 上腕骨頭の基部にある浅い輪状の溝を**解剖頸** anatomical neck といい，関節包の付着部となる.
- 上腕骨頭の外側～前外側に2つの隆起がある．そのうち，後外側にあるものを**大結節** greater tubercle，前内側にあるものを**小結節** lesser tubercle という.
- 大結節は棘上筋，棘下筋，小円筋の停止部となり，小結節は肩甲下筋の停止部となる.

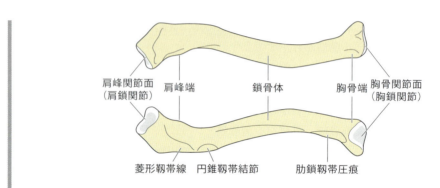

図23　鎖骨（右：上面，下面）

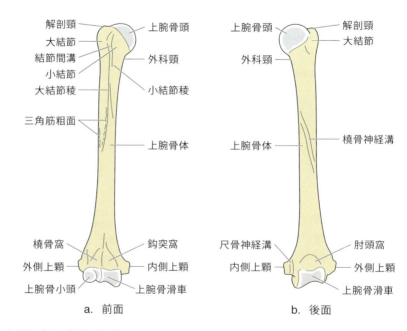

図24　上腕骨（右：前面，後面）

- 大結節と小結節との間にみられる溝を**結節間溝** intertubercular groove といい，上腕二頭筋長頭腱が通る．
- 大結節および小結節は下方に延びて，それぞれ**大結節稜**および**小結節稜**となる．前者には大胸筋，後者には大円筋と広背筋がつく．
- 大結節および小結節の直下で上腕骨体に移行する部は細く**外科頸**と呼ばれる．とくに高齢者では骨折の好発部位となる．
- 大結節稜の下端から上腕骨体のほぼ中央にかけて，三角筋の停止部となるV字型の**三角筋粗面**がみられる．
- 上腕骨体の後面には上内側から下外側に走る浅い溝である**橈骨神経溝**があり，橈骨神経が走る．
- 上腕骨外科頸骨折では**腋窩神経**が，上腕骨骨幹部骨折では**橈骨神経**が損傷されやすい．
- 上腕骨の下端外側にある突出部を**外側上顆**といい，前腕伸筋群の起始部となる．
- 上腕骨の下端内側にある突出部を**内側上顆**といい，前腕屈筋群の起始部となる．
- 肘関節伸展位において，上腕骨の内側上顆と外側上顆を結ぶ直線をヒューター Hüter 線といい，この線上に肘頭が位置する．
- 上腕骨内側上顆の後面には**尺骨神経溝**と呼ばれる縦に走る溝があり，ここを尺骨神経が通る．
- 上腕骨の下端中央にある大きな隆起を**上腕骨滑車**といい，尺骨の滑車切痕と関節する（**腕尺関節**）．
- 上腕骨滑車の外側にある小さな半球状の突出部を**上腕骨小頭**といい，橈骨頭の上面の関節窩と関節する（腕橈関節）．
- 上腕骨の下端後面で上腕骨滑車の上方には**肘頭窩**と呼ばれる深い窩があり，肘関節伸展時に尺骨の肘頭がここに進入する．
- 上腕骨の下端前面で上腕骨滑車の上方には**鈎突窩**があり，肘関節屈曲時に尺骨の鈎状突起が進入する．
- 上腕骨の下端前面で上腕骨小頭の上方には**橈骨窩**があり，肘関節屈曲時に橈骨頭が進入する．

④前腕の骨（図25）
- 前腕の骨は外側に位置する**橈骨** radius と内側に位置する**尺骨** ulna よりなる．

1）橈骨
- **橈骨** radius の上端の厚い円盤状の部は**橈骨頭**という．
- 橈骨頭の上面は浅くくぼみ，上腕骨小頭と関節する（**腕橈関節**）．
- 橈骨頭の側面には輪状の**関節環状面**があり，尺骨の橈骨切痕と関節する（**上橈尺関節**）．
- 橈骨体前面の上端には前内方に向かう粗面隆起があり，これを**橈骨粗面**といい，上腕二頭筋の停止部となる．
- 橈骨の骨間縁と尺骨の骨間縁との間には**前腕骨間膜** interosseous membrane が張られ，両骨の骨体部は結合される．
- 橈骨の内側下端にあるくぼみを**尺骨切痕**といい，尺骨の関節環状面と関節する（**下橈尺関節**）．
- 橈骨の下端にみられる下方に向かう突起を**茎状突起**という．

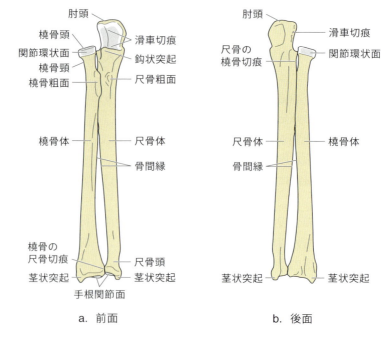

図25 前腕の骨（右：前面，後面）

- 橈骨遠位端の下面は手根関節面と呼ばれ，近位列手根骨（豆状骨は除く）との間で**橈骨手根関節**をつくる．

2) 尺　骨

- **尺骨** ulna の上端前面の深い切れ込みを**滑車切痕**といい，上腕骨滑車と関節する（腕尺関節）．
- 滑車切痕の後上方で，著しく突出し前方に曲がる**肘頭**がみられる．肘頭は肘関節伸展時に上腕骨下端後面にある肘頭窩に進入する．
- 滑車切痕の下端で，前上方に突出する**鈎状突起**がみられる．鈎状突起は肘関節屈曲時に上腕骨下端前面にある鈎突窩に侵入する．
- 鈎状突起の前内側の下方には**尺骨粗面**と呼ばれる粗面隆起があり，上腕筋の停止部となる．
- 尺骨の橈骨切痕の後縁から下方に向かい，回外筋の起始部の一部をなす**回外筋稜**がみられる．
- 尺骨の下端は小さな鈍円状で終わり，これを**尺骨頭**という．
- 尺骨頭の外側半の突出部は**関節環状面**をなし，橈骨の尺骨切痕と関節する（下橈尺関節）．
- 尺骨下端の内側端からは下方に向かって細長い突起が出ており，これを**茎状突起**という．

> ＊コーレス骨折（図26）
> - 転倒時に手掌をついて発生することの多い，橈骨下端部にみられる定型的骨折をコーレス Colles 骨折といい，末梢骨片（遠位骨片）が背側転位および橈側転位をきたすため，外見上，フォーク状変形および銃剣状変形がみられる．

⑤**手の骨**（図27）
- 手の骨は近位より，**手根骨**，**中手骨**，**指骨**よりなる．

1) 手根骨
- **手根骨** carpal bones は近位列と遠位列とに大別され，近位列は橈側より〔手の〕**舟状骨** scaphoid，**月状骨** lunate，**三角骨** triquetrum，**豆状骨** pisiform よりなり，遠位列は橈側より**大菱形骨** trapezium，**小菱形骨** trapezoid，**有頭骨** capitate，**有鈎骨** hamate よりなる．
- 舟状骨の掌側面の外側には鈍円を呈する**舟状骨結節**がみられる．指屈曲時，第2〜5指の指先は舟状骨結節を向く．
- 有鈎骨の掌側面の内側端から掌側に**有鈎骨鈎**が突出する．
- 大菱形骨の掌側面内側には**大菱形骨結節**が突出する．
- 手根骨の掌側は内側部と外側部で隆起しており，中央は溝状にくぼみ**手根溝**と呼ばれる．
- 外側部の隆起は**舟状骨結節**と**大菱形骨結節**，内側部の隆起は**豆状骨**と**有鈎骨鈎**でつくられる．
- 両側の隆起部に張る**屈筋支帯**により手根溝はおおわれ，**手根管**となる（図28）．

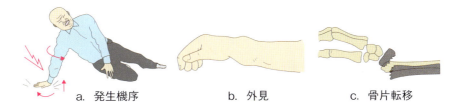

a. 発生機序　　b. 外見　　c. 骨片転移

図26　コーレス骨折

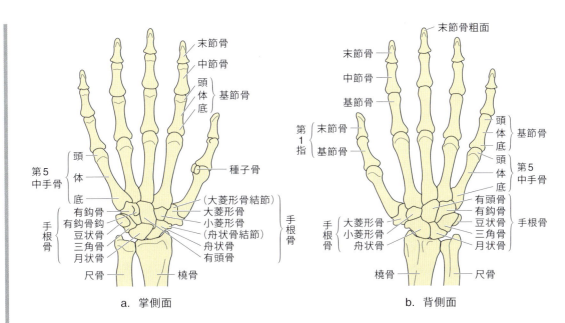

図27　手の骨（右）

- 手根管には浅指屈筋腱，深指屈筋腱，長母指屈筋腱および**正中神経**が通る（図28）．

> ***キーンベック病（月状骨軟化症）**
> - 月状骨の骨端症を**キーンベック** Kienböck **病（月状骨軟化症）**といい，手関節をよく使う職業（大工など）の青壮年男子に好発する．

> ***手根管症候群**
> - 手根管内における**正中神経**の圧迫麻痺を手根管症候群という．

2）中手骨
- **中手骨** metacarpals は中手部に位置する5本よりなる長骨で，いずれも**底・体・頭**の3部に区別される．

3）指骨
- **指骨** phalanges は第2～5指（示指，中指，薬指，小指）では各々3個の指骨よりなり，近位側より**基節骨** proximal phalanx，**中節骨** middle phalanx，**末節骨** distal phalanx と呼ばれる．
- 第1指（母指）は近位の基節骨と遠位の末節骨よりなる．
- 手の遠位端の掌側には，常に2個の**種子骨**がみられる．

> ***上肢長**
> - 上肢長は通常，**肩峰外側端**と**橈骨茎状突起**との距離で計測する．

> ***ヒューター線**
> - 肘関節伸展位において，**上腕骨内側上顆**と**上腕骨外側上顆**とを結ぶ直線をヒューター Hüter 線といい，この線上に**肘頭**が位置する．肘関節後方脱臼では，肘頭はヒューター線より高位に位置する．

b．上肢の関節
- **胸鎖関節** sternoclavicular joint は胸骨の**鎖骨切痕**と鎖骨の**胸骨端（胸骨関節面）**でつく

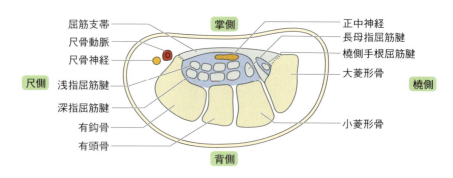

図28　手根管（断面）

られる関節で，両者の間には線維軟骨性の**関節円板**が介在する（図29）．
- 胸鎖関節を補強する靱帯として**前胸鎖靱帯** anterior sternoclavicular ligament, **後胸鎖靱帯** posterior sternoclavicular ligament, **鎖骨間靱帯** interclavicular ligament, **肋鎖靱帯** costoclavicular ligament がある．
- **肩鎖関節** acromioclavicular joint は肩甲骨の**鎖骨関節面**と鎖骨の**肩峰端**（**肩峰関節面**）でつくられる平面関節で，両者の間にはしばしば線維軟骨性の**関節円板**がみられるが，多くは不完全なものであり関節腔を完全には二分しない（図30）．
- 肩鎖関節を補強する靱帯として**肩鎖靱帯** acromioclavicular ligament と**烏口鎖骨靱帯** coracoclavicular ligament がある．
- 烏口鎖骨靱帯は前外側部に位置する**菱形靱帯** trapezoid ligament と後内側部に位置する**円錐靱帯** conoid ligament よりなる．
- **肩関節** glenohumeral joint（shoulder joint）は**上腕骨頭**と**肩甲骨関節窩**よりなる多軸性の**球関節**である（図31）．
- 肩関節の関節包は肩甲骨の肩甲頸および**関節唇**から起こり，上腕骨の大・小結節および**解剖頸**に付く．
- 肩甲骨関節窩の周縁には線維軟骨性の**関節唇**が付き，関節窩を深くしている．
- 肩関節に付属する靱帯として，**関節上腕靱帯** glenohumeral ligament と**烏口上腕靱帯** coracohumeral ligament がある．

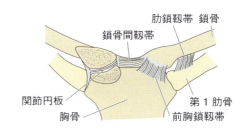

図29　胸鎖関節（前面）

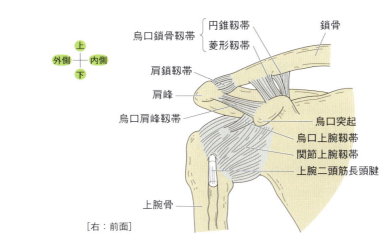

図30　肩鎖関節（右：前面）

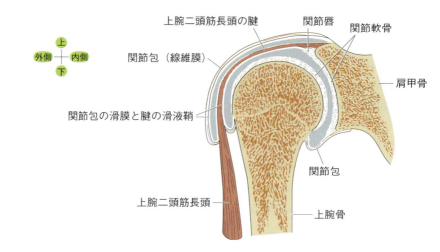

図31　肩関節（右：冠状断面）

- 関節上腕靱帯は上・中・下の3つの靱帯線維束よりなる．
- 烏口上腕靱帯は烏口突起の外側縁および基部から起こり，上腕骨の大結節，小結節につく靱帯で，肩関節の上面を補強する．
- 烏口突起の水平部から起こり肩峰の先端に付く**烏口肩峰靱帯**coraco-acromial ligamentは，上腕骨頭の上方への移動を抑制している．
- 肩関節は靱帯によって補強されるだけでなく，**回旋筋腱板** rotator cuff（ローテーターカフ）によって補強される．
- 回旋筋腱板は，肩甲骨から起始して上腕骨の大・小結節に停止する4つの筋（棘上筋，棘下筋，小円筋，肩甲下筋）の停止腱からなり，肩関節を上面，後面，前面から補強している（「Ⅱ-B.筋系，2.各論，⑥上肢の筋」の図40～42参照）．

＊肩関節周囲炎（いわゆる五十肩）

- 一般に40～50歳代に好発し，緩徐に起こる肩関節の疼痛と運動制限を主症状する比較的予後の良い疾患を**肩関節周囲炎（五十肩）**という．

- **肘関節** elbow joint は上腕骨，橈骨および尺骨よりなる**複関節**である（図32）．
- 肘関節は**腕尺関節** humero-ulnar joint，**腕橈関節** humeroradial joint，**上橈尺関節** proximal radio-ulnar joint よりなる（「Ⅴ-B.肘関節，前腕」の図1参照）．
- 腕尺関節は上腕骨滑車と尺骨の滑車切痕よりなる**蝶番関節**である．
- 腕橈関節は上腕骨小頭と橈骨頭上面の関節面よりなる**球関節**である．
- 上橈尺関節は橈骨の関節環状面と尺骨の橈骨切痕よりなる**車軸関節**である．
- 肘関節は**内側側副靱帯** ulnar collateral ligament，**外側側副靱帯** radial collateral ligament，**橈骨輪状靱帯** anular ligament of radius などにより補強されている．

＊肘関節脱臼

- **肘関節脱臼**の多くは後方脱臼で，肘関節伸展位で手掌をついて倒れたり，肘関節後

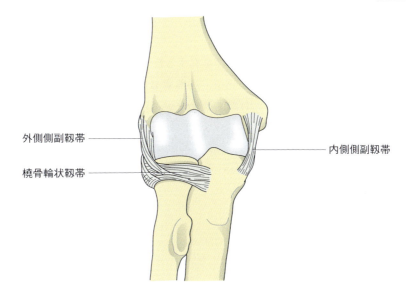

図32　肘関節（右：前面）

方から強い衝撃を受けた際などに**肘関節が過伸展**を強制され，肘頭が上腕骨遠位端を前方に押し出し発生する．

＊**肘内障**
- 小児が前腕を強く引かれた際に発生することが多い**肘内障**は，橈骨輪状靱帯の一部が橈骨頭から逸脱するために起こると考えられ，小児橈骨頭亜脱臼とも呼ばれる．

- **下橈尺関節** distal radio-ulnar joint は橈骨の尺骨切痕と尺骨の関節環状面よりなる**車軸関節**で，上橈尺関節とともに前腕の回旋運動（回内・回外運動）に関与する．
- **橈骨手根関節** wrist joint は橈骨の手根関節面（および関節円板）が関節窩をなし，舟状骨，月状骨，三角骨が関節頭をなす関節で，関節面の形状から**楕円関節**に分類される（図33）．
- 近位列手根骨（豆状骨は除く）と遠位列手根骨とでつくられる関節を**手根中央関節** carpometacarpal joint という．
- **母指の手根中手関節** caopometacarpal joint of thumb は第1中手骨底と大菱形骨でつくられる関節で，関節面の形状から**鞍関節**に分類される．
- **中手指節関節** metacarpophalangeal joints（**MP関節**）は中手骨頭と基節骨底でつくられる関節で，側副靱帯や掌側靱帯で補強されている．
- 第2～5指にみられる，**近位指節間関節** proximal interphalangeal joints（**PIP関節**）は基節骨頭と中節骨底でつくられる関節をいい，**遠位指節間関節** distal interphalangeal joints（**DIP関節**）とは中節骨頭と末節骨底でつくられる関節をいい，側副靱帯や掌側靱帯で補強されている．

4 下肢骨
a. 下肢を構成する骨とその特徴

- 下肢の骨は自由な可動性を有する**自由下肢骨**と，これを体幹と連結する**下肢帯**に大別される．前者は**大腿骨** femur，**膝蓋骨** patella，**脛骨** tibia，**腓骨** fibula，**足根骨** tarsal bones，**中足骨** metatarsals および**趾骨** phalanges よりなり，後者は左右の**寛骨** hip bone よりなる．

①寛　骨（図34）

- 寛骨 hip bone は上部の**腸骨** ilium，後下部の**坐骨** ischium，前下部の**恥骨** pubis よりなる．3骨は16〜17歳くらいまで軟骨（**Y軟骨**）で結合するが，成人になり（左右）1個の寛骨となる．

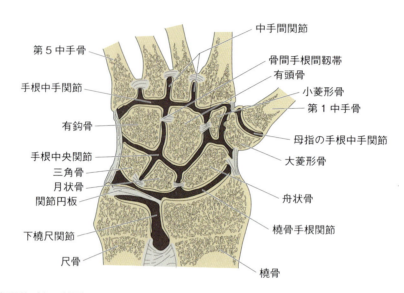

図33　橈骨手根関節（右：断面）

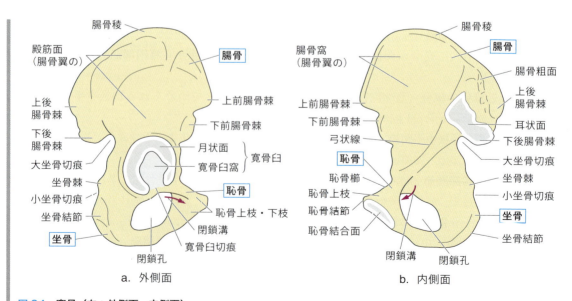

図34　寛骨（右：外側面，内側面）

- 腸骨，坐骨，恥骨の会合部の外側面には深い陥凹部があり，ここを**寛骨臼**といい，大腿骨頭と関節して股関節をつくる．
- 寛骨臼のうち，大腿骨頭と直接接合する半月状の関節面は**月状面**という．
- 寛骨臼中央の著しく陥凹した部は**寛骨臼窩**といい，大腿骨頭靱帯や滑膜に包まれた脂肪組織を容れている．
- 寛骨臼縁は前下方で骨壁の一部を欠き，これを**寛骨臼切痕**といい，その上を**寛骨臼横靱帯** transvers acetabular ligament が張り，これと切痕との間を閉鎖動脈の寛骨臼枝が通り，大腿骨頭靱帯の中を経て大腿骨頭に分布する．
- 寛骨臼の下方には坐骨と恥骨で囲まれた大きな孔があり，これを**閉鎖孔**という．
- 生体では，閉鎖孔の大部分は**閉鎖膜**によって閉ざされているが，前上方部には裂孔部があり，ここを**閉鎖管**といい，閉鎖動脈・静脈や閉鎖神経が通る．
- 腸骨翼の内面の前約2/3の部には**腸骨窩**と呼ばれる浅い陥凹部があり，腸骨筋の起始部となる．
- 腸骨翼の前縁には2つの突起がある．上方の突起は**上前腸骨棘**といい，縫工筋や大腿筋膜張筋の起始部となり，下方の突起は**下前腸骨棘**といい，大腿直筋の起始部となる．
- 腸骨翼の外面を**殿筋面**といい，殿筋群が付着する．
- 坐骨棘より上方で腸骨体後縁と下後腸骨棘との間には深い切痕がみられ，**大坐骨切痕**という．
- 坐骨棘より下方の腸骨体後縁には浅い切痕がみられ，**小坐骨切痕**という．
- 大坐骨切痕および小坐骨切痕は，坐骨棘から起こり仙骨下部および尾骨の側縁に付く**仙棘靱帯** sacrospinous ligament と，坐骨結節から起こり上・下後腸骨棘，仙骨および尾骨の側縁に付く**仙結節靱帯** sacrotuberous ligament により，**大坐骨孔**および**小坐骨孔**となる．
- 大坐骨孔部には**梨状筋**が通り，これにより大坐骨孔部は梨上筋より上方の部と下方の部に分けられる．前者を**梨状筋上孔**，後者を**梨状筋下孔**という．
- **梨状筋上孔**には上殿神経，上殿動脈・静脈が通り，**梨状筋下孔**には下殿神経，下殿動脈・静脈，坐骨神経，後大腿皮神経，陰部神経，内陰部動脈・静脈が通る．
- 左右の腸骨稜の最高点を結ぶ線は**ヤコビー Jacoby 線**と呼ばれ，第4腰椎の棘突起の高さにある（「V-D．股関節」の図15 参照）．
- **鼠径靱帯**は上前腸骨棘と恥骨結節との間に張られている靱帯である．

②**骨盤の構成と区分**
- 骨盤は**左右の寛骨，仙骨，尾骨**よりなる（図35）．
- 骨盤は**分界線**により，上方の大骨盤と下方の小骨盤とに分けられる．
- 大骨盤は分界線より上方の部をいい，小腸などの腹腔内臓を容れる．
- 小骨盤は分界線より下方の部をいい，骨盤内臓を容れる．
- 分界線とは，**仙骨岬角→弓状線→恥骨櫛→恥骨結合上縁**を結ぶ線をいう（図35，36）．

＊**弓状線**（図34）
- 腸骨窩の下縁で，腸骨体と腸骨翼との境にある後上方から前下方に斜めに走る隆起．

＊**恥骨櫛**（図34）
- 恥骨上枝の上縁の線状隆起.

- 小骨盤の内腔（骨盤腔）の入口（分界線が縁をなす）を**骨盤上口**, 出口を**骨盤下口**という.
③**骨盤の性差**（表1, 図36）
④**骨盤の計測**（図37）
- **真結合線**（産科結合線）とは, 仙骨の岬角中央と恥骨結合後面との間の最短前後径をいう.
- **対角結合線**とは, 仙骨岬角と恥骨結合下縁を結ぶ線をいう.
- **外結合線**とは第5腰椎棘突起と恥骨結合上縁を結ぶ線をいう.
- **棘間径**とは左右の上前腸骨棘間を結ぶ線をいう.
- 真結合線（産科結合線）と骨盤の計測に用いられる他の径線との関係をみてみると, **対角結合線**から1 cmを引いた値, **外結合線**から8 cmを引いた値, **棘間径**から11 cmを引いた値がそれぞれ**真結合線**（産科結合線）の値と等しくなる.

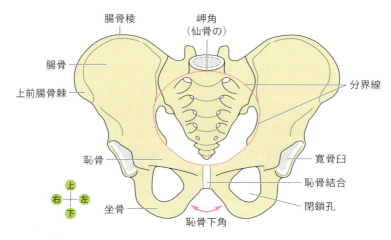

図35　骨盤（前面）

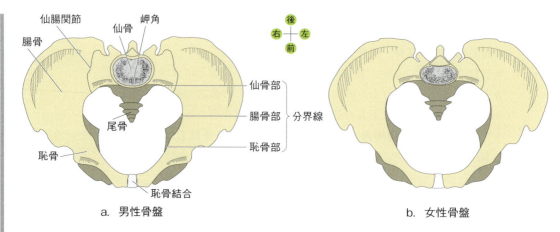

図36　骨盤の性差（男性骨盤, 女性骨盤）

表1　骨盤の性差

	男性	女性
岬角	著しく突出	わずかに突出
骨盤上口	ハート形	楕円形
骨盤腔	漏斗形	円筒形
恥骨下角	約50〜60°	約70〜90°

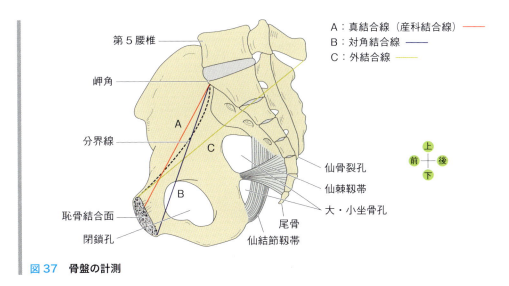

図37　骨盤の計測

＊狭骨盤
- 骨盤の径線の1つまたは複数あるいは全部が，正常平均値よりも短く，その結果，正常成熟児の分娩に機械的障害を起こすおそれのあるものを**狭骨盤**といい，真結合線（産科結合線）では，9.5 cm未満をいう．

⑤**大腿骨**（図38）
- **大腿骨** femur の上端にある球状に膨隆した部を**大腿骨頭** head of femur といい，寛骨臼と関節する（股関節）．
- 大腿骨頭のほぼ中央にある小窩を**大腿骨頭窩**といい，大腿骨頭靱帯が付く．
- 大腿骨頭に次ぐ細狭部を**大腿骨頸** neck of femur といい，高齢者では骨折の好発部位となる．
- 大腿骨頸の外上方にある大きな隆起を**大転子** greater trochanter といい，中殿筋，小殿筋，梨状筋が停止する．
- 大腿骨頸の内下後側にある小さな隆起を**小転子** lesser trochanter といい，腸腰筋が停止する．
- 大転子と小転子は，前面では**転子間線**，後面では**転子間稜**により結ばれており，前者には腸骨大腿靱帯がつき，後者には大腿方形筋が停止する．
- 大腿骨体の後面中央には縦走する粗面隆起があり，これを**粗線**といい，**外側唇**と**内側唇**よ

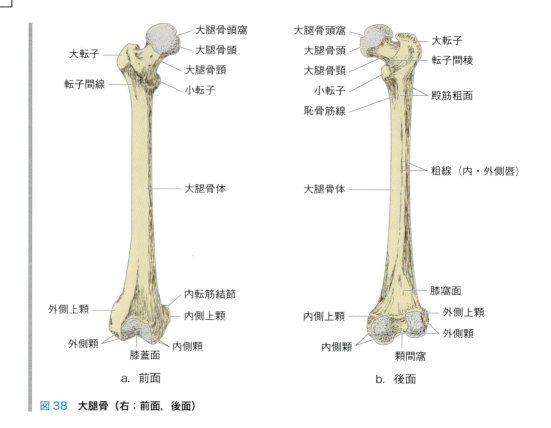

図38 大腿骨（右：前面，後面）

りなる．
- 外側唇には外側広筋や大腿二頭筋短頭が付着し，内側唇には内側広筋や大・長・短内転筋が付着する．
- 外側唇は上方では大殿筋が停止する**殿筋粗面**をつくる．
- 大腿骨下端は，内側および外側で膨大部をつくり，それぞれ**内側顆**，**外側顆**という．
- 大腿骨下端の前面で，内側顆と外側顆との間にある陥凹部を**膝蓋面**といい，膝蓋骨後面にある関節面と関節する．
- 大腿骨下端の後面において，内側顆と外側顆の間にみられる深い陥凹部を**顆間窩**という．
- 外側顆の側面から突出する部を**外側上顆**といい，腓腹筋外側頭の起始部となる．
- 内側顆の側面から突出する部を**内側上顆**といい，腓腹筋内側頭の起始部となる．
- 大腿骨内側上顆の上端にある小さな突起を**内転筋結節**といい，大内転筋の腱が付着する．

＊頸体角（図39）
- 大腿骨頸の軸と大腿骨体の軸がなす角を**頸体角**といい，成人では約120〜130°である．

⑥膝蓋骨（図40）
- 膝蓋骨は大腿四頭筋の腱の中に発生した人体中最大の**種子骨**である．
- 膝蓋骨は栗の実形を呈し，その上端は広く**膝蓋骨底**と呼ばれ，下端は尖っており**膝蓋骨尖**と呼ばれる．

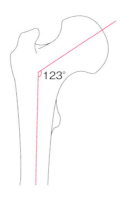

図39　頸体角

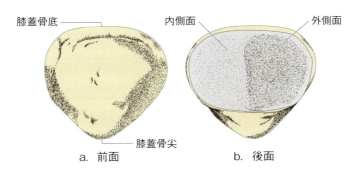

図40　膝蓋骨（右：前面，後面）

- 膝蓋骨の後面にある**関節面**は，大腿骨下端の前面にある膝蓋面と関節する．

⑦**下腿の骨**（図41）
- 下腿の骨は内側に位置する**脛骨** tibia と外側に位置する**腓骨** fibula よりなる．

1) 脛　骨
- 脛骨上端の内側・外側の膨大部をそれぞれ**内側顆・外側顆**という．
- 脛骨の上面中央には上方に向かう1つの粗面隆起があり，これを**顆間隆起**という．
- 顆間隆起の先端は，内・外側で2つの小さな結節となり，それぞれ**内側顆間結節，外側顆間結節**と呼ばれる．
- 顆間隆起の前後にある凹みを**前顆間区**および**後顆間区**といい，それぞれ前十字靱帯，後十字靱帯がつく．
- 外側顆の後下外側には浅い小さな卵円形の関節面があり，これを**腓骨関節面**といい，腓骨の腓骨頭関節面と関節する（脛腓関節）．
- 脛骨体は三角柱状をなし，3面（内側面，外側面，後面），3縁（前縁，内側縁，骨間縁）よりなる．
- 脛骨体前縁の上端には広く大きく前方に隆起する**脛骨粗面**がみられ，膝蓋靱帯の付着部となる．
- 脛骨下端は内側部で，下方と内方に突出する部を**内果** medial malleolus という．
- 脛骨下端で，その下面および内果の外側にそれぞれ**下関節面，内果関節面**と呼ばれる関節面がみられる．

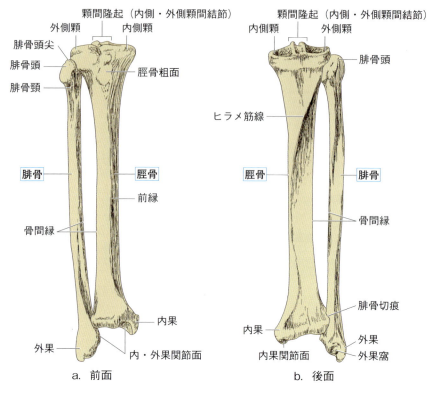

図 41 下腿の骨（右：脛骨と腓骨）

- 脛骨下端の外側面にある三角形の陥凹部を**腓骨切痕**といい，腓骨下端の内側面にある三角形の粗面と結合する（脛腓靱帯結合）．

> **＊オスグッド・シュラッター病**
> - 脛骨粗面部の著しい突出と正座時や膝関節運動時の疼痛を主徴とする**脛骨粗面部の骨端症**をオスグッド・シュラッター Osgood-Schlatter 病という．10〜15歳の男子に好発する．

2）腓 骨
- **腓骨** fibula の上端は肥大して**腓骨頭**をつくり，その外側面には大腿二頭筋が停止する．
- 腓骨頭の内上面にある関節面を**腓骨頭関節面**といい，脛骨の腓骨関節面と関節する（脛腓関節）．
- 腓骨体は三角柱状をなし，3面（内側面，外側面，後面），3縁（前縁，後縁，骨間縁）よりなる．
- 腓骨下端の外側部で下方に突出する部を**外果** lateral malleolus という．
- 外果の内側面には**外果関節面**と呼ばれる関節面がある．
- 外果関節面の後方にある粗面陥凹部を**外果窩**といい，後距腓靱帯の付着部となる．

＊**下肢長の計測**
- **棘果長**：上前腸骨棘と内果との距離で計測する．
- **転子果長**：大転子と外果との距離で計測する．

⑧ **足の骨**（図 42）
- 足の骨は近位より，**足根骨**，**中足骨**，**趾骨**よりなる．

1）足根骨
- **足根骨** tarsal bones は近位列の**距骨** talus，**踵骨** calcaneum，遠位列の〔足の〕**舟状骨** navicular，**内側楔状骨** medial cuneiform，**中間楔状骨** intermediate cuneiform，**外側楔状骨** lateral cuneiform，および**立方骨** cuboid よりなる．
- 距骨は後部を占める大きな**距骨体**，前部の球状の**距骨頭**，両者間のくびれの部分である**距骨頸**の 3 部に区分される．
- 距骨体の上面には距腿関節の関節頭をなす**距骨滑車**がみられる．
- 踵骨の後端で突出する**踵骨隆起**には踵骨腱（アキレス腱）が付着する．
- 踵骨の上面には距骨と関節する 3 つの関節面，すなわち**後距骨関節面**，**中距骨関節面**，**前距骨関節面**がみられる（図 43）．
- 踵骨の踵骨溝と距骨の距骨溝は互いに向き合って**足根洞**をつくる．

＊**ベーラー角**（図 43）
- X 線側面像において，踵骨隆起上端と後距骨関節面後端とを結ぶ線と前距骨関節面の頂点と後距骨関節面の頂点とを結ぶ線との交わる角をベーラー Böhler 角といい，正常では約 20 ～ 40° である．

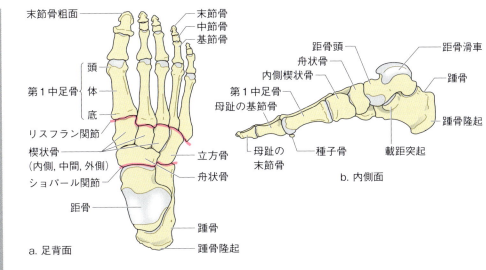

図 42　足の骨（右：足背面，内側面）

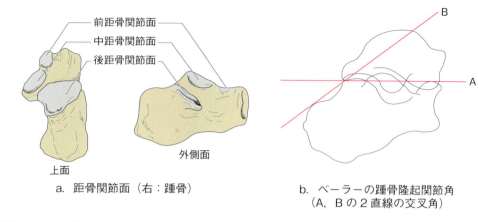

図43 距骨関節面とベーラー角

2）中足骨
- 中足骨 metatarsals は中足部に位置する5本よりなる長骨で，いずれも底，体，頭の3部に区別される．

> ＊第5中足骨基底部裂離骨折（いわゆる下駄骨折）
> - 足関節の内がえし外力によって起こる短腓骨筋の急激な収縮による第5中足骨基底部の裂離骨折は下駄骨折とも呼ばれる．

3）趾骨
- 趾骨 phalanges は第2～5趾では各々3個の趾骨よりなり，近位側より基節骨 proximal phalanx，中節骨 middle phalanx，末節骨 distal phalanx と呼ばれる．
- 第5趾では，中節骨と末節骨が癒合していることも多い．
- 第1趾は近位の基節骨と遠位の末節骨よりなる．

b．下肢の関節
- 左右の恥骨結合面間は線維軟骨性の恥骨間円板により連結される．
- 仙腸関節 sacro-iliac joint は仙骨の耳状面と腸骨の耳状面とでつくられる関節である．
- 股関節 hip joint は寛骨臼と大腿骨頭よりなる臼状関節である（図44）．
- 寛骨臼の辺縁には線維軟骨性の関節唇が付き，関節窩を深くしている．
- 股関節の関節包は寛骨の寛骨臼の周囲から起こり，大腿骨の前面では転子間線，後面では大腿骨頸に付く．
- 股関節に付属する靱帯として腸骨大腿靱帯 iliofemoral ligament（Y靱帯），恥骨大腿靱帯 pubofemoral ligament，坐骨大腿靱帯 ischiofemoral ligament，大腿骨頭靱帯 ligament of head of femur などがあり，このうち大腿骨頭靱帯は関節包内靱帯である．
- 股関節の関節包の内面で，大腿骨頸を取り巻く輪走線維の束を輪帯 zona orbicularis という．
- 膝関節 knee joint は大腿骨，脛骨，膝蓋骨よりなる複関節で，関節面の形状ないし運動様式による分類では蝶番（顆状または双顆）関節に分類される（図45）．

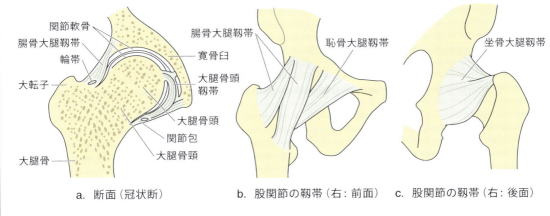

図44 股関節（右）

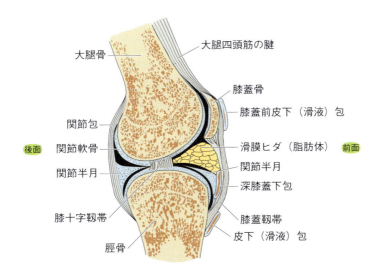

図45 膝関節（断面）

- 膝関節は，屈曲時には下腿はやや**内旋**し，伸展時には下腿はやや**外旋**する．
- 膝関節には**内側半月** medial meniscus および**外側半月** lateral meniscus という関節半月がみられる．
- **関節半月**には，大腿骨下端と脛骨上端の関節面の形態的不適合の補正，緩衝作用，回旋運動（滑り運動）におけるボールベアリングのはたらきなどの作用がある．
- 内側半月はC字形，外側半月はO字形に近い形状をなし，内側半月は外側半月に比し大きい．
- **内側半月**は関節包ないし内側側副靱帯と固く結合しているため，外側側副靱帯と結合していない**外側半月**に比し可動性が少ない．
- 膝関節に付属する靱帯として**前十字靱帯** anterior cruciate ligament，**後十字靱帯** posterior cruciate ligament，**内側側副靱帯** tibial collateral ligament，**外側側副靱帯** fibular collateral ligament，**膝横靱帯** transvers ligament of knee，**膝蓋靱帯** patellar ligament などがある（「V-E.膝関節」の図5参照）．

- **前十字靱帯**および**後十字靱帯**は関節包内靱帯である（「V-E. 膝関節」の図3参照）．
- **前十字靱帯**：脛骨の前顆間区→後外上方に向かい→大腿骨の外側顆の内面後部
- **後十字靱帯**：脛骨の後顆間区→前内上方に向かい→大腿骨の内側顆の内面前部
- **内側側副靱帯**：大腿骨内側上顆→内側半月の内側縁，脛骨内側顆
- **外側側副靱帯**：大腿骨外側上顆→腓骨頭
- **膝横靱帯**：内側半月の前面→外側半月の前面
- **膝蓋靱帯**：膝蓋骨の下部→脛骨粗面
- 膝蓋骨および膝蓋靱帯の両側で，内側・外側広筋に続く腱膜が下方に縦走して関節包を補強している．この縦走線維束をそれぞれ**内側膝蓋支帯** medial patellar retinaculum，**外側膝蓋支帯** lateral patellar retinaculum という．
- 膝関節の関節包の滑膜は関節腔に向かって3種の**滑膜ヒダ**，すなわち，**膝蓋下滑膜ヒダ** infrapatellar synovial fold，**膝蓋下脂肪体** infrapatellar fat pad および**翼状ヒダ** alar folds をつくる（図46）．
- **膝蓋下滑膜ヒダ**：大腿骨顆間窩から起こり，膝蓋骨の下方にある膝蓋下脂肪体に達する．
- **膝蓋下脂肪体**：膝蓋骨の下方で，膝蓋靱帯の後面
- **翼状ヒダ**：膝蓋下脂肪体・膝蓋骨・膝蓋下滑膜ヒダの両側
- 膝の滑液包には，交通性の**膝蓋上包**（大腿骨下端前面と大腿四頭筋腱との間にある）や非交通性の**膝蓋前皮下包**（膝蓋骨のすぐ前の皮下にある）などがみられる．

> **＊膝関節の靱帯損傷と診断テスト**（「V-E. 膝関節」の図16, 17参照）
> - **前十字靱帯損傷**では前方引き出しテスト，ラックマン Lachman テスト，N-テストが陽性となる．**後十字靱帯損傷**では後方引き出しテストや脛骨後方落ち込み徴候 sagging sign が陽性となる．
> - また，**内側側副靱帯損傷**では膝関節の**外反動揺**，**外側側副靱帯損傷**では膝関節の内反動揺がみられる．

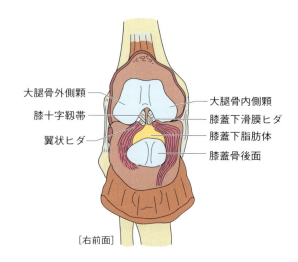

図46　滑膜ヒダ（膝蓋下滑膜ヒダ，膝蓋下脂肪体，翼状ヒダ）

- 脛骨の腓骨関節面と腓骨の脛骨頭関節面とでつくられる関節を**脛腓関節** tibiofibular joint といい，平面関節に分類される．
- 脛骨の骨間縁と腓骨の骨間縁との間には**下腿骨間膜** interosseous membrane of leg が張られ，両骨の骨体部は結合される．
- 脛骨下端の腓骨切痕と腓骨下端の内側面よりなる**脛腓靱帯結合** tibiofibular syndesmosis は，骨間靱帯で固く結合されるとともに，前脛腓靱帯および後脛腓靱帯によりさらに結合が補強されている．
- **距腿関節** ankle joint は，関節窩をなす脛骨の下関節面と内果関節面および腓骨の外果関節面と，関節頭をなす距骨滑車よりなる（図47，「Ⅴ-F.足関節，足部，足趾」の図1参照）．
- 距腿関節の外側は**外側側副靱帯** lateral collateral ligament で補強されている．
- 外側側副靱帯は**前距腓靱帯** anterior talofibular ligament，**後距腓靱帯** posterior talofibular ligament および**踵腓靱帯** calcaneofibular ligament の3靱帯よりなる．
- 足関節の内反捻挫の際に最も断裂しやすい靱帯は**前距腓靱帯**である．
- 距腿関節の内側は**三角靱帯** deltoid ligament（内側靱帯 medial ligament）で補強されている．
- 三角靱帯は**脛舟部** tibionavicular part，**脛踵部** tibiocalcaneal part，**前脛距部** anterior tibiotalar part および**後脛距部** posterior tibiotalar part の4部よりなる．
- 距骨の後踵骨関節面と踵骨の後距骨関節面との関節を**距骨下関節** subtalar joint という．
- 近位列足根骨である距骨および踵骨と遠位列足根骨である舟状骨および立方骨との間の関節を**横足根関節** transvers tarsal joint あるいは**ショパール関節** Chopart's joint という（図42参照）．
- 遠位列足根骨（内側・中間・外側楔状骨，立方骨）と第1～5中足骨底でつくられる関節を**足根中足関節** tarsometatarsal joint あるいは**リスフラン関節** Lisfranc's joint（図42参照）という．
- 内側部の**踵舟靱帯** calcaneonavicular ligament と外側部の**踵立方靱帯** calcaneocuboid

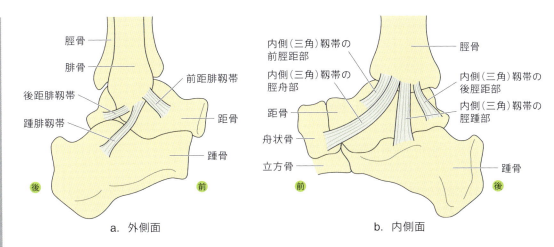

図47 距腿関節の補強靱帯（右）

- ligamentは両者でV字状をなし，合わせて**二分靱帯** bifurcate ligamentと呼ばれる．
- 足底の靱帯で最も表層にあり，踵骨隆起下面から起こり立方骨粗面や中足骨底につく長く強い靱帯を**長足底靱帯** long plantar ligamentという．
- 中足骨頭と基節骨底とでつくられる関節は，**中足趾節関節** metatarsophalangeal jointsといい，側副靱帯や底側靱帯などで補強されている．
- 趾骨間の関節は，**趾節間関節** interphalangeal joints of footという．第2～5趾では近位趾節間関節（基節骨と中節骨との関節）と遠位趾節間関節（中節骨と末節骨との関節）よりなる．
- 足底は**足弓**（足アーチ）すなわち**縦足弓**（内側縦足弓，外側縦足弓）および横足弓により，ドーム状の空間すなわち**土踏まず**がつくられる（「V-F.足関節，足部，足趾」の図9参照）．
- **内側縦足弓**は踵骨-距骨-舟状骨-内側・中間・外側楔状骨-第1～3中足骨を連ねる列である．
- **外側縦足弓**は踵骨-立方骨-第4, 5中足骨を連ねる列である．

5 頭 蓋

a. 頭蓋を構成する骨とその特徴（図48）

- **頭蓋** craniumは15種，23個の頭蓋骨よりなる．
- 頭蓋腔を形成して脳を容れ保護する脳頭蓋を構成する頭蓋骨は**頭頂骨** parietal bone（2個），**側頭骨** temporal bone（2個），**後頭骨** occipital bone（1個），**前頭骨** frontal bone（1個），**蝶形骨** sphenoidal bone（1個），**篩骨** ethmoidal bone（1個）である．
- 顔面をつくり眼窩，鼻腔，口腔などの基礎をつくる顔面頭蓋を構成する頭蓋骨は**鼻骨** nasal bone（2個），**涙骨** lacrimal bone（2個），**下鼻甲介** inferior nasal concha（2個），**上顎骨** maxilla（2個），**頬骨** zygomatic bone（2個），**口蓋骨** palatine bone（2個），**下顎骨** mandible（1個），**鋤骨** vomer（1個），**舌骨** hyoid bone（1個）である．
- **左右対をなす頭蓋骨**は頭頂骨，側頭骨，鼻骨，下鼻甲介，涙骨，頬骨，上顎骨，口蓋骨の8種である．

①頭頂骨（図56参照）

- **頭頂骨** parietal boneは頭蓋の上壁をなす対性の頭蓋骨である．
- 頭頂骨の内面は全体に凹面で，大脳のうねりに一致するくぼみと中硬膜動脈の分枝の走行に相当する細い溝（**動脈溝**）がみられる．

②側頭骨（図49）

- **側頭骨** temporal boneは脳頭蓋の外側壁および頭蓋底の一部を構成する骨である．
- 側頭骨は**岩様部**（錐体乳突部），**鼓室部**および**鱗部**の3部よりなる．
- 岩様部は外耳孔の後下方から突出する乳突部と内側にのびる四角錐状の**錐体**よりなる．
- 岩様部（外面）の前下端にある母指頭大の突起を**乳様突起**といい，胸鎖乳突筋の停止部となる．
- 乳様突起の内部は，蜂の巣状の多数の含気胞よりなる**乳突蜂巣**で占められている．
- 乳様突起の前内側から**茎状突起**が突出し，茎突舌骨筋や茎突咽頭筋などの起始部となる．
- 乳様突起と茎状突起との間には**茎乳突孔**があり，顔面神経の出口となる．
- 外頭蓋底において，側頭骨錐体下面のほぼ中央（頸静脈孔の前）に**頸動脈管**がみられ，内

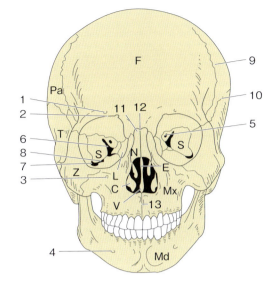

図48a　頭蓋（前面）

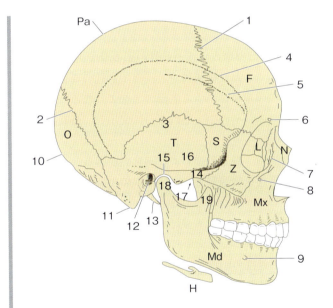

図48b　頭蓋（右外側面）

頸動脈が通る．
- 錐体後面のほぼ中央に**内耳孔**があり，顔面神経，内耳神経，迷路動脈・静脈などが通る．
- 岩様部（錐体乳突部），鼓室部および鱗部の3部が合する部の外面には**外耳孔**という大きな孔がみられる．
- 鱗部で，外耳孔の前上方から前方に水平に向かう突起を頬骨突起という．
- 頬骨突起の基部下面で，外耳孔の前にある窩を**下顎窩**といい，下顎頭と関節する（顎関節）．
- 下顎窩の前で膨隆する部を**関節結節**という．

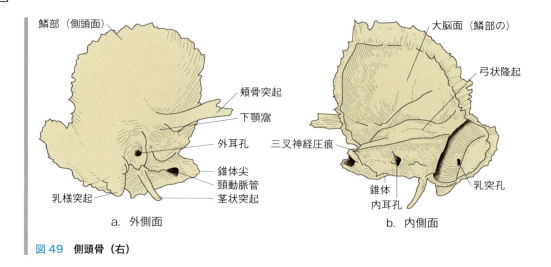

図49 側頭骨（右）

- 外耳孔上縁の中点と眼窩下縁の最低点を結ぶ線は**ドイツ水平線**，**フランクフルト水平線**，**耳眼水平線**などと呼ばれ，頭蓋の正規の位置を決める際に用いられる．

③ **後頭骨**（図57，58参照）
- **後頭骨** occipital bone は頭蓋の後部および底部を構成する不対性の頭蓋骨である．
- 後頭骨は大〔後頭〕孔の後方で彎曲してふくらんだ**後頭鱗**，大〔後頭〕孔の両側にある**外側部**および大〔後頭〕孔の前方にありほぼ四辺形を呈する**底部**の3部よりなる．
- 後頭鱗の外面は後方に向かって全体に膨らみ，その中央部はさらに突出し，**外後頭隆起**と呼ばれる．
- 後頭骨の前下部にある**大〔後頭〕孔**には延髄，椎骨動脈および副神経が通る．
- 後頭骨の外側部の下面にある長楕円形の隆起を**後頭顆**といい，環椎の上関節面と関節する（環椎後頭関節）．
- 後頭骨外側部で後頭顆の基部に**舌下神経管**があり，舌下神経が通る．

④ **前頭骨**（図48）
- **前頭骨** frontal bone は前頭部に位置する不対性の頭蓋骨である．
- 前頭骨は**前頭鱗**（額と前頭部をつくる），**眼窩部**（眼窩の天井をなす）および**鼻部**（鼻腔の天井をなす）の3部よりなる．
- 前頭鱗の下部から眼窩部にわたって（眉間の内部）には左右一対の空洞があり，これを**前頭洞**といい，副鼻腔の1つである．
- 眼窩上縁には**眼窩上孔（切痕）**と**前頭切痕（孔）**という2つの孔ないし切痕がみられる．前者には眼窩上神経外側枝（眼神経の枝）および眼窩上動脈・静脈が，後者には眼窩上神経内側枝（眼神経の枝）および滑車上動脈・静脈が通る．

⑤ **蝶形骨**（図50）
- **蝶形骨** sphenoidal bone は頭蓋底の中央部を占め，眼窩の後壁をなす不対性の頭蓋骨である．
- 蝶形骨は中央にあり立方形を呈する**体**，体の後部両側より前外方に翼状に広がる**大翼**，体の前端の両側より左右に突出する**小翼**および体の下面から下方に向かって突出する**翼状**

突起よりなる．
- 蝶形骨の体の上面中央にある浅い鞍状のくぼみを**トルコ鞍**といい，その中央部は著しく陥凹し**下垂体窩**といい，下垂体を容れる．
- 蝶形骨の体の内部にある一対の小腔を**蝶形骨洞**といい，副鼻腔の1つである．
- 蝶形骨の大翼には，前内側から後外側に向かって**正円孔**，**卵円孔**，**棘孔**が並んでみられ，それぞれ，上顎神経，下顎神経，中硬膜動脈が通る．
- 蝶形骨の小翼の基部を前後に貫く管を**視神経管**といい，視神経および眼動脈が通る．
- 蝶形骨の大翼と小翼との間にある裂け目を**上眼窩裂**といい，動眼神経，滑車神経，外転神経，眼神経，上眼静脈が通る．

⑥篩骨，下鼻甲介
- **篩骨** ethmoidal bone は前頭蓋窩の中央部に位置し，鼻腔および眼窩壁を構成する不対性の頭蓋骨である．
- 篩骨は中央の水平位にある**篩板**，篩板の下面から垂直に下方に突出する**垂直板**および篩板の両側より垂れ下がり垂直板の両側にある**篩骨迷路**の3部よりなる（図51）．
- 篩板には多数の**小孔**があり，ここを**嗅神経**が通る（「Ⅱ-D．感覚器系」の図16参照）．
- 篩板の上面から「とさか」のように上方に向かう突起があり，これを**鶏冠**といい，大脳鎌が付着する．

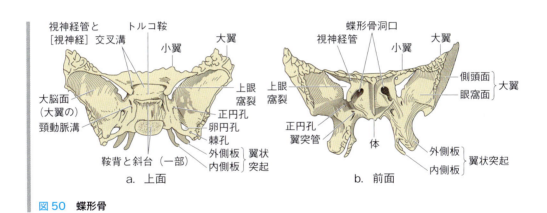

図50　蝶形骨

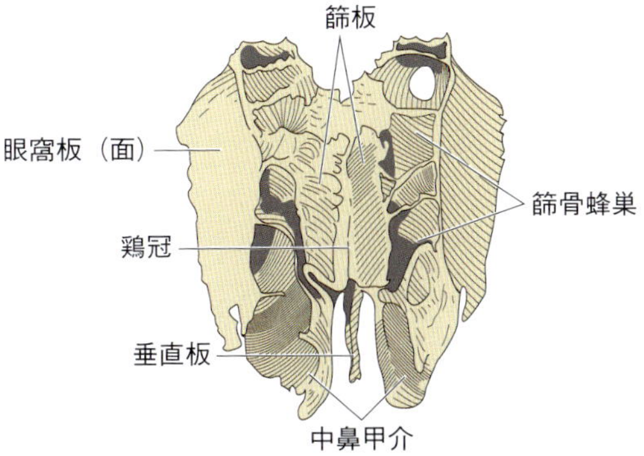

図51　篩骨（上前面）

- 篩骨迷路には多数の含気腔がみられ，これを**篩骨蜂巣**（篩骨洞）という．
- 篩骨迷路の内側からは鼻道を分ける**上鼻甲介**および**中鼻甲介**が隆起する．**下鼻甲介** inferior nasal concha は篩骨の一部ではなく，独立した頭蓋骨をなす．

⑦**鼻　骨**（図48参照）
- **鼻骨** nasal bone は鼻根部をつくる対性の頭蓋骨である．
- 左右の鼻骨は**直線縫合**により結合される．

⑧**涙　骨**（図48参照）
- **涙骨** lacrimal bone は眼窩の内側壁前方の一部をなす対性の頭蓋骨である．

⑨**上顎骨**（図48参照）
- **上顎骨** maxilla は顔面の中央部に位置し，鼻腔の外側壁および底，眼窩の底，口蓋の天蓋を構成する対性の頭蓋骨である．
- 上顎骨は中央部に位置する**上顎体**と上顎体から出る4つの突起（**前頭突起**，**頬骨突起**，**口蓋突起**，**歯槽突起**）よりなる．
- 上顎体の内部にある空洞を**上顎洞**といい，副鼻腔の1つである．
- 上顎体の上縁（眼窩下縁の一部をなす）の下方にある孔を**眼窩下孔**といい，眼窩下神経（上顎神経の枝）が通る．

⑩**頬　骨**（図48参照）
- **頬骨** zygomatic bone は頬の隆起および眼窩の外側壁を構成する対性の頭蓋骨である．
- 頬骨の側頭突起と側頭骨の頬骨突起は連結し（側頭頬骨縫合），**頬骨弓**をつくる．

⑪**口蓋骨**（図57参照）
- **口蓋骨** palatine bone は上顎骨の後に位置する一対のL字状の頭蓋骨である．
- 口蓋骨は鼻腔外側壁の後部を形成する**垂直板**と骨口蓋の後部を形成する**水平板**よりなる．

⑫**下顎骨**（図52）
- **下顎骨** mandible は顔面の前下部に位置し，馬蹄形を呈する不対性の頭蓋骨である．
- 下顎骨は中央にある**下顎体**とその後端から直立する板状の**下顎枝**よりなる．
- 下顎体の下縁は**下顎底**といい，その前部は前下方に突出して顔の**オトガイ**（頤）をつくる．

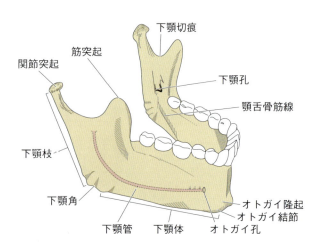

図52　下顎骨

- 下顎体の前面正中線上にある隆起を**オトガイ隆起**といい，その両側（外下方）にある小さな隆起を**オトガイ結節**という．
- 下顎体の下縁と下顎枝の後縁との合する角は**下顎角**と呼ばれ，下顎枝の外面で下顎角の近くには咬筋が付着する**咬筋粗面**がある．
- 下顎枝の上縁は**下顎切痕**と呼ばれる深い切痕により，前方の**筋突起**と後方の**関節突起**に分けられる．
- 筋突起には咀嚼筋の1つである側頭筋が停止する．
- 関節突起の上端は肥厚し**下顎頭**となり，その下方は細い**下顎頸**となる．
- 下顎角の内面ある**下顎孔**から入った下歯槽神経（下顎神経の枝）は，**下顎管**を通り，途中で数枝に分かれ，その一枝のオトガイ神経は下顎骨体の前面でオトガイ結節の外上方にある**オトガイ孔**から出る．

⑬ **鋤　骨**（図48a 参照）
- **鋤骨** vomer は骨性鼻中隔の下半分をなす不対性の頭蓋骨である．

⑭ **舌　骨**（図53）
- **舌骨** hyoid bone は下顎骨と喉頭との間に位置するU字形を呈する不対性の小骨である．
- 舌骨は**体**，**大角**および**小角**の3部よりなる．
- 舌骨は**甲状舌骨膜**によって甲状軟骨と結合される．

b. 頭蓋骨の連結

① 泉　門（図54）
- 新生児の頭蓋骨では，相接する骨間に間隙がみられ，結合組織性膜で閉ざされている．これを**泉門** fontanelles という．
- 矢状縫合と冠状縫合との会合部には菱形の**大泉門** anterior fontanelle，矢状縫合とラムダ〔状〕縫合との会合部には三角形の**小泉門** posterior fontanelle がある．
- 冠状縫合の外側端で蝶頭頂縫合にあたる部には**前側頭泉門** sphenoidal fontanelle，ラムダ〔状〕縫合の外側端で頭頂乳突縫合にあたる部には**後側頭泉門** mastoid fontanelle がある．
- 大泉門の閉鎖時期は生後約**36ヵ月**（18～36ヵ月）頃，小泉門の閉鎖時期は生後約**3ヵ月**（3～12ヵ月）頃であり，個人差が認められる．

② 縫　合（図56参照）
- 頭蓋骨間の連結は，多くは**縫合** suture と呼ばれる線維性の連結（結合組織よる連結）に

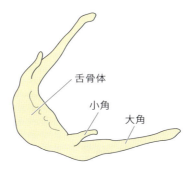

図53　舌骨（左側上面）

よる．
- 前頭骨と左右の頭頂骨とは**冠状縫合** coronal suture，後頭骨と左右の頭頂骨とは**ラムダ〔状〕縫合** lambdoid suture，左右の頭頂骨間は**矢状縫合** sagittal suture により結合される．
- 冠状縫合，ラムダ〔状〕縫合，矢状縫合は，いずれも**鋸状縫合** serrate suture に属する．
- 頭頂骨と側頭骨とは**鱗状縫合** squamous suture，左右の鼻骨間は**直線縫合** plane suture により結合される．

③**顎関節**（図 55）
- 頭蓋骨の連結において，滑膜性の連結（狭義の関節）は**顎関節** temporomandibular joint のみでみられる．
- 顎関節は側頭骨の**下顎窩**と下顎骨の**下顎頭**でつくられる楕円関節である．
- 顎関節の関節腔内には線維軟骨性の**関節円板**があり，これにより関節腔は二分される．
- 顎関節を補強する靱帯として，**外側靱帯** lateral ligament，**蝶下顎靱帯** sphenomandibular ligment，**茎突下顎靱帯** stylomandibular ligment の 3 靱帯がある．

＊**顎関節脱臼**
- 顎関節脱臼の多くは前方脱臼であり，極度の開口時（あくび，抜歯など）に下顎頭が

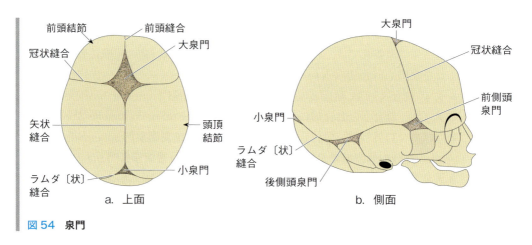

図 54　泉門

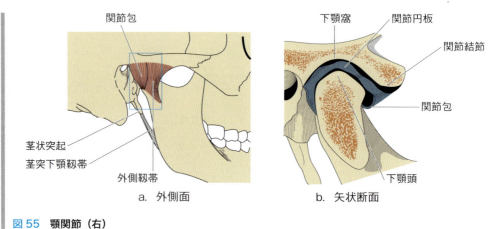

図 55　顎関節（右）

関節結節を越えて前方に転位するものが多い.

④頭蓋冠と頭蓋底
- 脳を容れる頭蓋腔の上部（天蓋）の頭蓋骨を**頭蓋冠** calvaria という（図56）.
- **頭蓋冠を構成する頭蓋骨**は，前頭骨，頭頂骨，後頭骨，側頭骨である．
- 頭蓋冠は外層の**外板**，内層の**内板**，両者の間の**板間層**の3層よりなる．
- **頭蓋底** cranial base には外頭蓋底と内頭蓋底がある．
- **外頭蓋底** external surface of cranial base は下顎骨および舌骨を除いた頭蓋の底部をいう（図57）．
- **内頭蓋底** internal surface of cranial base は頭蓋腔の底をなす部をいう（図58）．
- 内頭蓋底は**前頭蓋窩**，**中頭蓋窩**，**後頭蓋窩**の3部よりなる．

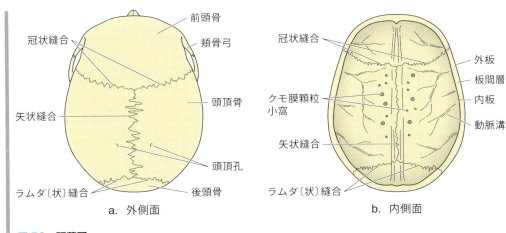

図56　頭蓋冠

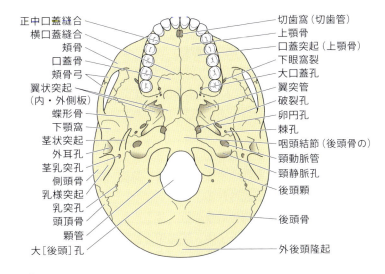

図57　外頭蓋底

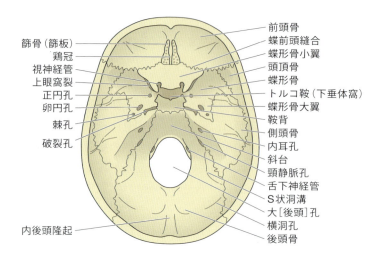

図58　内頭蓋底

- **前頭蓋窩**は前頭骨の眼窩部，篩骨の篩板・鶏冠，蝶形骨の小翼より構成され，前頭葉を容れる．
- **中頭蓋窩**は蝶形骨体・大翼，側頭骨より構成され，正中部に間脳，両側に側頭葉，後頭葉を容れる．
- **後頭蓋窩**は主として後頭骨よりなり，正中部に中脳，橋，延髄を，両側に小脳を容れる．
- 中頭蓋窩で，蝶形骨と側頭骨岩様部の錐体尖との間に**破裂孔**がみられるが，生体では**線維軟骨**で埋められ，その上を**内頸動脈**が走る．
- 後頭蓋窩で，大〔後頭〕孔の前方にスロープ状にみられる**斜台**は後頭骨底部の上面と蝶形骨鞍背の後上面よりなり，橋および延髄をのせる．
- 後頭蓋窩で，後頭骨の頸静脈切痕と側頭骨の頸静脈切痕は向かいあって**頸静脈孔**をつくり，ここに舌咽神経，迷走神経，副神経，内頸静脈が通る．

⑤**眼窩を構成する骨**（図59）
- **眼窩** orbit は眼球（および眼筋）を容れる左右1対の大きなくぼみで，7個の頭蓋骨すなわち**上顎骨，前頭骨，頬骨，蝶形骨，涙骨，篩骨**および**口蓋骨**より構成される．

⑥**鼻腔を構成する骨**（図59）
- **鼻腔** bony nasal cavity の入口である**梨状口** piriform aperture は，顔面骨の前面中央に丸みを帯びた西洋梨形の口をあけており，両側の上顎骨の鼻切痕と鼻骨の下縁によってつくられる．
- **骨性鼻腔**は，梨状口から後鼻孔までの部をいう．
- 骨性鼻腔は8種の頭蓋骨，すなわち**鼻骨，篩骨，鋤骨，前頭骨，蝶形骨，上顎骨，口蓋骨**および**下鼻甲介**より構成される．
- 骨性鼻中隔の上半部は**篩骨の垂直板**，後下半部は**鋤骨**よりなる．
- 左右の鼻腔の外側壁から**上・中・下鼻甲介**が内方に突出し，鼻道を分ける．
- 上鼻甲介および中鼻甲介は篩骨の一部であるが，**下鼻甲介**は独立した頭蓋骨をなす．

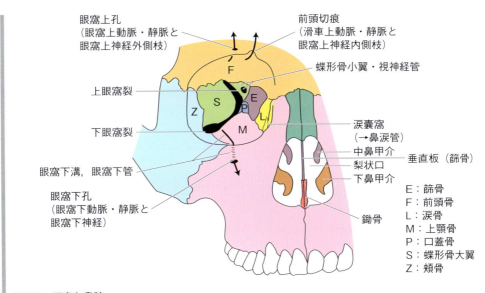

図59 眼窩と鼻腔

B 筋　系

1. 筋系総論

■ 全身の筋を図1に示す.

1 筋の種類

■ 筋とは収縮性のある線維状の細胞が集まることで,収縮による力を発生させるものであり,**骨格筋**,**心筋**,**平滑筋**に分けられる.

a. 骨格筋

■ 組織：**骨格筋** skeletal muscle は顕微鏡で観察すると規則的な横紋筋線維の束でできていることから横紋筋といわれる.また,骨格筋細胞（線維）は多核細胞である（図2a）.
■ 存在場所：腱を介して全身の骨に付着している.表情筋のような皮筋の場合には主に骨から皮膚に付着している.
■ 神経支配と収縮：運動神経の支配下にあり,自分の意志によって活動量や活動のタイミングの制御が可能である.
■ 通常,運動器系で取り扱う筋とは,この骨格筋を指す.

b. 心　筋

■ 組織：**心筋** cardiac muscle は骨格筋と同様に横紋筋である.また,心筋細胞は円柱形で,隣同士の心筋細胞が介在板を介して接合するとともに,分枝したり側枝を出し,全体として網状に連絡する（図2b）.
■ 存在場所：心臓壁に存在する.
■ 神経支配と収縮：自律神経の支配下にあり,意志による制御は不可能である.筋線維が互いに連絡し合っており,一部の線維が刺激を受けても,その刺激が心筋全体に伝わるようになっている.
■ 心房筋と心室筋に分けられる.
■ 一般に骨格筋は多少破壊されても活発に再生されるのに対して,心筋は一度破壊されると二度と再生されない.しかし,再生医療の技術により心筋の再生が試みられている.

c. 平滑筋

■ 組織：**平滑筋** smooth muscle には横紋模様は観察されず平滑である（図2c）.
■ 存在場所：胃・小腸・大腸など消化管にある胃腸管平滑筋,子宮・膀胱・尿管など泌尿生殖器にあるそれぞれの平滑筋,目の虹彩にある瞳孔散大筋や瞳孔括約筋,気管支にある気管支平滑筋,血管壁にある血管平滑筋などがある.

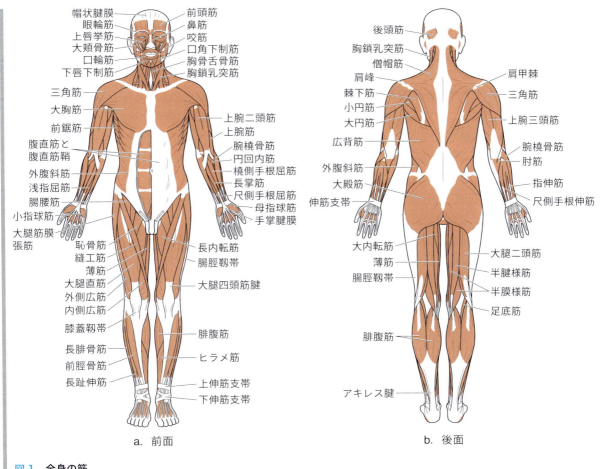

図1　全身の筋

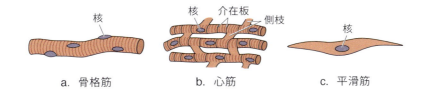

図2　筋の種類

- 神経支配と収縮：心筋と同様に自律神経の支配下にあるので，意志による制御は不可能である．

2 骨格筋の総数と重量

- 顔面や上肢，下肢，体幹などの骨格に付着しており総数は約400個である．
- 体重に占める割合は40〜50％にも及ぶ．

3 骨格筋の形態による分類

a. 縦走筋

- 縦走筋 longitudinal muscle は筋線維が筋の起始-停止の方向に沿って直線的に走行している筋である．
- 中央が膨らみ両端が細い**紡錘状筋**と筋線維が平行に走行している**平行筋**に分かれる．
- 筋頭が2つ存在する場合には**二頭筋**（例：上腕二頭筋），筋腹が腱で分かれている場合には**多腹筋**（例：腹直筋）という（図3）．
- 上腕二頭筋のように筋線維が筋の方向に沿って長く走行する．

b. 羽状筋

- **羽状筋** pennate muscle は筋の腱膜に沿って筋線維が斜めに走行している筋である．全体として鳥の羽のような形状になる（図3）．
- 三角筋中部線維や大腿直筋のように**腱** tendon から**腱膜** tendon plate が伸び，その両側に筋束が並んでいることで筋線維が短く斜めに走行する．
- 筋走行が斜めになっているため，筋の短縮による筋横断面積は紡錘状筋ほど大きくならない．そのため，大腿直筋（両羽状筋）は力こぶが上腕二頭筋（紡錘状筋）ほど大きくならない．
- 斜走する筋が片側だけか両側かによって**単羽状筋**（例：半膜様筋）と**両羽状筋**（例：大腿直筋）があり，多くの筋線維が横に並んでいる場合には**多羽状筋**（例：三角筋）という（図3）．

4 骨格筋の作用による分類 （図4）

a. 屈筋

- **屈筋** flexor muscle は関節を挟んだ両骨間の角度を小さくする筋である．
- 例えば肘関節の屈曲運動をする上腕二頭筋がこれにあたる．

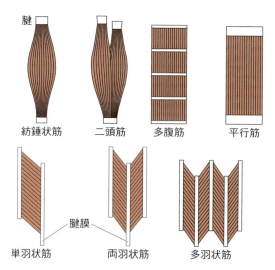

図3　筋の方向と筋線維の方向との特徴による分類
(Ken Nishihara, Takuya Isho：EMG Methods for evaluating muscle and nerve function, ed. by Mark Schwartz, INTECH, p25, 2012)

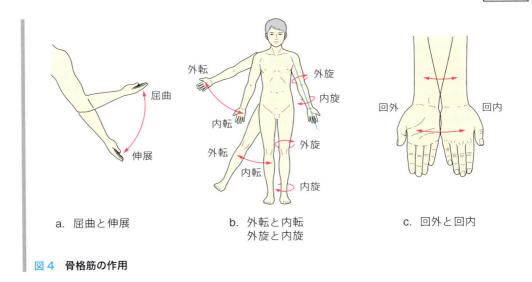

図4 骨格筋の作用

a. 屈曲と伸展
b. 外転と内転 外旋と内旋
c. 回外と回内

b. 伸筋
- 伸筋 extensor muscle は両骨間の角度を大きくする筋である．
- 例えば肘関節の伸展運動をする上腕三頭筋がこれにあたる．
- 屈筋の反対の運動をする．

c. 内転筋
- 内転筋 adductor muscle は四肢（上肢・下肢）を体幹に近づける筋である．
- 例えば股関節内転運動をする内転筋群がこれにあたる．

d. 外転筋
- 外転筋 abductor muscle は四肢（上肢・下肢）を体幹から遠ざける筋である．
- 例えば股関節外転運動をする中殿筋がこれにあたる．

e. 回旋筋
- 回旋筋 rotator muscle は四肢（上肢・下肢）や体幹を長軸に沿って回旋させる筋である．
- 上肢あるいは下肢の前面を正中側に回す運動を内旋，外側に回す運動を外旋という．前腕ではとくに回内・回外という．
- 例えば前腕を回内させる円回内筋，回外させる回外筋がこれにあたる．

5 骨格筋の相互作用による分類

a. 主動筋（主動作筋）
- 主動筋（主動作筋）agonist muscle は筋収縮によって関節運動を起こす主要な筋である．
- 例えば肘屈曲運動時の上腕二頭筋の活動がこれにあたる．

b. 拮抗筋
- 拮抗筋 antagonist muscle は主動筋に対して反対の関節の運動を行う筋である．
- 主動筋によって生じる運動の速さや強度を調節する役割をする．

c. 共同筋（協力筋）
- 共同筋（協力筋）synergist muscle は主動筋の運動を助け一緒に働く筋である．

d. 固定筋，安定筋

- **固定筋** fixator muscle と**安定筋** stabilizer muscle は骨や体の部分を固定して支持性を与えるための筋である．
- クランチ（背臥位で膝を曲げ，足を上げ，足を固定せずに上体起こしを行う腹筋運動）による腹筋運動の際，下肢の筋は下肢が重力によって下がらないように固定する必要がある．

6 骨格筋の構造

a. 微細な構造の観点から

- 1つの筋は多くの筋線維 muscle fiber（筋細胞）束で構成されている．
- 筋線維の直径は 10〜100 μm，長さは数 mm〜数 10 cm で，この筋線維自体も多くの細胞が融合してできているので，1つの筋線維のなかには多くの**核** nucleus が存在し，筋線維の収縮の邪魔にならないように端に追いやられている．
- 筋線維の表面は**筋線維鞘**または**筋鞘** myolemma（sarcolemma）と呼ばれる形質膜に包まれており，これらが束になって**筋周膜** perimysium におおわれている（図 5）．
- 筋線維のなかには**筋原線維** myofibril という糸状のものが配列されていて，骨格筋が横紋状にみえるのはそのためである．筋原線維は太い**ミオシン** myosin と細い**アクチン** actin からなっている．
- ミオシンは暗くみえ，アクチンだけの部分は明るくみえる．アクチンの一端は Z 線に付着していて，他端はミオシンの間に入り込んでいる（図 6）．

b. 全体的な構造の観点から

- 筋の両端は結合組織の腱となって別々の骨に付着している（顔の表情筋などの皮筋を除く）．
- それぞれの筋に付着している骨と骨の間は関節をなしており，関節が1つの場合には単関節筋，2つの場合には2関節筋という．

7 骨格筋の各部の名称

- 筋腱移行部：骨格筋は腱に移行して骨に付着する．
- 筋の起始と停止：筋が短縮して両付着部が接近する場合，固定または動きが小さい方を起始，動きの大きい方（起始に近づいている方）を停止という．しかし，運動は相対的であるため，起始と停止を決めるのは曖昧なことが多く，通常中枢部を起始，末梢部を停止

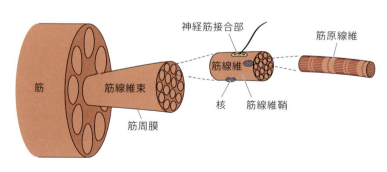

図 5　骨格筋の構造

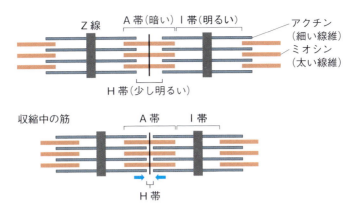

図6　筋原線維の構造

とする．上肢・下肢の筋では体幹に近い方が起始となる．二頭筋，三頭筋はそれぞれ2つと3つの起始をもち，停止は1つであるが，長掌筋のような多尾筋は複数の停止をもつ．
- 筋腹 fascia：筋線維走行上の中間部の膨らんでいる部分である．通常1筋当たり1つであるが，2つの二腹筋や3つ以上の多腹筋もあり，筋線維が途絶えて中間腱で連絡されている．

8 腱の構造

- 骨格筋と骨の間にあり，筋の収縮力を骨に伝える．弾力性に富んでいる．
- 腱の組成の大部分は膠原線維（コラーゲン線維）である．
- 腱の線維は腱の長軸に沿って縦に走行する膠原線維の束となり，それらの間に腱細胞が縦に並んでいる．

9 骨格筋の補助装置

- 筋はその運動機能を円滑にするためにさまざまな補助装置をもっている．
- 筋膜 fascia：筋膜といっても筋だけをおおっていることはない．浅筋膜と深筋膜に分かれ，浅筋膜は真皮のすぐ下で体全体をおおっている疎性結合組織で，深筋膜は筋や筋群の表面をおおう結合組織である．筋や内臓の位置を安定させる．
- 筋間中隔 septum：筋群の境界にある筋膜が厚くなっている部分．筋の収縮を骨などに伝える役割をする．
- 筋支帯 retinaculum：主に体肢の遠位部で，筋膜が厚くなって腱を保持する部分．前腕の屈筋支帯や伸筋支帯がこれにあたる．骨格の運動時に腱が浮き上がらないように押さえる．
- 腱鞘（滑液鞘）tendon sheath：長い腱を包み込むようにして保護する膜状のものである．外層は線維鞘で，内層は滑膜からなる滑液鞘で滑液を分泌して腱の運動を円滑にさせている（図7）．滑液鞘は内側の臓側板と外側の壁側板よりなるが，両者は腱間膜を介してつながる．
- 滑液包 bursa synovialis：滑膜に包まれ，中に滑液が入っている小嚢である．骨，軟骨または靱帯との摩擦を軽減させる（図8）．
- 滑車：細長い腱を急に折り曲げて力の方向を変える役割をする線維状の輪である（図9）．

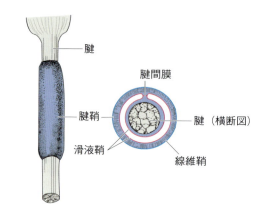

図7　腱鞘の構造
(吉川文雄：人体系統解剖学, 南山堂, 1996)

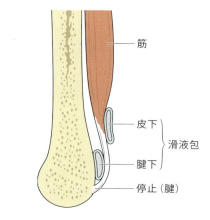

図8　滑液包の構造
(吉川文雄：人体系統解剖学, 南山堂, 1996)

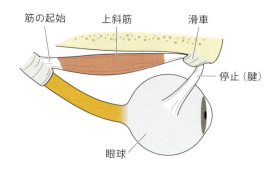

図9　筋の滑車の構造（上斜筋腱の滑車）
(金子丑之助：日本人体解剖学 上巻, 南山堂, 2005)

10 運動単位

- 運動神経は前角細胞（脊髄）から出発して枝分かれし複数の筋線維につながっている．ひとつの運動神経からの活動電位はこの複数の筋線維に伝わり，これらを合わせて**運動単位** motor unit（MU）という．ひとつの運動神経はつながっているすべての筋線維を支配す

ることになる.
- ひとつの運動神経が何本の筋線維を支配しているかを**神経支配比** innervation ratio という.神経支配比が小さいほどきめ細かい運動に,大きいほど力強い大まかな運動に有利である.
- ひとつの筋は多くの運動単位で構成されている.少ない運動単位が活動する場合には弱い筋収縮が発生し,多くの運動単位が活動している場合には強い筋活動が発生するように,活動する運動神経の数に比例して筋力が上昇する.

11 骨格筋の組織

- 骨格筋に存在する収縮性蛋白質は,太いフィラメントを構成するもの,細いフィラメントを構成するもの,その他のZ線などを構成するものと,大きく3つに分けることができる.
- 太いフィラメントを構成する蛋白質には**ミオシン** myosin 分子が重合して中心部をM蛋白質からなるM帯が束ねている.後述する白筋にはC蛋白質が存在する.
- 細いフィラメントを構成する蛋白質は**アクチン** actin と**トロポミオシン** tropomyosin,**トロポニン** troponin の3成分から構成されている.
- その他の収縮蛋白質は,アクチンとミオシンの相互作用による収縮の動きを支える役割をする.

12 神経筋接合部の構造と終板伝達

- 運動神経線維は1本1本の筋線維表面につながり神経筋接合部という構造をつくる(図10).
- 運動神経は枝分かれして筋の**終板** end-plate に埋め込まれている.
- 運動神経の興奮により発生した活動電位が軸索の終末まで伝導すると,このなかのシナプス小胞がシナプス前膜へ融合して開口し蓄えられていた**アセチルコリン** acetylcholine (ACh)がシナプス間隙に放出される.
- シナプス間隙に放出されたアセチルコリンは筋のシナプス後膜表面にある受容体と結合して神経からの活動電位は筋へ伝達される.

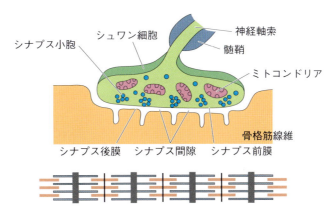

図10 神経筋接合部の構造

- シナプス前膜に融合したシナプス小胞の膜は回収されて再利用され，アセチルコリンは分解されて興奮前の状態に戻る．

13 筋収縮の機序
a. 機械的変化の観点から
- ミオシンの間へアクチンが深く入り込むと筋線維は収縮する（図6参照）．この収縮の際，電子顕微鏡下でミオシンとアクチンの間に**連絡橋** cross-bridge が観察される．
- また逆に筋線維が弛緩する際にはアクチンがミオシンとの重なりから抜け出る．いずれにしても筋収縮時にアクチンやミオシンの長さは変わらず，H帯とI帯は狭くなり，A帯の幅は変わらない．

b. 生化学的変化の観点から
- 筋線維内のカルシウムイオン濃度が 10^{-6} mol/l 以上になると，アクチンとミオシン間に連結が行われてアクトミオシンが形成され，筋が収縮する．
- 筋が弛緩するときには**アデノシン三リン酸** adenosine triphosphate（**ATP**）の介在によって再びアクチンとミオシンに分離され，互いに離れていく．

c. 神経筋の運動指令による捉え方の観点から
- 1本の運動神経線維と，それが枝分かれして支配している多くの筋線維を合わせて1つの運動単位を構成する．1本の運動神経が興奮すると，その支配下の筋線維はすべて同時に収縮する．1本の神経がなんらかの原因で活動がなくなるとその支配下の筋線維もすべて萎縮し，やがて筋線維としての機能を果たせなくなる．

14 白筋線維と赤筋線維
- 筋線維は色の違いによって赤筋と白筋に分けられる．**赤筋**は type I 線維ともいい，収縮速度が遅いことから遅筋，**白筋**は type II 線維ともいい，収縮速度が速いことから速筋ともいう．
- 最近は **FG線維** fast twitch, glycolytic, **FOG線維** fast twitch, oxidative glycolytic, **SO線維** slow twitch, oxidative に分類されることも多い（図11）．SO線維を支配している運動神経は小さく，簡単に動員される反面，FOG線維やFG線維を支配している運動神経は大きい．
- 神経興奮の時に**サイズの原理** size principle という法則があり，弱い筋活動のときにはSO線維がまず動員され，筋活動が大きくなるにつれ，FOG線維やFG線維からなる大きな運動単位の筋線維が動員される．
- 一部の哺乳類や鳥類，爬虫類以下の下等動物では筋によって筋線維のタイプがはっきり分かれるが，人間では，複数のタイプの筋線維が混在しており，筋によって比率が異なる．腓腹筋では白筋線維が多く，ヒラメ筋では赤筋線維が多い．また，ヒラメ筋でも表面より深部の方はより赤筋線維の比率が多いなどの違いがある．
- 通常，同じ運動単位に属する筋線維はすべて同じタイプの筋線維からなる．

15 筋紡錘と腱器官（腱紡錘）
- 筋の感覚受容器には**筋紡錘** muscle spindle，**腱器官** tendon organ，自由終末，パチニ小

体などがある．このうち，筋と腱に特徴的な筋紡錘と腱器官について述べる．
- 筋が伸長されると筋紡錘内の錘内筋線維が受動的に伸長され，知覚終末が変形して受容器電位が発生する（図12）．
- 筋紡錘に発生した受容器電位はIa（ラセン形終末に分布）やII（散形終末に分布）などの求心線維に伝わる．
- γ運動神経は錘内筋線維を支配している．γ運動神経が活動すると錘内筋線維が収縮することで，筋紡錘の感度を調整している．
- 腱器官は骨格筋の収縮情報を中枢に伝える．
- 腱器官のほとんどは筋腱移行部に，一部は腱内に存在する．
- 腱紡錘は腱線維束からなり，片方が錘外筋線維に直列につながっており，もう片方は腱や腱膜に接続している．

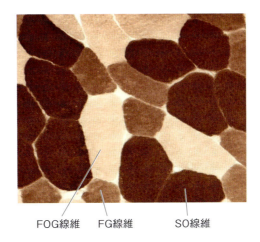

図11　健常者の筋断面図
染色方法：ATPase（pH 4.6）
（国立精神神経センター埜中先生のご厚意による）

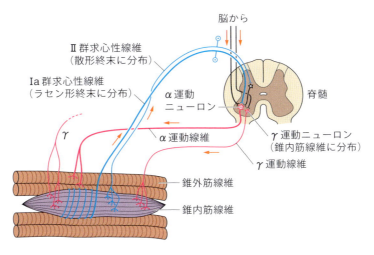

図12　筋紡錘に分布する神経線維

- 筋紡錘に発生した受容器電位は Ib の求心線維に伝わる．

16 筋収縮の種類

- 筋収縮とは筋の張力が発生することを意味し，筋の短縮を伴うとは限らない．
- 筋収縮は観点の違いから 3 通りに分類される．

a．求心性・遠心性・静止性収縮

①求心性収縮 concentric contraction または短縮性収縮 shortening contraction
- 筋張力が負荷に打ち勝つ場合には筋の短縮が起こる．
- 水が入っているテーブル上のコップを口にもって来る時に上腕二頭筋は短縮して求心性収縮を行う．この時の負荷は前腕と水が入ったコップに加わる重力である．

②遠心性収縮 eccentric contraction または伸張性収縮 lengthening contraction
- 口にもって来たコップを再びテーブルに置くとき，コップをゆっくり下ろすことでコップのなかの水がこぼれないようにする．この時の上腕二頭筋の張力は負荷よりやや弱くして筋長を伸張させることで肘を伸展する．
- 上腕三頭筋の求心性収縮のみが働いて肘が伸展する訳ではない．

③静止性収縮 static contraction
- コップをテーブルに下ろす途中で止めている場合，腕の動きは停止しているが筋収縮は続いている．この時，筋張力が負荷と同じであるか，または主動筋と拮抗筋同士が同時に収縮して，筋が収縮しても筋長が変化しないようにしている．
- 筋収縮が停止しているわけではない．

b．等尺性・等張性・等速性収縮

①等尺性収縮 isometric contraction
- 静止性収縮と同じである．

②等張性収縮 isotonic contraction
- 同じ張力で筋収縮が起きる状態である．鉄アレイをもって肘の屈曲伸展運動をしても重力に対する上腕軸の角度，筋走行，付着している骨格の角度などは関節の運動に伴い絶えず変化しているので，単純に張力が同じであると判断することはできない．

③等速性収縮 isokinetic contraction
- 同じ角速度で行う関節運動である．関節角度が変化すると筋長や骨と筋との角度も変化するので，関節の角度に関係なく角速度が変わらないということは現実ではあまり起こらない．そのために，サイベックスマシーン（Cybex machine）などの大掛かりな筋力測定機器が必要となる．

c．持続性・相動性収縮

①持続性収縮 tonic contraction
- 静止性収縮と同じである．

②相動性収縮 phasic contraction
- 速い動きを伴う収縮である．
- 筋線維の type I 線維は主に持続性収縮に動員され，相動性収縮ではそれに type II 線維の動員が加わる．

17 肉離れと筋痙攣（こむら返り）

- 肉離れや筋痙攣はともに筋の疼痛が発生するが，発生の原因や症状は異なる．
- 肉離れとは，筋膜や筋線維の部分断裂のことをいい，一般的に完全に断裂した筋断裂とは区別される．突然の激しい筋収縮や伸長を伴う運動のときに起きやすい．大腿四頭筋，ハムストリングス（大腿後側筋群），腓腹筋など主に下肢の筋に発生しやすい．
- 筋痙攣とは，主に体内のミネラルバランスの崩れによって筋の異常な収縮が起きている状態である．安静時の体内の細胞内にはカリウムイオン濃度が高く細胞外にはナトリウムイオン濃度が高い．しかし，発汗などにより細胞内のカリウムが細胞外に流出されると筋は持続的に痙攣を起こすことがある．好発部位は腓腹筋のあるふくらはぎ（こむら）であることからこむら返りともいうが，他の下肢の筋にも起こる．

18 筋再生の機構（図13）

- 骨格筋は再生能力が高く，損傷後，素早く再生が始まる．
- 筋線維の壊死が起こると，そこに**マクロファージ** macrophage などの侵潤細胞が入り込んで来る．
- 侵潤細胞や傷害周囲組織から増殖因子が分泌されると，これまで休止状態にあった**筋衛星細胞** satellite cell が活性化される．
- 活性化された筋衛星細胞は細胞分裂を開始して筋芽細胞である**筋前駆細胞**に移行し，分裂することで数を増やす．
- 細胞分裂によって筋前駆細胞が十分な数に達すると分裂を停止し，細胞同士の融合により多核の**筋管細胞**に分化する．
- 筋管細胞は内部に横紋構造を有する筋線維に変化し，筋収縮能力を獲得する．
- 細胞分裂で増えた筋前駆細胞のうち一部は筋衛星細胞に戻り，細胞分裂の休止状態になることで次の筋再生に備える．
- その他に筋由来幹細胞が筋前駆細胞に移行して筋線維が再生する場合もある．

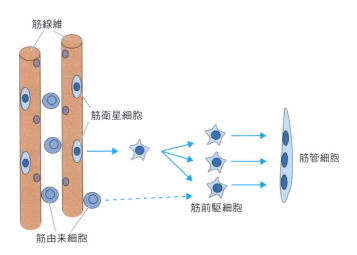

図13　骨格筋の再生
（横田崇編：再生医学が分かる，羊土社，2002）

2. 各 論

1 頭部の筋

- 頭部に起始と停止をもつ内在筋 intrinsic muscles には，**顔面筋**（表情筋）と**咀嚼筋**がある．
- そのほか，**上眼瞼挙筋**，眼球を動かす**外眼筋**，**鼓膜張筋**，**口蓋帆張筋**，舌を構成する**舌筋**などがある．

a. 顔面筋（表1, 図 14, 15）

- **顔面筋** face muscle は他人との意思疎通において感情表現の手段として使用される．
- 顔面筋の運動は，**顔面神経**（第 VII 脳神経）facial nerve によって支配されるが，顔面の体性感覚は**三叉神経**（第 V 脳神経）trigeminal nerve によって中枢に伝達される．
- 顔面神経の運動神経本体は，**橋** pons にある**顔面神経核**にある．顔面神経核は，上部と下部に分かれた構造をしている．顔面神経核の上部（背側部）は左右の大脳半球からの運動指令を受け，前頭部と眼部周囲の筋を支配する．一方，顔面神経核の下部（腹側部）は反対側の大脳半球からの運動指令を受け，顔面下半分の筋を支配する．
- 顔面神経麻痺の多くは末梢性の障害であるため，その障害の起きた側の顔面筋が弛緩性の麻痺を起こす．
- 中枢性の障害では，下部顔面筋麻痺が対側性に起き，上部顔面筋は麻痺しない．
- 顔面神経麻痺では，聴覚過敏が起こることがある．
- 顔面筋は，停止が皮下となる**皮筋** cutaneous muscle の仲間で，起始の方は骨にあるものと皮下にあるものがある．

b. 咀嚼筋（図 16）

- **咀嚼筋** masticatory muscle は食物を咀嚼する（噛み砕く）ために下顎を動かし，上顎の歯に下顎の歯を押しつけたり滑らせたりするはたらきを行う．
- 咀嚼筋はすべて，三叉神経（第 V 脳神経）の分枝である**下顎神経** mandibular nerve によって支配される．
- 咀嚼筋には，**側頭筋** temporal muscle，**咬筋** masseter muscle，**外側翼突筋** lateral pterygoid muscle，**内側翼突筋** medial pterygoid muscle がある（表 2）．

2 頸部の筋

- 頸部の筋群の主な役割は，頭部の運動と支持である．
- 頸部の筋は，**浅頸筋**，**外側頸筋**，**前頸筋**，**後頸筋**および**後頭下筋**に分類される．

a. 浅頸筋 superficial cervical muscle

- 前頸部表層には**広頸筋** platisma がある（図 14）．
- 広頸筋は頸部前面の**浅筋膜** superficial fascia 中にあり，皮筋の仲間であり，起始は下顎骨下縁，停止は胸部上部の皮膚である．
- 広頸筋は両口角を斜め下側方に引っ張る動作を行うとよく観察できる．
- 広頸筋は高齢になると萎縮し，結合組織に置き換わる．
- 広頸筋は**顔面神経**（第 VII 脳神経）によって支配される．

b. 外側頸筋

- **外側頸筋** lateral cervical muscle として**胸鎖乳突筋** sternocleidomastoid muscle がある

表1 顔面筋（表情筋）

筋名	起始	停止	作用	神経
眼窩部				
眼輪筋	眼瞼部：内側眼瞼靭帯 眼窩部：前頭骨鼻部，上顎骨前頭突起 涙嚢部：眼窩内の涙骨上部	眼瞼部：外側眼瞼縫線 眼窩部：眼窩外周を輪状に取り巻く 涙嚢部：瞼板内側	眼瞼部：軽く閉眼する 眼窩部：強く閉眼する 涙嚢部：瞼板を内側に引く	顔面神経
皺眉筋	眉弓内側端	眉部中央部から内側部にかけての皮膚	眉を内下方に引く	顔面神経
眉毛下制筋*	眉下部の皮膚	眉部の皮膚	眉を下げる	顔面神経
鼻部				
鼻筋	横部：鼻横外側の上顎骨 鼻翼部：外側切歯上方の上顎骨（歯槽隆起）	横部：鼻背の腱膜 鼻翼部：鼻翼軟骨	横部：鼻孔を閉じる 鼻翼部：鼻翼軟骨を外下方に引く，鼻孔を拡大する	顔面神経
鼻根筋	鼻骨，外側鼻軟骨上部	眉間部皮膚	眉間部の皮膚を引き下げる，鼻背の皮膚に横皺をつくる	顔面神経
鼻中隔下制筋	内側切歯上方の上顎骨	鼻中隔の皮膚	鼻中隔を引き下げる	顔面神経
口部				
口角下制筋	犬歯から第1大臼歯にかけての下顎骨斜線	口角の皮膚，一部は口輪筋に合流	口角を引き下げる	顔面神経
下唇下制筋	下顎骨斜線の前部	下唇正中部の皮膚，左右の下唇下制筋が合流	下唇を外下方に引く	顔面神経
オトガイ筋	下顎切歯の下方	オトガイ部皮膚	下唇を前方に引き出す，オトガイ部皮膚に皺をつくる	顔面神経
笑筋	咬筋筋膜	口角部の皮膚	口角を外上方に引く	顔面神経
大頬骨筋	頬骨外側面の後部	口角部の皮膚	口角を外上方に引く	顔面神経
小頬骨筋	頬骨外側面の前部	口角よりやや内側よりの上唇部	上唇を引き上げる	顔面神経
上唇挙筋	上顎骨の眼窩下縁	上唇の外側半分	上唇を引き上げる，鼻唇溝をつくる	顔面神経
上唇鼻翼挙筋	上顎骨前頭突起	鼻翼軟骨，上唇	上唇を引き上げ，外鼻孔を広げる	顔面神経
口角挙筋	眼窩下孔より下方の上顎骨	口角の皮膚	口角を引き上げる，鼻唇溝をつくる	顔面神経
口輪筋	隣接筋群からの筋線維が合流，一部は上顎骨，下顎骨の正中部から	楕円形に口裂を取り囲む	口唇を閉じる，口唇を突き出す	顔面神経
頬筋	上顎骨後部，下顎骨後部，翼突下顎縫線	口角と口輪筋に合流	頬を歯列に押しつける，膨隆した頬を押さえる	顔面神経
耳部（外耳介筋）				
前耳介筋	側頭筋膜前部	耳輪	耳介を前上方に引く	顔面神経
上耳介筋	帽状腱膜	耳介上部	耳介を引き上げる	顔面神経
後耳介筋	乳様突起	耳介後面で耳甲介の後方	耳介を後上方に引く	顔面神経
側頭耳介筋	帽状腱膜外縁	外耳周囲の筋膜	耳介を挙上する	顔面神経
前頭部				
前頭筋	帽状腱膜	眉部皮膚	額に横皺を寄せる，眉を引き上げる	顔面神経
後頭部				
後頭筋	後頭骨上項線の外側部，乳様突起	帽状腱膜	頭皮を後方に引く	顔面神経
前頭筋と後頭部をつなぐ				
帽状腱膜	（前頭筋）	（後頭筋）		

*眼輪筋内側部の一部

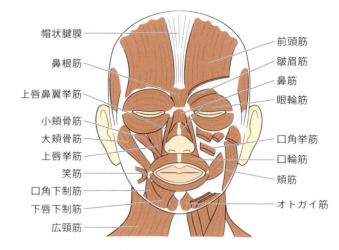

図14 顔面筋（前面）

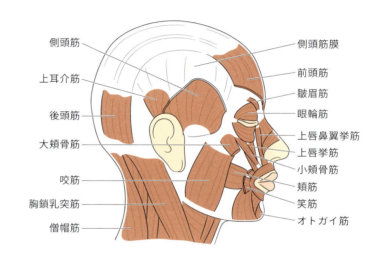

図15 顔面筋（右側面）

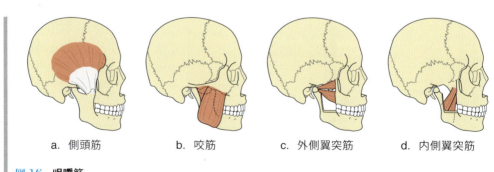

a. 側頭筋　　b. 咬筋　　c. 外側翼突筋　　d. 内側翼突筋

図16 咀嚼筋

（図19参照）．
- 胸鎖乳突筋の起始は胸骨柄上部と鎖骨の近位1/3に分かれており，停止は側頭骨にある乳様突起から後頭骨にある上項線の外側にわたる．

表2 咀嚼筋

筋名	起始	停止	下顎に対する作用				
			上方	前方	後方	下方	横方
側頭筋	側頭筋の側頭筋線，側頭窩	下顎骨の筋突起	○		△*		
咬筋							
・浅層	側頭骨の頬骨突起，頬骨弓前方	下顎骨の咬筋粗面，下顎枝外側面	○				
・深層	頬骨突起内側面	下顎枝外側面，筋突起外側面					
外側翼突筋							
・上頭（小さい）	蝶形骨大翼の側頭下稜の下方	下顎頸の前部と関節円板		○			○**
・下頭（大きい）	蝶形骨の翼状突起外側板	下顎頸の前部と関節円板					
内側翼突筋							
・浅頭	上顎結節と口蓋骨	下顎枝と下顎角の内側面	○	△			○**
・深頭	蝶形骨の翼状突起外側板の内側面	下顎枝と下顎角の内側面					

* 側頭筋後部筋線維の作用
** 片側の外側翼突筋と内側翼突筋が共同して働くと，オトガイ（下顎の先端）が反対側に動く．
下顎の運動には，咀嚼筋の他にオトガイ舌骨筋，顎二腹筋（前部線維），顎舌骨筋，重力が関与する．

- 胸鎖乳突筋の作用は，両側が働いたときは頭部の前屈（顎が上がっていない頭位のとき），後屈（顎が上がっている頭位のとき）で，このように肢位によって反対の作用がみられることを「筋の習慣的機能の逆転」という．
- 胸鎖乳突筋の片側が働いたときは，頭部が反対側に回旋する．
- 胸鎖乳突筋は頭部の側屈にも関与する．
- 胸鎖乳突筋の神経支配は，副神経（第XI脳神経）および第2，3頸神経（C2，C3）の前枝である．

c．前頸筋

- **前頸筋** anterior cervical muscle は，頸部の前部に位置する**舌骨上筋**（図17）と**舌骨下筋**（図18）に大別される．

①舌骨上筋（表3）

- **舌骨上筋** suprahyoid muscle は舌骨の上にある筋で，**オトガイ舌骨筋** geniohyoid muscle，**顎二腹筋** digastric muscle，**顎舌骨筋** mylohyoid muscle，**茎突舌骨筋** stylohyoid muscle がある．
- このうち前三者は下顎の運動に関与する．
- 顎二腹筋はもともと2つの筋が合体したもので，2つの筋腹は**中間腱**によって連結しており，中間腱は舌骨から出る結合組織線維でできたトンネル（滑車）をくぐる．
- 顎舌骨筋は，起始が下顎骨の内側面にある顎舌骨筋線であるが，停止に関しては舌骨体，そして正中において反対側の顎舌骨筋と結合する形で停止しており，この正中におけるこの筋の結合を**縫線** raphe という．

②舌骨下筋（表4）

- **舌骨下筋** infrahyoid muscle は舌骨の下にある筋で，**胸骨舌骨筋** sternohyoid muscle，**肩甲舌骨筋** omohyoid muscle，**甲状舌骨筋** thyrohyoid muscle，**胸骨甲状筋** sternothyroid

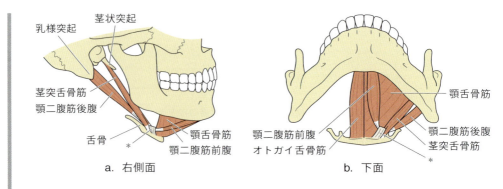

図17　舌骨上筋
＊舌骨から出る滑車構造の結合組織線維

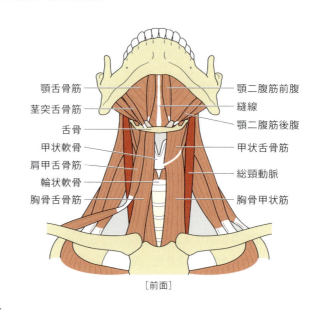

[前面]

図18　舌骨下筋

表3　舌骨上筋の神経支配と作用

筋名	起始	停止	作用	神経
オトガイ舌骨筋	下顎内側のオトガイ棘	舌骨体前面	舌骨の前方への挙上，下顎の後下方移動	舌下神経
顎二腹筋 　前腹 　後腹	下顎体基部の二腹筋窩 側頭骨の乳突切痕	舌骨体（舌骨上の滑車） 舌骨体（舌骨上の滑車）	舌骨の挙上，下顎の後方への下制 舌骨の挙上	前腹：下顎神経 後腹：顔面神経
顎舌骨筋	下顎内側面の顎舌骨筋線	舌骨体，正中において反対側の顎舌骨筋	舌骨の挙上，下顎の後方への下制	下顎神経
茎突舌骨筋	茎状突起基部	舌骨体外側部	舌骨の後方への挙上	顔面神経

muscle がある．
■ 肩甲舌骨筋は**二腹筋**で，上腹と下腹が中間腱によって連結しており，この中間腱の部分は，吊り輪状の頸筋膜によって，鎖骨の方向に引っ張られている．

*前頸三角と後頸三角（図19）
- 前頸三角 cervical anterior triangle は，胸鎖乳突筋前縁，下顎下縁，頸部前面の正中線を3辺とする三角形であり，後頸三角 cervical posterior triangle は，胸鎖乳突筋後縁，僧帽筋前縁，鎖骨中央部1/3を3辺とする三角形である．

*頸筋膜（図20）
- 頸筋膜 cervical fascia には，前部では広頸筋の裏に位置する浅葉 superficial layer と，深部の椎前筋の前面および斜角筋の前面と側面をおおう椎前葉 prevertebral layer がある．頸部後部の筋の表層には，浅背筋膜 dorsal superficial fascia がある．

d．後頸筋
- 後頸筋 posterior cervical muscle は頸部の後部に位置する筋で，椎前筋と斜角筋（椎側筋 lateral vertebral muscle）よりなる（図21）．

①椎前筋（表5）
- 椎前筋 anterior vertebral muscle は，頸椎の前方にある筋群のことで，上から前頭直筋 rectus capitis anterior muscle，外側頭直筋 rectus capitis lateralis muscle，頭長筋

表4　舌骨下筋の神経支配と作用

筋名	起始	停止	作用	神経
胸骨舌骨筋	胸骨柄，胸鎖関節後面	舌骨体	舌骨の下制（嚥下の後）	頸神経前枝（C1～C3）頸神経ワナを経由
肩甲舌骨筋	下腹：肩甲骨上縁 上腹：中間腱	舌骨体下縁	舌骨の下制，舌骨の固定	頸神経前枝（C1～C3）頸神経ワナを経由
甲状舌骨筋	甲状軟骨板の斜線	舌骨の大角付近	舌骨の下制，喉頭の挙上	第1頸神経（C1）前枝 舌下神経（第XII脳神経）と合流し分かれる
胸骨甲状筋	胸骨柄後面	甲状軟骨板の斜線	甲状軟骨（喉頭）の下制	頸神経前枝（C1～C3）頸神経ワナを経由

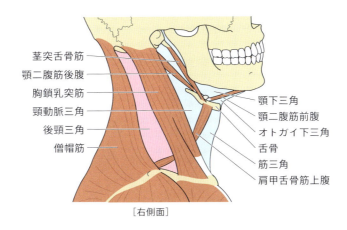

図19　前頸三角，後頸三角，胸鎖乳突筋

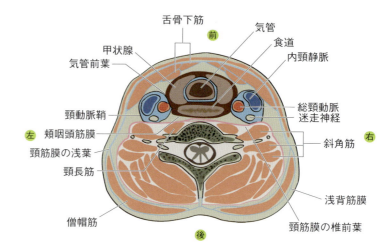

図20　椎前葉

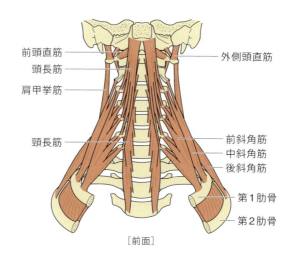

［前面］

図21　椎前筋と斜角筋

表5　椎前筋の神経支配と作用

筋名	起始	停止	作用	神経
前頭直筋	環椎の外側塊と横突起	後頭骨の底部	両側：環椎後頭関節における前屈 片側：環椎後頭関節における側屈	頸神経前枝 （C1～C2*）
外側頭直筋	環椎の横突起上面	後頭骨の頸静脈突起	両側：環椎後頭関節における前屈 片側：環椎後頭関節における側屈	頸神経前枝 （C1～C2*）
頭長筋	第3～6頸椎の横突起	後頭骨の底部	両側：頭部の前屈 片側：頭部の側屈とわずかな回旋	頸神経前枝 （C1～C3**）
頸長筋 　上斜部 　下斜部 　垂直部	 第3～5頸椎の前結節 第1～3胸椎の椎体前面 第1～3頸椎，第5～7頸椎の椎体前面	 環椎の前結節 第5, 6頸椎の横突起 第2～4頸椎の椎体前面	両側：頸部の前屈 片側：側屈，反対側への回旋	頸神経前枝 （C2～C6**）

*　C1のみの場合もある.
**　C4の場合もある.

longus capitis muscle，**頸長筋** longus colli muscle の4筋が左右一対となってある．
- 頸長筋は，上斜部，下斜部，垂直部に分けられる．

②**斜角筋**（図21）
- **斜角筋**は頸椎の側方を斜めに走る筋で，**前斜角筋** anterior scalene muscle，**中斜角筋** middle scalene muscle，**後斜角筋** posterior scalene muscle よりなる（表6）．
- これらの筋は，帆船のマストを支える引き綱のような役割を果たし，**頸椎を安定**させている．

e．**後頭下筋**（図22）
- **後頭下筋** suboccipital muscle は，**大後頭直筋** rectus capitis posterior major muscle，**小後頭直筋** rectus capitis posterior minor muscle，**上頭斜筋** obliquus capitis superior muscle，**下頭斜筋** obliquus capitis inferior muscle の4つの筋である（表7）．これらのうち，大後頭直筋，上頭斜筋，下頭斜筋で囲まれた部位は**後頭下三角**と呼ばれ，後頭下神経と椎骨動脈が通る．
- これらの筋は，**頸椎と頭骨間の運動と安定性**に関与する．

＊**胸郭出口症候群** thoracic outlet syndrome
- 鎖骨周辺で神経や血管が圧迫されることによって起こる障害の総称．**前斜角筋・中斜**

表6　斜角筋の神経支配と作用

筋名	起始	停止	作用	神経
前斜角筋	第3～6頸椎の横突起前結節	第1肋骨の前斜角筋結節	第1肋骨挙上（吸息），頸椎固定　片側のはたらきで頸部の側屈	頸神経前枝（C4～C7＊）
中斜角筋	第3＊＊～7頸椎の横突起後結節	第1肋骨正面鎖骨下動脈溝の後方	第1肋骨挙上（吸息），頸椎固定　片側のはたらきで頸部の側屈	頸神経前枝（C3～C7＊）
後斜角筋	第4～6＊＊＊頸椎の横突起後結節	第2肋骨の上面	第2肋骨挙上（吸息），頸椎固定　片側のはたらきで頸部の側屈	頸神経前枝（C5～C7＊）

＊　C8の場合もある．
＊＊　第2頸椎の場合もある．
＊＊＊　第5～7頸椎のこともある．

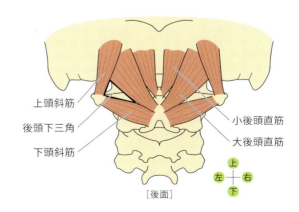

図22　後頭下筋

表7　後頭下筋の神経支配と作用

筋名	起始	停止	作用	神経
大後頭直筋	軸椎の棘突起	後頭骨の下項線外側部	両側が働くと頭部の後屈および直立支持 片側が働くと頭部のやや側屈を伴った同側への回旋	後頭下神経（第1頸神経後枝）
小後頭直筋	環椎の後弓にある後結節	後頭骨の下項線内側部	両側が働くと頭部の後屈および直立支持	
上頭斜筋	環椎の横突起	大後頭直筋と重なり上項線と下項線の間の部分	両側が働くと頭部の後屈および直立支持 片側が働くと頭部のわずかな側屈	
下頭斜筋	軸椎の棘突起と椎弓	環椎の横突起	片側が働くと頭部の同側への回旋	

角筋と第1肋骨との間（斜角筋隙）には**腕神経叢**および**鎖骨下動脈**が通るが，これらが斜角筋で圧迫されると**斜角筋症候群**と呼ばれ，腕神経叢，鎖骨下動脈，鎖骨下静脈が鎖骨と第1肋骨の間（肋鎖間隙）で圧迫されると**肋鎖症候群**，小胸筋を通る時に圧迫されると**過外転症候群**（小胸筋症候群），頸椎の横突起で圧迫されると**頸肋症候群**と呼ばれる．

＊頭の重心
- 生体では，頭部の重心は**環椎後頭関節** atlanto-occipital joint の上方で，そのやや前方に位置する．そのため，頭部を水平位に保った姿勢から頸部の筋を脱力させると頭部は前屈する．一方，顎を上げた（顔面を上に向けた）状態で同様に脱力させると，頭部は今度は後屈する．頸部の筋を脱力させたとき，頭部が前屈も後屈もしない肢位では，頭部の重心点は矢状面内において環椎後頭関節の真上に位置することになる．
- 上記のように，頭部を水平位に保つためには，頸部の後部にある筋（僧帽筋，板状筋など）を常に働かせておく必要がある．テコの理論から，頭部の重心点は作用点，環椎後頭関節が支点，筋の付着部は力点となる．頭部を水平位から前屈させた肢位にすると，重心点が前に移動し，作用点と支点間の距離が大きくなるため，その肢位を維持するためにより大きな筋力が必要となる．その状態を長時間維持するとたとえば僧帽筋に負担がかかり，**肩こり**の原因となることがある．

3 **胸部の筋**（図23）
- 胸部の筋には，浅部にある**浅胸筋**（胸腕筋）と，深部にある**深胸筋**（胸壁筋）および横隔膜がある（表8）．

a. **浅胸筋**（図24）
- 浅胸筋 superficial thoracic muscle には，**大胸筋** pectoralis major muscle，**小胸筋** pectoralis minor muscle，**前鋸筋** serratus anterior muscle，**鎖骨下筋** subclavius muscle がある．
- 浅胸筋は上肢帯を動かす筋群と，上肢帯をまたいで上腕骨に停止し，これを動かす筋群である．

b. **深胸筋**
- **深胸筋** deep thoracic muscle として**外肋間筋** external intercostal muscle（図25），**内肋間筋** internal intercostal muscle（図25），**最内肋間筋** innermost intercostal muscle（図

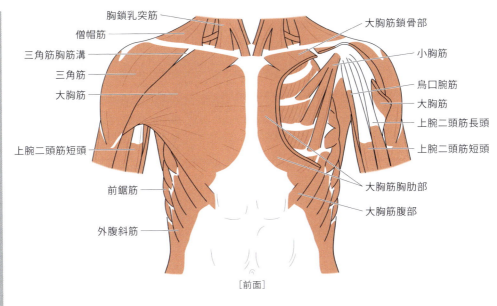

図 23　胸部の筋

25），**肋下筋** subcostal muscle（図 26），**肋骨挙筋** levatores costarum muscle（図 35 参照），**胸横筋** transversus thoracis muscle（図 26）がある．
- 深胸筋は，横隔膜とともに呼吸に関与する．
- 外肋間筋の筋の走行は，上部が後方，下部が前方と斜めになっており，肋骨の前部を挙上させる作用がある．
- 内肋間筋の筋の走行は，上部が前方，下部が後方というように外肋間筋とは逆になっている．
- 最内肋間筋の筋の走行は，内肋間筋と同じである．
- 内肋間筋と最内肋間筋の間を**肋間動脈・静脈**および**肋間神経**が通る．

c．**横隔膜**（図 27）
- **横隔膜** thoracic diaphragm は腰椎部，肋骨部，胸骨部に分けられる．
- 横隔膜の中心はドーム状に盛り上がり，ハート型をした**腱中心** central tendon として，横隔膜の停止部となる．また，後下部は腱性の**右脚** right crus および**左脚** left crus によって腰椎に固定されている．
- 横隔膜は胸腔と腹腔を仕切るが，下行大動脈と胸管が通る**大動脈裂孔** aortic hiatus，食道と迷走神経が通る**食道裂孔** esophageal hiatus，下大静脈が通る**大静脈孔**（vena）caval foramen の 3 つの孔が空いている．
- 横隔膜は**横隔神経**（C3 ～ C5）によって支配される．

＊**上肢帯（鎖骨，肩甲骨）の運動に関与する筋**
- 胸郭に起始があり，上肢帯 shoulder girdle，すなわち鎖骨あるいは肩甲骨に停止する筋には，**鎖骨下筋** subclavius muscle（図 24），**小胸筋** pectoralis minor muscle（図 24），**前鋸筋** serratus anterior muscle（図 24），**僧帽筋** trapezius muscle（図 29 参

表8　胸部の筋

筋名	起始	停止	作用	神経
浅胸筋				
大胸筋	鎖骨部：鎖骨内側部2/3 胸肋部：胸骨前面 　　　　第1～6肋骨 腹部：腹直筋鞘前葉	上腕骨の大結節稜（鎖骨部が浅部を走り遠位に停止，胸骨部・腹部は深部を走り近位に停止）	肩関節の屈曲，水平屈曲，内旋 吸息の補助筋 肩関節の内転および外転（筋の習慣的機能の逆転）	内側および外側胸筋神経（C5～T1）
小胸筋	第3～5肋骨の肋軟骨近傍	肩甲骨の烏口突起	肩甲骨の下制，外転（屈曲），下方回旋 吸息の補助筋	内側および外側胸筋神経（C6～C8）
前鋸筋	第1～8肋骨（さらに第9あるいは10肋骨）前部外側	肩甲骨の内側縁前面	肩甲骨の下制，外転（屈曲），上方回旋 吸息の補助筋	長胸神経（C5～C7）
鎖骨下筋	第1肋骨および肋軟骨	鎖骨中央部下面	鎖骨の安定および下制	鎖骨下筋神経（C5, C6）
深胸筋				
外肋間筋	上位肋骨の下縁	下位肋骨の上縁	吸息	肋間神経
内肋間筋	下位肋骨の内上面	上位肋骨の内下面	呼息	肋間神経
最内肋間筋	内肋間筋と同じ走行		呼息	肋間神経
肋下筋	胸骨角近くの肋骨内面	1本あるいは2本の肋骨を越えてその下の肋骨内面	肋骨の下制（呼息の補助）（不明確）	肋間神経
肋骨挙筋	第7頸椎および第1～11胸椎横突起	直下あるいは1つおいて下の肋骨の肋骨結節と肋骨角間の外側面	吸息．片側が働くと胸椎の側屈とわずかな回旋	脊髄神経後枝
胸横筋	胸骨体下部と剣状突起の後面	第2～6肋軟骨後面（個人差大きい）	肋軟骨の下制（呼息の補助筋）	肋間神経
横隔膜				
	肋骨部：肋骨弓の下縁（第7～12肋骨および肋軟骨の内面） 腰椎部：内側部（右・左脚）：第1～3腰椎体，第2～3腰椎椎間円板と前縦靱帯 　　　　外側部：内側弓状靱帯（第2腰椎椎体—肋骨突起間），腰方形筋弓（＝外側弓状靱帯）（第2腰椎肋骨突起—第12肋骨先端間） 胸骨部：剣状突起後面	腱中心	吸息	横隔神経（C3～C5）

照），**肩甲挙筋** levator scapulae muscle（図29参照），**小菱形筋**（しょうりょうけいきん） rhomboid minor muscle（図29参照），**大菱形筋** rhomboid major muscle（図29参照）がある．
■上肢の運動には，ほとんどの場合，上肢帯の運動を伴うか，あるいは上肢帯をしっかりと固定させる必要があり，そのためにこれらの筋が働く（表9）．

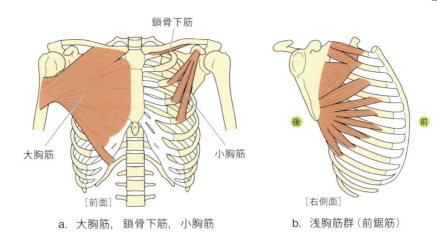

a. 大胸筋，鎖骨下筋，小胸筋　　　b. 浅胸筋群（前鋸筋）

図 24　浅胸筋
注　bは肩甲骨を胸郭から外側に引き離した状態で示している．

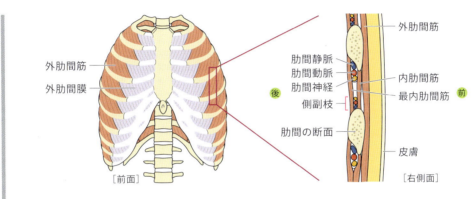

図 25　外肋間筋と内肋間筋

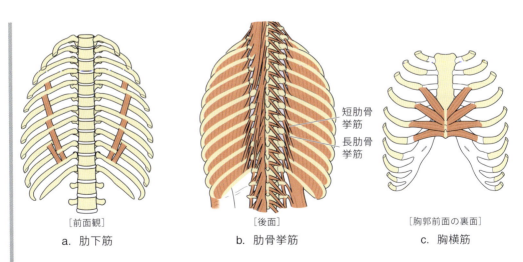

a. 肋下筋　　　b. 肋骨挙筋　　　c. 胸横筋

図 26　胸郭内面にある筋
注　肋骨挙筋については図 33 を参照．

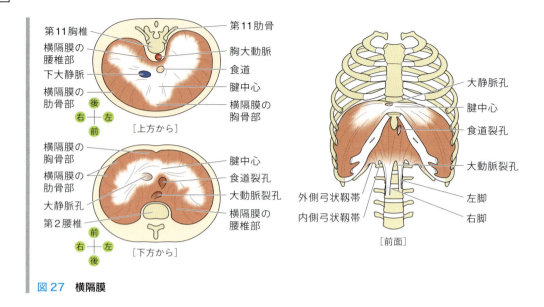

図27 横隔膜

表9 肩甲骨の運動に関与する筋の作用

筋名	挙上	下制	外転（屈曲）	内転（伸展）	上方回旋	下方回旋
鎖骨下筋		○				
小胸筋		○	○			○
前鋸筋			○		○	
僧帽筋上部線維	○			△	○	
中部線維				○		
下部線維		○		△	○	
肩甲挙筋	○					△
小菱形筋	△			○		○
大菱形筋	△			○		○

○：主働筋　△：補助的に作用する筋（補助筋）

> **＊肩甲胸郭関節（肩甲下関節 subscapular joint）**
>
> ■ 体幹と上腕骨との連結，すなわち関節には，近位から**胸鎖関節** sternoclavicular joint，**肩鎖関節** acromioclavicular joint，**肩甲上腕関節** glenohumeral joint（解剖学では「肩関節 shoulder joint」と呼ばれる）といった3つの関節がある．これらの関節は，関節の定義通り「運動が可能な滑膜性の骨の連結」であるが，これとは別に体幹に対する上肢の運動を考える際に「**肩甲胸郭関節** scapulothoracic joint」という用語が使われることがある．肩甲胸郭関節は，上肢の運動の際に胸郭の表面を肩甲骨が滑るように動くために便宜的に関節とみなす考え方で，滑膜性の連結ではない．この用語は，臨床的に使われることが多い．なお，一般的な四足獣では，ヒトが属する霊長類と異なり鎖骨がないため肩甲胸郭関節の動きは大きい．

*肩甲下包 subscapular bursa
- 「肩甲胸郭関節」で触れたように，上肢の運動では，胸郭の表面を肩甲骨が滑るように動く．そのため，肩甲骨と胸郭が接触する面には，摩擦を防ぐために，左右それぞれに一般的には**大きな滑液包**が1つと**小さな滑液包**が3つある．これらの滑液包は，ほとんどの解剖学の教科書に記載が無く，その存在があまり知られていない．そのため，これらの滑液包に障害が生じたとき，腫瘍等の別の診断が下されてしまうことがある．

*呼吸に関与する筋（呼吸筋）
- 呼吸には**吸息** inspiration と**呼息** expiration があり，**安静時呼吸**では，呼息は胸郭および腹部の弾性作用（ふくらましたゴム風船が縮む原理）によって行われるため，筋活動はみられない．また，呼吸は延髄にある**呼吸中枢**によって自動的に行われる．
- 吸息における胸郭の内容積の拡大は，胸郭の下位肋骨を主とした左右方向の拡大，上位肋骨を主とした前後方向の拡大，第1，2肋骨の挙上による上下方向の拡大が合わさったものである．吸息の主働筋は，**横隔膜**（図27），**外肋間筋**（図25），**肋骨挙筋**（図35参照），**前斜角筋**（図21），**中斜角筋**（図21），**後斜角筋**（図21）とされている．このうち最も関与が大きいのが腹式呼吸では横隔膜，胸式呼吸では外肋間筋である．そして吸息にはさらにいくつかの筋が**補助筋（共同筋）** synergist として働く．発声したりする場合の強制呼息における主働筋は，**内肋間筋**（図25），**胸横筋**（図26）である．この場合にもいくつかの補助筋（例えば**腹横筋**）が働く．

*横隔神経
- 横隔膜を支配する**横隔神経** phrenic nerve は，一般的にはC1～C4の前枝で構成される頸神経叢からの分枝が束になったものであるが，それより下部の頸神経あるいは鎖骨下筋神経から分岐し，第1肋骨の高さで横隔神経に合流する**副横隔神経**をもつ人が60～70%いる．横隔神経は胸郭中央をむき出しの状態で下降するために，隣接器官からの刺激を受けやすく，これらの刺激によって「しゃっくり」が起こる．横隔神経には，横隔膜を動かす遠心性（運動性）線維の他に，心臓からの求心性（知覚性）線維が含まれる．この求心性線維の情報は，左肩の知覚として誤って認識されることがあり，心筋梗塞などで心臓に障害が生じているときに「心臓が痛い」と感じず，「肩が痛い」と感じることがある．

4 腹部の筋（図28，表10）

- 腹部の筋は，**前腹筋群** anterior abdominal muscles，**側腹筋群** lateral abdominal muscles，**後腹筋群** posterior abdominal muscles に分けられる．
- 前腹筋群には**腹直筋** rectus abdominis muscle，**錐体筋** pyramidalis muscle がある．
- 側腹筋群には**外腹斜筋** external oblique muscle，**内腹斜筋** internal oblique muscle，**腹横筋** transversus abdominis muscle がある．
- 後腹筋は**腰方形筋** quadratus lumborum muscle である．

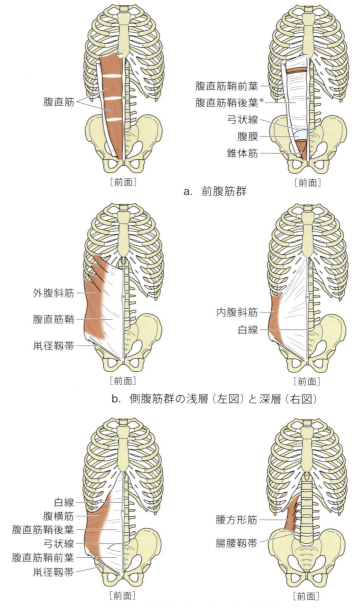

図28　腹部の筋
*切り開いて腹直筋中央部をとり去っている．

- 腹部の筋の働きは，腹部内臓をおさめる，体幹の下部（骨盤）に対して上部（胸郭）を屈曲（前屈），伸展（後屈），側屈，回旋させる，脊柱支持の補助，強制呼息や嘔吐作用である．
- 体幹上部の回旋に関して，上部の左への回旋では右側の**外腹斜筋**，左側の**内腹斜筋**が働き，右への回旋では左側の外腹斜筋，右側の内腹斜筋が働く．ただし，回旋は腰椎においてほとんど起こらない．
- 腹直筋は**多腹筋**で筋腹の間に**腱画** tendinous intersection がある．これは身体の節構造の

表10 腹部の筋

筋名	起始	停止	作用	神経
腹直筋	恥骨稜，恥骨結節，恥骨結合	第5〜7肋軟骨，剣状突起	腹部内容をおさえる 脊柱の屈曲，骨盤の後傾，腹壁の緊張 呼息の補助	T7〜T12（前枝）すなわちT7から下位の肋間神経およびT12の下の肋下神経，腸骨下腹神経
錐体筋	恥骨の前面および上縁	白線	白線の緊張	T12（前枝）の肋下神経，腸骨下腹神経
外腹斜筋	第5〜12肋骨の外面	腸骨稜外唇，白線に至る腱膜	両側が働くと前屈．片側が働くと同側へ側屈 反対側の内腹斜筋と共同で反対側への体幹の回旋	T7〜T12（前枝）すなわちT7から下位の肋間神経およびT12の下の肋下神経，腸骨下腹神経
内腹斜筋	胸腰筋膜，外腹斜筋と腹横筋の起始部の間の腸骨稜，鼠径靱帯の外側2/3	第9（10）〜12肋骨下縁，白線に至る腱膜，恥骨稜，恥骨筋線	両側が働くと前屈．片側が働くと同側へ側屈 反対側の外腹斜筋と共同で同側への体幹の回旋	T7〜T12（前枝）すなわちT7から下位の肋間神経およびT12の下の肋下神経およびL1（前枝）の腸骨下腹神経
腹横筋	胸腰筋膜，腸骨稜内唇，鼠径靱帯の外側1/3，第7〜12肋軟骨	白線に至る腱膜，恥骨稜および恥骨筋線	腹部内容をおさえる 呼息の補助	T7〜T12（前枝）すなわちT7から下位の肋間神経およびT12の下の肋下神経およびL1（前枝）の腸骨下腹神経
腰方形筋	腸腰靱帯および腸骨稜後面	第12肋骨下縁および第12胸椎の横突起，第1〜4腰椎の肋骨突起	深呼吸の際の補助吸息筋（横隔膜が働くときに第12肋骨の固定）．両側が働くと腰椎の伸展．片側が働くと腰椎の側屈	T12〜L3（L4）（前枝）

名残である．
- 左右の腹直筋間の正中には**白線** linea alba がある．
- 腹直筋は**腹直筋鞘** rectus sheath の中に入っている．

5 背部の筋（表11）

- 背部の筋は背筋と呼ばれる．
- 背筋とは，脊柱の後方に位置する筋群のことである．
- 背筋は，**浅背筋** superficial dorsal muscle（図29）と**深背筋** deep dorsal muscle（図30, 31）に分けられる．
- 浅背筋群には**第1層**と**第2層**がある．
- 深背筋群にも**第1層**と**第2層**がある．
- 脊柱を直接支持するのは深背筋である．
- 頸部では，脊柱（頸椎）の直前にも筋が位置している．

a．浅背筋第1層

- 最も表層にあって広く背部をおおう**僧帽筋** trapezius muscle，**広背筋** latissimus dorsi muscle よりなり，主に脊柱から起始し，上肢帯の骨または上腕骨に停止し，肩甲骨や肩関節の運動に関与する．
- 僧帽筋は，胸背部から頭部に広がる片側で三角形，両側合わせると西洋凧形の四角形

表11 背部の筋（浅背筋）

筋名	起始	停止	作用	神経
第1層				
僧帽筋		鎖骨の外側部1/2, 肩峰 肩甲棘	全体が働くと：肩甲骨の上方回旋	副神経 頸神経叢筋枝 (C2〜C4)
上部	上項線, 外後頭隆起, 項靱帯		上部線維：肩甲骨の挙上, やや内転（伸展）	
中部	第1〜7胸椎あたりまでの棘突起		中部線維：肩甲骨の内転（伸展）	
下部	第7〜12胸椎の棘突起		下部線維：肩甲骨の下制, やや内転（伸展）	
広背筋	第6胸椎〜第5腰椎の棘突起と仙骨 腸骨稜 第10〜12肋骨	上腕骨の小結節稜	上腕骨の伸展, 内転, 内旋	胸背神経 (C6〜C8)
第2層				
肩甲挙筋	第1〜4頸椎の横突起	肩甲骨内側縁の上部（上角）	肩甲骨の挙上	C3, C4 肩甲背神経 (C4, 5)
小菱形筋	項靱帯の下部 第7頸椎と第1胸椎の棘突起	肩甲棘部の肩甲骨内側縁	肩甲骨の内転, やや挙上, わずかな下方回旋	肩甲背神経 (C4, 5)
大菱形筋	第2〜5胸椎の棘突起	肩甲棘と下角との間の肩甲骨内側縁	肩甲骨の内転, やや挙上, わずかな下方回旋	肩甲背神経 (C4, 5)

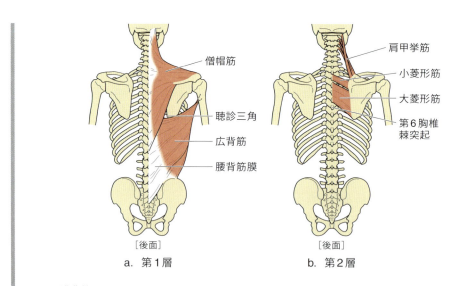

図29　浅背筋

（trapezoid）をした大きな筋である．

■ 僧帽筋の起始は，頭部の**上項線** superior nucheal line と**外後頭隆起** external occipital protuberance，頸部の**項靱帯** nuchal ligament，さらに**第7頸椎**（C7）から**第12胸椎**（T12）の**棘突起** spinous process（**棘上靱帯** interspinous ligament）で，停止は肩甲骨の**肩甲棘** scapular spine，**肩峰** acromion，そして**鎖骨** clavicle 外側1/2である．

■ 僧帽筋は機能的に**上部**，**中部**，**下部**と分けられる（表11）．

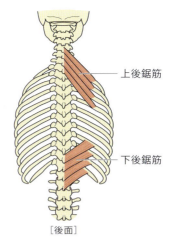

[後面]

図30 深背筋(第1層,棘肋筋)

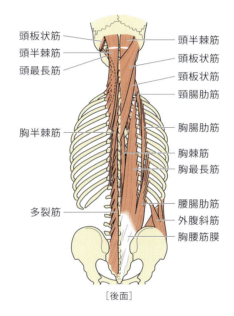

[後面]

図31 深背筋(第2層,固有背筋)

- 上部の起始は上項線と外後頭隆起,項靱帯であり,その作用は肩甲骨を挙上しながら脊柱方向に引く(**内転＝伸展**)である.また,肩甲骨が固定されている状態で左右の両側が働くと,頭部が**後屈**する.
- 中部の起始は第1胸椎から第7胸椎あたりまでの棘突起で,この部分の作用は肩甲骨の内転(＝伸展)である.
- 下部は,第7胸椎あたりから第12胸椎の棘突起で,その作用は肩甲骨の**下制と内転**(＝伸展)である.
- 僧帽筋の上・中・下部全体が同時に働くと,肩甲骨は**上方回旋**する.
- 僧帽筋の神経支配は,**副神経**(第XI脳神経)および頸神経叢筋枝である.

- 広背筋の上腕骨における停止は上腕骨の前面（小結節稜）であるため，肩関節に対して内旋に作用する．
- 肩甲骨の「上方傾斜」は，広背筋によって上腕が伸展させられた際にみられる運動で，肩甲骨に停止する筋の作用ではない．

b. 浅背筋第2層

- **肩甲挙筋** levator scapulae muscle，**小菱形筋** rhomboid minor muscle，**大菱形筋** rhomboid major muscle よりなり，僧帽筋や広背筋によっておおわれており，肩甲骨の運動に関与する．
- 浅背筋第2層は，**肩甲背神経**によって支配される．
- 肩甲挙筋は，肩甲骨を挙上するが，肩甲骨が固定されていると頸椎を後屈させる．
- 小菱形筋と大菱形筋は，ほとんど僧帽筋におおわれている．
- 小菱形筋と大菱形筋の主な作用は肩甲骨の内転（伸展）であるが，筋線維の走行が斜めであるため，肩甲骨の挙上および下方回旋にも作用する．

c. 深背筋第1層（棘肋筋）（図30，表12）

- 棘肋筋は，**上後鋸筋** serratus posterior superior muscle と**下後鋸筋** serratus posterior inferior muscle からなる．
- 棘肋筋は，脊柱の棘突起から起始して肋骨に停止し，肋骨を動かす呼吸補助筋として作用する．
- 上後鋸筋は吸息の補助筋である．
- 下後鋸筋は呼息の補助筋である．
- 上後鋸筋，下後鋸筋ともに**肋間神経**の支配を受ける．

d. 深背筋第2層（固有背筋）（図31，32，表13）

- 他の背筋は脊髄神経前枝支配であるが，この深背筋第2層は脊髄神経後枝によって支配されるため本来の背筋という意味で**固有背筋** intrinsic dorsal musculature と称される．
- 深背筋第2層は，**板状筋** sphlenicus muscle，**脊柱起立筋** erector supinae muscle，**横突棘筋** transversospinalis muscle，**横突間筋** intertransversalii muscle および**棘間筋** interspinales muscle によって構成される．
- 背部の最も深層にある本来の背筋で，脊柱や頭の運動を行う筋群であり，左右両側の筋が働くと脊柱を直立させる．
- 板状筋には**頭板状筋** splenius capitis muscle と**頸板状筋** splenius cervicis muscle がある（図33）．
- 脊柱起立筋は内側から外側に順に**棘筋** spinalis muscle，**最長筋** longissimus muscle，**腸肋筋** iliocostalis muscle よりなり，これらの筋は部位によってさらに細分化される（表

表12 背部の筋（深背筋第1層，棘肋筋）

筋名	起始	停止	作用	神経
上後鋸筋	第（4）5頸椎〜第1（2）胸椎の棘突起と項靱帯	第2〜5肋骨の肋骨角とその外側	第2〜5肋骨の挙上（吸気の補助）	肋間神経（C8），T1〜T4
下後鋸筋	第11胸椎〜第2腰椎の棘突起	第9〜（11）12肋骨の外側部下縁	第9〜12肋骨の下制（呼気の補助）	肋間神経 T9〜T11，(T12)

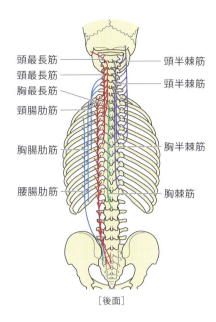

図32　固有背筋の模式図

14，図32，34）．
- 横突棘筋は脊柱起立筋のさらに内側に位置し，横突起と棘突起を結ぶ筋で，**半棘筋** semispinalis muscle，**多裂筋** multifidus muscle，**回旋筋** rotatores muscle によって構成される（図35）．
- 半棘筋には頭棘筋と融合する**頭半棘筋** semispinalis capitis muscle，**頸半棘筋** semispinalis cervicis muscle，**胸半棘筋** semispinalis thoracis muscle がある（図35）．
- 半棘筋は横突起から起始して，5個以上の椎骨をとび越して上位椎骨の棘突起に停止する．
- **多裂筋**は，脊柱全体にわたって存在するが腰部で最も発達している（図35）．
- 多裂筋は椎骨の側方の突起から起始し，正中に向かって斜めに上行し，3～4個上の椎骨の棘突起基部に停止する．
- **回旋筋**は横突棘筋群の中で最も小さく，最も深部に位置する（図35）．
- 回旋筋は脊柱全体にわたって存在するが，胸部で最も発達している．
- 回旋筋は横突起に起始があり，正中に向かって斜めに上行する．
- 回旋筋は脊柱の回旋にはほとんど関与しないが，脊柱の姿勢状態をモニターする．
- 回旋筋には1つ上の椎骨に停止する短回旋筋と2つ上に停止する長回旋筋がある．
- **横突間筋**には内側と外側のものがある（図35）．
- **棘間筋**には**頸棘間筋**と**腰棘間筋**があり，いずれも頸椎あるいは腰椎において，直上，直下の棘突起どうしを結ぶ筋である．
- 横突間筋と棘間筋を短背筋と呼ぶ．
- 深背筋群の第2層の筋は，**脊髄神経の後枝**による支配を受ける．

表13 背部の筋（深背筋第2層，固有背筋）

筋名		起始	停止	作用	神経
板状筋					
頭板状筋		項靱帯の下半分，第7頸椎～第4胸椎の棘突起	乳様突起，上項線外側部1/3	両側が働くと頭部後屈．片側が働くとそちら側への頭部の側屈と回旋	脊髄神経後枝
頸板状筋		第3～6胸椎の棘突起	第1～3頸椎の横突起	両側が働くと頸部後屈．片側が働くとそちら側への頸部の側屈と回旋	脊髄神経後枝
脊柱起立筋					
棘筋	頭棘筋	（半棘筋と癒合）第7頸椎，第1～6（7）胸椎の横突起および第4～6頸椎の関節突起	（半棘筋と癒合）上項線と下項線間の内側部	両側が働くと頭部と頸部の後屈．片側が働くと頭部と頸部の後屈とともに反対側への回旋	脊髄神経後枝
	頸棘筋	項靱帯下部，第7頸椎，第1（2）胸椎の棘突起	軸椎の棘突起	両側が働くと頸部の後屈．片側が働くと頸部の側屈	脊髄神経後枝
	胸棘筋	第10（11）胸椎～第2腰椎の棘突起	第1～8胸椎の棘突起（個人差あり）	両側が働くと胸部脊柱の伸展	脊髄神経後枝
最長筋	頭最長筋	第4～7頸椎の関節突起，第1～5胸椎の横突起	側頭骨の乳様突起	両側が働くと頭部の後屈．片側が働くと頭部の側屈および同側への回旋	脊髄神経後枝
	頸最長筋	第1～4（5）胸椎の横突起	第2～6頸椎の横突起	両側が働くと頸部の後屈．片側が働くと頸部の側屈	脊髄神経後枝
	胸最長筋	下位胸椎の横突起，腰椎，仙椎の棘突起と棘上靱帯および腸骨稜（腰腸肋筋と共通），腰椎の助突起と副突起	第1～12胸椎の横突起および第(3)4～12肋骨の肋骨結節外側	両側が働くと脊柱と胸部脊柱の伸展．片側が働くと胸部脊柱の側屈．呼気の補助筋（肋骨の下制）	脊髄神経後枝
腸肋筋	頸腸肋筋	第3～6肋骨の肋骨角	第4～6肋骨の横突起	両側が働くと頭部と頸部脊柱下部と胸部脊柱上部の伸展．片側が働くと頸部脊柱下部と胸部脊柱上部の側屈．吸気の補助筋（肋骨の挙上）	脊髄神経後枝
	胸腸肋筋	第7～12肋骨の肋骨角	第1～6肋骨の肋骨角および第7頸椎の横突起	両側が働くと胸部脊柱の伸展．片側が働くと胸部脊柱の側屈	脊髄神経後枝
	腰腸肋筋	下位胸椎，腰椎，仙椎の棘突起と棘上靱帯および腸骨稜（胸最長筋と共通）	第(6)7～12肋骨の肋骨角	両側が働くと腰部脊柱と胸部脊柱の伸展．呼気の補助筋（肋骨の下制），脊柱の側屈	脊髄神経後枝
横突棘筋群					
半棘筋	頭半棘筋	第7頸椎，第1～6(7)胸椎の横突起および第4～6頸椎の関節突起	上項線と下項線間の内側部	両側が働くと頭部と頸部脊柱の後屈．片側が働くと頭部と頸部脊柱の反対側への回旋	脊髄神経後枝
	頸半棘筋	第1～5(6)胸椎の横突起	第2～5頸椎の棘突起	両側が働くと頸部脊柱の伸展．片側が働くと頸部脊柱の反対側への回旋	脊髄神経後枝
	胸半棘筋	第6～10胸椎の横突起	第6, 7頸椎と第1～4胸椎の棘突起	両側が働くと胸部脊柱の伸展および支持．片側が働くと胸部脊柱の反対側への回旋	脊髄神経後枝
多裂筋		仙骨背面側方，脊柱起立筋の腱膜，上後腸骨棘，後仙腸靱帯，腰椎の乳頭突起，第4～7頸椎の関節突起	第2頸椎～第5腰椎の棘突起基部	両側が働くと脊柱の伸展および直立支持．片側が働くと反対側への回旋	脊髄神経後枝
回旋筋	頭回旋筋	頸椎の関節突起	頸椎の椎弓板の外側部	両側が働くと頸部の伸展および直立支持．片側が働くと反対側への回旋	脊髄神経後枝
	胸回旋筋	胸椎の横突起	胸椎の椎弓板の外側部	両側が働くと胸部の伸展および直立支持．片側が働くと反対側への回旋	脊髄神経後枝
	腰回旋筋	腰椎の乳頭突起	腰椎の椎弓板の外側部	両側が働くと腰部の伸展および直立支持．片側が働くと反対側への回旋	脊髄神経後枝
上下の突起間を結ぶ筋					
横突間筋		外側部：横突起（肋骨突起）内側部：副突起	外側部：直上の椎骨の横突起内側部：直上の椎骨の乳頭突起	両側が働くと脊柱の伸展および脊柱支持．片側が働くと脊柱の側屈	脊髄神経前枝と後枝（個人差大きい）
棘間筋		棘突起	直上の棘突起	脊柱の伸展（安定）	脊髄神経後枝

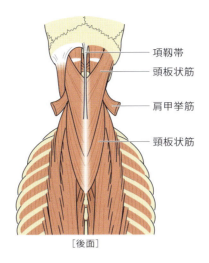

図33 深背筋(頭板状筋,頸板状筋)

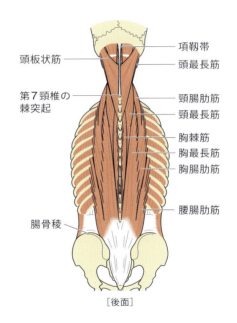

図34 深背筋(脊柱起立筋)
注 頭板状筋は脊柱起立筋には含まれない.

表14 脊柱起立筋の種類と名称

		棘筋	最長筋	腸肋筋
上↑↓下	頭	○	○	
	頸	○	○	○
	胸	○	○	○
	腰			○
		内側←→外側		

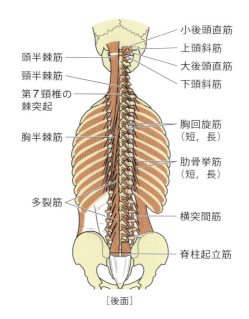

図35 深層の背筋（横突棘筋と分節状の筋）

＊ヒトの脊柱の生理的弯曲

- ヒトの脊柱は前後に弯曲しており，頸椎では，前弯であるが，個人差が大きい．胸椎は後ろに凸となる**後弯**で，これによって胸郭内に肺と心臓がおさまるための十分な空間が確保される．腰椎は前に凸の前弯である．腰椎の前弯形成は，ヒトが直立二足歩行を行うようになったために生じる．四足獣では腰椎の前弯は観察されないが，四足獣のニホンザルに直立二足歩行で歩くように訓練した場合（猿回し），腰椎に前弯が形成されることから，ヒトの腰椎前弯は，重力と筋力によって力学的に形成されるものであると考えられる．
- 胎児期には，胎児は羊水の中に浮いた状態で重力の影響をほとんど受けないため，脊柱は体重を支える必要がない．そのため，脊柱全体は**後弯**の状態にある．これを脊柱の**第1次弯曲**という．出生後3～4ヵ月の「首がすわる」時期になると頸椎に前弯が生じ，さらに，出生後10ヵ月以降，ひとり立ちし，直立二足歩行を行うようになってから腰椎に前弯が観察されるようになる．これを**第2次弯曲**という．

＊姿勢を保つ筋

- 直立姿勢や中腰姿勢などを維持するときに重力に逆らって働く特定の筋群がある．これらの筋は抗重力筋と呼ばれる．身体の各関節は，筋を働かせないと固定できないものがほとんどであるので，以下のような**抗重力筋**の活動が必要となる．

頸部前部の筋（斜角筋，頭長筋，頸長筋）
頸部後部の筋（僧帽筋，板状筋）
体幹前部の筋（腹直筋，内・外腹斜筋，腹横筋）
体幹後部の筋（脊柱起立筋）
股関節を固定する筋（腸腰筋，大殿筋，大腿直筋，ハムストリングス＊）

足関節を固定する筋（ヒラメ筋，腓腹筋，前脛骨筋）
　　　　*ハムストリングス：大腿二頭筋，半腱様筋，半膜様筋の3筋の総称．
- 抗重力筋のうち，直立姿勢を保持するために働く筋のことを**主要姿勢筋群**という．これらは，頸部伸筋群（僧帽筋，板状筋），脊柱起立筋，ハムストリングス，ヒラメ筋である．

6 上肢の筋（図36，37）

　　上肢の筋は，上肢帯の筋，上腕の筋，前腕の筋，手の筋に大別される．

a. 上肢帯の筋（表15，図38〜42）

- 上肢帯の筋は**三角筋** deltoid，**棘上筋** supraspinatus，**棘下筋** infraspinatus，**小円筋** teres minor，**大円筋** teres major および**肩甲下筋** subscapularis よりなる．
- 上肢帯の筋は**上肢帯骨**（肩甲骨，鎖骨）から起始して**上腕骨**に停止する筋群で，**肩関節**の運動に関与する．
- 三角筋と小円筋は**腋窩神経**支配，棘上筋と棘下筋は**肩甲上神経**支配，肩甲下筋と大円筋は**肩甲下神経**支配である．
- 三角筋は，底辺（上部）が起始部（鎖骨外側1/3，肩峰，肩甲棘），頂点（下部）が停止部（三角筋粗面）に向かう三角形の筋である．
- **棘上筋**は肩関節外転時，大結節と肩峰・烏口肩峰靱帯によって圧迫・摩擦を受けやすく，また，上肢の重量により伸展されている．棘上筋は**変性**に陥りやすい筋である．

*回旋筋腱板（図43）

- 棘上筋，棘下筋，小円筋および肩甲下筋の4筋の停止腱は回旋筋腱板 rotator cuff と呼ばれ，上腕骨近位部の上部・後部・前部を袖口状に包み，inner muscle として上腕骨頭を肩甲骨関節窩に引きつけ，肩関節運動（回旋・外転運動など）の安定と肩関節の補強に役立っている．

*外側腋窩隙，内側腋窩隙，三角筋裂孔（図44）

- 大円筋上縁，小円筋下縁，上腕三頭筋長頭外側縁および上腕骨内側でつくられる四角形の間隙を**外側腋窩隙**といい，ここを腋窩神経および後上腕回旋動脈が通る．大円筋上縁，小円筋下縁および上腕三頭筋長頭内側縁でつくられる三角形の間隙を**内側腋窩隙**といい，ここを肩甲回旋動脈が通る．大円筋下縁，上腕三頭筋長頭外側縁および上腕三頭筋外側頭内側縁（上腕骨内側）でつくられる間隙を**三頭筋裂孔**といい，ここを橈骨神経および上腕深動脈が通る．

b. 上腕の筋

- 上腕の筋は，上腕前側に位置する**屈筋群**と上腕後側に位置する**伸筋群**に大別される．

①屈筋群（表16，図45〜47）

- 上腕の屈筋群は**上腕二頭筋** biceps brachii，**烏口腕筋** coracobrachialis および**上腕筋** brachialis よりなり，すべて**筋皮神経**の支配を受ける．

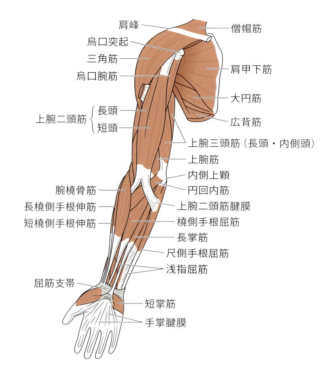

図36　上肢の筋（右：前面）

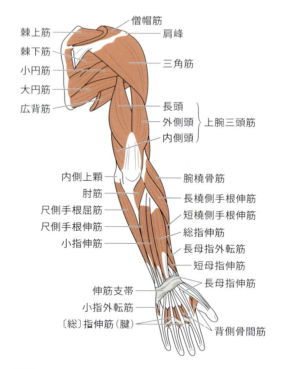

図37　上肢の筋（右：後面）

表15　上肢帯筋

筋名	起始	経過	停止	作用	神経
三角筋	①前部：鎖骨外側1/3 ②中部：肩峰 ③後部：肩甲棘	全体として三角形を呈し，外下方に走る	上腕骨三角筋粗面	①前部：肩関節の屈曲 ②中部：肩関節の外転 ③後部：肩関節の伸展	腋窩神経 C5，C6
棘上筋	肩甲骨棘上窩	肩峰の下方を外方に走る	上腕骨大結節	肩関節の外転	肩甲上神経 C5
棘下筋	肩甲骨棘下窩	外方に走る	上腕骨大結節	肩関節の外旋	肩甲上神経 C5，C6
小円筋	肩甲骨外側縁	外方に走る	上腕骨大結節	肩関節の外旋	腋窩神経 C5
大円筋	肩甲骨下角	外前方に走る	上腕骨小結節稜	肩関節の内旋・内転・伸展	肩甲下神経 C5，C6
肩甲下筋	肩甲下窩（肩甲骨肋骨面）	外方に走る	上腕骨小結節	肩関節の内旋	肩甲下神経 C5，C6

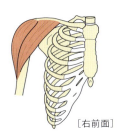

［右前面］

図38　三角筋（右前面）deltoideus

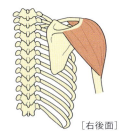

［右後面］

図39　三角筋（右後面）deltoideus

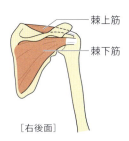

［右後面］

図40　棘上筋 infraspinatus と棘下筋 supraspinatus

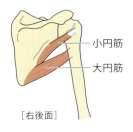

［右後面］

図41　小円筋 teres minor と大円筋 teres major

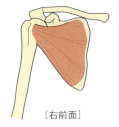

［右前面］

図42　肩甲下筋 subscapularis

- 上腕前面の中央で触れる「力こぶ」は上腕二頭筋の筋腹である．
- 上腕二頭筋は**二関節筋**であり，肩関節の運動（屈曲）にも補助的に作用するが，肘関節の運動が主である．
- 上腕二頭筋は**橈骨粗面**に，上腕筋は**尺骨粗面**に停止する．
- **烏口突起**には上腕二頭筋短頭と烏口腕筋が起始し，小胸筋が停止する．

②**伸筋群**（表17，図48，49）

- 上腕の伸筋群は**上腕三頭筋** triceps brachii と**肘筋** anconeus よりなり，**橈骨神経**の支配を受ける．
- 上腕三頭筋は**二関節筋**であり，肩関節の運動（伸展）にも補助的に作用するが，主に**肘関節の伸展運動**に作用する．

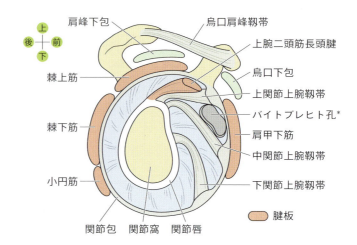

図43 肩甲骨関節窩を取り巻く筋と靱帯（右断面）
＊バイトブレヒト孔 foramen Beitbrecht：上・下関節上腕靱帯間にみられる孔で，ここを通って上腕骨頭が脱臼することが多い．

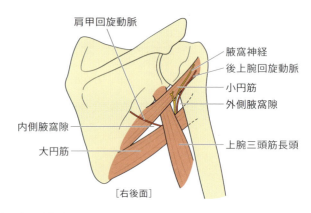

図44 外側腋窩隙，内側腋窩隙

- 上腕二頭筋長頭は**肩甲骨関節上結節**から，上腕三頭筋長頭は**肩甲骨関節下結節**から起始する．
- 肘頭骨折では肘関節の自動伸展が障害される．

c. 前腕の筋

- 前腕の筋は前側にある**屈筋群**と後側および橈側にある**伸筋群**に大別される．

①屈筋群（表18，19，図50〜57）

- 前腕の屈筋群に属する筋は，**浅層の筋**と**深層の筋**に分類される．
- 浅層の筋は**円回内筋** pronator teres，**橈側手根屈筋** flexor carpi radialis，**尺側手根屈筋** flexor carpi ulnaris，**長掌筋** palmaris longus および**浅指屈筋** flexor digitorum superficialis の5筋よりなり，すべて**上腕骨内側上顆**に起始部をもつ．
- 深層の筋は**深指屈筋** flexor digitorum profundus，**長母指屈筋** flexor pollicis longus および**方形回内筋** pronator quadratus の3筋よりなり，すべて前腕骨に起始部をもつ．
- 前腕屈筋群のうち最深層にある筋は**方形回内筋**である．

表16 上腕の筋―屈筋群

筋名	起始	経過	停止	作用	神経
上腕二頭筋	〈長頭〉 肩甲骨関節上結節 〈短頭〉 肩甲骨烏口突起	長頭は結節間溝（結節間滑液鞘に包まれて）を通り下行して筋腹に移行する．短頭は下方に走り，筋腹に移行する．	橈骨粗面，前腕筋膜	肘関節の屈曲，前腕の回外肩関節の屈曲	筋皮神経 C5-C7
烏口腕筋	肩甲骨烏口突起	上腕二頭筋短頭の内側に沿って下方に走る	上腕骨の内側前面中部	肩関節の屈曲，内転	
上腕筋	上腕骨体の前面の下半部	下方に走る	尺骨粗面	肘関節の屈曲	

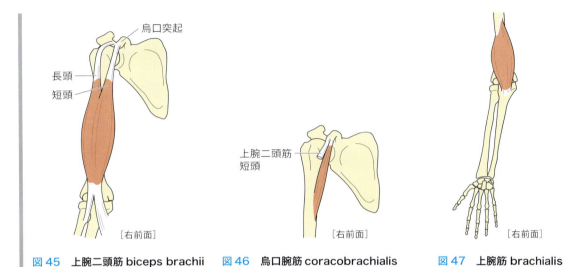

図45 上腕二頭筋 biceps brachii　　図46 烏口腕筋 coracobrachialis　　図47 上腕筋 brachialis

- 屈筋群のほとんどは正中神経支配であるが，一部尺骨神経支配を受ける．
- 前腕屈筋群のうち，**正中神経**のみの支配を受ける筋は円回内筋，橈側手根屈筋，長掌筋，浅指屈筋，長母指屈筋および方形回内筋である．
- 尺側手根屈筋は**尺骨神経**支配，深指屈筋は**正中神経と尺骨神経**の支配を受ける．
- 前腕の屈筋群に属する筋のうち，正中神経の枝の**前〔前腕〕骨間神経**の支配を受ける筋は深指屈筋の橈側半，長母指屈筋および方形回内筋である．
- 第2～5指の**近位指節間関節の屈曲**は浅指屈筋，**遠位指節間関節の屈曲**は深指屈筋の作用による．
- **長掌筋の腱**は，肘関節の内側・外側側副靱帯損傷時の再建術（移植術）などに使用される．
- 浅指屈筋の4腱は各々基節骨掌面で2分し，その間を深部を走る深指屈筋の4腱が各々通る．

*手根管と手根管症候群

- 手関節部で掌側凹のくぼみをつくって弓状に配列した手根骨（手根溝）と屈筋支帯によってできる管腔を**手根管**といい，深指屈筋腱，浅指屈筋腱，長母指屈筋腱および**正中神経**が通る．

表17 上腕の筋―伸筋群

筋名	起始	経過	停止	作用	神経
上腕三頭筋	〈長頭〉 肩甲骨関節下結節 〈内側頭〉 上腕骨後面（橈骨神経溝の下内側），内側上腕筋間中隔 〈外側頭〉 上腕骨体外側面（橈骨神経溝の上外側），外側上腕筋間中隔	長頭は大円筋と小円筋との間を走る． 内側頭は下方に走る． 外側頭は内側頭の大部分をおおいながら下方に走る．	尺骨の肘頭	肘関節の伸展 肩関節の伸展	橈骨神経 C6-C8
肘筋	上腕骨外側上顆の後面	内下方に走る	尺骨後面の上部	肘関節の伸展	

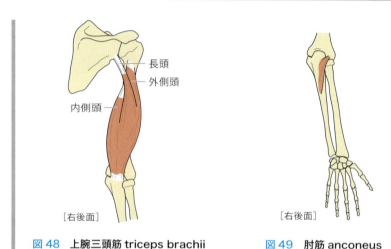

図48 上腕三頭筋 triceps brachii
長頭を外側方にめくり内側頭をみている．

図49 肘筋 anconeus

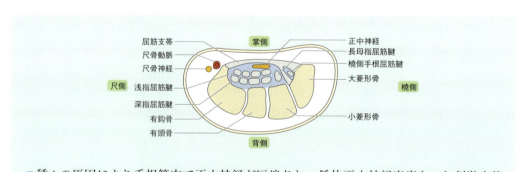

■ 種々の原因により手根管内で正中神経が圧迫され，低位正中神経麻痺ないし刺激症状がみられる状態を**手根管症候群**という．

②**伸筋群**（表20〜22，図58〜68）

■ 前腕の伸筋群に属する筋は，さらに**橈側群の筋**，**浅層の筋**，**深層の筋**に分類される．
■ 橈側群の筋は**腕橈骨筋** brachioradialis，**長橈側手根伸筋** extensor carpi radialis longus および**短橈側手根伸筋** extensor carpi radialis brevis の3筋よりなる．
■ 浅層の筋は〔総〕**指伸筋** extensor digitorum，**小指伸筋** extensor digiti minimi および**尺側手根伸筋** extensor carpi ulnaris の3筋よりなる．

表18 前腕の筋―屈筋群（浅層）

筋名	起始	経過	停止	作用	神経
円回内筋	〈上腕頭〉上腕骨内側上顆，内側上腕筋間中隔 〈尺骨頭〉尺骨の鈎状突起・尺骨粗面の内側面	上腕頭と尺骨頭は合して，外下方に走る	橈骨の中央部の外側面・後面	前腕の回内，肘関節の屈曲	正中神経 C6, C7
橈側手根屈筋	上腕骨内側上顆，前腕筋膜	屈筋支帯を貫き，大菱形骨結節の内側の溝を走る	第2・3中手骨底の掌面	手関節の屈曲・橈屈	正中神経 C6, C7, (C8)
尺側手根屈筋	〈上腕頭〉上腕骨内側上顆 〈尺骨頭〉肘頭，尺骨中部までの後縁	筋腹は前腕前面の最内側を下行し，前腕中部から細い腱となり，さらに下行する	豆状骨，有鈎骨，第5中手骨底	手関節の屈曲・尺屈	尺骨神経 C7, C8, T1
長掌筋	上腕骨内側上顆，前腕筋膜	橈側手根屈筋の尺側に沿って下方に向かい，すぐに細長い腱となり，屈筋支帯の上を走る	手掌腱膜	手関節の屈曲，手掌腱膜を張る	正中神経 C7, C8, T1
浅指屈筋	〈上腕尺骨頭〉上腕骨内側上顆，尺骨粗面の内側 〈橈骨頭〉橈骨の上部前面	2頭が合してつくられた筋腹は，橈側手根屈筋・長掌筋の下層を下行し，4筋腹さらに4腱に移行し，屈筋支帯の下（手根管）を通り，手掌に出る	第2〜5指の中節骨底の掌面	第2〜5指の近位指節間関節の屈曲	正中神経 C7, C8, T1

表19 前腕の筋―屈筋群（深層）

筋名	起始	経過	停止	作用	神経
深指屈筋	尺骨の前面上部，前腕骨間膜	浅指屈筋・尺側手根屈筋の深層を下行し，4筋腹に分かれ，さらに4腱となり，手根管を通り手掌に出る	第2〜5指の末節骨底の掌面	第2〜5指の遠位指節間関節の屈曲	正中神経，尺骨神経 C7, C8, T1
〔手の〕長母指屈筋	橈骨の前面 前腕骨間膜	筋腹は半羽状筋の形状をなし，腱は手根管を通り手掌に出る．さらに短母指屈筋の2頭の間を通る	母指の末節骨底の掌面	母指の指節間関節の屈曲	正中神経 C6, C7, (C8)
方形回内筋	尺骨の下方約1/4前面	外方（橈側方）に向かい横走する	橈骨の下方約1/4前面	前腕の回内	正中神経 (C6), C7, C8, T1

- 深層の筋は**回外筋** supinator，**長母指外転筋** abductor pollicis longus，**短母指伸筋** extensor pollicis brevis，**長母指伸筋** extensor pollicis longus および**示指伸筋** extensor indicis の5筋よりなる．
- 前腕の伸筋群に属する筋はすべて**橈骨神経支配**である．
- 橈骨神経麻痺にもとづく前腕伸筋群の麻痺により生じた手位を**下垂手**（かすいしゅ）という．
- **上腕骨外側上顆**から起始する筋として長橈側手根伸筋，短橈側手根伸筋，回外筋，尺側手根伸筋および〔総〕指伸筋がある．
- **長橈側手根伸筋**および**短橈側手根伸筋**は上腕骨外側上顆から起始し，前者は第2中手骨底の背側，後者は第3中手骨底の背側に停止する．

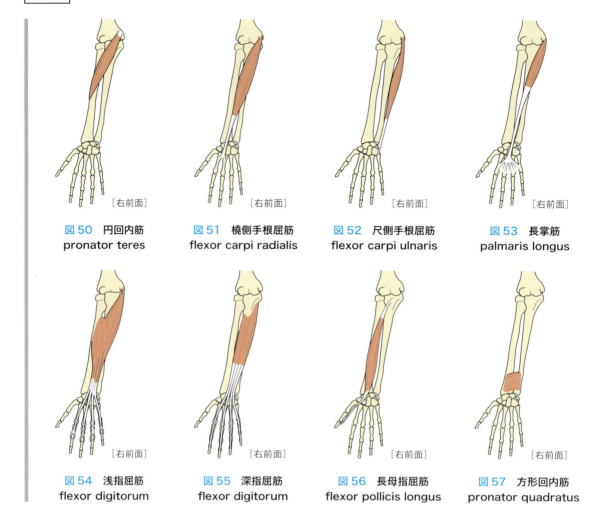

図50 円回内筋 pronator teres
図51 橈側手根屈筋 flexor carpi radialis
図52 尺側手根屈筋 flexor carpi ulnaris
図53 長掌筋 palmaris longus
図54 浅指屈筋 flexor digitorum
図55 深指屈筋 flexor digitorum
図56 長母指屈筋 flexor pollicis longus
図57 方形回内筋 pronator quadratus

- テニス肘とも呼ばれる上腕骨外側上顆炎は，上腕骨外側上顆部の骨膜炎ないしこれに付着する伸筋腱の炎症あるいは部分断裂と考えられている（「Ⅴ-B. 肘関節，前腕」の図9参照）．
- 前腕の回旋運動に関わる筋のうち，回外筋は橈骨の上部外側面，円回内筋は橈骨の中央部外側面，方形回内筋は橈骨の下部前面に停止する．
- 長母指外転筋，短母指伸筋および長母指伸筋は，前腕の骨および前腕骨間膜から起始し，長母指外転筋は第1中手骨底背面，短母指伸筋は母指の基節骨底の背外側，長母指伸筋は母指の末節骨底の背側に停止する．
- 長母指伸筋は母指の指節間関節を伸展，短母指伸筋は母指の中手指節関節を伸展，長母指外転筋は母指を橈側外転する．
- 手関節背橈側にみられる長母指伸筋腱と短母指伸筋腱（および長母指外転筋腱）との間にできる窩をスナッフボックス snuff box（タバチェール，嗅ぎ煙草入れ）という．
- 前腕の伸筋群を構成する筋のうち，伸筋支帯の下を通過しないのは，腕橈骨筋と回外筋だけである．

表20　前腕の筋―伸筋群（橈側群）

筋名	起始	経過	停止	作用	神経
腕橈骨筋	上腕骨の外側縁下部，外側上腕筋間中隔	外側前方に向かって弓状に膨隆する筋腹をつくった後，長い腱となり，前腕橈側を下方に向かって走る	橈骨茎状突起	肘関節の屈曲（とくに中間位），前腕の回外の補助（回内位から中間位へ）	橈骨神経 C5, C6
長橈側手根伸筋	上腕骨の外側縁下部，上腕骨外側上顆，外側上腕筋間中隔	長い腱となって前腕の橈側を下行し，長母指外転筋と短母指伸筋の下をこれと交叉して通り，伸筋支帯の下（第2管）を通って手背に出る	第2中手骨底の背側面	手関節の伸展・橈屈	橈骨神経 C6, C7
短橈側手根伸筋	上腕骨外側上顆，橈骨輪状靱帯	長橈側手根伸筋腱の後を下行し，腱となって長橈側手根伸筋腱と共に伸筋支帯の下（第2管）を通って手背に出る	第3中手骨底の背側面	手関節の伸展・橈屈	橈骨神経深枝 (C5), C6, C7

表21　前腕の筋―伸筋群（浅層）

筋名	起始	経過	停止	作用	神経
〔総〕指伸筋	上腕骨外側上顆，前腕筋膜	前腕後側の下部で4腱となり，伸筋支帯の下（第4管）を通り，手背に出る．第2～5指の背側で指背腱膜をつくり，各腱の末端は基節骨底で3分し，中央は中節骨底，両側は末節骨底に付着する	指背腱膜，第2～5指の中節骨底，末節骨底	第2～5指の伸展	橈骨神経深枝 C6, C7, C8
小指伸筋	上腕骨外側上顆（総指伸筋から分かれる）	総指伸筋の4腱の尺側を下行し，伸筋支帯の下（第5管）を通り，手背に出る．小指基節骨の背側で〔総〕指伸筋とともに指背腱膜をつくる	小指の指背腱膜	小指の伸展	
尺側手根伸筋	〈上腕頭〉上腕骨外側上顆〈尺骨頭〉尺骨の後面	前腕後側の最も尺側（尺骨のすぐ橈側）を下行し，伸筋支帯の下（第6管）を通り，手背に出る	第5中手骨底の背面	手関節の伸展・尺屈	

表22　前腕の筋―伸筋群（深層）

筋名	起始	経過	停止	作用	神経
回外筋	上腕骨外側上顆，尺骨の回外筋稜，外側側副靱帯，橈骨輪状靱帯	前腕後側の深部を外下方に走る	橈骨の上部外側面	前腕の回外	橈骨神経 C5, C6, C7
長母指外転筋	尺骨骨間縁，前腕骨間膜，橈骨の後面中部	短母指伸筋とともに下外方に斜めに走り，前腕下部橈側で長・短橈側手根伸筋腱の上を外下方に走り，腱となって伸筋支帯の下（第1管）を通り，第1中手骨に向かう	第1中手骨底の橈側	母指の外転，手関節の橈屈	橈骨神経深枝 C6, C7, C8
短母指伸筋	橈骨後面，前腕骨間膜	長母指外転筋とともに下外方に斜めに走り，前腕下部橈側で長・短橈側手根伸筋腱の上を外下方に走り，腱となって伸筋支帯の下（第1管）を通り，母指に向かう	母指の基節骨底	母指の中手指節関節の伸展	
長母指伸筋	尺骨後面，前腕骨間膜	長母指外転筋・短母指伸筋の尺側を下方に向かい，伸筋支帯の下（第3管）を通り，手背に出る	母指の末節骨底	母指の指節間関節の伸展	
示指伸筋	尺骨後面，前腕骨間膜	長母指伸筋の尺側を下行し，総指伸筋腱4腱とともに伸筋支帯の下（第4管）を通り，手背に出る	〔総〕指伸筋の第2指腱とともに示指の指背腱膜に移行	示指の中手指節関節の伸展	

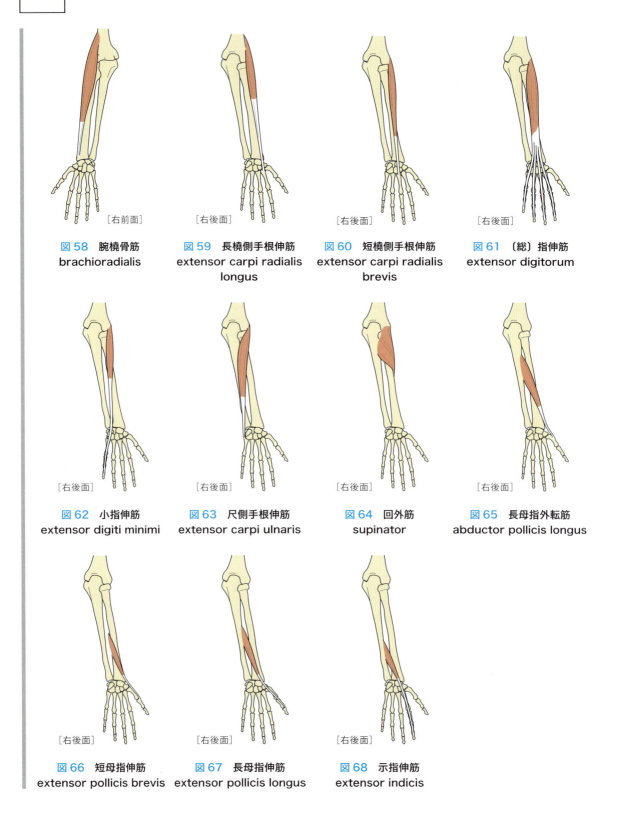

図58 腕橈骨筋 brachioradialis ［右前面］

図59 長橈側手根伸筋 extensor carpi radialis longus ［右後面］

図60 短橈側手根伸筋 extensor carpi radialis brevis ［右後面］

図61 〔総〕指伸筋 extensor digitorum ［右後面］

図62 小指伸筋 extensor digiti minimi ［右後面］

図63 尺側手根伸筋 extensor carpi ulnaris ［右後面］

図64 回外筋 supinator ［右後面］

図65 長母指外転筋 abductor pollicis longus ［右後面］

図66 短母指伸筋 extensor pollicis brevis ［右後面］

図67 長母指伸筋 extensor pollicis longus ［右後面］

図68 示指伸筋 extensor indicis ［右後面］

***伸筋支帯**（図69）
- **前腕筋膜の遠位部**は手関節周囲の背面で強まり伸筋支帯と呼ばれ，この下を通る前腕伸筋群の腱が運動時に浮き上がるのを防いでいる．伸筋支帯からは中隔が出て，**6つの腱区画**がつくられ，各区画を**腱鞘**に包まれた以下の腱が通る．
- 第1区画（第1管）：短母指伸筋腱，長母指外転筋腱
- 第2区画（第2管）：長・短橈側手根伸筋
- 第3区画（第3管）：長母指伸筋腱
- 第4区画（第4管）：総指伸筋腱，示指伸筋腱
- 第5区画（第5管）：小指伸筋腱
- 第6区画（第6管）：尺側手根伸筋腱

***指背腱膜**（図70）
- 総指伸筋腱が指背で腱膜状に広がり，これに骨間筋腱および虫様筋腱が両側から加わり，指背腱膜をつくる．指背腱膜は3帯に分かれ，中央の帯は中節骨底に，両側の帯は合して末節骨底に停止する．

***前腕の回旋運動と主動作筋**
- 前腕の**回内**運動に関与する主な筋として円回内筋と方形回内筋があり，**回外**運動に関与する主な筋として回外筋と上腕二頭筋がある．

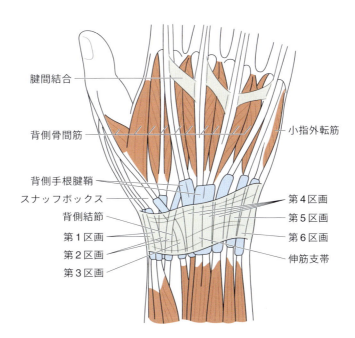

図69　伸筋支帯（右背面）

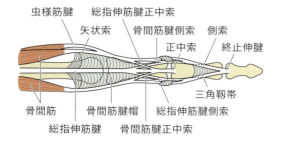

図70 指背腱膜

> ＊手関節の運動と主動作筋
> ■ 手関節の**屈曲（掌屈）**に関与する主な筋として橈側手根屈筋と尺側手根屈筋があり，**伸展（背屈）**に関与する主な筋として長橈側手根伸筋，短橈側手根伸筋および尺側手根伸筋がある．
> ■ 手関節の**橈屈**に関与する主な筋として長橈側手根伸筋と短橈側手根伸筋があり，**尺屈**に関与する主な筋として尺側手根屈筋と尺側手根伸筋がある．

> ＊ド・ケルバン病
> ■ 長母指外転筋腱および短母指伸筋腱が通過する背側第1区画での狭窄性腱鞘炎を**ド・ケルバン de Quervain 病**という．

d. 手の筋

■ 手の筋は**母指球筋**，**小指球筋**，**中手筋**の3群に大別される．

①**母指球筋**（表23，図71〜74）

■ 母指球筋は**短母指外転筋** abductor pollicis brevis，**短母指屈筋** flexor pollicis brevis，**母指対立筋** opponens pollicis および**母指内転筋** adductor pollicis よりなる．
■ 母指球筋のうち，短母指外転筋と母指対立筋は**正中神経**のみの支配，短母指屈筋は**正中神経と尺骨神経**の両者の支配，母指内転筋は**尺骨神経**のみの支配を受ける．
■ **短母指外転筋**は，母指球筋のうち最表層にある筋である．
■ **短母指屈筋**は，浅頭と深頭からなる二頭筋であり，短母指外転筋と並んで走る．
■ **母指対立筋**は，短母指外転筋の下層にある筋である．
■ **母指内転筋**は，横頭と斜頭からなる二頭筋であり，母指球筋のうち最深層にある．

> ＊母指の運動と主動作筋
> ■ 母指の**対立運動**は母指対立筋，母指の**内転**は母指内転筋の作用による．
> ■ 母指の**橈側外転**は長母指外転筋，**掌側外転**は短母指外転筋の作用による．
> ■ 母指の**中手指節関節の屈曲**は短母指屈筋，**指節間関節の屈曲**は長母指屈筋の作用による．
> ■ 母指の**中手指節関節の伸展**は短母指伸筋，**指節間関節の伸展**は長母指伸筋の作用による．

表23 手の筋—母指球筋

筋名	起始	経過	停止	作用	神経
短母指外転筋	舟状骨結節，屈筋支帯の橈側端前面	外下方に走る	第1中手骨頭の橈側の種子骨，母指の基節骨底の橈側	母指の掌側外転	正中神経 C6，C7
短母指屈筋	<浅頭> 屈筋支帯の橈側 <深頭> 大・小菱形骨，有頭骨，第2中手骨底	短母指外転筋と並んで走る	第1中手骨頭の橈側の種子骨，母指の基節骨底	母指の中手指節関節の屈曲	正中神経 C6，C7 尺骨神経 C6，C7 浅頭は正中神経 深頭は尺骨神経
母指対立筋	大菱形骨結節，屈筋支帯	外下方に走る	第1中手骨の橈側縁の全長	母指の対立 ※母指の基部を小指の方へ引く	正中神経 C6，C7
母指内転筋	<横頭> 第3中手骨の掌面の全長 <斜頭> 有頭骨，大・小菱形骨	外方に向かい，両頭は合する	第1中手骨頭の尺側の種子骨，母指の基節骨底の尺側	母指の内転	尺骨神経 C8，(T1)

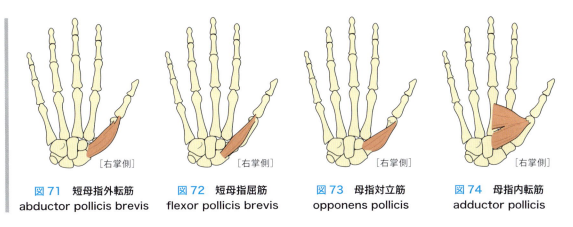

図71 短母指外転筋 abductor pollicis brevis

図72 短母指屈筋 flexor pollicis brevis

図73 母指対立筋 opponens pollicis

図74 母指内転筋 adductor pollicis

*フローマン徴候
- 尺骨神経麻痺により母指内転筋が働かない患者の母指と示指の間に紙をはさませ，これを引き抜こうとすると，紙が抜けないように母指の指節間関節を屈曲する．この徴候をフローマン Froment 徴候という．

②小指球筋（表24，図75〜78）
- 小指球筋は短掌筋 palmaris brevis，小指外転筋 abductor digiti minimi，短小指屈筋 flexor digiti minimi brevis および小指対立筋 opponens digiti minimi よりなり，すべて尺骨神経の支配を受ける．
- 短掌筋は皮筋であり，小指球部の皮膚のくぼみをつくる．
- 小指対立筋は小指外転筋および短小指屈筋の下層にある．
- 小指外転筋は小指の外転，短小指屈筋は小指の中手指節関節の屈曲，小指対立筋は小指の

表24 手の筋—小指球筋

筋名	起始	経過	停止	作用	神経
短掌筋	手掌腱膜の尺側縁	内方に走る	小指球の内側縁の皮膚	小指球の皮膚を引いて，手掌のくぼみを深くする	尺骨神経 (C7), C8, T1
小指外転筋	豆状骨，屈筋支帯	下方に走る	小指の基節骨底の尺側	小指の外転	
短小指屈筋	有鈎骨の鈎，屈筋支帯	内下方に走る	小指の基節骨底の掌面，尺側	小指の中手指節関節の屈曲	
小指対立筋	有鈎骨の鈎，屈筋支帯	内下方に走る	第5中手骨の尺側縁	小指の対立 ※小指を母指の方へ引く	

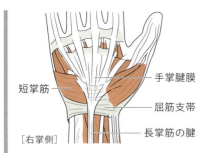

図75 短掌筋 palmaris brevis

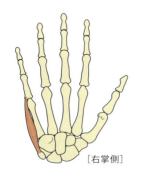

図76 小指外転筋
abductor digiti minimi

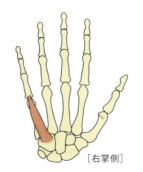

図77 短小指屈筋
flexor digiti minimi brevis

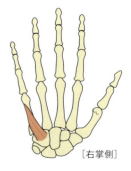

図78 小指対立筋
opponens digiti minimi

対立運動に作用する．

> ＊**小指の運動と主動作筋**
> - 小指の**対立運動**は小指対立筋の作用による．
> - 小指の**外転**は小指外転筋，**内転**は第3掌側骨間筋の作用による．
> - 小指の**中手指節関節の屈曲**は短小指屈筋および第4虫様筋の作用による．
> - 小指の**近位指節間関節の屈曲**は浅指屈筋，**遠位指節間関節の屈曲**は深指屈筋の作用による．
> - 小指の**伸展**は〔総〕指伸筋および小指伸筋の作用による．

③**中手筋**（表25，図79〜81）

- 中手筋は**虫様筋** lumbricals，**背側骨間筋** dorsal interossei および**掌側骨間筋** palmar interossei よりなる．
- 虫様筋は**正中神経**および**尺骨神経**の支配を受ける．
- 背側骨間筋，掌側骨間筋はともに**尺骨神経**の支配を受ける．
- **虫様筋**は4つの筋（第1〜4虫様筋）からなる．
- **背側骨間筋**は4つの筋（第1〜4背側骨間筋）からなる．

表25　手の筋—中手筋

筋名	起始	経過	停止	作用	神経
〔手の〕虫様筋 第1虫様筋 第2虫様筋 第3虫様筋 第4虫様筋	すべて深指屈筋腱より起始する 示指の腱の橈側 中指の腱の橈側 中指の腱の尺側と環指の腱の橈側 環指の腱の尺側と小指の腱の橈側	扁平な腱となって基節骨に向かう	第2〜5指の基節骨底の橈側（※指背腱膜にも加わる）	第2〜5指の中手指節関節の屈曲，近位・遠位指節間関節の伸展 ※この際，指がよく伸びるように深指屈筋腱を引いて緩める	正中神経 尺骨神経 第1・2は正中神経 第3は正中・尺骨神経 第4は尺骨神経 C8，T1
〔手の〕背側骨間筋 第1背側骨間筋 第2背側骨間筋 第3背側骨間筋 第4背側骨間筋	すべて2頭，中手骨の相対する面 第1中手骨尺側，第2中手骨橈側 第2中手骨尺側，第3中手骨橈側 第3中手骨尺側，第4中手骨橈側 第4中手骨尺側，第5中手骨橈側	指に向かう	示指の基節骨底の橈側 中指の基節骨底の橈側 中指の基節骨底の尺側 環指の基節骨底の尺側（※指背腱膜にも加わる）	示指の外転 中指の橈側外転 中指の尺側外転 環指の外転	尺骨神経 C8，T1
掌側骨間筋 第1掌側骨間筋 第2掌側骨間筋 第3掌側骨間筋	第2中手骨の尺側 第4中手骨の橈側 第5中手骨の橈側	指に向かう	示指の基節骨底の尺側 環指の基節骨底の橈側 小指の基節骨底の橈側（※指背腱膜にも加わる）	示指の内転 環指の内転 小指の内転	

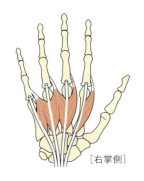

図79　虫様筋
lumbricals

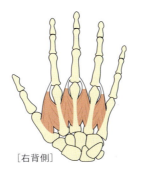

図80　背側骨間筋
dorsal interosseouss

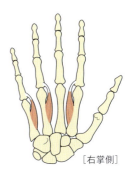

図81　掌側骨間筋
palmar interosseouss

- 掌側骨間筋は3つの筋（第1〜3掌側骨間筋）からなる．
- 示指，中指（橈側・尺側），環指の外転は**背側骨間筋**の作用による．
- 示指，環指，小指の内転は**掌側骨間筋**の作用による．

> ***猿手と鷲手**
> - **猿手**は正中神経麻痺でみられ，母指球筋の萎縮と母指の対立運動不能が特徴である．
> - **鷲手**は尺骨神経麻痺でみられる手位で，中手指節関節が過伸展位，指節間関節が屈曲位をとる．

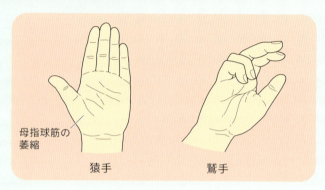

7 下肢の筋（図82, 83）

- 下肢の筋は，下肢帯の筋，大腿の筋，下腿の筋，足の筋に大別される．

a. 下肢帯の筋（寛骨筋，骨盤筋）

- 下肢帯の筋は骨盤内壁から起こる**内寛骨筋**と，殿部にある**外寛骨筋**に大別される．

①内寛骨筋（表26, 図84）

- 内寛骨筋は**腸骨筋** iliacus, **大腰筋** psoas major および**小腰筋** psoas minor よりなる．
- 内寛骨筋は，**腰神経叢と大腿神経の枝**の支配を受ける．
- 腸骨筋，大腰筋および小腰筋は，合わせて**腸腰筋** iliopsoas と呼ばれる．
- 腸骨筋と大腰筋は，ともに大腿骨小転子に停止し，**股関節屈曲**の主動作筋として働く．
- 小腰筋は日本人では約半数で欠ける．

> ***筋裂孔と血管裂孔**（「V-I. 腰部，骨盤」の図4参照）
> - 鼠径靱帯と腸骨との間の間隙は，**腸恥筋膜弓**が鼠径靱帯に接着することにより，外側と内側の2つの裂孔に分かれる．外側の裂孔を**筋裂孔**，内側の裂孔を**血管裂孔**という．筋裂孔には**腸腰筋**と大腿神経，血管裂孔には大腿動脈と大腿静脈が各々通る．

②外寛骨筋（表27, 図85〜90）

- 外寛骨筋は**大殿筋** gluteus maximus, **中殿筋** gluteus medius, **小殿筋** gluteus minimus, **大腿筋膜張筋** tensor fasciae latae, **梨状筋** piriformis, **内閉鎖筋** obturator internus, **上双子筋** gemellus superior, **下双子筋** gemellus inferior および**大腿方形筋** quadratus femoris の9筋よりなる．
- 外寛骨筋のうち，大殿筋は**下殿神経**，中・小殿筋および大腿筋膜張筋は**上殿神経**，梨状筋，

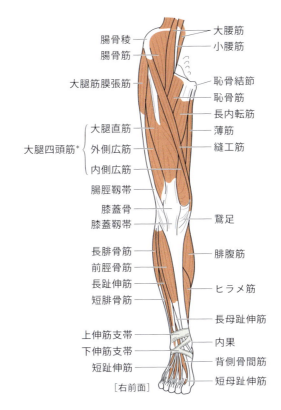

図82　下肢の筋（右側：前面）
＊中間広筋 vastus intermedius が加わって大腿四頭筋となる．

内閉鎖筋，上双子筋，下双子筋および大腿方形筋は**仙骨神経叢の枝**の支配を受ける．
- **大殿筋**の下層に**中殿筋**，中殿筋の下層に**小殿筋**がある．
- 大殿筋は，大腿骨の殿筋粗面および腸脛靱帯に停止し，**股関節の伸展**および**外旋**に働く．
- 中殿筋と小殿筋はともに大転子に停止し，**股関節の外転**に働く．
- **大腿筋膜張筋**は大腿筋膜に包まれた平たく長い筋で腸脛靱帯に移行する．
- **内閉鎖筋**は閉鎖孔縁および閉鎖膜内面，**上双子筋**は坐骨棘，**下双子筋**は坐骨結節から各々起始し，3筋は大腿骨転子窩に停止する．
- 股関節の外旋作用を有する梨状筋，内閉鎖筋，上双子筋，下双子筋，大腿方形筋および外閉鎖筋は**外旋6筋**と呼ばれる．

＊トレンデレンブルグ現象（徴候）
- 中殿筋麻痺や先天性股関節脱臼の患者では，患側下肢で起立させると健側骨盤が下がる現象がみられる．これを**トレンデレンブルグ Trendelenburg 現象（徴候）**という．

＊梨状筋上孔と梨状筋下孔
- 梨状筋が大坐骨孔部を通るため，大坐骨孔部は梨状筋より上方の部と下方の部に分けられる．前者を**梨状筋上孔**，後者を**梨状筋下孔**という．
- **梨状筋上孔**には上殿神経，上殿動脈・静脈が通り，**梨状筋下孔**には下殿神経，下殿動

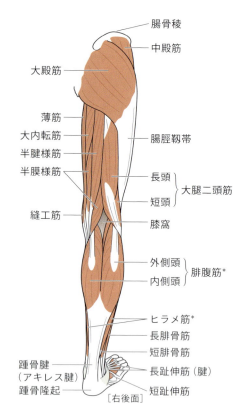

図83　下肢の筋（右側：後面）
＊腓腹筋とヒラメ筋を合わせて下腿三頭筋 triceps surae と呼ぶ．

表26　下肢帯の筋―内寛骨筋

筋名	起始	経過	停止	作用	神経
腸骨筋	腸骨窩，下前腸骨棘	両筋は合して，筋裂孔（鼡径靱帯の下）を下行	大腿骨小転子	股関節の屈曲	腰神経叢と大腿神経の枝 (T12), L1-L4
大腰筋	浅頭：第12胸椎〜第4腰椎の椎体側面 深頭：第1〜5腰椎の肋骨突起，第12肋骨				
小腰筋	第12胸椎と第1腰椎の椎体前面	大腰筋の前を下行	腸恥隆起		

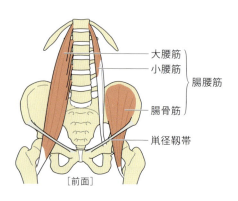

図84　腸腰筋（腸骨筋，大腰筋，小腰筋）iliopsoas

表27 下肢帯の筋―外寛骨筋

筋名	起始	経過	停止	作用	神経
大殿筋	腸骨翼の外面,仙骨・尾骨の外側縁,仙結節靱帯	下外方に走る	大腿骨殿筋粗面,腸脛靱帯	股関節の伸展,外旋	下殿神経 L4-S2
中殿筋	腸骨翼の外面,腸骨稜外唇	下方に走る	大腿骨大転子	股関節の外転	上殿神経 L4-S1
小殿筋	腸骨翼の外面	下外方に走る	大腿骨大転子	股関節の外転	
大腿筋膜張筋	上前腸骨棘	大転子の前方を走り,腸脛靱帯に移行する	脛骨外側顆	股関節の屈曲・外転・内旋,膝関節の伸展	上殿神経 L4, L5
梨状筋	仙骨の前面で第2〜4前仙骨孔の間および傍	大坐骨孔部を通る	大腿骨大転子の上縁	股関節の外旋	仙骨神経叢の枝 S1, S2
内閉鎖筋	閉鎖孔縁,閉鎖膜の内面	後方に向かい,小坐骨孔の縁で直角に曲がり,前外方に走る	大腿骨転子窩	股関節の外旋	仙骨神経叢の枝 L4-S2
上双子筋	坐骨棘	内閉鎖筋を上下から挟む(おおう)		股関節の外旋	
下双子筋	坐骨結節			股関節の外旋	
大腿方形筋	坐骨結節	外方へ走る	大転子の下部,大腿骨転子間稜	股関節の外旋	

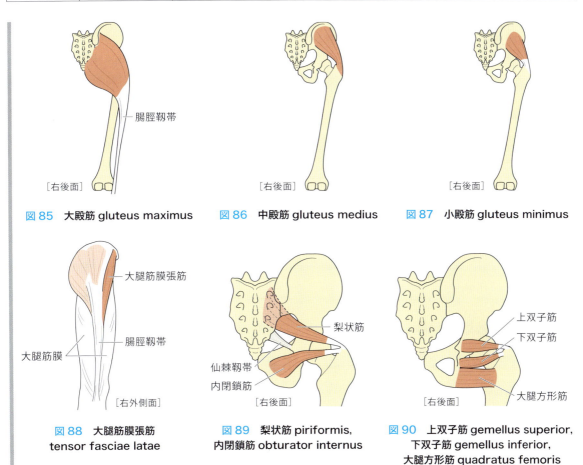

図85 大殿筋 gluteus maximus

図86 中殿筋 gluteus medius

図87 小殿筋 gluteus minimus

図88 大腿筋膜張筋 tensor fasciae latae

図89 梨状筋 piriformis, 内閉鎖筋 obturator internus

図90 上双子筋 gemellus superior, 下双子筋 gemellus inferior, 大腿方形筋 quadratus femoris

脈・静脈，坐骨神経，後大腿皮神経，陰部神経，内陰部動脈・静脈が通る．

［梨状筋下孔］ ［梨状筋上孔］
仙棘靱帯 梨状筋
［小坐骨孔］ 大転子
仙結節靱帯
坐骨結節
［右後面］

b．大腿の筋

- 大腿の筋は大腿の前側にある**伸筋群**，内側にある**内転筋群**，後側にある**屈筋群**の3群に分類される．

①伸筋群（表28，図91〜95）

- 伸筋群は**大腿神経**，内転筋群は主として**閉鎖神経**，屈筋群は**坐骨神経**の支配を受ける．
- 大腿の伸筋群は**縫工筋** sartorius と**大腿四頭筋** quadriceps femoris よりなる．
- 縫工筋は人体で最長の筋である．
- 大腿四頭筋は**大腿直筋** rectus femoris，**外側広筋** vastus lateralis，**中間広筋** vastus intermedius，**内側広筋** vastus medialis よりなる．
- 大腿四頭筋のうち，2関節筋は**大腿直筋**のみである．
- 縫工筋は**上前腸骨棘**，大腿直筋は**下前腸骨棘**から起始する．
- **中間広筋**は大腿直筋の下層に位置する．
- 中間広筋の一部から分かれ，その深層を走り，膝関節包の上陥凹部に停止する筋を**膝関節筋**といい，膝関節伸展時に陥凹部を上方に引く働きがある．

> **＊膝蓋腱反射**（「Ⅱ-C. 神経系」の図14参照）
> - 深部反射の1つである膝蓋腱反射は，打腱器で膝蓋腱（膝蓋靱帯）を叩打した際に反射的に大腿四頭筋が収縮して膝関節が伸展する反射であり，単シナプス反射に分類される．
>
> **＊尻上がり現象**
> - 大腿四頭筋拘縮症患者を腹臥位とし，股関節伸展位のまま膝関節を屈曲していくと股関節が屈曲し，本症に特有な**尻上がり現象**が現われる．

②内転筋群（表29，図96〜100）

- 内転筋群のほとんどは閉鎖神経支配であるが，一部は大腿神経支配である．
- 大腿の内転筋群は**恥骨筋** pectineus，**薄筋** gracilis，**長内転筋** adductor longus，**短内転筋** adductor brevis，**大内転筋** adductor magnus，**外閉鎖筋** obturator externus よりなり，

表28 大腿の筋—伸筋群

筋名	起始	経過	停止	作用	神経
縫工筋	上前腸骨棘	斜め内下方に走り，大腿骨内側上顆の後を通る	脛骨内側面上部（脛骨粗面内側部）	膝関節の屈曲，膝関節伸展位固定，股関節の屈曲・外旋・外転	大腿神経 L2, L3
大腿直筋	下前腸骨棘，寛骨臼上縁	4筋は下方で共同腱をつくり，膝蓋骨の上端（膝蓋骨底）と両側縁に付着し，さらに膝蓋骨より下方では膝蓋靱帯となる	脛骨粗面	膝関節の伸展，股関節の屈曲	大腿神経 大腿直筋・中間広筋：L2-L4 内側広筋：L2, L3 外側広筋：L3, L4
外側広筋	大腿骨粗線外側唇				
中間広筋	大腿骨体の前面				
内側広筋	大腿骨粗線内側唇				

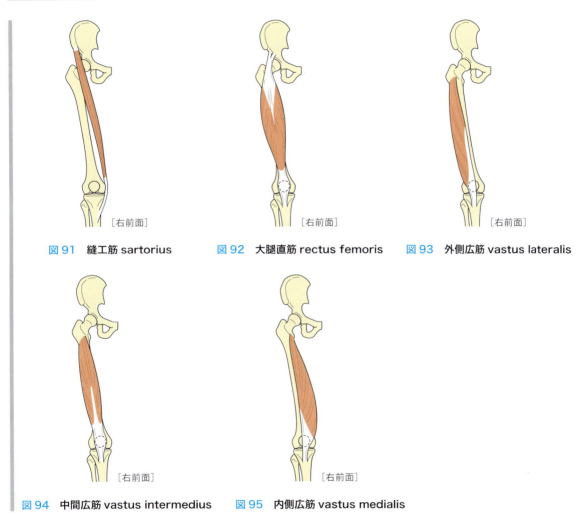

図91 縫工筋 sartorius　　図92 大腿直筋 rectus femoris　　図93 外側広筋 vastus lateralis

図94 中間広筋 vastus intermedius　　図95 内側広筋 vastus medialis

　　主として股関節の内転運動に関与する．
- 大腿の内転筋群は恥骨筋を除き**閉鎖神経**の支配を受けるが，恥骨筋は**大腿神経**支配である．
- **大内転筋**は恥骨下枝・坐骨枝・坐骨結節から起始し，大腿骨粗線内側唇に停止するとともに，腱部はこれと少し離れて大腿骨内側上顆に停止する．この両停止部の間の裂隙を〔内

表29 大腿の筋—内転筋群

筋名	起始	経過	停止	作用	神経
恥骨筋	恥骨櫛	外下方に走る	大腿骨恥骨筋線※大腿骨後面で小転子の下方	股関節の内転・屈曲	大腿神経 L2, L3
薄筋	恥骨結合の外側	大腿の内側を下行し、大腿骨内側上顆の後を通る	脛骨内側面上部（脛骨粗面内側部）	股関節の内転、下腿を屈曲・やや内旋	閉鎖神経前枝 L2-L4
長内転筋	恥骨結節の下方	外下方に走る	大腿骨粗線内側唇の中部1/3	股関節の内転	閉鎖神経前枝 L2, L3
短内転筋	恥骨下枝	外下方に走る	大腿骨粗線内側唇	股関節の内転	閉鎖神経前枝 L2-L4
大内転筋	恥骨下枝、坐骨結節、坐骨枝	外下方に走る	大腿骨粗線内側唇の全長、大腿骨内転筋結節	股関節の内転	閉鎖神経後枝 L2-L4 坐骨神経 L4, L5
外閉鎖筋	閉鎖膜の外面およびその周囲の骨	外方に走り、大腿骨頸の後方を通る	大腿骨転子窩	股関節の外旋、股関節の内転	閉鎖神経 L3, L4

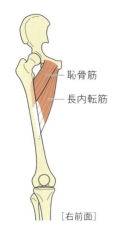

図96 恥骨筋 pectineus, 長内転筋 adductor longus

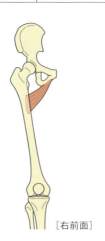

図97 短内転筋 adductor brevis

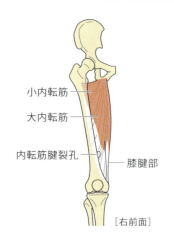

図98 大内転筋 adductor magnus, 小内転筋 adductor minimus

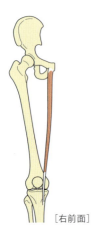

図99 薄筋 gracilis

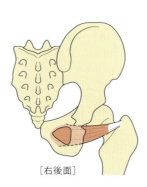

図100 外閉鎖筋 obrurator externus

転筋〕腱裂孔といい，大腿動脈はこの部を通り膝窩動脈となる（図98）．
- 大内転筋のうち，恥骨下枝と坐骨枝から起始する上部筋束は独立していることが多く，これを小内転筋といい，その境界に第一貫通動脈が通る．
- 脛骨内側面上部において，縫工筋，薄筋，半腱様筋の停止腱膜は鵞足をつくる（図101）．

＊**大腿三角**（図102）
- **鼡径靱帯**（の下縁），**縫工筋**（の内側縁），**長内転筋**（の外側縁）でつくられる三角を大腿三角（スカルパ Scarpa 三角）といい，ここを大腿動脈・静脈や大腿神経などが通る．

③**屈筋群**（表30，図103～105）
- 屈筋群はほとんど坐骨神経（脛骨神経）支配であるが，一部坐骨神経（総腓骨神経）支配である．
- 大腿の屈筋群（後側筋群）は**大腿二頭筋** biceps femoris，**半腱様筋** semitendinosus，**半膜様筋** semimembranosus の3筋よりなり，**ハムストリングス**と総称され，股関節の伸展や

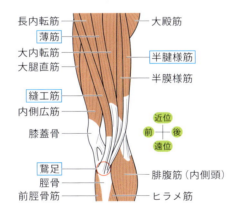

図101　鵞足（右内側面）

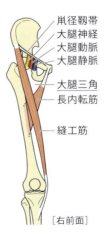

図102　大腿三角（スカルパ三角）

表30　大腿の筋—屈筋群

筋名	起始	経過	停止	作用	神経
大腿二頭筋	〈長頭〉坐骨結節	両頭は下行し，共同の腱となり，膝窩の外側を下行する	腓骨頭	膝関節の屈曲，股関節の伸展	坐骨神経（脛骨神経）L5-S2
	〈短頭〉大腿骨粗線外側唇				坐骨神経（総腓骨神経）L4-S2
半腱様筋	坐骨結節	膝窩の内側を下行する	脛骨内側面上部（脛骨粗面内側部）	膝関節の屈曲，股関節の伸展	坐骨神経（脛骨神経）L4-S2
半膜様筋	坐骨結節	大腿骨内側上顆の後を通る	脛骨内側顆の後面	膝関節の屈曲，股関節の伸展	

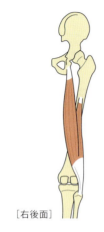

図103　大腿二頭筋
biceps femoris

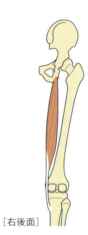

図104　半腱様筋
semitendinosus

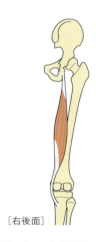

図105　半膜様筋
semimembranosus

膝関節の屈曲に働く．
- 大腿二頭筋長頭，半腱様筋，半膜様筋はともに**坐骨結節**から起始する．
- **半腱様筋**は，下半が細長い腱となる．
- **半膜様筋**は，上半が広い腱膜からなる．

c．下腿の筋

- 下腿の筋は前側にある**伸筋群**，外側にある**腓骨筋群**，後側にある**屈筋群**の3群に分類される．
- 伸筋群は**深腓骨神経**，腓骨筋群は**浅腓骨神経**，屈筋群は**脛骨神経**の支配を受ける．

①**伸筋群**（表31，図106〜109）

- 下腿の伸筋群は**前脛骨筋** tibialis anterior，**長母趾伸筋** extensor hallucis longus，**長趾伸筋** extensor digitorum longus，**第三腓骨筋** fibularis tertius よりなり，足関節の背屈と足趾の伸展に関与する．
- **長母趾伸筋**の筋腹は前脛骨筋と長趾伸筋におおわれているが，下腿下部前面では，その腱は前脛骨筋腱と長趾伸筋腱との間に現れる．
- 足首の前面で，内側から外側に向かって，前脛骨筋，長母趾伸筋，長趾伸筋の各腱が触れる．

表31 下腿の筋—伸筋群

筋名	起始	経過	停止	作用	神経
前脛骨筋	脛骨の外側面，下腿骨間膜の前面上部	脛骨前縁の外側を下行し，下腿下部で上伸筋支帯・下伸筋支帯の内側部の下を走る	内側楔状骨の内側および足底面，第1中足骨底の足底面	足関節の背屈と内反	深腓骨神経 L4-S1
長母趾伸筋	腓骨中央部の骨間縁，下腿骨間膜の前面	腱は下腿下部前面で前脛骨筋腱と長趾伸筋腱との間に現れ，下伸筋支帯の下を走る	母趾の趾背腱膜（末節骨底の背側面）	母趾の伸展，足関節の背屈と内反	
長趾伸筋	脛骨上端の外側面，腓骨の前縁，下腿骨間膜の前面	前脛骨筋の外側を下行し，下伸筋支帯の下で4腱に分かれる	第2〜5趾の趾背腱膜（中節骨および末節骨の背側面）	第2〜5趾の伸展，足関節の背屈・外反	
第三腓骨筋	腓骨の前縁	上伸筋支帯・下伸筋支帯の下を走る	第5中足骨底の背側面	足関節の背屈・外反	

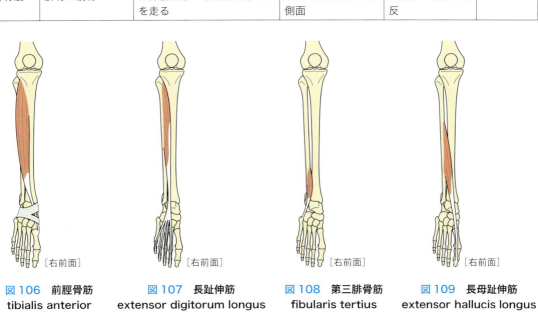

図106 前脛骨筋
tibialis anterior

図107 長趾伸筋
extensor digitorum longus

図108 第三腓骨筋
fibularis tertius

図109 長母趾伸筋
extensor hallucis longus

- 長趾伸筋の下外側部から分かれて起始し，第5中足骨底の背側に停止する小筋束を**第三腓骨筋**という．
- **下伸筋支帯**，**上伸筋支帯**の下を通る筋として，前脛骨筋，長母趾伸筋，長趾伸筋および第三腓骨筋がある．

*上・下伸筋支帯（図110）
- 下腿筋膜の遠位部は前側で厚くなり**上伸筋支帯**および**下伸筋支帯**をつくり，この下を通る下腿伸筋群の腱が運動時に浮き上がるのを防いでいる．**下伸筋支帯はY字状**を呈し，外側脚および上・下内側脚よりなる．

②**腓骨筋群**（表32，図111，112）
- 下腿の腓骨筋群に分類される筋として**長腓骨筋** fibularis longus と**短腓骨筋** fibularis brevis があり，足関節の外反や底屈に関与する．

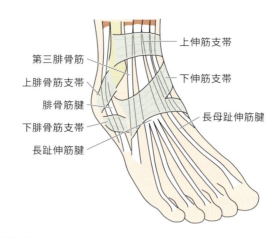

図110　上・下伸筋支帯（右足）

表32　下腿の筋—腓骨筋群

筋名	起始	経過	停止	作用	神経
長腓骨筋	腓骨頭，腓骨体の外側縁の上部2/3	短腓骨筋をおおって下行し，腱となり，外果の後（上腓骨筋支帯の下）を通って前方に回り，踵骨の外側（下腓骨筋支帯の下）を走り，さらに第5中足骨底の後方を通って足底に出て，足底を前内方に走る	内側楔状骨，第1中足骨底の足底面	足関節の外反・底屈	浅腓骨神経 L4-S1
短腓骨筋	腓骨の外側面下部	長腓骨筋の内側を垂直に下行し，外果の後（上腓骨筋支帯の下）を通り，踵骨の外側（下腓骨筋支帯の下）を通る	第5中足骨底の外側	足関節の外反・底屈	

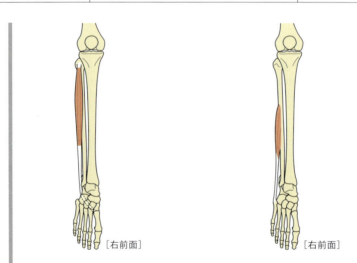

図111　長腓骨筋 fibularis longus　　図112　短腓骨筋 fibularis brevis

- 長腓骨筋は上部表層にあり，その下層に短腓骨筋がある．
- 長腓骨筋が下部で腱に移行すると，下層にある短腓骨筋がみられる．

*上・下腓骨筋支帯（図113）
- 下腿筋膜の遠位部は外側で厚くなり**上腓骨筋支帯**および**下腓骨筋支帯**をつくり，この下を通る腓骨筋群の腱を保持している．

*第5中足骨底骨折（いわゆる下駄骨折）
- 踏みはずしなどにより，足関節の内反が強制された際に，短腓骨筋が急激に収縮し，第5中足骨基部の裂離骨折（腱や靱帯などの牽引による骨折）を起こすことがある．この骨折は下駄骨折とも呼ばれる．

③**屈筋群**（表33，図114～120）
- 下腿の屈筋群は，浅層にある**下腿三頭筋** triceps surae，**膝窩筋** popliteus，**足底筋** plantaris と深層にある**後脛骨筋** tibialis posterior，**長趾屈筋** flexor digitorum longus，**長母趾屈筋** flexor hallucis longus よりなり，足関節と足趾の底屈に関与する．
- **下腿三頭筋**は浅層にある2頭の**腓腹筋** gastrocnemius と深層にある1頭の**ヒラメ筋** soleus よりなり，2筋は合して**踵骨腱**（アキレス腱）calcaneal tendon となり踵骨隆起に停止する．
- **膝窩筋**の下縁で，膝窩動脈は後脛骨動脈と前脛骨動脈に分岐する．
- **足底筋**の筋腹は小さく，すぐに細長い腱となり，腓腹筋とヒラメ筋との間を下行する．
- **後脛骨筋**，**長趾屈筋**および**長母趾屈筋**は下腿後面の最深層にある筋で，下腿三頭筋におおわれている．

*2つの長母趾屈筋腱溝
- 距骨後突起の先端には内側結節と外側結節という2つの結節があり，この間にある上下に走る溝を**長母趾屈筋腱溝**という．また，踵骨の載距突起の下にある後上方から前下方に走る溝も**長母趾屈筋腱溝**という．長母趾屈筋腱は，この**距骨**と**踵骨**にある2つの長母趾屈筋腱溝を通り足底に出る．

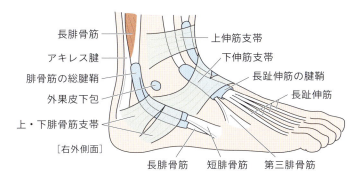

図113　上・下腓骨筋支帯

表33 下腿の筋—屈筋群

筋名	起始	経過	停止	作用	神経
腓腹筋	〈内側頭〉大腿骨内側上顆 〈外側頭〉大腿骨外側上顆	両筋の腱は合して、踵骨腱（アキレス腱）となる	踵骨隆起	足関節の底屈、膝関節の屈曲	脛骨神経 L4-S2
ヒラメ筋	腓骨頭の後面、脛骨の後面のヒラメ筋線、脛骨の内側縁				
足底筋	大腿骨外側上顆	紡錘状の小さい筋腹はすぐに細長い腱となり、表層の腓腹筋と深層のヒラメ筋との間を下行する	踵骨隆起、踵骨腱の内側縁	足関節の底屈	脛骨神経 L4-S1
膝窩筋	大腿骨外側上顆	下内方に走る	脛骨後面上部（ヒラメ筋線の上方）	膝関節の屈曲 下腿の内旋	
後脛骨筋	下腿骨間膜の後面、脛骨の後面、腓骨の内側面	内果の後、屈筋支帯の下を通り、載距突起の上方を前走する	舟状骨粗面、内側楔状骨、第2・3中足骨底	足関節の底屈・内反	脛骨神経 L5-S2
長趾屈筋	脛骨の後面、下腿骨間膜の後面	内果の後下、屈筋支帯の下を走る	第2〜5趾の末節骨底	第2〜5趾の屈曲、足関節の底屈・内反	
長母趾屈筋	腓骨体の後面、下腿骨間膜の後面	長趾屈筋の外側を下行し、腱となって距骨の後および載距突起の下（長母趾屈筋腱溝）を通り、足底で短母趾屈筋の2頭の間を前走する	母趾の末節骨底	母趾の屈曲、足関節の底屈・内反	

> ＊膝窩
> ■ 膝関節の後側にある菱形の窩を膝窩という．膝窩の上内側は半腱様筋と半膜様筋、上外側は大腿二頭筋、下内側は腓腹筋内側頭、下外側は腓腹筋外側頭で境される．膝窩のやや上方で**坐骨神経**が脛骨神経と総腓骨神経に分枝する（「V-E．膝関節」の図7参照）．
>
> ＊屈筋支帯（図121）
> ■ **下腿筋膜**の遠位部は内側で厚くなり、内果と踵骨との間に**屈筋支帯**をつくり、この下を通る下腿屈筋群の腱を保持している．
>
> ＊踵足（鈎足）
> ■ **脛骨神経麻痺**により足関節が背屈位を呈している状態を踵足（鈎足）という．

d. 足の筋

■ 足の筋は**足背の筋**と**足底の筋**に分けられ、前者は**深腓骨神経**、後者は脛骨神経の枝の**内側・外側足底神経**の支配を受ける．

2. 各論　133

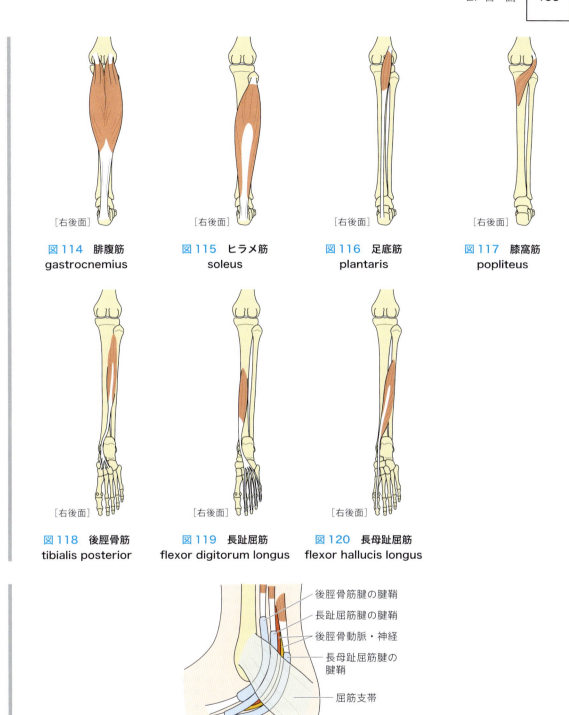

図114　腓腹筋
gastrocnemius

図115　ヒラメ筋
soleus

図116　足底筋
plantaris

図117　膝窩筋
popliteus

図118　後脛骨筋
tibialis posterior

図119　長趾屈筋
flexor digitorum longus

図120　長母趾屈筋
flexor hallucis longus

図121　屈筋支帯

①足背の筋（表34，図122）
- 足背の筋には短母趾伸筋 extensor hallucis brevis と短趾伸筋 extensor digitorum brevis の2筋がある．

表34 足の筋—足背の筋

筋名	起始	経過	停止	作用	神経
短母趾伸筋	踵骨前部の背側面	前内方に走る．腱となって長母趾伸筋腱の下に重なる	母趾の基節骨底	母趾の伸展	深腓骨神経 L4-S1
短趾伸筋	踵骨前部の背側面と外側面	3腱に分かれて，前内方に走る．3腱は各々長趾伸筋腱の外側に癒合する	第2～4趾の指背腱膜	第2～4趾の伸展	

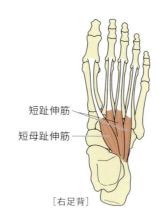

図122 短母趾伸筋 extensor hallucis brevis，短趾伸筋 extensor digitorum brevis

②足底の筋

- 足底の筋は，**母趾球筋**，**小趾球筋**，**中足筋**の3群に分けられる．
- 母趾球筋は，**母趾外転筋** abductor hallucis，**短母趾屈筋** flexor hallucis brevis，**母趾内転筋** adductor hallucis の3筋よりなる（表35，図123～125）．
- 母趾球筋には，手の筋（母指球筋）である**母指対立筋**に相当するものはない．
- 第1中足骨頭の底側には，内側と外側の2つの**種子骨**がある．
- **内側種子骨**には母趾外転筋と短母趾屈筋内側腹が，**外側種子骨**には母趾内転筋と短母趾屈筋外側腹がつく．
- 小趾球筋は，**小趾外転筋** abductor digiti minimi，**小趾対立筋** opponens digiti minimi，**短小趾屈筋** flexor digiti minimi brevis の3筋よりなる（表36，図126～128）．
- 小趾球筋には，手の筋（小指球筋）である**短掌筋**に相当するものはない．
- 中足筋には**短趾屈筋** flexor digitorum brevis，**足底方形筋** quadratus plantae，〔足の〕**虫様筋** lumbricals，〔足の〕**背側骨間筋** dorsal interossei，**底側骨間筋** plantar interossei の5筋がある（表37，図129～133）．
- 中足筋には，手の筋（中手筋）では相当する筋がみられない**短趾屈筋**と**足底方形筋**がある．
- 足底筋膜浅葉の中央部は強靱な縦走線維よりなり，これを**足底腱膜**といい，踵骨隆起の内側突起から起こり，中足骨頭の高さで5束に分かれ第1～5指に達する．
- **短趾屈筋**は，足底腱膜の下層にある．
- **足底方形筋**は，短趾屈筋の下層にある．
- 〔足の〕**虫様筋**は，4個（第1～4虫様筋）ある．

表35 足の筋―母趾球筋

筋名	起始	経過	停止	作用	神経
母趾外転筋	踵骨隆起内側部，舟状骨粗面，〔足の〕屈筋支帯，足底腱膜	前内方に走る	第1中足骨頭の底側面にある内側種子骨，母趾の基節骨底	母趾の外転，屈曲	内側足底神経 L5，S1
短母趾屈筋	内側（中間）楔状骨，長足底靱帯	2腹（内側腹，外側腹）に分かれて，前走する	第1中足骨頭の底側面にある内側・外側種子骨，母趾の基節骨底	母趾の屈曲	内側腹：内側足底神経 L5，S1 外側腹：外側足底神経 S1，S2
母趾内転筋	〈斜頭〉第2～4中足骨底，立方骨，外側楔状骨，長足底靱帯 〈横頭〉第2～5中足趾節関節の関節包・靱帯	斜頭は前内方，横頭は内方に走る	第1中足骨頭の底側面にある外側種子骨，母趾の基節骨底	母趾の内転，屈曲	外側足底神経 S1，S2

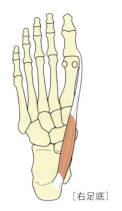

図123　母趾外転筋
abductor hallucis

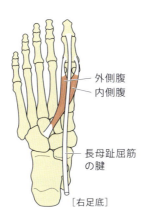

図124　短母趾屈筋
flexor hallucis brevis

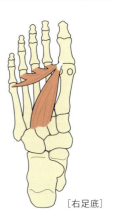

図125　母趾内転筋
adductor hallucis

- 〔足の〕背側骨間筋は，4個（第1～4背側骨間筋）ある．
- 底側骨間筋は，3個（第1～3底側骨間筋）ある．

＊**足底腱膜炎**
- 歩行時の体重移動に伴う足底腱膜の緊張により，踵骨の足底腱膜付着部にストレス（機械的刺激）が加わり，炎症反応を起こすことがある．これを**足底腱膜炎**といい，歩行時の踵骨足底面の疼痛や足底の踵骨前内側部の圧痛などがみられる．

表36 足の筋—小趾球筋

筋名	起始	経過	停止	作用	神経
小趾外転筋	踵骨隆起	前外方に走る	小趾の基節骨底，第5中足骨粗面	小趾の屈曲，外転	外側足底神経 S1，S2
短小趾屈筋	第5中足骨底，長足底靱帯	前外方に走る	小趾の基節骨底	小趾の屈曲	
小趾対立筋		短小趾屈筋の外側を前走する	第5中足骨外側縁	第5中足骨を底側内側方に引く	

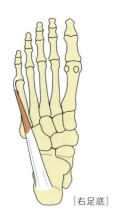

図126 小趾外転筋
abductor digiti minimi

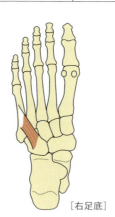

図127 小趾対立筋
opponens digiti minimi

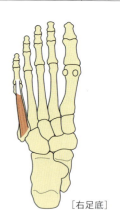

図128 短小趾屈筋
flexor digiti minimi brevis

表37 足の筋—中足筋

筋名	起始	経過	停止	作用	神経
短趾屈筋	踵骨隆起の下面	4腱に分かれて前走し，各腱は2分して長趾屈筋腱の通る腱裂孔をつくる	第2〜5趾の中節骨底	第2〜5趾の底屈	内側足底神経 L5，S1
足底方形筋	踵骨隆起の内側突起と外側突起（2頭よりなる）	2頭は合し前走する	長趾屈筋の共通腱の外側	長趾屈筋のはたらきを助ける	外側足底神経 S1，S2
（足の）虫様筋	長趾伸筋腱から起始 ・第1虫様筋：第2趾腱の母趾側 ・第2〜4虫様筋：隣り合う腱の相対する面から起始（2頭）	第2〜5趾の基節骨の母趾側をまわる	基節骨の内側縁から指背腱膜	第2〜5趾の底屈	第1・2虫様筋：内側足底神経 L5，S1 第3・4虫様筋：外側足底神経 S1，S2
底側骨間筋	第3〜5中足骨の内側面	前走する	第3〜5趾の基節骨の内側	第3〜5趾を内側方に引き，基節骨を曲げる	外側足底神経 S1，S2
（足の）背側骨間筋	各々，第1〜5中足骨の相対する面から起始（2頭）	前走する	第2〜4趾の基節骨	足趾の外転	

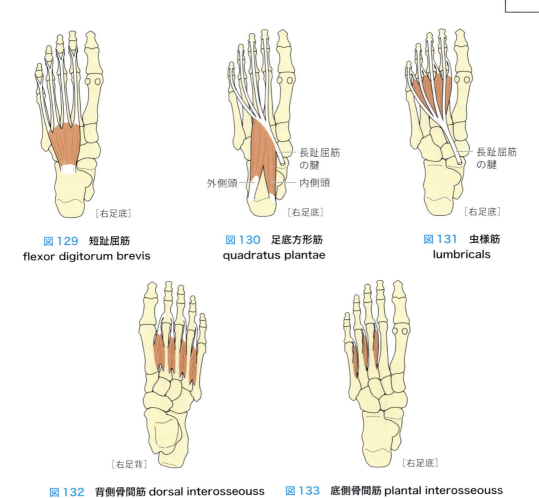

図129　短趾屈筋
flexor digitorum brevis

図130　足底方形筋
quadratus plantae

図131　虫様筋
lumbricals

図132　背側骨間筋 dorsal interosseouss　　図133　底側骨間筋 plantal interosseouss

C 神経系

1. 神経系総論

1 神経系の区分

- 神経系とは，個体が刺激を受容し反応する一連の過程を担うものである（図1）．
- 体の内外の情報は受容器によって感知され，処理された後，効果器を介して反応が起こる．
- 神経系は情報の処理・統合を行う**中枢神経系** central nervous system と，中枢神経系に外的・内的環境の情報を伝える**末梢神経系** peripheral nervous system に分けられる．
- 中枢神経系は**脳** brain と**脊髄** spinal cord からなり，末梢神経系はそれらを出入りする**脳神経** cranial nerve 12 対と**脊髄神経** spinal nerve 31 対からなる（表1，図2）．
- 末梢神経系は，機能的には，受容器で感知された感覚入力を中枢神経系に伝える感覚神経と，効果器に出力指令を伝える運動神経に分けられる．
- 情報が伝えられる方向により，感覚神経を求心性神経，運動神経を遠心性神経という．
- 末梢神経系はその標的により，皮膚や筋を支配する体性神経系と内臓や腺などを支配する**臓性神経系**（自律神経系）に分けられる．

2 神経系の内部構造

a. ニューロンとグリア細胞

- 神経系には，情報伝達の役目を担う**ニューロン（神経細胞）** neruon と，その環境維持を担う**グリア細胞（神経膠細胞）** neuroglia の2種類の細胞が存在する．
- ニューロンは多数の突起をもつのが特徴である．短くて樹木状に分岐し，通常は複数存在する突起を**樹状突起** dendrite といい，1本の長く伸びる突起を**軸索** axon という（図3）．
- 軸索は**神経線維** nerve fiber ともいい，ニューロンの活動（インパルス）を他のニューロ

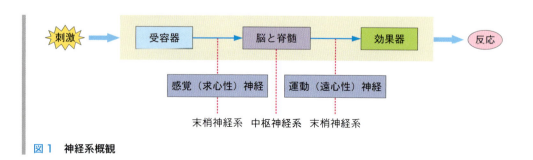

図1 神経系概観

表1　神経系の分類

神経系	中枢神経系	脳
		脊髄
	末梢神経系*	脳神経（12対）
		脊髄神経（31対）

＊末梢神経系は標的により，体性神経系と臓性（自律）神経系に分けられる．

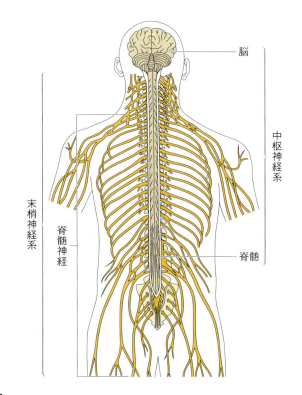

図2　神経系全体像

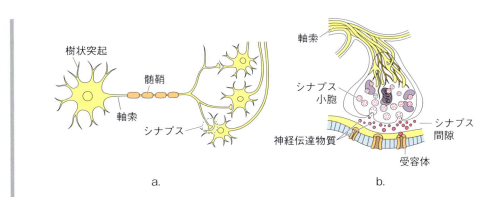

図3　ニューロンの形態（a）とシナプス（b）

- ンや筋に伝導する突起である．
- **髄鞘**（ミエリン）myelin という絶縁性の高い鞘でおおわれた神経線維を**有髄線維**，おおわれていないものを**無髄線維**という（「Ⅲ-B．人体の構成」の図10参照）．
- 有髄線維の軸索には一定間隔で，ランビエの絞輪と呼ばれる髄鞘におおわれていない部分があり，神経の興奮は，ランビエの絞輪から絞輪へ跳躍するようにして伝わる（跳躍伝導）．
- 軸索は多数の枝（軸索側枝）に分かれ，その末端は軸索終末として膨らみ，**シナプス** synapse と呼ばれる接合部で，他のニューロンの樹状突起や細胞体に興奮が伝達される（図3）．
- シナプスの標的の違いによって，軸索と細胞体とのシナプス結合を軸索細胞体シナプス，樹状突起とのシナプスを軸索樹状突起シナプスという．
- ニューロンは細胞体から出る突起の数によって，単極神経細胞，双極神経細胞，偽単極神経細胞，多極神経細胞に分類される（図4）．
- 神経系内の大部分の細胞は多極神経細胞で，とくに樹状突起の形態に差が大きく，細胞によってさまざまな形態をとる．
- 偽単極神経細胞は双極神経細胞の変形と考えられる細胞で，両者は主として感覚神経の細胞であることが多い．
- 中枢神経系内のグリア細胞は，**星状膠細胞**（アストロサイト）astrocyte，**希突起膠細胞**（オリゴデンドロサイト）oligodendrocyte，**小膠細胞**（ミクログリア）microglia の3種が区別される（図5）．

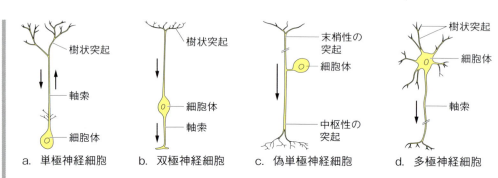

図4　突起の数によるニューロンの分類

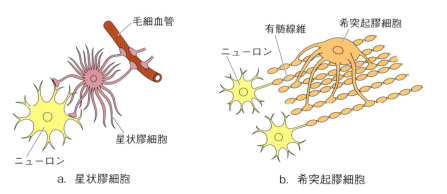

図5　グリア細胞の種類

- 星状膠細胞は，毛細血管とニューロンの間に存在し，ニューロン内の物質（栄養，代謝産物，イオンなど）交換に関わっている．
- 希突起膠細胞は，中枢神経系内のニューロンの髄鞘形成に関わっている．これに対して，末梢神経系内のニューロンの髄鞘形成に関わっているのはシュワン細胞である．
- 小膠細胞は，異物の貪食作用をもつ．
- その他，中枢神経系内には脳室の壁をおおっている**上衣細胞**と呼ばれる細胞が存在する．

b. 組織学的な神経系の区分

- 中枢神経系は組織学的に，ニューロンの細胞体が集中して存在する**灰白質** gray matter と，神経線維のまとまりである**白質** white matter に分類される．
- 灰白質が表層にあって層状をなしている部分は**皮質** cortex と呼ばれ，その例として大脳皮質や小脳皮質がある．
- 灰白質が脳の深部にあって細胞体の集団が周囲の白質から区別できる場合，それを**核**あるいは**神経核** nucleus といい，その集団ごとに，名称がつけられている．
- 白質の中で，線維群がまとまりをなしてある機能を伝えるとき，それを**伝導路** tract という．

3 神経系の発生と区分

a. 脳の発生

- 中枢神経系は外胚葉由来の**神経管** neural tube から，末梢神経系は**神経堤** neural crest から発生する．したがって，中枢神経系は成体になっても管状構造が維持されている．
- 胚子の背側部にある外胚葉には，胎生初期に浅い**神経溝** neural groove ができ，次第に陥凹が深くなり，やがて，胎生4週頃には神経管が形成される（図6）．
- 神経管が形成されるときに，神経溝のへりを形成していた神経堤も同時に陥入し，末梢神経系へと分化する．
- 神経管の吻側に膨らみ（脳胞）ができ，屈曲することで脳ができ，尾側部はほぼ神経管の管状の形態を保ったまま脊髄へと分化する（図7）．
- 吻側部にはまず3つの脳胞（**前脳胞** prosencephalon，**中脳胞** mesencephalon，**菱脳胞** rhombencephalon）ができる（一次脳胞）．
- 続いて5つの脳胞（**終脳胞** telencephalon，**間脳胞** diencephalon，**中脳胞** mesencephalon，

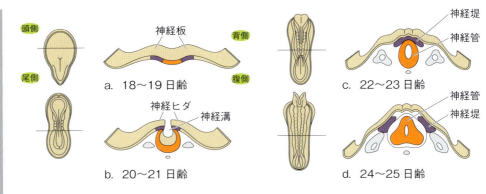

図6　神経管の発生

後脳胞 metencephalon，髄脳胞 myelencephalon）に分化する（図7）．前脳胞の吻側部が左右に大きく発達して終脳胞となり尾側部分が間脳胞となり，菱脳胞の吻側部が後脳胞，尾側部が髄脳胞として膨らむ（二次脳胞）．

- 最終的には，終脳胞が**終脳**（大脳）に，間脳胞が**間脳**に，中脳胞が**中脳**に，後脳胞が，**橋** pons と**小脳** cerebellum に，髄脳胞が**延髄** medulla oblongata になる（図8）．終脳は左右に分かれて大きくなって**大脳半球**が形成されることになる．
- 中脳，橋，延髄をあわせて**脳幹** brainstem という．
- 神経管から分化したため，脳の内部には脳胞に対応した空洞が存在する．これを脳室という．
- 終脳内部の空洞は左右にわかれた**側脳室** lateral ventricle で，間脳では**第三脳室** third ventricle，中脳では**中脳水道** cerebral aqueduct，橋と延髄では**第四脳室** fourth ventricle と呼ばれる（表2）．これらの脳室は一続きのものである．
- 脊髄は神経管の状態を最も良くとどめた形態をとり，その内部には脳室から続く中心管 central canal がある．

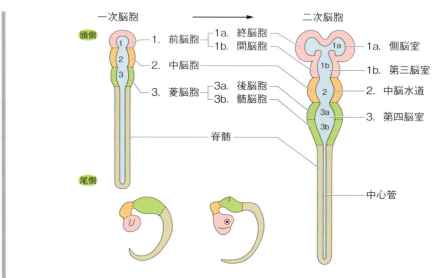

図7 脳胞の発生

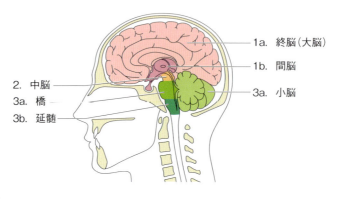

図8 脳の区分

表2 脳と脳室の区分

1 前脳 prosencephalon	1a 終脳 telencephalon	大脳 cerebrum	側脳室
	1b 間脳 diencephalon	間脳 diencephalon	第三脳室
2 中脳 mesencephalon	2 中脳 mesencephalon	中脳 midbrain	中脳水道
3 菱脳 rhombencephalon	3a 後脳 metencephalon	橋 pons	第四脳室
		小脳 cerebellum	
	3b 髄脳 myelencephalon	延髄 medulla oblongata	

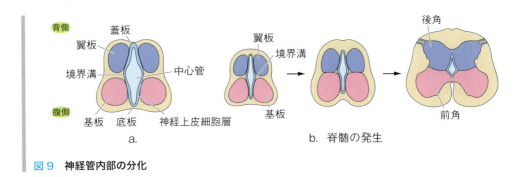

図9 神経管内部の分化

b. 神経管の内部構造の変化

- 発生初期では神経管壁は非常に薄いが，発生が進むにつれて神経管壁の神経上皮性細胞が分化・増殖し，神経管壁は厚くなる．
- やがて神経管の内部は，境界溝を境に**運動性の基板** basal plate と**感覚性の翼板** alar plate が区分できるようになる（図9）．
- この基本形は，脊髄で最もよくその原型をとどめており，のちに感覚性の後角と運動性の前角に分化する．

2. 中枢神経系

1 脊　髄

a. 脊髄と脊髄神経

- **脊髄** spinal cord は延髄の尾側から続く部分で，太さ約1cm，長さ40〜45cmの棒状をし，脊柱管内に存在する．
- **脊髄神経** spinal nerve は脊髄から出入りする神経で，椎間孔を通過する位置により8対の**頸神経**，12対の**胸神経**，5対の**腰神経**，5対の**仙骨神経**，1対の**尾骨神経**の31対に区分される（「3．末梢神経系」の図42参照）．
- 一対の脊髄神経根を出す脊髄の部分は髄節として区分され，**頸髄，胸髄，腰髄，仙髄，尾髄**に分けられる．
- したがって神経根の数に対応して，髄節は，8頸髄（C1〜C8），12胸髄（T1〜T12），5腰髄（L1〜L5），5仙髄（S1〜S5），1尾髄（Co1）と区分される．
- 脊髄は前後に扁平な円柱状の管であるが，太さは一様ではなく，頸部と腰部でやや太くなっており，それぞれ**頸膨大，腰膨大**と呼ばれる．これはここが上肢や下肢を支配する部位に

相当するためである.

- 脊髄下端は第1～2腰椎の高さで脊髄円錐となって終わる．脊髄円錐から尾側にのびる軟膜の圧縮されたものは終糸と呼ばれる．
- 下位の脊髄神経になればなるほど，その通過する椎間孔が下方になるため，下位の神経根は椎間孔から出るまでに長く下行し，馬尾と呼ばれる束を形成する．
- 脊髄の前の深い前正中裂と後ろの浅い後正中溝によって左右に分けられ，両側にそれぞれ前外側溝と後外側溝がある．前外側溝と後外側溝から細い根糸が出て，各分節ごとにまとまって**前根** ventral root，**後根** dorsal root を形成する
- 脊髄の前から出る前根と後ろから出る後根が合わさって脊髄神経となる（図10）．
- 前根は脊髄の運動ニューロンの軸索の束で運動性，後根は脊髄へ入る感覚ニューロンの軸索の束で感覚性である（ベル・マジャンディ Bell-Magendie の法則）．
- 後根の脊髄神経節（後根神経節）という膨らみには，偽単極細胞である感覚ニューロンの細胞体が存在している（図10）．

b. 脊髄の内部構造（図11）

- 脊髄は内部に灰白質があり，その周りを白質が取り囲んでいる．灰白質には，上位ニューロンに情報を伝える細胞や骨格筋の運動ニューロンなどが存在し，白質には上行性・下行性の多数の線維群が存在する．
- 灰白質は背側の**後角** dorsal horn，腹側の**前角** ventral horn に分けられる．前角には運動ニューロンの細胞体が存在し，その軸索は前根を通って骨格筋を支配する．脊髄神経節の

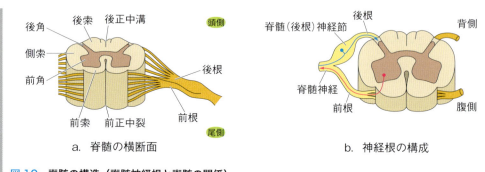

図10　脊髄の構造（脊髄神経根と脊髄の関係）

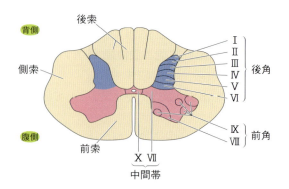

図11　脊髄の内部構造

突起が後角には，後根を通って感覚情報を伝える．
- さらに前角と後角の間を中間帯といい，胸髄ではここが突出し，**側角** lateral hornと呼ばれ，交感神経節前ニューロンの細胞体が存在する（これを中間外側核という）．
- 灰白質にはニューロンが層状に存在しており，レキシード Rexedにより細胞構築学的にⅠ～Ⅹ層に分けられている．
- 後角はⅠ～Ⅵ層，中間帯がⅦ層とⅩ層，前角がⅧ，Ⅸ層である．前角は層というより，細胞集団として存在している．
- 灰白質は，境界溝に近い領域に内臓を支配するニューロンが存在するため，背側から，体性感覚，臓性感覚，臓性運動，体性運動の順に，機能が分化している（図12）．
- したがって，灰白質はその機能を反映して，脊髄のレベルにより細胞構築が異なっている（図13）．例えば下部頸髄は上肢を支配する運動ニューロンが多数存在するために，前角が発達し，胸髄では臓性運動を支配するため，側角が発達している．
- 白質は**後索** dorsal funiculus，**側索** lateral funiculus，**前索** ventral funiculusに区分され，上行性・下行性の多数の神経線維群が通過する（6 伝導路の項参照）．

c. 脊髄反射

- **脊髄反射** spinal reflexは，感覚ニューロンからの情報が直接に，あるいは介在ニューロンを介して運動ニューロンに伝えられて引き起こされる速い反応である．
- **伸張反射**は脊髄反射の1つで，**筋紡錘**からの感覚刺激が直接運動ニューロンに伝えられ，筋収縮を引き起こす（「Ⅱ-B. 筋系」の図12参照）．
- 伸張反射の代表例が膝蓋腱反射である（図14）．
- 膝蓋骨の下の膝蓋腱（大腿四頭筋の腱）をハンマーでたたくと筋が一瞬伸張し，それによって筋紡錘が伸張する．その感覚刺激が，大腿四頭筋を支配する運動ニューロンを興奮させ，筋収縮を引き起こし下腿があがる．
- 反射は一種の生体の防御反応となっている（例えば，熱いものに触れた時に指を引っ込める屈曲反射，筋を収縮させ姿勢を保つのに役立つ伸張反射など）．

2 脳　幹

- **脳幹** brainstemは中脳，橋，延髄の総称である*（図8）．
脳幹の背側部（被蓋）には，脳神経の起始となる運動核や，脳神経からの感覚情報を受ける感覚核が存在する．

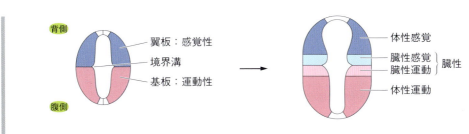

図12　脊髄灰白質の機能分化

*間脳を含めて脳幹とすることもある．

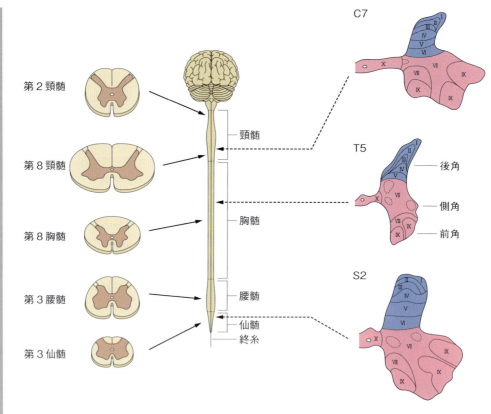

図13　脊髄のさまざまなレベルにおける灰白質の構造

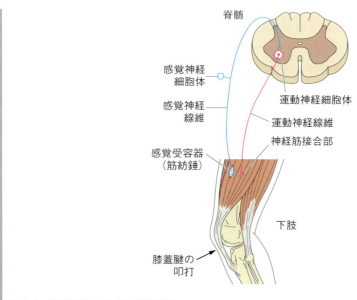

図14　伸張反射の例（膝蓋腱反射）

■ 脳幹は上位の脳と脊髄・小脳の間にあり，よって脳幹にはそれらを結び付ける上行性，下行性の線維群（伝導路）や，関連する中継核が存在する．また，パターン化された運動や

自律神経の中枢などが存在する．

a．脳幹と脳神経

- 脳神経（III ～ XII）は脳幹を出入りし，したがってその関連の脳神経核は脳幹に存在する．
- 脳神経には，機能的に異なる7種類の神経線維が含まれ，そのうち，脊髄神経にも含まれる線維は4種類である（表3）．
- 脳神経は，その担う役割によって含まれる神経線維の種類が決まっており，その神経線維ごとに対応する神経核がある（図15）．
- 脳神経核の配置には法則性があり，内側から外側に，体性運動性，臓性運動性，臓性感覚性，体性感覚性の順に並んでいる．
- この配列は，神経管が初期に境界溝を境に，背側は感覚性の翼板，腹側は運動性の基板，さらに，境界溝近辺は臓性へと分化することに関連している．脊髄はこの原形をとどめているが，脳幹では脳室が広がってくるために，背側の構造物が側方へ押しやられ，内側が運動性，外側が感覚性になる（図15，16）．

b．延 髄（図17，18）

- 延髄 medulla oblongata は脳幹の尾側部分で，脊髄から続く．腹側正中部には両側に**錐体** pyramid という高まりとその外側に**オリーブ** olive という膨らみがある．

表3　脳神経の線維分類

神経線維	機能
一般体性感覚性（GSS）	顔面の皮膚感覚（触覚，温痛覚など），筋の固有覚
特殊体性感覚性（SSS）	視覚，聴覚，平衡覚
一般臓性感覚性（GVS）	内臓からの感覚
特殊臓性感覚性（SVS）	味覚，嗅覚
一般臓性運動性（GVM）	平滑筋，腺を支配（自律神経系）
特殊臓性運動性（SVM）	鰓弓由来の横紋筋を支配
一般体性運動性（GSM）	体節由来の横紋筋を支配

一般とつくものは脊髄神経でも同じ性質の線維がみられ，特殊とつくものは脳神経にのみ認められる線維であるという意味．

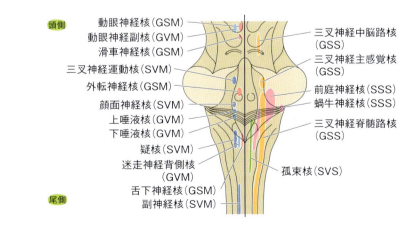

図15　脳神経と関連する脳神経核の配列

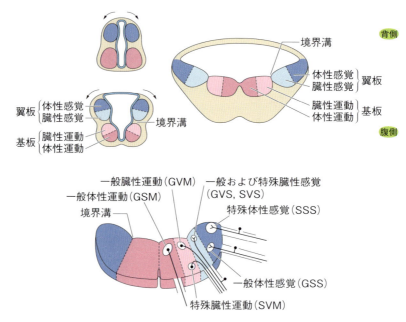

図16 脳神経核の位置の変化

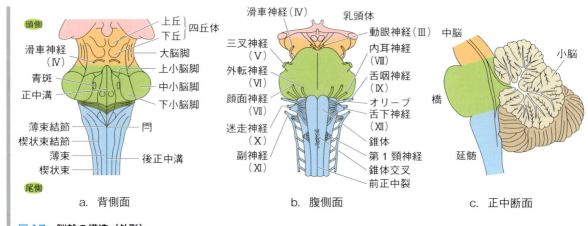

a. 背側面　　　　　　　b. 腹側面　　　　　　　c. 正中断面

図17 脳幹の構造（外形）

- 背側部は脊髄後索の延長部として内側の薄束結節，外側の楔状束結節が区別できる．閂より吻側の背側部には，第四脳室底（菱形窩）が広がっている．
- 錐体は，大脳皮質から脊髄へ下行する運動指令の伝導路であり，延髄下端でそのほとんどが交叉し（**錐体交叉**），反対側に向かう．
- 薄束結節には，**薄束核** gracile nucleus，楔状束結節には**楔状束核** cuneate nucleus があり，体の皮膚からの触覚を伝える線維がここで中継される．また中継された後の線維は交叉し，反対側の正中部で**内側毛帯** medial lemniscus という線維束となって上行している．
- 脳神経核に関連する核として，舌下神経核，やや外側に迷走神経背側核，疑核，孤束核，三叉神経脊髄路核，前庭神経核，蝸牛神経核がある．
- 小脳関連の核として，オリーブの膨らみの中にある下オリーブ核，小脳への入力線維が通

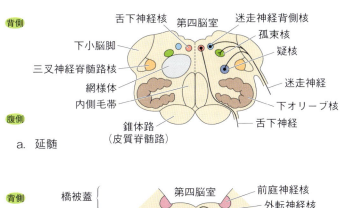
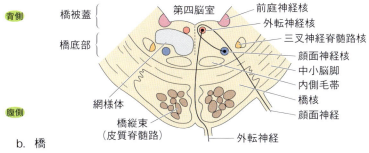
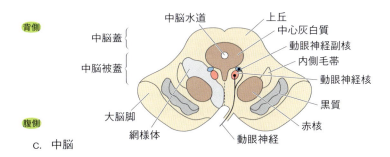

図18　脳幹の構造（水平断面）

過する下小脳脚がある．
- 下小脳脚には，前庭神経核，脊髄からの入力線維や，下オリーブ核や網様体で中継された大脳皮質からの入力線維が通過する．

c. 橋（図17，18）
- 橋 pons は，背側の橋被蓋と腹側の橋底部とに区分される．
- 被蓋部には，脳神経に関連する核として，外転神経核，顔面神経核，三叉神経主感覚核，三叉神経運動核，三叉神経中脳路核が存在する．また，内側毛帯が被蓋部の腹側に存在する．
- 橋底部は，錐体路である橋縦束が尾方に向かって走行しており，その線維束の間に橋核と呼ばれる細胞集団が存在している．
- 橋核で，大脳皮質からの指令が中継されて小脳に向かう．これが中小脳脚で，ヒトでは非常に発達しており，橋底部は腹側に大きく膨らんでいる．

d. 中　脳（図 17，18）

- **中脳** midbrain は橋と間脳の間に位置し，背側から，中脳蓋，中脳被蓋，大脳脚の 3 部に分かれる．
- 中脳蓋には**上丘** superior colliculus と**下丘** inferior colliculus と呼ばれるそれぞれ 1 対の高まりがあり，合わせて四丘体という．
- 上丘は視覚反射の中枢として，視覚情報に応じた眼球や頸部の運動に関与している．下丘は聴覚の伝導路の中継点で，聴覚情報を内側膝状体へと送っている．
- 中脳被蓋の背側中央には，中心灰白質に囲まれた**中脳水道** cerebral aqueduct があり，その腹側正中近くに，滑車神経核，動眼神経核，動眼神経副核がある．
- 尾側から上行してくる識別覚を伝える内側毛帯に加え，聴覚の伝導路である外側毛帯が存在する．
- 小脳の出力線維である上小脳脚の線維が，ここで交叉し，反対側の視床に向かっている．
- 小脳からの入力を受ける**赤核** red nucleus が被蓋中央部に位置している．
- 被蓋の腹側で，大脳脚との境には**黒質** substantia nigra が存在している．黒質は，メラニンを含む細胞の集団でドーパミンを伝達物質としてもつ緻密部と，メラニンを含まず GABA（ガンマアミノ酪酸：抑制性神経伝達物質）を伝達物質としてもつ網様部からなる．
- **大脳脚** cerebral crus は，錐体路線維が通過する線維集団であり，大脳の運動指令を脊髄まで下行して伝える線維群（皮質脊髄路線維）と，途中の運動性の脳神経核に指令を伝える線維群（皮質核線維）からなる．

e. 網様体

- 脳幹の中心部には，神経細胞と軸索が混じり合い，はっきりとした線維束や神経核をなさない部分があり，これを脳幹網様体という．
- 網様体にはあらゆる種類の感覚系の情報が入力し，出力は長い軸索をもつものが多く，上行性に大脳皮質へ，下行性に脊髄へと投射している．
- 網様体は，大脳皮質全体の活動レベルの調整に関わっており，睡眠，覚醒や意識レベルを制御している．これを上行性網様体賦活系という．
- さらに，脳幹にはモノアミンを神経伝達物質として含有するニューロン群が存在している．セロトニンをもつ縫線核群，網様体ではないがドーパミンをもつ黒質，ノルアドレナリンをもつ青斑核（橋上端に存在）がよく知られており，これらは脳の広範囲にわたって投射していることから，気分の調節や，精神科領域の病気との関連が指摘されている．
- その他，脳幹には，呼吸，循環，消化，排尿といった自律神経反射の中枢が存在し，生命維持に重要な役割を果たしている．
- また，歩行運動，咀嚼運動などのようにパターン化された運動の発現やリズムを制御している．

３　小　脳

a. 小脳の外形

- **小脳** cerebellum は橋と延髄の背側に位置し，第四脳室の天井の一部をなす（図 8，17，20）．
- 正中部の**虫部** vermis と，外側に大きくはり出した**小脳半球** hemisphere より構成される（図 19）．

- 小脳は細かな横走する溝（小脳裂 fissure）によって小脳回に分けられるが，さらに小脳回がいくつか集まって小脳小葉 lobule と呼ばれている．
- 小脳は，とくに深い溝である第一裂，後外側裂によって，大きく3つの部分（前葉，後葉，片葉小節葉）に区分される（図20）．
- 片葉小節葉は，系統発生学的に最も古く，原小脳といわれ，機能的には前庭神経（核）からの入力を受けるので，**前庭小脳**と呼ばれる．
- 虫部と中間部（傍虫部）の吻側部と尾側部は古小脳といわれ，脊髄からの入力が入るので，**脊髄小脳**と呼ばれる．
- 小脳の残りの小脳半球の大部分は発生学的に新しい新小脳で，主として橋核を介して大脳皮質からの入力を受けるので，**大脳小脳（橋小脳）**と呼ばれる（図20）．
- 小脳は脳幹の背側に位置しているため，小脳が脳の他の部分と情報の授受を行うための連絡路として，小脳の腹側に，上・中・下の3本の**小脳脚** cerebellar peduncle がある．小脳脚は脳幹と小脳をつなぐ神経線維の集合体である．小脳への入力は，下・中小脳脚を経由し，出力の大部分は上小脳脚を通る．

b. 小脳の内部構造

- 小脳の正中断面をみると樹木のようにみえるため，小脳活樹と呼ばれている（図20）．表面は灰白質の薄い層で**小脳皮質** cerebellar cortex といわれ，内部が白質（小脳髄質）である．
- 小脳皮質は表層から，**分子層** molecular layer，**プルキンエ細胞層** Purkinje layer，**顆粒層**

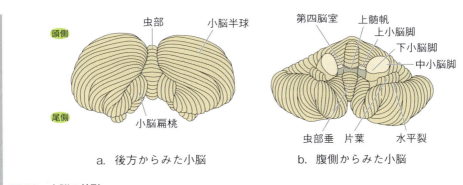

図19 小脳の外形

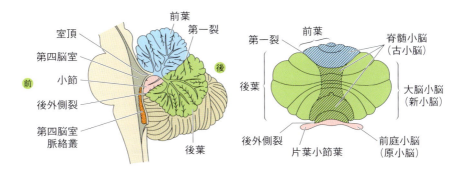

図20 小脳（正中矢状断）と小脳の区分

granular layer の三層構造をしている．
- 小脳髄質のさらに深部に小脳核と呼ばれる灰白質が存在する．

c．小脳の機能
- 小脳の役割は，意図した運動出力についての運動中枢からの情報と，実際に行われた運動についての感覚情報を受けて，両者の誤差を調整して運動を円滑に行わせることである．
- 小脳の3つの区分（前庭小脳，脊髄小脳，大脳小脳）は，機能と小脳への入力が密接に関わっていることを意味している（機能区分）．すなわち，前庭小脳は前庭神経を介して頭部の傾きや位置についての情報を，脊髄小脳は脊髄から四肢の筋の状態や関節の位置について固有感覚情報を，大脳小脳は大脳皮質の運動中枢からの運動出力についての情報を受けている．
- 小脳は，いくつかの筋群の運動を同時に制御することで，円滑で正確な運動を可能にしており，また体の平衡の保持，姿勢の制御に関わっている．
- 運動中に，前庭，脊髄，大脳からの情報が逐次入ってきて処理されることにより，無意識に体の平衡・姿勢が保たれ，円滑な運動がなされている．したがって小脳障害のときは協調のとれた運動ができず，特徴的な症状を呈する（運動失調）．

4 間 脳
- **間脳** diencephalon は，終脳と中脳の間の第三脳室を挟んで存在する領域で，**視床** thalamus，腹側視床 ventral thalamus，視床上部 epitalamus，**視床下部** hypothalamus からなる．
- ヒトでは発達した大脳半球におおわれ，わずかに底面に視床下部の一部がみえるだけである．

a．視　床
- **視床** thalamus はほぼ卵円形をした大きなニューロン群で，多くの神経核に分かれている．
- 内側は第三脳室に面し，外髄板によって周囲から区別されている．
- 視床の核は，内髄板によって区切られ，その位置により，前核群，内側核群，外側核群に分けられる．外側核群は背側部の狭義の外側核群と腹側部の腹側核群に分けられる．その他，正中核群，髄板内核群，視床後部が区別される（図21）．

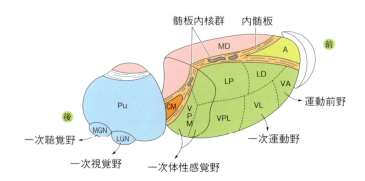

図21　視床の核群（右視床を後方よりみる）
A：前核，CM：中心内側（中心正中）核，LD：背側外側核，LGN：外側膝状体，LP：後外側核，MD：背側内側核，MGN：内側膝状体，Pu：視床枕，VA：前腹側核，VL：外側腹側核，VPL：後外側腹側核，VPM：後内側腹側核

- 視床は，視床外からの入力を特定の大脳皮質領域へと中継し，またその大脳皮質から多数の投射を受けることから，関連する大脳皮質との関係によって，特殊核（感覚核，運動核，大脳辺縁系核），連合核，非特殊核に分類される．
- 特殊核は特定の大脳皮質領域と相互結合関係にある核群であり，感覚核として，体性感覚を中継する後外側腹側核，後内側腹側核，視覚を中継する外側膝状体，聴覚を中継する内側膝状体がある．運動核として，小脳からの情報を中継する外側腹側核や大脳基底核からの情報を中継する前腹側核がある．
- 連合核は，大脳皮質連合野と相互関係にある核をいい，非特殊核は大脳皮質の不特定な広い領域に関連する核をいう．

b. 視床下部
- 視床下部 hypothalamus は第三脳室の下方側面と底部にある小さな領域であり，視床下溝によって背側の視床と区分されている．

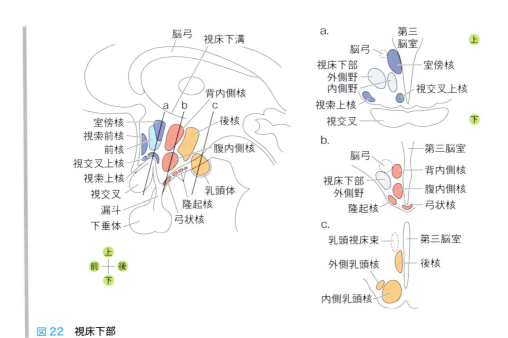

図22　視床下部

表4　視床下部のおもな神経核と機能

領域	神経核	機能	障害
視索前部	視索前核	睡眠，体温調節	低体温
視交叉部	視索上核と室傍核	下垂体後葉ホルモンの分泌	尿崩症
	視交叉上核	概日周期	
漏斗部	背内側核	摂食，飲水	
	腹内側核	満腹中枢	肥満
	弓状核（漏斗核）	下垂体前葉ホルモンの分泌制御	
	視床下部外側野	摂食中枢	食欲不振，やせ
乳頭体部	乳頭体核	記憶	

- 下方には漏斗とそれに続く**下垂体** hypophysis があり，後方には乳頭体という1対の丸い隆起部がある（図22）．
- 漏斗の前方で視神経が交叉し（視交叉），その後視索となる．それらとの位置関係から，視床下部の神経核を領域にわけて記載する（視索前部，視交叉部，漏斗部，乳頭体部）（表4）．
- 視床下部は体の恒常性の維持に関するさまざまな機能の制御を行っている．例えば，体温調節，摂食・摂水行動，睡眠・覚醒リズムの制御，生殖行動などである．これらの調節にあたっては，大脳辺縁系，自律神経系や下垂体を介した内分泌系が深く関与する．
- 視索上核と室傍核のニューロンで産生された抗利尿ホルモン（バソプレッシン）とオキシトシンは，ニューロンの軸索を通って下垂体後葉に蓄えられ，必要に応じて血中に放出される（神経分泌）．

5 終脳（大脳）

a. 大脳の外形

- **大脳** cerebrum は大脳縦裂という深い溝によって左右の**大脳半球** cerebral hemisphere に分けられ，**脳梁** corpus callosum と呼ばれる白質が左右をつないでいる．
- 大脳半球の表層には神経細胞が集まり**大脳皮質** cerebral cortex をなし，その直下には神経線維が集まった白質があり大脳髄質といわれる．さらに白質の深部には，**大脳基底核** basal ganglia と総称される灰白質の塊がある．
- 大脳の表面には多数の溝（**大脳溝** sulcus）があり，溝と溝の間の高まりを**大脳回** gyrus という．
- 大脳皮質の外側面には，**中心溝** central sulcus（ローランド Roland 溝），**外側溝** lateral sulcus（シルビウス Sylvius 溝）があり，内側面に**頭頂後頭溝** parieto-occipital sulcus がある．頭頂後頭溝は外側面で少しみえている．これらの溝と後頭前切痕 preoccipital notch によって，**前頭葉** frontal lobe，**頭頂葉** parietal lobe，**後頭葉** occipital lobe，**側頭葉** temporal lobe の4つの大脳葉に区分される（図23）．
- 内側面でも同様に区分できるが，脳梁の周囲にある発生学的に古い部分をまとめて，**大脳辺縁葉** limbic lobe として別に区分する．
- 前頭葉では，中心前溝が中心溝と平行に走り，両溝の間に**中心前回**がある．また前方では上下の2本の前頭溝により，上中下の3つの前頭回が区分できる．前頭葉底面は眼窩面と

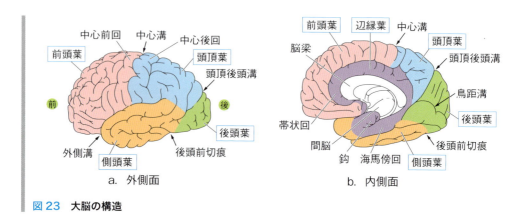

図23　大脳の構造

も呼ばれ，正中近くには嗅球とそれに続く嗅索がある．
- 頭頂葉では，中心後溝が中心溝と平行に走り，両溝の間が**中心後回**と呼ばれる．外側溝の先端部を取り囲む縁上回，上側頭溝後端を取り囲む角回などが確認できる．
- 側頭葉では，上下の2本の側頭溝により，上中下の3つの側頭回が区分できる．外側溝の中に深く入り込んだ部分に**横側頭回**がある．
- 後頭葉には，内側面に鳥距溝 calcarine sulcus があり，頭頂後頭溝と鳥距溝に挟まれた楔型の領域を楔部という．
- 内側面の大脳辺縁葉は，上部では帯状溝，下部では側副溝，嗅脳溝を境にして，間脳を取り囲むように大きな円形をなすさまざまな脳回からなる．**帯状回** cingulate gyrus，海馬傍回，歯状回などである．海馬傍回の先端は内方に折れ返り鈎と呼ばれ，この中には扁桃体が存在している．
- 大脳辺縁葉は系統発生学および個体発生学的に最も早く発生する部分で，辺縁葉と密接な関連のある皮質下の神経核群（扁桃体，視床下部など）とあわせて，1つの機能系，すなわち，大脳辺縁系を形成している．
- **大脳辺縁系** limbic system は，本能的欲求（個体と種族の維持のために不可欠な欲求．食欲，性欲など）とそれに伴う本能行動（摂食行動，性行動など）や，快・不快や怒り・恐れといった情動とそれによって引き起こされる情動行動（攻撃行動，逃避行動など），記憶などに関与している．

b. 大脳皮質と髄質の内部構造

- 大脳皮質はさまざまな形態の細胞が層を形成している．一般には6層構造をもち，表面から深部に向かって第Ⅰ層から第Ⅵ層に区分される（図24）．
- 個体発生学的に少なくとも一度はこの6層構造をとる皮質領域を，等皮質（同種皮質）isocortex，どの時期にも6層構造をとらないものを，不等皮質（異種皮質）allocortex といって区分する．

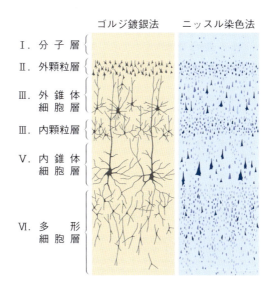

図24　大脳皮質の層構造

- さらに等皮質は，6層構造が明らかな同型等皮質 homotypic isocortex と不明瞭な異型等皮質 heterotypic isocortex とに分けられる．
- 系統発生学的な観点からは，原始皮質 archicortex，古皮質 paleocortex，新皮質 neocortex に区分される．これを個体発生学的な区分と比較すると，新皮質は等皮質に，原始皮質・古皮質は，不等皮質に対応する．
- 細胞構築の差に基づいて皮質の領野を区分する試みの中で，最もよく使われるのがブロードマン Broadmann の皮質分類（1909）である．ブロードマンは大脳皮質を52の領野に分け，1～52の番号をつけた（ヒトでは48～51は欠番）．
- 大脳皮質では，ある領域に特定の機能が局在している（図25）．随意運動の指令をだす運動野（ブロードマンの4野）は中心溝の前の**中心前回** precentral gyrus に，痛覚や触覚などの感覚を受ける体性感覚野（3，1，2野）は中心溝の後ろの**中心後回** postcentral gyrus にある．
- 運動野も感覚野も，頭頂に近い部位は下肢，外側溝に近い部位は顔面領域に関与しているという体部位局在性 somatotopy がある（図26）．皮質領域の大きさは，その運動の複雑さや，感覚の鋭敏さに対応して，相対的に決まっている．
- 視覚野は後頭葉の**鳥距溝**周囲（17野），聴覚野は側頭葉の上側頭回の中央上部近辺である．横側頭回（41野）に存在している．
- 味覚野は中心後回の腹側部とそれに隣接する前頭葉の前頭弁蓋部（島皮質をおおう領域）（43野）にある．
- 前頭葉の下部（下前頭回）には**運動性言語野**（ブローカ Broca 野，44，45野）があり，ここの障害では発声の運動機能は正常にもかかわらず，発語が困難な運動性失語が起こる．
- 側頭葉の後上部（上側頭回）には**感覚性言語野**（ウェルニッケ Wernicke 野，22野）があり，ここの障害では聴覚は正常だが，話し言葉や，書かれた言葉の意味が理解できなくなる感覚性失語が起こる．
- 言語野のある側の半球を優位半球といい，多くのヒトで左半球に言語野が存在する．
- 運動野と感覚野に属さない領野を連合野という．連合野は，系統発生的には動物が高等になるほど広く，高次の脳機能を担っている．
- 大脳髄質には，**連合線維** associate fibers，**交連線維** commissural fibers，**投射線維** projection fibers の三種の線維がある．

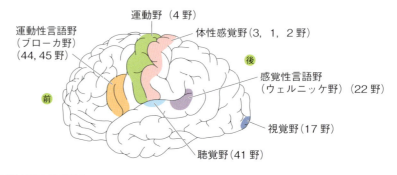

図25 大脳皮質の機能局在

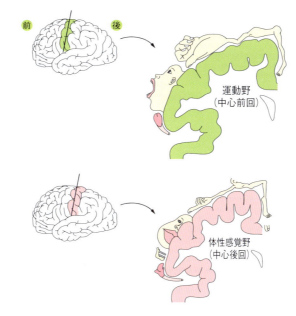

図 26　運動野と感覚野の体部位局在

- 連合線維は同側の大脳皮質間を連結している．交連線維は，左右の大脳皮質間を連結しており，その代表的なものは脳梁である．投射線維は皮質下の構造物と皮質との結合線維で，これには，皮質に終わるものと，皮質から出るものがある．その代表的なものに，視床とレンズ核との間を走行する**内包** internal capsule がある（⑥伝導路の項参照）．

c. 大脳基底核

- **大脳基底核** basal ganglia は，大脳半球の深部にあるいくつかのニューロン群の複合体である（図 27）．
- 発生学的に，**尾状核** caudate nucleus，**被殻** putamen，**淡蒼球** globus pallidus，**前障** claustrum，**扁桃体** amygdala を総称していたが，機能的には，扁桃体は大脳辺縁系に含めて考えられることが多く，かわりに中脳の**黒質** substantia nigra や，腹側視床にある**視床下核** subthalamic nucleus を加えて大脳基底核系とされている．
- 尾状核，被殻をあわせて（新）**線条体** (neo) striatum といい，被殻と淡蒼球をあわせて**レンズ核** lenticular nucleus という．淡蒼球は内側髄板によって内節と外節に分けられる．
- 大脳基底核が運動調節に関与していることは，その障害によってあらわれる特徴的な臨床症状からよく知られてきた．とくに有名なのは黒質緻密部のドーパミン含有細胞の変性によって起こるパーキンソン Parkinson 病で，運動減少と筋緊張の亢進により，無動，筋固縮，振戦，仮面様顔貌など特徴的な症状を呈する．反対に，線条体の障害では，舞踏病と呼ばれるような運動過多の状態の不随意運動が起こる．

⑥ 伝導路

脳は，ある部分からある部分への投射によってその機能が発揮される．以下に，その投射神経線維群のまとまりである伝導路の代表的なものについて記載する．

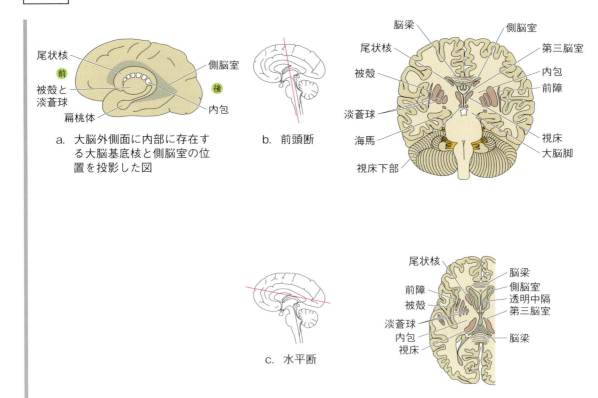

図27 大脳基底核

a. 下行性伝導路

①錐体路系（皮質脊髄路，皮質核路）

- **皮質脊髄路** corticospinal tract は，大脳皮質運動野から脊髄の運動ニューロンへ随意運動の指令を伝える伝導路である（図28a）．
- 大部分が中心前回（一次運動野）の第Ⅴ層の巨大錐体細胞が起始細胞で，内包を経て脳幹に入る．中脳では大脳脚，橋底部では橋縦束を通り，延髄では腹側の錐体と呼ばれるまとまった線維群となる．このため，この経路は**錐体路** pyramidal tract とも呼ばれる．
- 延髄と脊髄の境で約90％の線維が反対側へと交叉（**錐体交叉**）し，**外側皮質脊髄路**となって脊髄側索を下行し，脊髄前角にある運動ニューロンに終止する．
- 交叉しない線維は**前皮質脊髄路**として脊髄前索を下行し，同側，あるいは反対側の脊髄前角運動ニューロンに終止する．
- 脳幹を下行する途中で運動性の脳神経核にも枝をだし，これらは**皮質核路** corticonuclear tract と呼ばれる（図28b）．
- 皮質核路は，大脳皮質運動野の顔面領域に起始細胞があり，皮質脊髄路とともに下行し，橋で三叉神経運動核，顔面神経核，延髄で疑核，舌下神経核にほぼ両側性に投射する．
- 顔面神経核に対しては，顔面上部の表情筋を支配するニューロンへは両側性に，顔面下部の表情筋を支配するニューロンへは対側性に投射する．
- 副神経核へは同側性に投射する．
- 臨床的には，脊髄運動ニューロンに指令を送る大脳皮質のニューロン（上位ニューロン），

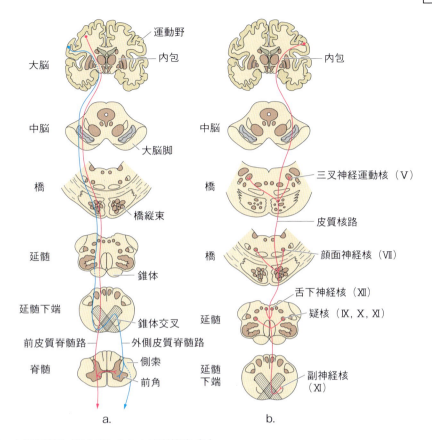

図28 皮質脊髄路（錐体路）(a) と皮質核路 (b)

筋を直接支配する脊髄や脳神経核の運動ニューロン（下位ニューロン），いずれの障害でも運動麻痺が起こるが，その症状の出方が異なる．

- 上位ニューロンの障害では，筋緊張が増強し（痙性麻痺），腱反射の亢進が起こる．下位ニューロンの障害では，筋が弛緩し（弛緩性麻痺），筋の萎縮が著明で，腱反射も減弱ないし消失する．

②下行性伝導路の分類

- 延髄錐体を通らずに，上位中枢から脊髄運動ニューロンに下行する経路もいくつか存在する．
- その上位運動ニューロンが赤核，前庭神経核，網様体，上丘（視蓋）であることから，それぞれ**赤核脊髄路** rubrospinal tract，**前庭脊髄路** vestibulospinal tract，**網様体脊髄路** reticulospinal tract，**視蓋脊髄路** tectospinal tract と呼ばれる（図29）．
- これらの下行路は錐体路も含めて，脊髄側索を下行するものと前索を下行するものに二分される．
- 脊髄前角の外側部には四肢の筋群を支配する運動ニューロンがあり，内側部には体幹筋や肢帯筋を支配する運動ニューロンがある．この位置関係により，脊髄側索を下行する経路は四肢の筋群に，前索を下行する経路は体幹部の筋群を支配する運動ニューロンに，主として指令を与えている（図29d）．

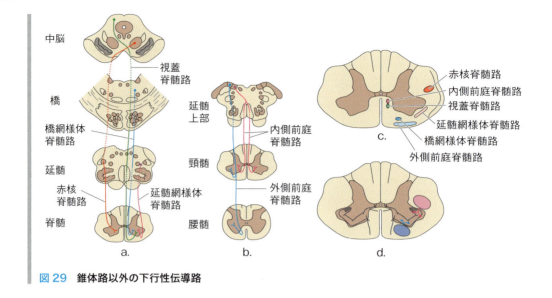

図29 錐体路以外の下行性伝導路

すなわち，脊髄側索を下行する経路は赤核脊髄路と外側皮質脊髄路で，四肢の筋群による精緻（せいち）な運動と関わっている．脊髄前索を下行する経路は前皮質脊髄路，前庭脊髄路，網様体脊髄路，視蓋脊髄路で，姿勢制御に関わっている．

③錐体路以外の下行性伝導路

- 視蓋脊髄路は，頸髄で終わっており，頸筋を支配する運動ニューロンに指令を出し，眼球運動と頭部の運動の協調に働いていると考えられる．
- 前庭脊髄路には，同側を腰髄まで下行する外側前庭脊髄路と両側を頸髄まで下行する内側前庭脊髄路がある．したがって外側前庭脊髄路は体の平衡を保つのに働き，内側前庭脊髄路は頸筋の運動調節により，頭部の位置の制御に関わっている．
- 小脳の出力のところで述べたように小脳の出力先の中には，前庭神経核，網様体，赤核などが含まれている．これらはいずれも，脊髄下行路の起始核であり，体の平衡の保持，姿勢の制御，四肢筋の制御を通じて，運動調節が行われている．
- 以前は大脳基底核による運動調節が，これら錐体路以外の下行路を通じてなされるとされていたが，実際には大脳基底核からの出力は視床を経て大脳皮質に送られている．

④大脳基底核による運動制御

- 大脳基底核はさまざまな核から構成されるが（図27），入力を受ける核は線条体で，出力する核は，淡蒼球内節と黒質網様部である．
- 大脳皮質から入力を受ける線条体からは，直接，出力核（淡蒼球内節と黒質網様部）に連絡する直接路と，淡蒼球外節，視床下核を経て，出力核に連絡する間接路の2経路がある（図30）．
- 大脳皮質は伝達物質がグルタミン酸性で興奮性，線条体がGABA性で抑制性，淡蒼球内節と黒質網様部もGABA性であるため，直接路を経由すると脱抑制となり，最終的には視床の活動が促進される．
- 一方，間接路を経由すると，GABA性の淡蒼球外節を経由することで，グルタミン酸性の視床下核が脱抑制で興奮し，淡蒼球内節と黒質網様部が視床の活動を抑制することにな

る．
- このように大脳基底核は，正常状態では，直接路と間接路の2経路のバランスがとれて運動発現の調整がなされているが，障害された場合には，舞踏病のような運動亢進状態，パーキンソン病のような，運動減少状態が引き起こされる．

b．上行性伝導路

①体性感覚の伝導路

- 皮膚の感覚や筋の深部覚（固有覚）を伝える経路であり，原始性感覚（温痛覚，粗大な触覚）を伝える**前側索系** anterolateral system と，識別性感覚（識別力のある触覚と深部覚）を伝える**内側毛帯系** medial lemniscal system の2経路がある（図31）．

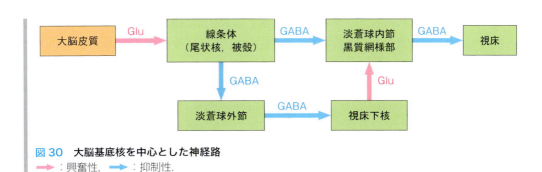

図30　大脳基底核を中心とした神経路
➡：興奮性，➡：抑制性．

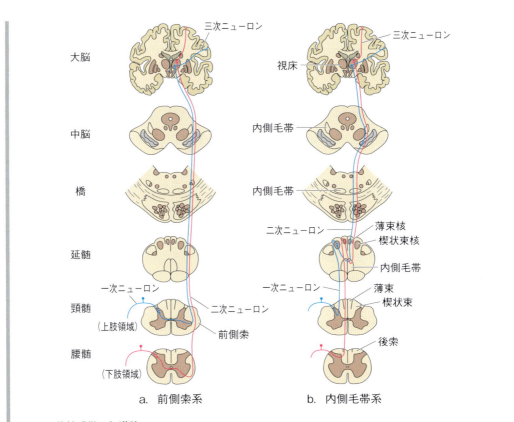

図31　体性感覚の伝導路

- いずれも3個のニューロンの連鎖の経路で，一次ニューロンは脊髄後根神経節のニューロンで，二次ニューロンを経て，視床で三次ニューロンに接続し，それが大脳皮質の体性感覚野に投射する．
- 前側索系では，二次ニューロンが脊髄後角のニューロンで，脊髄後根から入力を受けるとすぐに交叉して，対側の脊髄の前側索を通って上行し視床後外側腹側核に入る．
- 温痛覚を伝えるものを外側脊髄視床路，粗大な触覚を伝える経路を前脊髄視床路としてしばしば区別されるが，両者はかなり混在していると考えられる．
- 内側毛帯系では，一次ニューロンの線維は脊髄後索を，延髄の後索核まで上行する．下肢からの線維は内側の**薄束**を通って**薄束核**に終わり，上肢からの線維は外側の**楔状束**を通って**楔状束核**に終わる．二次ニューロンである後索核からの線維は，交叉して**内側毛帯** medial lemniscus という線維群となって視床後外側腹側核に入る．
- 筋や関節の固有覚のうち，小脳に達する情報は意識にのぼらないが，運動調節には欠かせない．上肢や下肢からの情報をそれぞれ伝える4つの経路があり，いずれも2個のニューロンの連鎖の経路で，主として下小脳脚を通って脊髄小脳（小脳虫部）に達する．
- 顔面の体性感覚は三叉神経を通じて橋に入る．一次ニューロンは，三叉神経節のニューロンである．顔面の温痛覚の線維は三叉神経脊髄路を下行し，三叉神経脊髄路核で二次ニューロンになり，反対側に交叉して視床後内側腹側核の三次ニューロンへと情報を伝える（図32）．
- 顔面の識別覚は，三叉神経主感覚核で二次ニューロンになり，交叉して反対側の内側毛帯に加わって視床後内側腹側核に向かう．一部，交叉しないで上行する線維も存在する．
- 咀嚼筋の固有覚は三叉神経中脳路核ニューロンの末梢性の突起を介して伝えられる．中

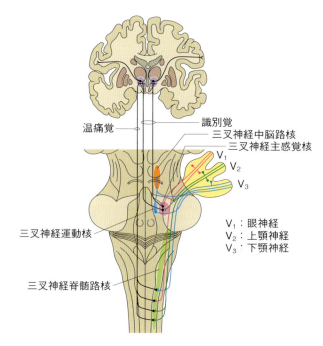

図32　顔面の体性感覚の経路

枢性の突起は三叉神経運動核ニューロンに投射し，下顎反射を引き起こす．

②視覚の伝導路

▷視覚の伝導路（図33）

- 光刺激は網膜の光受容器である視細胞（**杆体**と**錐体**）で受容され，神経節細胞に伝わる（「Ⅱ-D. 感覚器系」参照）．神経節細胞の中枢性の突起が視神経である．
- 視神経は**視交叉** optic chiasma で交叉した後は，**視索** opitc tract と呼ばれて，視床の**外側膝状体** lateral geniculate body へ向かう．外側膝状体で次のニューロンに連絡し，その軸索は視放線と呼ばれる線維束となって，後頭葉内側面の視覚野に向かう．
- 視交叉では，網膜の耳側半からの線維は交叉せず，鼻側半からの線維のみが交叉するため（半交叉），右側の視野の情報は左の脳へ，左側の視野の情報は右の脳へと伝えられる．
- この半交叉のしくみにより，視覚経路における特定の部位の障害で，特徴的な視野障害が起こる（図33の1〜3）．

▷対光反射の経路（図34）

- 光刺激によって瞳孔収縮が起こる反応（対光反射）は，動眼神経によって行われている．
- 視神経からの光の情報が，視蓋前域から両側のエディンガー・ウェストファール Edinger-Westphal 核（動眼神経副核）に送られ，ここからの副交感性の節前神経線維が動眼神経として脳を出た後，毛様体神経節で節後ニューロンに連絡して，瞳孔括約筋を支配している．
- 視蓋前域から両側のエディンガー・ウェストファール核に情報が送られるため，片目に光を当てただけでも，反対側でも瞳孔収縮が起こる．

③聴覚の伝導路（図35）

- 音刺激は，蝸牛管内のコルチ器の有毛細胞で受容され，ラセン神経節の末梢性の突起で情報を受け，中枢性の突起が**蝸牛神経**となって延髄の蝸牛神経核に終止する．
- 蝸牛神経核群からの線維は，背側・中間・腹側聴条となって反対側に向かう．途中で上オリーブ核群で中継される線維や，一部に交叉しないものもある．
- この後は**外側毛帯**というまとまった線維群を形成して上行し，下丘ニューロンに接続す

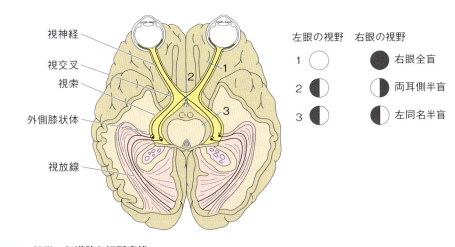

図33 視覚の伝導路と切断症状

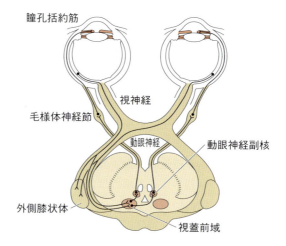

図34 対光反射の経路

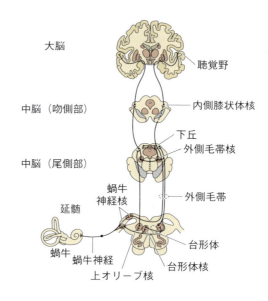

図35 聴覚の伝導路

る．上行する途中で，外側毛帯核で中継されるものや，下丘から反対側に行く線維もある（図35）．
- 下丘からの線維は視床の**内側膝状体** lateral geniculate body で終わり，ここから側頭葉上面の一次聴覚野に投射する．
- このように，聴覚の伝導路は蝸牛神経核から聴覚野まで多数のニューロンを経由し，さまざまな部位で交叉も起こり，また交叉性の線維と非交叉性の線維が混じり合い，かなり複雑である．

④平衡覚の伝導路
- 平衡覚の情報は，耳石器（卵形嚢，球形嚢）の平衡斑や半規管の膨大部稜の有毛細胞で受容され，前庭神経を通じて延髄の前庭神経核に終わる．前庭神経核のニューロンはさまざまな部位に投射している（図36）．

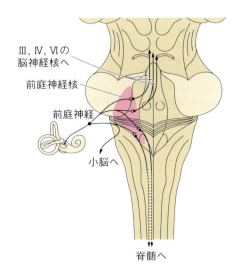

図36 前庭神経系の遠心路

- 脊髄へと前庭脊髄路を形成して投射する系は，姿勢制御や頭部の運動に関与している（a. 下行性伝導路，前庭脊髄路の項参照）．
- 外眼筋を支配する脳神経（Ⅲ，Ⅳ，Ⅵ）核に投射するものは，頭部の動きに対して視点が定まるように働く前庭動眼反射に関与している．
- 小脳に向かう線維は，前庭神経核を経由しないで直接小脳に向かう前庭神経とともに，前庭小脳（片葉小節葉）に入り，姿勢制御に関与している．
- 視床に投射する線維は，視床で中継されて大脳皮質に至って，平衡覚として認識される．
- その他，経路としてははっきりしないが，自律神経関連の諸核に達するものがあり，乗り物酔いの症状などの原因となっている．

⑤**痛み**
- 痛みは，痛覚の受容だけでなく痛覚を主観的に意識する点も含めて，生体への侵害的なものに対する防御反応と考えられる．
- 痛みは，その部位によって体性痛（表在痛・深部痛）と内臓痛に分けられる．表在痛は皮膚の痛み，深部痛は関節や筋，骨などの痛みである．
- 組織の損傷によって放出され痛みの感受性を増大させる物質に，ブラジキニン，ヒスタミン，プロスタグランジンなどがある．
- 脊髄神経節の細胞には，神経ペプチド（サブスタンスPなど）をもつものがあり，受容器の興奮によって，末梢の組織と脊髄内でペプチドが放出される．それにより末梢側で炎症作用を引き起こしたり，脊髄内で広範で持続的な影響を与えることになる．
- 内臓の障害時に，特定の体表の部分で痛みを感じることがあり，これを**関連痛**という．例えば，虫垂炎の際に臍周囲の腹壁の痛みを感じるなどがこの例としてあげられる．
- これは，内臓から痛覚を伝える神経線維が，脊髄後角において，皮膚からの神経線維が入力するニューロンに同時に入力するためと考えられている（図37）．

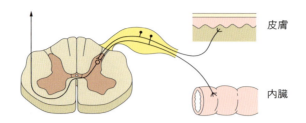

図37 関連痛

7 脳の外部環境
a. 髄膜（図38）

- 脳と脊髄は，表層から**硬膜** dura mater，**クモ膜** arachnoidea，**軟膜** pia mater という3枚の膜におおわれている．この3枚の膜を総称して**髄膜** meninges という．
- 軟膜とクモ膜の間が**クモ膜下腔** subarachnoid space で，**脳脊髄液** cerebrospinal fluid で満たされており，脳や脊髄を出入りする血管が存在する．
- 硬膜は，本来内層と外層の2層より成り，外層は頭蓋骨の内側面に密着し骨膜を兼ねている．
- 内層と外層は通常互いに接着して1枚になっているが，一部の領域で離れてトンネル状になり，脳の静脈血を通している．これが**硬膜静脈洞** dural sinus である．

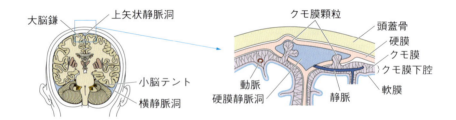

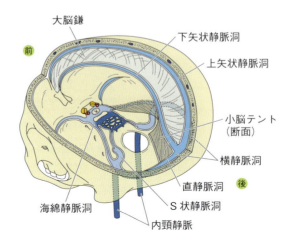

図38 髄膜

- 脳硬膜（内層）の一部は左右の大脳半球の間に入り込んだり（**大脳鎌** falx cerebri という），後頭葉と小脳の間に入り込んだり（**小脳テント** tentorium cerebelli という）している．

b．脳脊髄液の循環（図39）
- 脳脊髄液は，脳室壁の**脈絡叢**という毛細血管に富む組織で産生される．
- 側脳室の脈絡叢で産生された脳脊髄液は，**室間孔** interventricular foramen［Monro］（モンロー孔）を通って第三脳室に入る．
- 第三脳室に入った脳脊髄液は第三脳室脈絡叢でつくられた脳脊髄液と一緒に中脳水道 cerebral aqueduct を通って第四脳室に至る．
- さらに第四脳室脈絡叢でつくられた脳脊髄液とともに，第四脳室正中口（マジャンディ孔 Magendie foramen）および，第四脳室外側口（ルシュカ孔 Luschka foramen）を通ってクモ膜下腔に至る．
- クモ膜下腔を循環した脳脊髄液は，クモ膜顆粒を通って硬膜静脈洞の静脈血中に排出される．
- 各種の神経疾患時には脳脊髄液にそれぞれ特異的な変化が起こるので，診断の補助的検査として，腰椎部のクモ膜下腔から脳脊髄液を採取する．これを腰椎穿刺という．

c．脳の血管
- 脳の血液供給は，**内頸動脈** internal carotid artery と，**椎骨動脈** vertebral artery の二系統によって行われている（図40）．
- 脳幹と小脳は**椎骨動脈**系，大脳は**内頸動脈**系と**椎骨動脈**系の両者から血液供給を受ける．
- 左右の椎骨動脈は，延髄と橋の境近辺で合して1本の**脳底動脈**となり，吻側部で左右の**後大脳動脈**へと分岐する．その途中で，脳幹や小脳へ数本の枝を出す．

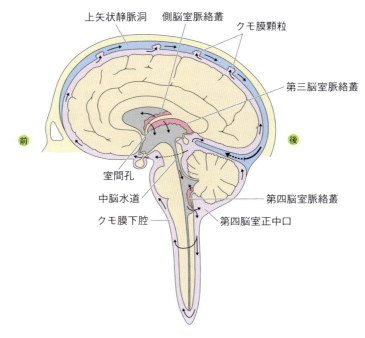

図39　脳脊髄液の循環

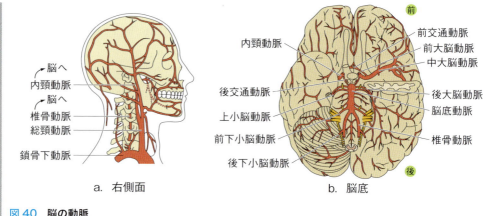

図40 脳の動脈

- 内頸動脈は前方内側面に向かう**前大脳動脈**と，外側面に向かう**中大脳動脈**に分かれる．
- 1本の前交通動脈と左右の後交通動脈によって，脳底部には大脳動脈輪（**ウィリス** Willis **動脈輪**）が形成される（「Ⅱ-E．循環器系」の図13参照）．

3．末梢神経系

- **末梢神経系** peripheral nervous system は中枢神経系と身体の末端部との感覚や運動情報を連絡するネットワークである．
- **脳神経** cranial nerve 12対と**脊髄神経** spinal nerve 31対からなる．内臓や腺などを支配する**自律神経系** autonomic nervous system は，**交感神経系** sympathetic nervous system と**副交感神経系** parasympathetic nervous system に区別される．
- 自律神経系のうち，交感神経は脊髄側角に，副交感神経は脳幹と仙髄に起始細胞（節前ニューロン）があり，それぞれ自律神経節（交感神経節，副交感神経節）で節後ニューロンに接続する．
- 末梢神経の起始細胞には運動細胞と感覚細胞があり，運動細胞は脳幹の脳神経核や脊髄前角細胞で，感覚細胞は脳神経節や**脊髄神経節**の偽単極細胞である（図41）．
- 末梢神経線維は，運動神経線維，感覚神経線維，自律神経線維からなる．
- 神経線維は結合組織による3つの組織鞘でおおわれる（図41）．
- **神経上膜**は多数の神経線維束を束ねる厚い膜である．**神経周膜**は個々の神経線維束を囲う外層と上皮様の内層からなり，**神経内膜**は各軸索と髄鞘をおおう薄層である．

1 脊髄神経

- **脊髄神経** spinal nerve は脊髄に出入りする31対の末梢神経である．
- 脊髄前角の運動細胞由来の運動性線維からなる**前根** ventral root と脊髄神経節由来の感覚性線維からなる**感覚性**の**後根** dorsal root が合わさってできている（図41）．
- 前根が**運動性**，後根が**感覚性**と機能的に区別されることを**ベル・マジャンディの法則** Bell-Magendie's law という（図41）．

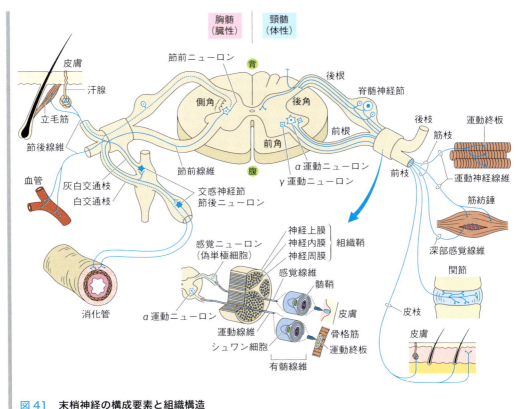

図41　末梢神経の構成要素と組織構造

- 脊髄神経は運動性線維と感覚性線維を含む混合神経で，末端で皮膚に分布する**皮枝**と骨格筋に入る**筋枝**（運動線維と深部感覚線維）に分かれる（図41）．また前根と後根が吻合後に，**前枝**と**後枝**に分かれて末梢に分布する（図41，43）．
- 椎間孔から出るレベルによって，**頸神経** cervical nerve 8対（C1～C8），**胸神経** thoracic nerve 12対（T1～T12），**腰神経** lumbar nerve 5対（L1～L5），**仙骨神経** sacral nerve 5対（S1～S5），**尾骨神経** coccygeal nerve 1対（Co）に分けられる（図42）．
- C1は後頭骨と第1頸椎の間から出るため，頸神経の数は頸椎の数より1つ多い．
- 胸神経と腰神経は脊髄側角からの交感神経節前線維を，仙骨神経は仙髄からの副交感神経節前線維を含む（図41）．
- 脊髄神経前枝は，頸部・体幹の前面と外側面，四肢などに広く分布し，頸神経，腰神経，仙骨神経の前枝は吻合して**神経叢**を形成している（図42）．
- 脊髄神経後枝は，頸部・体幹の固有背筋を支配し，背部の限られた部位の皮膚に分布する（図43，44）．後枝からなる主な神経として，**大後頭神経**（C2），**上殿皮神経**（L1～L3），**中殿皮神経**（S1～S3）がある．
- 脊髄神経は定まった領域（分節）の皮膚感覚域を支配しており，これを**皮膚分節**（皮節 dermatome）という．これにより皮膚感覚障害の部位から，脊髄あるいは脊髄神経の障害部位を推測できる（図44）．

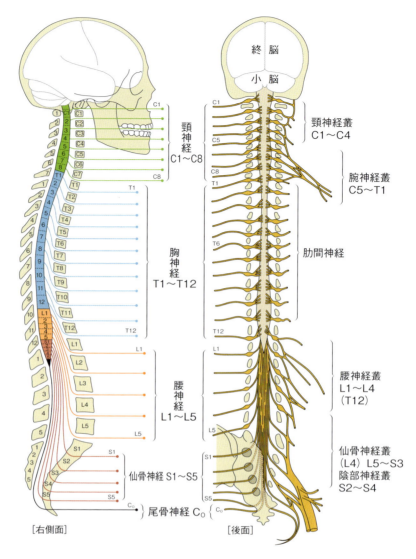

図42 脊髄神経と脊椎分節との関係

- 主な脊髄神経の分節と分布領域は，C2（後頭部），C5～T1（上肢），C7（手の中指），T4～T5（乳頭），T10（臍），L1（鼠径部），L2～S3（下肢）である．

a. **頸神経叢**（図45，「Ⅴ-G.頸部，2.神経」「Ⅴ-H.胸部，胸郭，2.神経」も参照）
- **頸神経叢** cervical plexus は**C1～C4前枝**が吻合して形成され，後頭部や頸部の筋や皮膚と横隔膜を支配する．
- 舌骨下筋群を支配するものは，**頸神経ワナ（C1～C3）**と呼ばれるループを形成している．
- **横隔神経** phrenic nerve（主成分C4，C3～C5）は胸腔内を下行し，横隔膜に分布する．
- 皮枝（小後頭神経，大耳介神経，頸横神経，鎖骨上神経）は，胸鎖乳突筋後縁の中間部（神経点）から放射状に出現し，後頭部・頸部から胸部上面までの広い範囲を支配する．

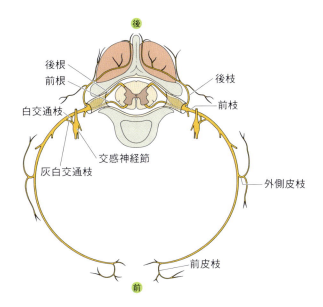

図43　脊髄神経の根と枝（発生中の脊髄と根を示す）

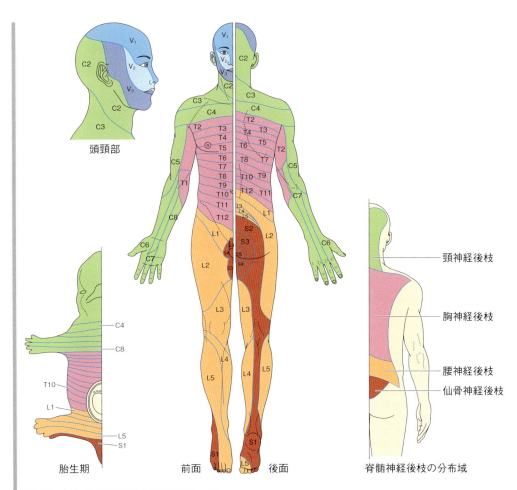

図44　からだの皮膚分節（デルマトーム）

b. **腕神経叢**（図46,「Ⅴ-A.肩関節,2.神経」「Ⅴ-B.肘関節,前腕,2.神経」「Ⅴ-C.手関節,手指,2.神経」「Ⅴ-G.頸部,2.神経」も参照）
- **腕神経叢** brachial plexus は C5～T1 前枝が吻合して形成され，腋窩壁・肩周囲・上肢の筋や皮膚を支配する．
- 起始部では**上神経幹（C5＋C6），中神経幹（C7），下神経幹（C8＋T1）**となり，続いて**外側神経束，内側神経束，後神経束**に再吻合する．
- 腕神経叢の枝は最終的に上肢に分布するが，より近位からは上肢帯近辺に分布する細かな枝が出る（表5）．
- 上肢に分布する主な枝は，**筋皮神経** musculocutaneous nerve（図47），**正中神経** median nerve（図49），**尺骨神経** ulnar nerve（図50），**腋窩神経** axillary nerve，**橈骨神経** radial nerve（図48）である（表6）．
- 上肢の皮膚に分布する感覚神経は特定の箇所に確実な分布をする領域が存在する．図48～50ではそれらの領域を固有知覚域として提示した．
- これらの神経はその障害により，特徴的な症状を示す．
- 正中神経障害には**手根管症候群**（手根管内の絞扼性神経障害）があり，母指球筋の筋力低下・萎縮（扁平化），**猿手** ape hand（母指対立筋麻痺による対立運動不能）をきたす（図49）．
- 尺骨神経障害には**肘部**と手根部の障害がある．肘部では**後内側上顆病変**（尺骨神経溝付近の外傷性障害）と**肘部管症候群**（尺側手根屈筋尺骨頭と上腕骨間の絞扼性神経障害）があり，小指球筋の筋力低下，尺骨神経領域の感覚障害を伴う**鷲手** claw hand を呈する．手根部の障害の尺骨神経管（ギヨン Guyon 管）症候群（豆状骨と有鈎骨鈎間の絞扼性神経障害）でも鷲手をきたす（図50）．
- 橈骨神経障害は，上腕骨中央部で障害されるとすべての前腕伸筋群麻痺により，**下垂手** drop hand（手関節と手指の関節の伸展不能）と手背橈側の感覚障害を呈する（図48）．より末梢での回外筋腱弓（フローセ Frohse 腱弓）と橈骨の間を通過する際に起きる絞扼性神経障害は，**後骨間神経症候群**と呼ばれ，下垂指 drop finger を呈する．

c. **肋間神経**（「Ⅴ-H.胸部,胸郭,2.神経」参照）
- 胸神経（T1～T11）の前枝は**肋間神経** intercostal nerve と呼ばれ，肋間隙を走行し，肋間筋（外・内・最内肋間筋）と腹筋（内・外腹斜筋，腹横筋，腹直筋）を支配する．
- T1 の前枝の大半は腕神経叢に加わり，T12 の前枝は肋下神経と呼ばれ，一部は腰神経叢に加わる．

d. **腰神経叢**（「Ⅴ-D.股関節,2.神経」「Ⅴ-E.膝関節,2.神経」参照）
- **腰神経叢** lumbar plexus は L1～L3 前枝の全部と一部の T12 と L4 前枝の上半が加わって吻合し，大腿部の筋や皮膚を支配する（図42,51）．
- 主な枝は**大腿神経** femoral nerve と**閉鎖神経** obturator nerve である（表7）．
- その他の枝として下腹部の皮膚や筋に分布する**腸骨下腹神経，腸骨鼠径神経，陰部大腿神経**，大腿外側面に分布する**外側大腿皮神経**がある．

e. **仙骨神経叢**（「Ⅴ-D.股関節,2.神経」「Ⅴ-E.膝関節,2.神経」「Ⅴ-F.足関節,足部,足趾,2.神経」参照）
- **仙骨神経叢** sacral plexus は L4 前枝の下半，L5～S2 前枝の全部と L3 前枝の一部から吻

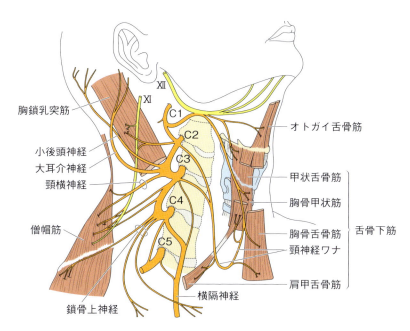

図45 頸神経叢と分枝

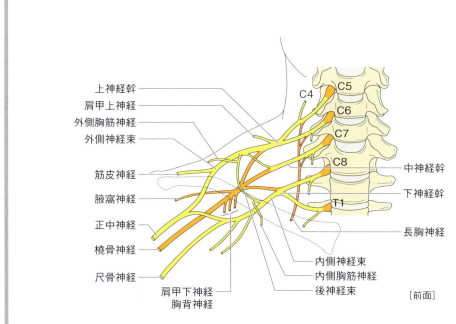

図46 腕神経叢

表5 腕神経叢近位部の神経

腕神経叢腹側部から出る枝	神経名	鎖骨下筋神経		内側・外側胸筋神経		
	支配筋	鎖骨下筋		大胸筋，小胸筋		
腕神経叢背側部から出る枝	神経名	肩甲背神経	長胸神経	肩甲上神経	肩甲下神経	胸背神経
	支配筋	菱形筋，肩甲挙筋	前鋸筋	棘上筋，棘下筋	肩甲下筋，大円筋	広背筋

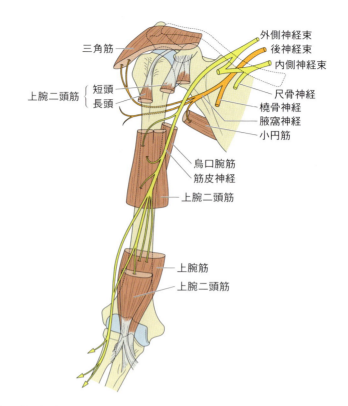

図47 筋皮神経（右前面）

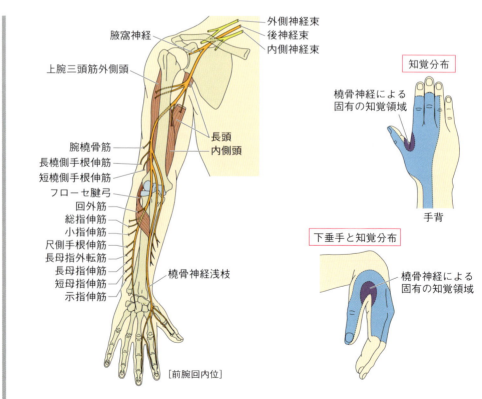

図48 橈骨神経（右；前腕回内位）

3. 末梢神経系

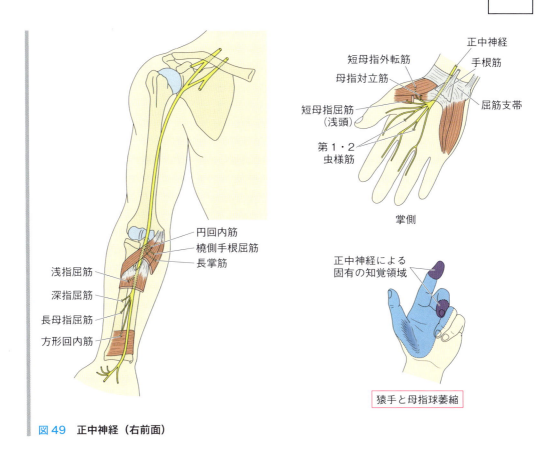

図49　正中神経（右前面）

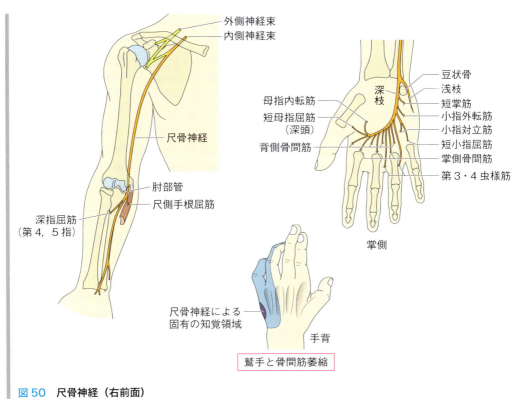

図50　尺骨神経（右前面）

表6 腕神経叢の枝

	神経名	分節	支配筋	支配皮膚領域
腕神経叢腹側部から出る枝	筋皮神経	C5～C7	上腕屈筋群（烏口腕筋，上腕筋，上腕二頭筋）	前腕外側の皮膚
	正中神経	C5～T1	前腕屈筋群（円回内筋，橈骨手根筋，長掌筋，浅指屈筋，深指屈筋，方形回内筋，長母指屈筋）母指球筋（母指対立筋，母指外転筋，短母指屈筋浅頭），第1・2虫様筋	手掌の橈側半の皮膚
	尺骨神経	C7～T1	前腕屈筋群の一部（深指屈筋の尺側半・尺側手根屈筋）小指球筋（小指対立筋，小指外転筋，小指屈筋），第3・4虫様筋，骨間筋，短母指屈筋深頭，母指内転筋	手掌・手背の尺側半の皮膚
腕神経叢背側部から出る枝	腋窩神経	C5～C7	三角筋，小円筋	上腕背外側の皮膚
	橈骨神経	C5～T1	上腕・前腕のすべての伸筋群（上腕三頭筋，肘筋，長および短橈側手根伸筋，指伸筋，尺側手根伸筋，長母指外転筋，短母指伸筋，示指伸筋，小指伸筋），腕橈骨筋	手背橈側半の皮膚

表7 腰神経叢の枝

	神経名	分節	支配筋	支配皮膚領域
腰神経叢腹側部から出る枝	閉鎖神経	L2～L4	大腿内転筋群（長内転筋，薄筋，恥骨筋，外閉鎖筋，大および短内転筋）	大腿内側面の皮膚
腰神経叢背側部から出る枝	大腿神経	L2～L4	大腿伸筋群（恥骨筋，縫工筋，大腿四頭筋）	大腿前面・前内側の皮膚 伏在神経として下腿内側・足背内側の皮膚

合し，下肢の多くの筋や皮膚を支配する（図52）．
- 主な枝は**坐骨神経** sciatic nerve で，**脛骨神経** tibial nerve と**総腓骨神経** common peroneal nerve からなる（図52～54）．総腓骨神経は**浅腓骨神経**と**深腓骨神経**に分かれる（図53，表8）．
- その他，仙骨神経叢近位部から出る細い枝として，**上殿神経**（中殿筋・小殿筋・大腿筋膜張筋支配），**下殿神経**（大殿筋支配），股関節の外旋筋群（梨状筋，内閉鎖筋，双子筋，大腿方形筋）を支配する筋枝や，大腿後面の皮枝の**後大腿皮神経**がある．
- これらの神経はその障害により，特徴的な症状を示す．
- 坐骨神経障害は殿筋注射などによって生じやすい．
- 腓骨神経障害は腓骨頭の外傷性障害で生じやすく，下腿伸筋群の麻痺による**下垂足** foot drop（足関節の背屈不能）を呈する．
- 脛骨神経障害は内果後方で屈筋支帯の絞扼性神経障害で生じ，足底の感覚障害・筋力低下を呈する．
- S2～S4前枝は，**陰部神経** pudendal nerve を形成する．その主な枝は，**下直腸神経**（外肛門括約筋支配），**会陰神経**（会陰部の皮膚や筋に分布），**陰茎（陰核）背神経**（陰茎，陰核部の皮膚に分布）である（図55）．

3. 末梢神経系　177

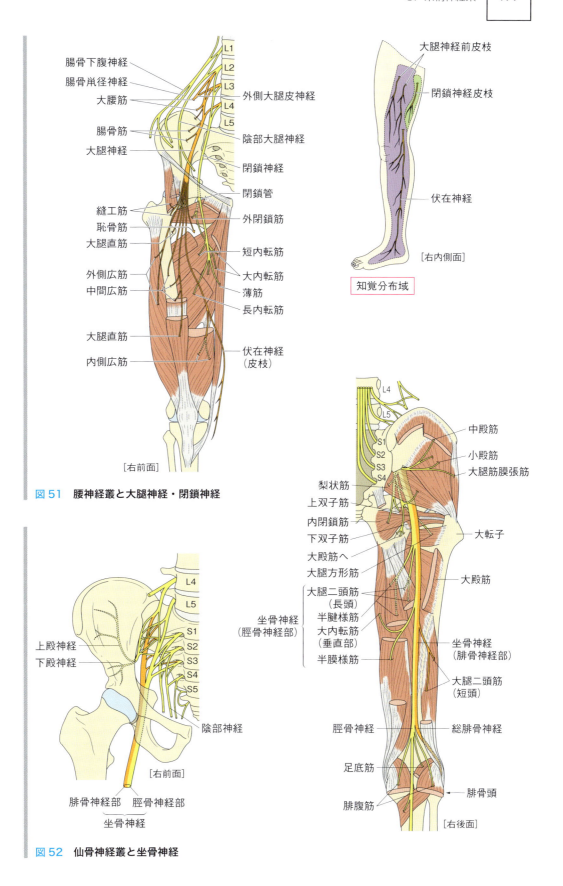

図51　腰神経叢と大腿神経・閉鎖神経

図52　仙骨神経叢と坐骨神経

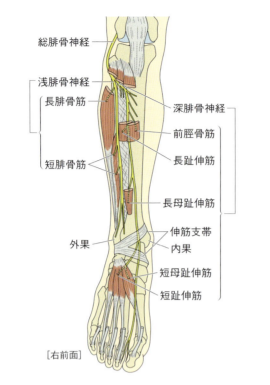
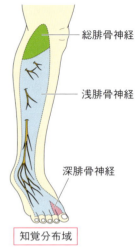

図53 総腓骨神経

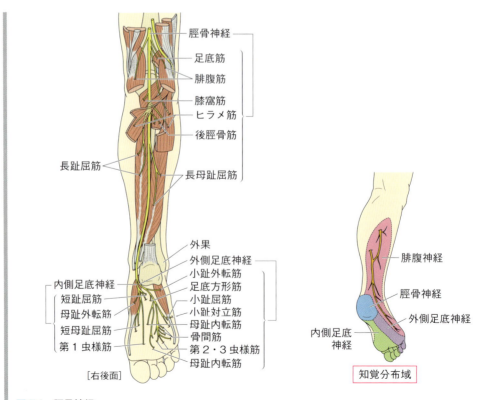

図54 脛骨神経

表8 仙骨神経叢の枝

	神経名	分節	支配筋	支配皮膚領域
仙骨神経叢腹側部から出る枝	坐骨神経（脛骨神経部）	L4～S3	大腿屈筋群（半膜様筋，半腱様筋，大腿二頭筋長頭）	
	脛骨神経		下腿屈筋群（下腿三頭筋，後脛骨筋，長母趾屈筋，長趾屈筋，膝窩筋，足底筋，足底の筋群）	内側・外側足底神経として足底の皮膚支配
仙骨神経叢背側部から出る枝	坐骨神経（総腓骨神経部）	L4～S2	大腿屈筋群（大腿二頭筋短頭）	下腿外側面の皮膚
	浅腓骨神経	L4～S1	腓骨筋群（長・短腓骨筋）	足背の大部分
	深腓骨神経	L4～S2	下腿伸筋群（前脛骨筋，長趾伸筋，長母趾伸筋，足背の伸筋）	足背第1趾と第2趾の対向部の皮膚

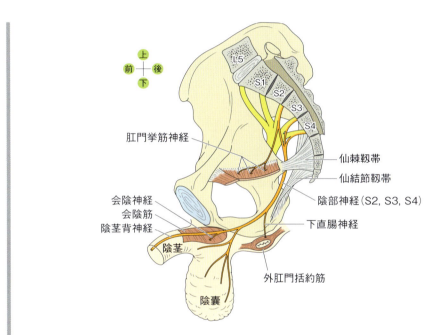

図55　陰部神経叢と陰部神経（右内面）

2 脳神経（図56，表9）

- 脳神経 cranial nerve は脳に出入りする12対の末梢神経であり頭蓋底の孔，管や裂孔を通って頭頸部や体幹の内臓に分布する．
- 脳神経にはそれぞれ固有の神経名称があり，頭側から尾側にかけてローマ数字のⅠ～Ⅻで表示する．
- 脳神経は骨格筋に分布する**運動性**と内臓運動に関与する**副交感性**出力線維，そして頭部に存在する感覚器（特殊感覚器）や皮膚や内臓の感覚情報を伝える**感覚性**入力線維を含む．

a. 嗅神経（Ⅰ）：感覚性（嗅覚）（図56，「Ⅱ-D. 感覚器系」の図16参照）

- **嗅神経** olfactory nerve は嗅覚情報を伝える神経である．鼻腔上壁の粘膜にある嗅細胞（匂い分子を受容する）から出る軸索で，篩骨篩板の小孔を通り嗅球に入る．

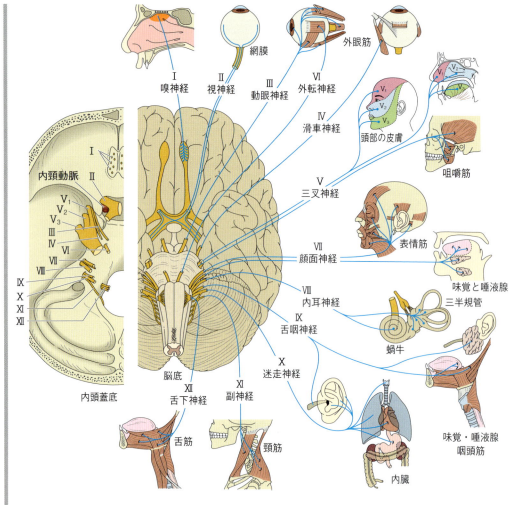

図56 脳底の脳神経と主な分布領域

b. **視神経（II）：感覚性（視覚）**（「2. 中枢神経系」の図33，視覚の伝導路参照）
- **視神経** optic nerve は網膜内の視神経節細胞に由来する軸索の束で，視覚情報を間脳の**外側膝状体**に伝える．
- 網膜の光受容細胞（**杆体**，**錐体**）で受容された光情報は，**双極細胞**を経て視神経節細胞に伝えられる．視神経節細胞の軸索の束が眼球を出て視神経となり視神経管を通過して，**視交叉**，**視索**を経て外側膝状体や中脳の**上丘**に入る．

c. **動眼神経（III）：運動性・副交感性**（図57）
- **動眼神経** oculomotor nerve は運動性の線維が外眼筋（上・下直筋，内側直筋，下斜筋）と上眼瞼挙筋を支配する．副交感性の線維は，**瞳孔括約筋**を支配して縮瞳を引き起こし，**毛様体筋**を支配し水晶体の厚みを調節する（図68参照）．
- 中脳の**動眼神経核**（運動性）と**動眼神経副核**（エディンガー・ウェストファール核：EW核）に由来する神経線維が，神経根として中脳大脳脚内側部から出て，海綿静脈洞内を走行し，上眼窩裂を通過して眼窩に入り，EW核由来の線維は毛様体神経節を介して眼球に入る．

表9 脳神経

番号	名称		頭蓋骨を出入りする部位	線維の性質	機能
I	嗅神経		篩骨篩板の小孔	感覚性	嗅覚情報を伝える
II	視神経		視神経管	感覚性	視覚情報を伝える
III	動眼神経		上眼窩裂	運動性	外眼筋（上・下直筋，内側直筋，下斜筋）と上眼瞼挙筋支配
				副交感性	瞳孔括約筋支配による縮瞳収縮，毛様体筋支配による水晶体の厚み調節
IV	滑車神経		上眼窩裂	運動性	外眼筋（上斜筋）支配
V	三叉神経				
	V₁：眼神経		上眼窩裂	感覚性	前頭部の皮膚や眼球の体性感覚情報を伝える
	V₂：上顎神経		正円孔	感覚性	上顎部の皮膚や鼻粘膜・上顎の歯槽の体性感覚情報を伝える
	V₃：下顎神経		卵円孔	感覚性	側頭部や下顎の皮膚，下顎の歯槽の体性感覚情報を伝える
				運動性	咀嚼筋（側頭筋，咬筋，内側・外側翼突筋）支配
VI	外転神経		上眼窩裂	運動性	外眼筋（外側直筋）支配
VII	顔面神経		内耳孔，茎乳突孔	運動性	顔面表情筋・アブミ骨筋・茎突舌骨筋支配
				副交感性	涙腺・鼻腺・口蓋腺・顎下腺・舌下腺の分泌支配
				感覚性	舌の前2/3の味覚を伝える
VIII	内耳神経		内耳孔	感覚性	耳石器と半規管を介して平衡覚を伝える
					蝸牛を介して聴覚を伝える
IX	舌咽神経		頸静脈孔	運動性	咽頭筋支配
				副交感性	耳下腺の分泌支配
				感覚性	舌の後1/3の味覚や体性感覚，咽頭部の体性感覚を伝える
					頸動脈小体，頸動脈洞からの臓性感覚を伝える
X	迷走神経		頸静脈孔	運動性	咽頭筋・茎突咽頭筋支配
				副交感性	胸腹部内臓平滑筋・心筋支配
				感覚性	内臓の感覚と咽頭後部の味覚を伝える
XI	副神経		頸静脈孔	運動性	胸鎖乳突筋・僧帽筋支配
XII	舌下神経		舌下神経管	運動性	舌筋（内舌筋・外舌筋）支配

d. 滑車神経（IV）：運動性（図57）
- 滑車神経 trochlear nerve は上斜筋の運動を支配する．起始核は中脳の滑車神経核で，脳幹背側で下丘の直下から出た後，海綿静脈洞内を走行し，上眼窩裂を通過して眼窩に入る．

e. 三叉神経（V）：感覚性（体性感覚）・運動性（図58, 59.「V-J. 顔面，頭部，2. 神経」も参照）
- 三叉神経 trigeminal nerve は感覚性の線維が顔面の体性感覚の情報を伝え，運動性の線維が咀嚼筋などの運動を支配する．
- 顔面の体性感覚を伝える一次ニューロンの細胞体は三叉神経節にあり，第1枝（V₁，眼神経），第2枝（V₂，上顎神経），第3枝（V₃，下顎神経）に分かれて，特定の領域の皮膚や粘膜の体性感覚を伝える（図58）．眼神経は前頭部の皮膚や眼球，上顎神経は上顎部の皮膚や鼻粘膜・上顎の歯槽，歯髄，下顎神経は側頭部や下顎の皮膚，下顎の歯槽，歯髄などを支配する．
- 頭蓋骨を通過する際には，眼神経は上眼窩裂，上顎神経は正円孔，下顎神経は卵円孔を通

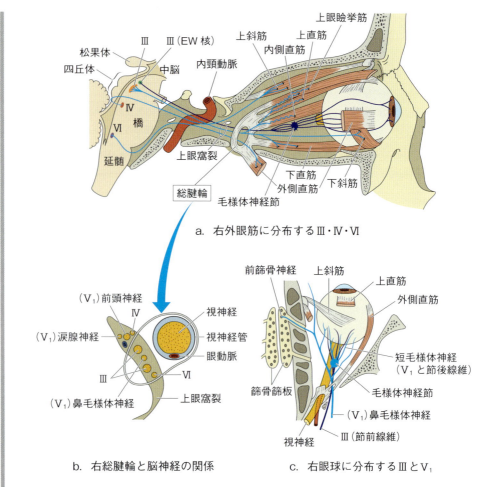

図 57　動眼神経，滑車神経，外転神経

過する．

- 下顎神経にのみ，運動性の神経線維が含まれ，咀嚼筋（側頭筋，咬筋，内側・外側翼突筋），顎二腹筋前腹，顎舌骨筋などを支配する（図 58，59）．この運動性線維の起始核は橋の**三叉神経運動核**にある．

f. **外転神経（VI）：運動性**（図 57）

- **外転神経** abducens nerve の起始核は橋の**外転神経核**にあり，神経根は延髄と橋の境から出て，海綿静脈洞内を走行し，上眼窩裂を通って眼窩に入り，外側直筋を支配する．

g. **顔面神経（VII）：運動性，副交感性，感覚性（味覚）**（図 60，61，「V-J. 顔面，頭部，2. 神経」も参照）

- **顔面神経** facial nerve の運動性の線維は顔面の表情筋などを支配し，副交感性の線維が涙腺や顎下腺・舌下腺の分泌を支配する．味覚の線維は舌の前 2/3 の味覚を伝える．
- 運動性の起始核は橋の**顔面神経核**と，橋下部の**上唾液核**（副交感性）で，感覚性一次ニューロンの細胞体は**膝神経節**にあり，延髄の**孤束核**に入力する．
- 顔面神経は内耳道を通り顔面神経管を通過し，茎乳突孔から頭蓋外に出た後，運動性線維が顔面の表情筋などに分布する（図 60）．

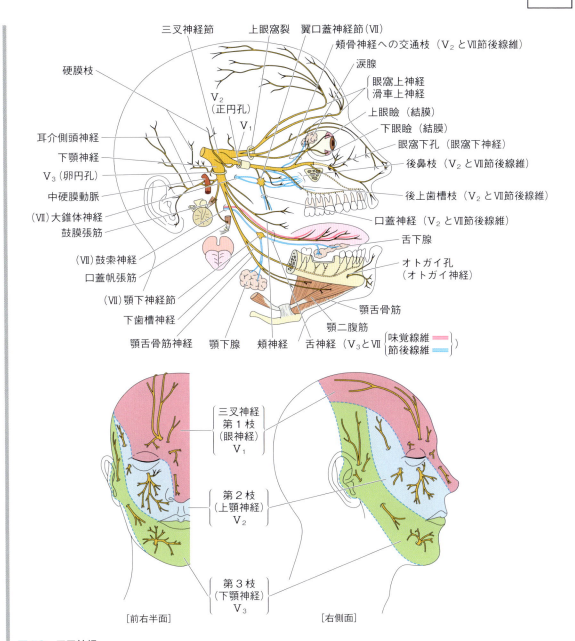

図58 三叉神経

- 顔面神経管を通過中に，まず膝神経節のところで，副交感性の**大錐体神経**が分岐し，翼口蓋神経節を介して鼻腺・涙腺に分布する（図61）．続いて**アブミ骨筋**を支配する神経が分岐し，さらに味覚と副交感性の神経線維を含む**鼓索神経**が分岐する（図61）．
- 鼓索神経は，側頭下窩で舌神経に合流後，味覚線維は舌の前2/3に分布し，副交感性の線維は顎下神経節を介して顎下腺・舌下腺の分泌を支配する（図68参照）．
- 末梢性の**顔面神経麻痺（ベル Bell 麻痺）**は，顔面神経の長い走行のさまざまな部位で起こるため，障害部位によって症状が異なる（患側の全表情筋麻痺，聴覚過敏，唾液腺・鼻腺・涙腺の分泌障害など）．

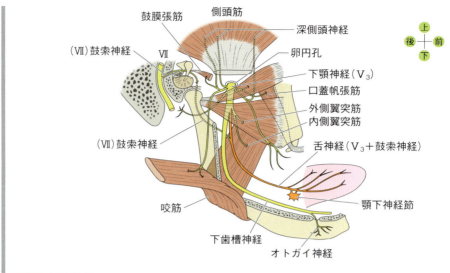

図59 下顎神経

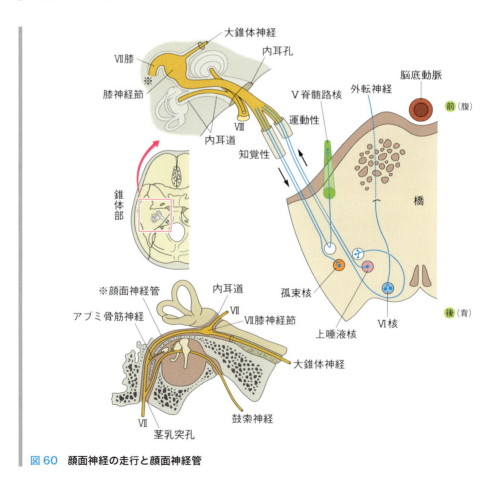

図60 顔面神経の走行と顔面神経管

h. 内耳神経（Ⅷ）：感覚性（聴覚，平衡覚）（図62）

■ **内耳神経** vestibulocochlear nerve は内耳の感覚受容器である**コルチ器**（蝸牛内）を介し

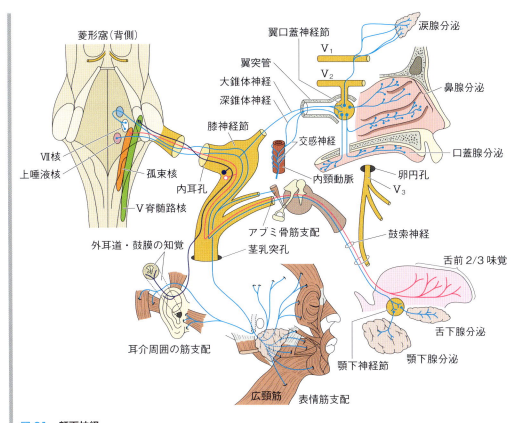

図61　顔面神経

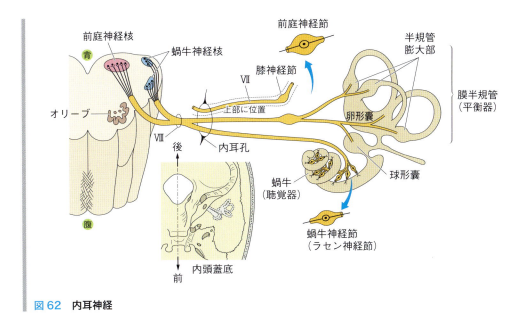

図62　内耳神経

て聴覚を，**耳石器**（球形嚢，卵形嚢）と**半規管**（膨大部）を介して平衡覚を中枢に伝える．
■ 感覚性一次ニューロンの細胞体は，聴覚が**蝸牛神経節（ラセン神経節）**，平衡覚が**前庭神**

経節にあり，その軸索はそれぞれ**蝸牛神経**として橋下部の**蝸牛神経核**へ，**前庭神経**として橋・延髄の**前庭神経核**に入る．

i. **舌咽神経（IX）：運動性，副交感性，感覚性（体性感覚，味覚，内臓感覚）**（図63）

- **舌咽神経** glossopharyngeal nerve の運動性の線維は咽頭筋を支配して嚥下運動に関わり，副交感性の線維が耳下腺の分泌を支配する．舌の後ろ1/3の味覚や体性感覚，咽頭部の体性感覚を伝える．
- 運動性の起始核は延髄の**疑核**と延髄上部の**下唾液核**（副交感性）であり，感覚性の線維は，延髄の**孤束核**（味覚と内臓感覚）に入力する．
- 延髄から出た運動性の神経線維は迷走神経，副神経とともに**頸静脈孔**を通過し，咽頭筋に分布する．
- 副交感性の神経線維は鼓室神経を経て小錐体神経となって耳下腺に向かう（図63，68参照）．
- 化学受容器の頸動脈小体，圧受容器の頸動脈洞に分布する神経から呼吸系と循環系の情報（血液のO_2分圧，CO_2分圧，pH，血圧）が伝えられる．

j. **迷走神経（X）：運動性，副交感性，感覚性（味覚，体性感覚，内臓感覚）**（図64）

- **迷走神経** vagus nerve の運動性の線維は咽頭筋，喉頭筋を支配して嚥下や発声に関わり，副交感性の線維は，胸腹部内臓を支配する．感覚性の線維は内臓の感覚と咽頭後部の味覚を伝える．
- 運動性の起始核は延髄の**疑核**と**迷走神経背側核**（副交感性）であり，感覚性の線維は延髄

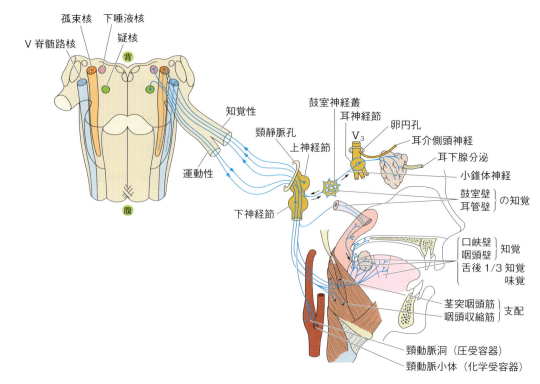

図63　舌咽神経

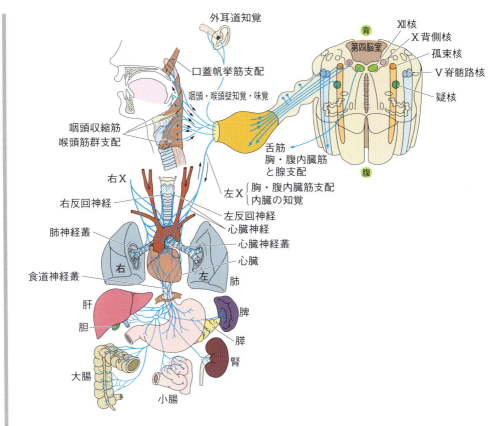

図64 迷走神経

の**孤束核**に入力する.

- 延髄を出た神経は，舌咽・副神経とともに頸静脈孔を通過し，咽頭，喉頭に向かう枝を出す．神経の本幹はさらに胸腔内で気管や肺に枝を出した後，食道とともに横隔膜の食道裂孔を通り腹腔に入り，腹部内臓へ多数の枝を分岐する．
- また胸腔内に入った後，右は鎖骨下動脈，左は大動脈弓を回って喉頭に向かう**反回神経**を分岐する．したがって，胸腔内病変では左反回神経麻痺が生じやすく，症状としては嗄声を呈する．

k. 副神経（XI）：運動性（図65）

- **副神経** accessory nerve には脊髄根と延髄根があり，頭蓋内で合流して頸静脈孔を通過して頭蓋外に出た後，脊髄根は僧帽筋，胸鎖乳突筋を支配し，延髄根は迷走神経に混入して喉頭筋に分布する．
- 起始核は，脊髄根では頸髄の副神経核，延髄根では延髄の疑核である．

l. 舌下神経（XII）：運動性（図66）

- **舌下神経** hypoglossal nerve は舌筋（内舌筋，外舌筋）を支配して舌の運動に関わる．
- 起始核は延髄の舌下神経核で，延髄から出た神経根は**舌下神経管**を通って頭蓋外に出て，舌筋に分布する．

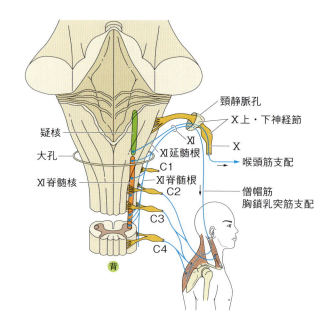

図65 副神経

3 自律神経系（図67, 68）

- 生体の循環，呼吸，消化，代謝，生殖などの生命の恒常性（ホメオスタシス）を維持する機能は，液性因子（ホルモンなど）のほか神経回路を介した**自律神経系** autonomic nervous system が調節している．
- 自律神経の高位中枢は**視床下部** hypothalamus で，末梢に分布する自律神経には**交感神経**と**副交感神経**がある．
- 多くの臓器は交感・副交感神経両者に支配され（**二重支配**），また多くの場合，両者は互いに**拮抗作用**をもつ．交感神経は身体の活動時に，副交感神経は安静時に働く神経系である．
- 末梢の自律神経は，脳・脊髄内の**節前ニューロン** preganglionic neuron に由来し，効果器に至る前に必ず**自律神経節** autonomic ganglion でシナプスを介しての**節後ニューロン** postganglionic neuron と接続する（図41参照）．

a. 交感神経系（図67）

- **交感神経系** sympathetic nervous system の節前ニューロン（コリン作動性ニューロン）の細胞体は第1胸髄〜第3腰髄側角にある．
- 節後ニューロン（アドレナリン作動性ニューロン）の細胞体は，椎体の側面に位置する**幹神経節（交感神経幹神経節）**と，椎体前の**椎前神経節**に存在する．幹神経節は節間枝が上下につながり脊柱の両側に**交感神経幹**が形成される．
- 節前線維は脊髄前根を通って脊髄から出た後，**白交通枝**を介して幹神経節に入る．その後の走行はいくつかのパターンに分かれる．
- 頭頸部，胸部内臓に分布するものは，幹神経節で節後線維に変わり，標的器官の**瞳孔散大筋**や心臓，気管，肺，食道などに向かう．

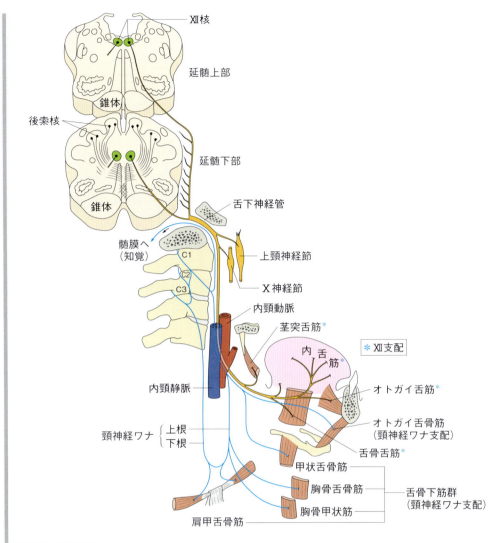

図66　舌下神経

- 腹部・骨盤内臓に分布するものは，幹神経節を通り過ぎ，椎前神経節で節後線維に変わる．椎前神経節は内臓に向かう動脈の基部に位置しており（腹腔神経節，上・下腸間膜動脈神経節），節後線維は動脈の枝とともに内臓に向かう．
- 皮膚に分布するものは，幹神経節で節後線維に代わり，**灰白交通枝**を介して脊髄神経に合流後，脊髄神経の分布領域に至り，その部位の血管壁や皮膚の効果器（立毛筋，汗腺）に分布する．
- 交感神経の障害としてホルネル Horner 症候群がよく知られている．とくに頸部交感神経幹の障害により，頭部で交感神経系の障害症状である眼裂の狭小化（瞼板筋麻痺），縮瞳（瞳孔散大筋麻痺），眼球陥凹，顔面無汗（汗腺分泌不能）を呈する．

b. 副交感神経系（図67, 68）

- 節前線維は，脳神経（動眼神経，顔面神経，舌咽神経，迷走神経）と仙骨神経（第2～4仙骨神経前枝）に含まれる．

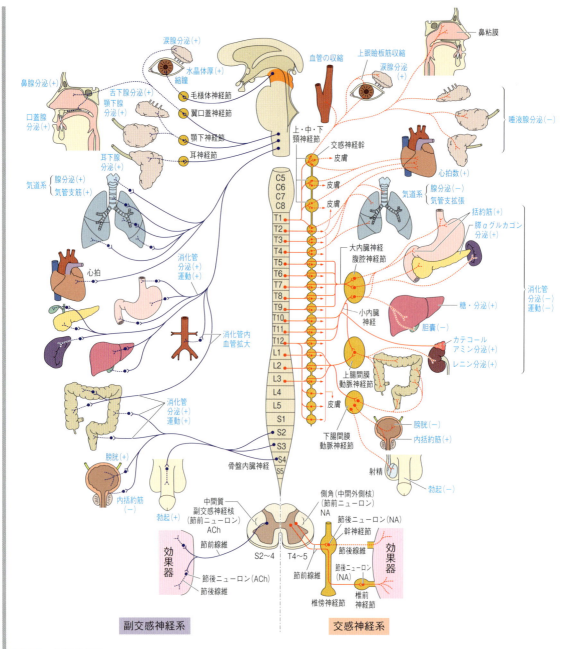

図67　自律神経系
NA：ノルアドレナリン，ACh：アセチルコリン

- 節前ニューロン（コリン作動性ニューロン）の細胞体は，脳神経のそれぞれ関連の神経核（動眼神経副核，上唾液核，下唾液核，迷走神経背側核）と第2〜4仙髄の側角にある（図67）．
- 節後ニューロン（コリン作動性ニューロン）は標的器官近傍に存在しているため，交感神経に比べて，節前線維が長く，節後線維が短い．

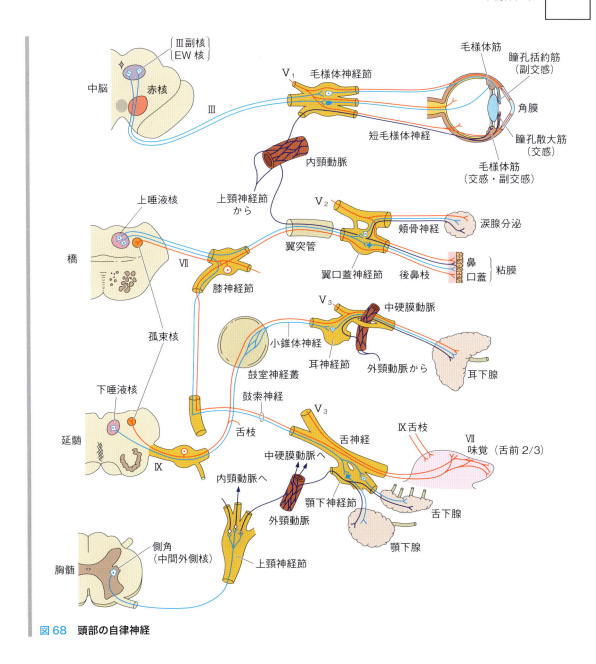

図68 頭部の自律神経

- 動眼神経に含まれる節前線維は，眼球後方の**毛様体神経節**で節後線維（短毛様体神経）に変わり，眼球内の**瞳孔括約筋**と**毛様体筋**に分布する（図57，68）．
- 顔面神経に含まれる節前線維は，その枝である**大錐体神経**と**鼓索神経**に含まれている．大錐体神経に含まれる節前線維は，**翼口蓋神経節**で節後線維に変わり，上顎神経の枝に合流して，**涙腺，鼻腺，**口蓋腺に分布する（図61，68）．鼓索神経に含まれる節前線維は，舌神経（下顎神経の枝）に合流して**顎下神経節**で節後線維に変わり，**顎下腺，舌下腺**に分布する（図61，68）．
- 舌咽神経に含まれる節前線維は，その枝の鼓室神経，小錐体神経を介して**耳神経節**で節後線維に変わり，下顎神経の枝に合流して**耳下腺**に分布する（図63，68）．

- 迷走神経に含まれる節前線維は，胸腹部内臓に分布する多数の枝を介して，内臓近傍や壁内に存在する節後ニューロンに接続する（図64）．
- 仙骨神経に含まれる節前線維は**骨盤内臓神経**となって，交感性の下腹神経とともに**骨盤神経叢**を形成し，膀胱，尿道，男女生殖器などの骨盤内臓に分布する（図67）．

D 感覚器系

- 感覚は**体性感覚**，**内臓感覚**，**特殊感覚**の3群に分けられる（表1）.
- **体性感覚**は**表在感覚**（皮膚感覚）と**深部感覚**に分けられる．表在感覚には痛覚，温度覚（温覚，冷覚），触覚，圧覚がある．深部感覚は筋，腱，関節包などの運動器の受容器がとらえる感覚で，これにより全身のバランスや姿勢を保ち，運動機能の調節を行う．**筋紡錘**

表1　感覚

感覚		感覚受容器		検出感覚	末梢神経	
体性感覚	表在感覚（皮膚感覚）	表皮，真皮乳頭	自由神経終末	痛覚，温覚，冷覚	脊髄神経 三叉神経（V） （詳細は「II-C.神経系，3.末梢神経系」の図44「皮膚分節（デルマトーム）」を参照）	
		表皮	メルケル細胞	触覚		
		真皮の乳頭層	マイスネル小体	触覚		
		真皮深層，皮下組織	ファーター・パチニ小体	圧覚		
		真皮の網状層	ルフィニ小体	真皮の伸展		
		毛包	毛包受容器	毛幹の傾き		
	深部感覚	筋紡錘，腱紡錘	感覚神経細胞	運動感覚		
内臓感覚	内臓痛覚 臓器感覚		自由神経終末	内臓痛覚 満腹感，尿意，等	脊髄神経	
特殊感覚	視覚	網膜	視細胞	杆体	明暗	視神経（II）
				赤錐体 緑錐体 青錐体	色彩（赤色） 色彩（緑色） 色彩（青色）	
	聴覚	蝸牛のコルチ器	有毛細胞	音（20〜20,000 Hz）	蝸牛神経	内耳神経（VIII）
	平衡覚	球形嚢	有毛細胞	頭部の傾き，水平方向の加速度	前庭神経	
		卵形嚢	有毛細胞	垂直方向の加速度		
		半規管	有毛細胞	頭部の回転		
	嗅覚	嗅上皮	嗅細胞	ニオイ	嗅神経（I）	
	味覚	味蕾	味細胞	甘味（糖） 酸味（H^+） 塩味（NaCl） 苦味（苦味物質） うま味（アミノ酸）	舌前2/3	顔面神経（VII）
					舌後1/3	舌咽神経（IX）
					咽頭	迷走神経（X）

muscle spindle や**腱紡錘** neurotendinous spindle（**ゴルジ腱器官** Golgi tendon organ）が筋や腱の伸張を検知する（「Ⅱ-B. 筋系」の図12，「Ⅱ-C. 神経系」の図14参照）．深部感覚の伝導路については「Ⅱ-C. 神経系，2. 中枢神経系，⑥伝導路」の図31bを参照．
- **内臓感覚**には内臓痛覚と臓器感覚（満腹感，尿意等）がある．
- **特殊感覚**には視覚，聴覚，平衡覚，嗅覚，味覚がある．

1. 外　皮

- 外皮は皮膚とその付属器からなる．
- 成人の皮膚で，表面積は約 1.5～1.8 m²，厚さは約 1～4 mm と部位により異なる．
- 手背や足背は薄く，眼瞼や外耳道はとくに薄い．手掌や足底はとくに厚い．
- 成人の皮膚の重さは，表皮と真皮で約 3 kg（体重の約 5％），皮下組織を含めると約 9 kg（体重の約 14～16％）であるが，個人差が大きい．
- 全身の皮膚のおおよその比率は，成人には「9の法則」および「手掌法」，乳幼児には「5の法則」により求められ，熱傷（火傷）の重症度の判定にも用いられる（表2）．
- 9の法則は成人に用い，頭部9％，左・右上肢それぞれ9％，体幹前・後面それぞれ18％，左・右下肢それぞれ18％，陰部1％，とする（表2，図1a）．
- 5の法則は乳幼児に用い，頭部15％，左・右上肢それぞれ10％，体幹前面20％，体幹後面15％，左・右下肢それぞれ15％，とする（表2，図1b）．
- 手掌法は成人に用い，手掌を全身の1％とする．

1 皮　膚（図2）

- **皮膚** skin は体表面より，**表皮** epidermis，**真皮** dermis，**皮下組織** subcutaneous tissue の3層からなる．

a. 表　皮

- **重層扁平上皮**からなる．
- 体表面より，角質層，淡明層，顆粒層，有棘層，基底層からなる．
- 最深層である基底層にはメラニン産生細胞があり，産生されるメラニン色素の量により皮

表2　皮膚面積の比率

	9の法則 （成人）	5の法則 （乳幼児）	手掌法 （成人）
頭頸部	9％	15％	―
左・右上肢	9％, 9％	10％, 10％	―
体幹前面	18％	20％	―
体幹後面	18％	15％	―
左・右下肢	18％, 18％	15％, 15％	―
陰部	1％	―	―
手掌	―	―	1％
計	100％	100％	―

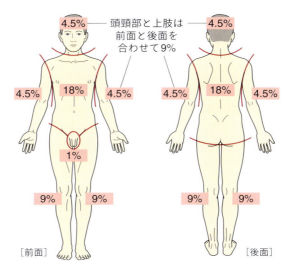

図1a 成人の皮膚面積の比率（9の法則）

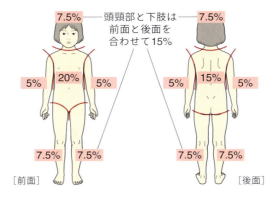

図1b 乳幼児の皮膚面積の比率（5の法則）

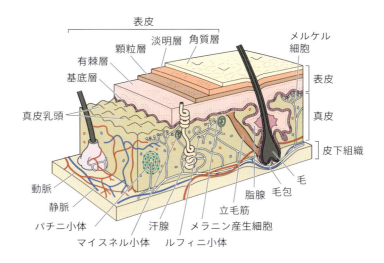

図2 皮膚

- 膚の色が決まる．
  - 表皮の中に血管はない．
- b. 真　皮
  - 密性結合組織からなる．
  - 浅層の乳頭層と深層の網状層からなる．
  - 乳頭層は表皮に向かって乳頭状の突出である**真皮乳頭**をもつ．
  - 真皮乳頭は血管や神経に富む．
- c. 皮下組織
  - 疎性結合組織からなる．
  - 脂肪組織（皮下脂肪）がよく発達しているが，その発達具合は身体の部位によって異なる．

2 皮膚の感覚受容器と神経
- 皮膚には知覚神経および自律神経系が分布する．
- 知覚神経線維は表皮，真皮，皮下組織に分布し，感覚受容器を形成する．
- 皮膚からの知覚情報は体性感覚伝導路を経て脳に伝えられる．体性感覚伝導路の詳細については「Ⅱ-C. 神経系，2. 中枢神経系，6 伝導路」の図31を参照．
- 交感神経性の自律神経線維が血管，皮膚腺，立毛筋に分布する．これらの興奮により，血管収縮，発汗，立毛筋の収縮が起きる．交感神経系の詳細については「Ⅱ-C. 神経系，3. 末梢神経系」の図41を参照．

a. 痛覚および温度覚の感覚受容器
- **自由神経終末**は表皮，真皮乳頭にあり，痛覚，温覚，冷覚を感知する．
- 内臓痛を皮膚の痛みとして感じるとき，この皮膚の痛みを**関連痛**（連関痛）refered painという．内臓痛を伝える求心線維と皮膚からの求心線維とが脊髄後角の同じ神経細胞に接続するために起きる痛覚である．脳は内臓の痛みを皮膚の痛みと勘違いする．臓器によって関連痛を生じる部位は決まっているため，関連痛は臨床的に重要である．心臓の痛みは左胸部・左肩から左腕に関連痛を起こす．

b. 触覚・圧覚の感覚受容器（機械受容器）（図2）
- **メルケル** Merkel **細胞**は表皮にあり，触覚を感知する．
- **マイスネル** Meissner **小体**（マイスナー小体）は真皮の乳頭層にあり，触覚を感知する．
- **ファーター・パチニ** Vater-Pacini **小体**（パチニ Pacini 小体）は真皮の深層と皮下組織にあり，圧覚を感知する．
- **ルフィニ** Ruffini **小体**は真皮の網状層にあり，皮膚の伸展を感知する．
- 毛包受容器は毛根部の毛包にあり，毛幹の傾きを感知する．

3 皮膚の付属器（図2）
- 皮膚には，表皮の細胞が変化した**角質器**（毛，爪）と，皮膚表面に汗や皮脂等を分泌する**皮膚腺** cutaneous gland（脂腺，汗腺，乳腺）とがある．皮膚腺は外分泌腺に属する．外分泌腺の詳細については「Ⅲ-A. 人体の構成，2. 組織」を参照．

a. 毛（図2，3）
- 毛 hair は皮膚のほとんど全面に分布するが，手掌，足底，口唇，乳頭，陰茎亀頭，陰核

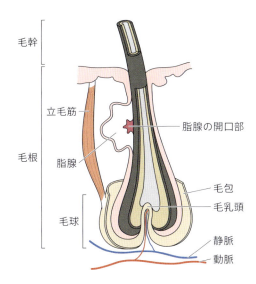

図3 毛根

には無い.
- 体表から出ている部分を**毛幹**,皮膚に埋もれる部分を**毛根**,毛根の尖端を**毛球**という.
- 毛根は**毛包**という表皮の続きに包まれ,毛包の最深部では毛球に向かって**毛乳頭**が入り込む.
- 毛包には**脂腺**が開口し,毛包の外側には**立毛筋**がある.立毛筋が収縮すると毛が立ち,いわゆる鳥肌となる.立毛筋は平滑筋である.
- 毛は毛球から1日に約0.2 mm伸びる.

b. 爪 (図4)
- **爪** nail とは指先の手背面にある角質板である.
- 外に出ている部分を**爪体**(爪甲),皮膚に隠れる部分を**爪根**という.
- 爪体をのせる皮膚面を**爪床**という.
- 爪体基部の白色部を**半月**という.
- 爪の後部と外側部をおおう柔らかい薄層を**上爪皮**(爪上皮)という.
- 爪は爪根から1日に約0.1 mm伸びる.

c. 脂腺 (図2, 3)
- **脂腺** sebaceous gland は毛包の上部に開口し,皮脂を分泌する.
- 手掌・足底に脂腺は無いが,口唇,包皮,小陰唇,瞼板腺(マイボーム Meibom 腺)などでは毛に関係なく直接に皮膚に開口する.
- 皮脂は毛や皮膚につやを与え,皮膚の乾燥を防ぐ.
- にきび(尋常性ざ瘡)は,分泌物が毛穴に詰まって炎症を起こしたものである.

d. 汗腺 (図2)
- **汗腺** sudoriferous gland (sweat gland) の腺細胞は真皮,皮下組織にあり,導管は皮膚表面に開口する.
- 汗腺には**エクリン汗腺** eccrine gland(小汗腺)と**アポクリン汗腺** apocrine gland(大汗腺)

の2種類がある．
- **エクリン汗腺**は全身の皮膚に分布し，汗は水分に富む．
- **アポクリン汗腺**は腋窩，乳輪，外耳道，肛門などに限られ，汗は脂肪や蛋白質に富む．
- 腋臭は，腋窩のアポクリン汗腺からの分泌物が細菌に分解されて起こる．

e. 乳　房（図5）
- 乳房 breast は女性の胸部前面の第2〜7肋骨の高さで，大胸筋の筋膜の上にある．半球状に膨らんだ構造物である．
- 乳房の大部分は脂肪組織であり，中には**乳腺**が十数個含まれる．
- 中央の突出を**乳頭**といい，乳頭周囲の色素に富む部位を**乳輪**という．
- 乳頭には十数個の**乳管**が開口する．

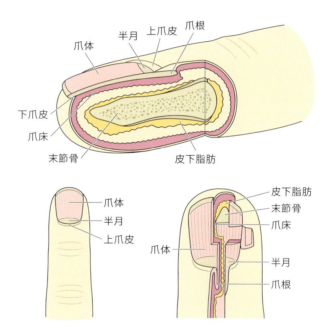

図4　爪

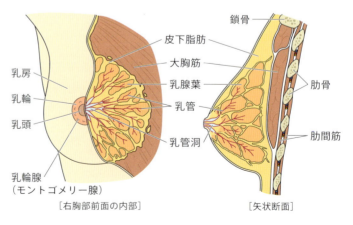

図5　乳房および乳腺

- 乳輪にはアポクリン汗腺の一種である**乳輪腺**（モントゴメリー Montgomery **腺**）がある．
- 腋窩から乳頭を経て恥骨に向かう**乳腺堤**に沿って**副乳**が現れることがある．

f．乳　腺（図5）

- **乳房**の中には十数個の**乳腺** mammary gland がある．乳腺からは導管である**乳管**がでる．乳管は乳頭の直前で紡錘状に膨らんだ**乳管洞**を形成し，乳頭に開口する．
- 妊娠すると乳腺は大きく発達し，乳汁を分泌する．
- 男性の胸にも乳腺はあるが，発達しない．

2．視覚器

- **視覚器** optic organ（visual organ）は**眼窩**の中にあり，**眼球**とその付属器からなる．
- 眼球からの視覚情報は**視神経（Ⅱ）**から視覚伝導路を経て脳に伝えられる．視神経（Ⅱ）および視覚伝導路の詳細については「Ⅱ-C．神経系，3．末梢神経系，③脳神経」および「2．中枢神経系，⑥伝導路」の図33を参照．

1 眼　球（図6）

- **眼球** eyeball は直径約25 mmの球状で，前端と後端をそれぞれ前極と後極という．前極と後極を結んだ線を眼球軸という．前極と後極を地球の北極と南極にたとえて，赤道にあたる位置を眼球の赤道という．
- 眼球壁は**外膜**，**中膜**，**内膜**の3層からなり，内部に**水晶体**，**硝子体**，**眼房水**がある．

a．外膜（眼球線維膜）（図6）

- 外膜は丈夫な膜で，**角膜** cornea と**強膜** sclera とからなる．
- **角膜**は外膜の前方約1/6を占める透明な膜で，直径約10〜12 mm，厚さ約1 mmである．

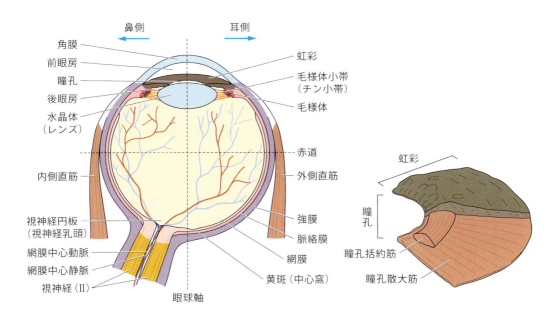

図6　眼球の水平断面（右眼球の水平断面を上からみる）

- 角膜は血管を欠く．
- **強膜**は外膜の後方約5/6を占める白色の膜である．
- 角膜と強膜の境界部には**強膜静脈洞（シュレムSchlemn管）**がある（図8参照）．

b．中膜（眼球血管膜，ブドウ膜 uvea）（図6）

- 中膜は血管とメラニン色素細胞に富み，**虹彩** iris，**毛様体** ciliary body，**脈絡膜** choroid からなる．
- **虹彩**は，中膜前方の孔である**瞳孔** pupil を囲む部位で，日本人では黒褐色を呈す．虹彩内部には平滑筋からなる**瞳孔括約筋** sphincter pupillae と**瞳孔散大筋** dilator pupillae とがあり，瞳孔の大きさを調節する．
- **瞳孔括約筋**は瞳孔を輪状に走り，副交感神経（**動眼神経（Ⅲ）**）により縮瞳させる．
- **瞳孔散大筋**は瞳孔から放射状に走り，交感神経により散瞳させる．
- **毛様体**は虹彩の後方に続く肥厚部で，内部に平滑筋からなる**毛様体筋** ciliary muscle がある．
- 毛様体と水晶体とは無数の線維である**毛様体小帯（チンZinn小帯）**でつながっている．
- 毛様体筋は副交感神経（**動眼神経（Ⅲ）**）により収縮し，毛様体の内縁が小さくなって水晶体に近づくため毛様体小帯が弛緩し，水晶体は厚みを増す．すなわち，毛様体は毛様体小帯を通じて水晶体の厚さを調節する．
- **脈絡膜**は毛様体の後方に続き，中膜の大部分を占める．脈絡膜は，強膜を裏打ちする黒褐色の膜で，色素と血管に富み，眼球壁に栄養を与える．
- 動眼神経（Ⅲ），交感神経系，副交感神経系の詳細については「Ⅱ-C．神経系，3．末梢神経系，③脳神経」の図57および「同，④自律神経系，a．交感神経，b．副交感神経系」の図68を参照．

c．内膜（網膜）（図6，7）

- 眼球壁の最内層である**網膜** retina には，光を感じる2種類の**視細胞（錐体** cones と**杆体** rods）がある．
- 網膜には種々の神経細胞，支持細胞，色素上皮細胞が整然と配列し，層構造を示す．眼球の内腔側に神経層，外側（中膜側）に色素上皮層がある．神経層は神経節細胞層（視神経細胞層）等の多層からなり，その最も外側に視細胞が位置する．視細胞は色素上皮層に隣

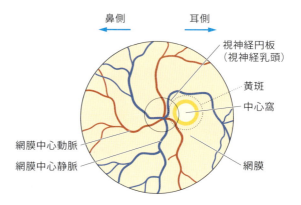

図7　眼底（左眼球後部を前からみる）

接する．眼球内に入った光は，網膜の全層を通過し，深部の視細胞に感知される．
- ヒトには，感知する色が異なる3種類の**錐体**（赤錐体，緑錐体，青錐体）があり，光の感度は低いが，色彩を感知する．このためヒトが感じる原色は赤，緑，青が光の三原色である．
- 一般にテレビやパソコンのモニタでRGBカラーモデルが用いられるのは，3種の錐体それぞれが感知する色が赤red，緑green，青blueの3色（光の三原色）だからであり，これらの頭文字からRGBという．
- 色の三原色はシアンcyan（空色），マゼンタmagenta（赤紫色），黄色yellowであるため，プリンター等ではこれら3色にkey plate（通常は黒black）を加えたCMYKカラーモデルが使われる．光の三原色である緑色光と青色光を重ねるとシアンに，青色光と赤色光を重ねるとマゼンタに，赤色光と緑色光を重ねると黄色にみえる．色の三原色として青，赤，黄色は正確ではない．
- **杆体**は光の感度が高く，暗所でも明暗を感じることができるが，色は感じない．
- 後極の約1mm外側（耳側）には**黄斑**maculaというやや黄色の領域があり，その中央を**中心窩**fovea centralisという．中心窩は視野の中心で，錐体に富み，視力がもっとも良い．
- 視細胞からの視覚情報は，網膜中に配列する神経細胞群に情報処理され，神経節細胞に伝えられる．
- 神経節細胞の軸索（視神経）は，黄斑の約3mm内側（鼻側）にある**視神経円板** optic disk（視神経乳頭）に向かう．視神経円板は**視神経（Ⅱ）**が眼球から出ていく部位であり，また**網膜中心動脈・静脈**はここから出入りして網膜全体に分布する．
- 視神経円板には視細胞がないため視力がなく，視野欠損部である**盲点**（マリオットMariotte**盲点**，**盲斑**）に相当する．
- 近視とは網膜の前方で結像する状態であり，遠視および老視（老眼）とは網膜の後方で結像する状態である．

d. 水晶体（レンズ）（図6，8）
- **水晶体** lensは虹彩の後ろに位置する直径約9mm，厚さ約4mmの両凸レンズで，無色透明である．
- 水晶体の厚さは，毛様体筋により毛様体小帯を通じて調節される．
- 老化などで白濁化した状態を白内障cataractという．

e. 硝子体（図6）
- **硝子体** vitreous bodyは水晶体の後ろにあり，眼球壁の内部を満たすゼリー状の物質である．
- 硝子体には血管がない．

f. 眼房と眼房水（図8）
- **眼房**とは角膜と水晶体との間隙で，**眼房水** aqueous humorに満たされる．眼房は虹彩により，角膜側の**前眼房** anterior chamberと硝子体側の**後眼房** posterior chamberとに分ける．
- 眼房水は，毛様体上皮から後眼房に分泌され，瞳孔から前眼房を経て**強膜静脈洞**（シュレムSchlemn管）に吸収される．眼房水は角膜，水晶体，硝子体に栄養を与える．
- 眼房水の圧を眼圧（眼内圧）といい，眼圧が亢進した状態を緑内障glaucomaという．

g. 視神経（図6，9）

- **視神経（II）** optic nerve は視神経円板から眼球の後極のやや内側（鼻側）から出て，眼窩を視神経管に向かう．視神経（II）の詳細については，「II-C. 神経系，3. 末梢神経系，3 脳神経」を参照．

2 眼球の付属器

- 眼球の付属器には，眼球を動かす**外眼筋**（がいがんきん）extra-ocular muscle，眼球の保護などを行う**眼瞼**（がんけん）eyelids，**結膜**（けつまく）conjunctiva，**涙器**（るいき）lacrimal apparatus などがある．

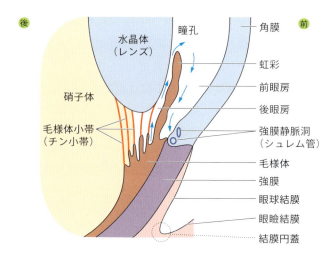

図8　眼房と眼房水（眼球前部の水平断）
矢印は眼房水の流れを示す．

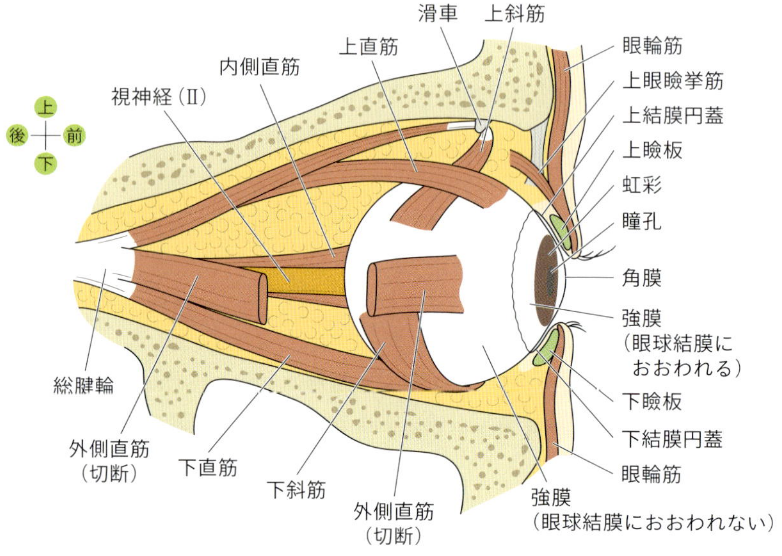

図9　外眼筋（右眼球を外側からみる）

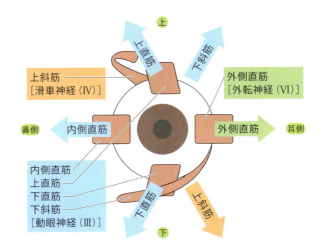

図10 外眼筋（左眼球を前からみる）
矢印は筋による眼球の動きを示す．

a. 外眼筋（眼筋）（図9, 10）

- 眼窩内には，眼球を動かす6つの筋と，上眼瞼を引き上げる**上眼瞼挙筋** levator palpebrae superioris との計7つの外眼筋がある．外眼筋は骨格筋である．
- **上直筋** superior rectus，**下直筋** inferior rectus，**内側直筋** medial rectus，**外側直筋** lateral rectus は，視神経管の周囲にある**総腱輪**から強膜に停止する．
- **上直筋**は眼球上面に停止し，眼球を上方に向ける．
- **下直筋**は眼球下面に停止し，眼球を下方に向ける．
- **内側直筋**は眼球内側面に停止し，眼球を内側（鼻側）に向ける．
- **外側直筋**は眼球外側面に停止し，眼球を外側（耳側）に向ける．
- **上斜筋**は，視神経管の上内側から滑車を経て眼球上面の後半部に停止し，眼球を下外側に向ける．
- **下斜筋**は，眼窩下縁内側から眼球下面の後半部に停止し，眼球を上外側に向ける．
- **上眼瞼挙筋**は上眼瞼の瞼板に停止し，上眼瞼を引き上げる．すなわち瞼を開ける．
- 上直筋，下直筋，内側直筋，下斜筋，上眼瞼挙筋は**動眼神経**（Ⅲ）に支配される．
- 上斜筋は**滑車神経**（Ⅳ）に支配される．
- 外側直筋は**外転神経**（Ⅵ）に支配される．
- 動眼神経（Ⅲ），滑車神経（Ⅳ），外転神経（Ⅵ）の詳細については「Ⅱ-C. 神経系，3. 末梢神経系，③脳神経」の図57を参照．

b. 眼瞼

- 上・下の瞼を**上眼瞼**，**下眼瞼**といい，**眼瞼** eyerid の内部には硬い結合組織性の**瞼板**が入っている（図9）．
- 瞼板の中には皮脂腺の一種である**瞼板腺**（マイボーム Meibom 腺）がある．
- 上眼瞼と下眼瞼の裂隙を**眼瞼裂**という．
- 眼瞼裂は，顔面神経（Ⅶ）に支配される眼輪筋により閉じ，動眼神経（Ⅲ）に支配される上眼瞼挙筋により開く．

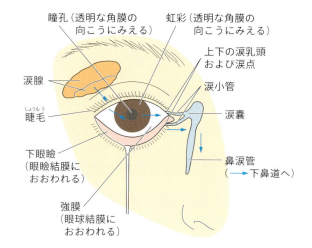

図11 涙器（右）
矢印は涙液の流れを示す．

c. 結　膜（図8，9，11）

- 結膜 conjunctiva のうち眼瞼の内面をおおう薄い粘膜を**眼瞼結膜**といい，眼球前面の強膜をおおう薄い粘膜を**眼球結膜**という．
- 眼瞼結膜と眼球結膜は眼瞼内面の上・下端である**上・下結膜円蓋**で移行している．

d. 涙　器（図11）

- 涙器は，涙液 tear を分泌する**涙腺** lacrimal gland と，涙液を鼻腔に流す涙路からなる．
- **涙腺**は眼球の上外側に位置し，上結膜円蓋の外側部に涙液を分泌し，眼球前面の表面をうるおす．
- 涙液は，眼瞼裂の内側にある上下2つの**涙乳頭**の**涙点**から吸収され，**涙小管**から**涙囊**を経て**鼻涙管** nasolacrimal duct を流れ，鼻腔の**下鼻道**に流出する．鼻腔の詳細については「II-G. 呼吸器系，2. 鼻」の図2を参照．
- 涙腺は**顔面神経**（VII）の副交感神経成分に支配される．詳細については「II-C. 神経系，3. 末梢神経系，③脳神経」の図57および「同，④自律神経系」の図68を参照．

3．聴覚器，平衡覚器（図12）

- 聴覚器は**外耳，中耳，内耳**からなり，平衡覚器は内耳にある．
- 外耳，中耳，内耳は側頭骨内部にある．
- 聴覚器，平衡覚器からの情報は内耳神経（VIII）から聴覚伝導路，平衡覚伝導路を経て脳に伝えられる．内耳神経（VIII），聴覚伝導路，平衡覚伝導路の詳細については，「II-C. 神経系，3. 末梢神経系，③脳神経」の図62および「同，2. 中枢神経系，⑥伝導路」の図35，36を参照．

① 外　耳（図12）

- **外耳** external ear (outer ear) は**耳介** ear auricle と**外耳道** ear canal からなり，外界の音

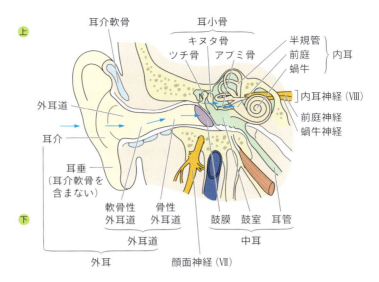

図12　聴覚器（右）
矢印は音波（振動）の伝搬を示す．

を集めて中耳を経て内耳に送る．
- 耳介の内部には**耳介軟骨**（弾性軟骨よりなる）があるが，耳介下端部の**耳垂** lobule of auricle に軟骨はない．
- 外耳道が耳介に開口する部位を**外耳孔**といい，外耳孔から鼓膜までを**外耳道** external acoustic meatus という．
- 外耳道は長さ約 2.5 〜 3.5 cm（測定基準により異なる）で，外耳孔側 1/3 は**軟骨性外耳道**，鼓膜側 2/3 は**骨性外耳道**という．
- 外耳道壁にはアポクリン汗腺の一種である耳道腺がある．

2 中耳（鼓膜，鼓室）（図12，13）

- **中耳** middle ear は**鼓膜** tympanic membrane と**鼓室** tympanic cavity からなり，鼓室内には3つの**耳小骨**（**ツチ骨** malleous，**キヌタ骨** incus，**アブミ骨** stapes）がある．
- 鼓膜は外耳道と鼓室の境にある直径約1 cm，厚さ0.1 cm の薄膜で，外面が約45°の角度で前下外方を向く．鼓膜の内面（鼓室側）にはツチ骨が付着している（ツチ骨条）．
- 鼓室は側頭骨錐体内部にある空間で，耳管から咽頭を経て外界に通じる．鼓室には**前庭窓（卵円窓），蝸牛窓（正円窓）**があり，内耳に通じる（図14）．
- 鼓膜，ツチ骨，キヌタ骨，アブミ骨，前庭窓の順に連結し，鼓膜の振動を前庭窓から内耳の蝸牛管に伝える．
- ツチ骨には鼓膜張筋，アブミ骨にはアブミ骨筋という2つの耳小骨筋が付着し，聴覚の感度を調節している．
- **耳管** auditory tube は長さ約3 〜 4 cm で，咽頭鼻部の**耳管咽頭口**に開口する．耳管は普段は閉じているが，嚥下などで開くと鼓室内と大気圧が等しくなる．咽頭鼻部の詳細については「Ⅱ-F. 消化器系，4. 咽頭」の図8を参照．
- 咽頭の炎症が耳管を通じて鼓室に波及し，中耳炎 otitis media を起こすことがある．

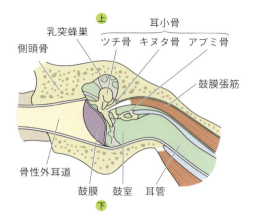

図 13　中耳

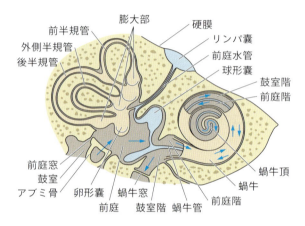

図 14　内耳
矢印は振動が伝わる順を示す．

3 内耳（骨迷路，膜迷路）（図 12，14）

- **内耳** inner ear は側頭骨錐体内部にあり，**骨迷路** bony labyrinth と**膜迷路** membrane labyrinth からなる．骨迷路は側頭骨錐体の緻密骨質内部の複雑な腔で，膜迷路はその内部に収まるほぼ同形の膜性の閉鎖管系である．
- 骨迷路と膜迷路の間には**外リンパ** perilymph があり，膜迷路の内部には**内リンパ** endolymph が満たされている．
- 骨迷路は**前庭** vestibule，**骨半規管**，**蝸牛** cochlea の3部位からなる．
- 膜迷路は**卵形嚢** utricle と**球形嚢** saccule，半規管，**蝸牛管** cochlear duct の3部位からなる．
- 前庭の内部には**卵形嚢**と**球形嚢**が収まり，**有毛細胞**が平衡覚（傾き）を感知する．卵形嚢と球形嚢を合わせて耳石器ともいう．卵形嚢は主に頭部の傾きと水平方向の直線加速度を，球形嚢は主に垂直方向の直線加速度を感知する．
- 3つの**骨半規管**は浮き輪のような環状形で，その内部には3つの**半規管** semicircular duct が収まり，平衡覚（回転）を感知する．3つの半規管は**前半規管**，**後半規管**，**外側半規管**といい，それぞれ互いにほぼ直行する3平面にある．半規管の**膨大部**には**膨大部稜**があり，

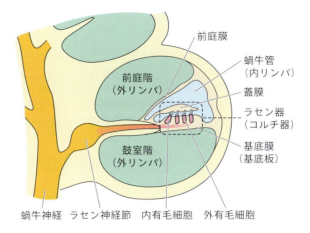

図15 蝸牛の断面

- 膨大部稜の**有毛細胞**が内リンパ液の動きから方向の平衡覚（回転）を感知する．
- **蝸牛**の内部には**蝸牛管**が収まり，聴覚を感知する．蝸牛管はカタツムリ（蝸牛）の殻に似ており，ラセン状の管腔が2.75回転している．
- 蝸牛管の内部は，**前庭膜**と**基底膜**により**前庭階** scala vestibuli, **蝸牛管** cochlear duct, **鼓室階** scala tympani に分かれる．前庭階と鼓室階には外リンパが満たされ，それぞれ鼓室の**前庭窓**と**蝸牛窓**につながり，蝸牛の頂上（**蝸牛頂**）で通じている．蝸牛管の内部は内リンパが満たす（図14，15）．
- 鼓膜から耳小骨を通じて内耳に到達した振動は，鼓室の前庭窓，前庭階，蝸牛頂，鼓室階，蝸牛窓と順に伝わり，蝸牛管の基底膜（基底板）を振動させる（図14）．蝸牛管の基底膜上には聴覚受容器である**ラセン器（コルチ Corti 器）**があり，**有毛細胞**が振動を感知することで聴覚として感知する（図15）．
- 球形嚢，卵形嚢，半規管からの平衡覚は**前庭神経**が伝え，蝸牛管からの聴覚は**蝸牛神経**が伝える．前庭神経と蝸牛神経は合して**内耳神経（VIII）** vestibulocochlear nerve となる．内耳神経（VIII）の詳細については「Ⅱ-C．神経系，3．末梢神経系，③脳神経」の図62を参照．
- ヒトの可聴域はおおよそ20 Hz 〜 20,000 Hz 位であるが個人差がある．労働安全衛生法の定める健康診断では，1,000 Hz と 4,000 Hz を検査する．
- 老化による老人性難聴では高音域の聴力低下が顕著である．
- 可聴域は動物によって範囲が異なり，イヌやネコは50,000 Hz 程度まで聴こえ，コウモリやイルカの高音可聴域は100,000 Hz 以上に達する．周波数が20,000 Hz 以上の音はヒトには聞こえず，超音波という．

4．嗅覚器，味覚器

- 嗅覚の受容器と味覚の受容器は化学物質を感受する化学受容器である．
- 嗅覚器は吸気中の化学物質を感知し，味覚器は飲食物中の化学物質を感知する．

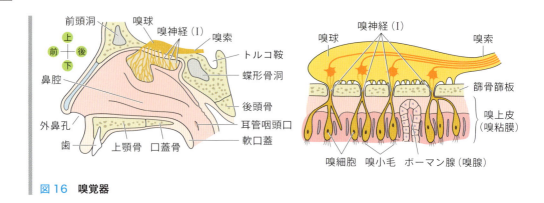

図16　嗅覚器

1　嗅覚器（図16）

- 嗅覚器は鼻腔上壁の**嗅上皮** olfactory epithelium（**嗅粘膜** olfactory mucosa）にある**嗅細胞** olfactory cell である．嗅細胞はニオイ物質 odorant の受容体がある嗅小毛を粘膜側に出し，吸気中の化学物質を嗅覚として感知する．鼻腔の詳細については「II-G．呼吸器系，2．鼻，②鼻腔」を参照．
- 嗅細胞の軸索は**嗅神経（I）** olfactory nerve となり，篩骨篩板の小孔を通って嗅球に至り，さらに嗅索から側頭葉の嗅覚中枢（嗅覚野）に至る．このようにして嗅覚器（嗅細胞）からの情報は嗅神経（I）から嗅覚伝導路を経て脳に伝えられる．嗅神経（I）の詳細については「II-C．神経系，3．末梢神経系，③脳神経」を参照．
- ヒトの嗅覚の基本臭として7種類が1960年代に提案されたが，ヒトには300種を超す嗅覚受容体の遺伝子が存在し，厳密な基本臭は定義されていないのが現状である．

2　味覚器（「II-F．消化器系」の図6，7参照）

- 味覚器は，味細胞と支持細胞からなる大きさ約 70μm × 40μm のつぼみの形をした**味蕾** taste bud という構造物である．
- 味蕾は舌表面の**有郭乳頭**と**葉状乳頭**に多く，茸状乳頭にもある．舌 tongue の詳細については「II-F．消化器系，3．口腔」を参照．
- 味覚は，舌前 2/3（舌尖・舌体）は**顔面神経（VII）**，舌後 1/3（舌根）は**舌咽神経（IX）**，咽頭は**迷走神経（X）**によって伝えられる．ただし，食感，温度感，辛味は体性感覚の受容器が感知し，舌前 2/3 は三叉神経（V）の枝である下顎神経（V_3），舌後 1/3 は舌咽神経（IX）が伝える．各脳神経（V）（VII）（IX）（X）の詳細については「II-C．神経系，3．末梢神経系，③脳神経」の図58，61，63，64を参照．
- ヒトの味覚は，甘味 sweet（糖），酸味 sour（H^+），塩味 salty（NaCl），苦味 bitter（苦味物質），うま味 umami（アミノ酸）の5つが基本味と考えられている．

E 循環器系

1. 循環器系総論

1 体循環（大循環）と肺循環（小循環）（図1）

- 心臓から全身の組織に血液中の酸素や栄養を与え，代謝の結果生じた二酸化炭素や老廃物を血液中に受け取り心臓へ戻すための循環路を**体循環**または**大循環**という．
- 心臓から代謝の結果生じた二酸化炭素を含む血液を肺に送り，ガス交換後，酸素に富んだ血液を心臓に戻す循環路を**肺循環**または**小循環**という．

2 血管壁の構造（図2）

- 血管は，心臓から身体各部に血液を送り出す**動脈** artery，心臓に血液を戻す**静脈** vein，さらに末梢部で両者を連ねる**毛細血管** capillary に大別される（図1）．
- 毛細血管網と連らなる前後の細い血管は，**細動脈** arteriole，**細静脈** venule と呼ばれる．

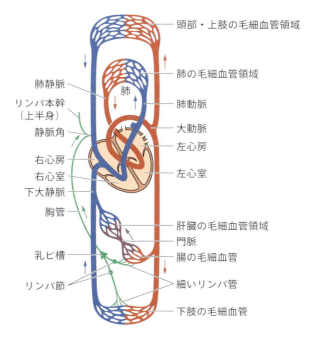

図1　全身の血管系

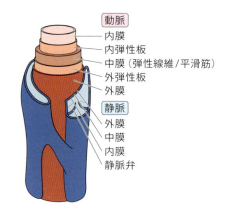

図2 動脈と静脈

- 血管壁は，動脈・静脈とも，内層から**内膜**，**中膜**，**外膜**の3層構造をなす．
- **内膜**は単層扁平上皮からなる内皮とその外にある少量の結合組織よりなる．
- **中膜**は輪走する平滑筋と弾性線維からなる．
- **外膜**は結合組織からなる．
- 動脈壁は**厚い中膜**をもつため，静脈壁に比し厚く，弾力性がある．
- 大動脈では，中膜が弾性線維に富み，心拍出を緩やかに受けとめ，血圧の変化を緩衝するため**弾性動脈**と呼ばれる．
- 中〜小動脈では，中膜の平滑筋が発達し，末梢血圧調節（血流調節）をするため，**筋性動脈**と呼ばれる．
- 静脈の内膜には2枚のポケット状の弁（**静脈弁**）がみられ，逆流を防ぐはたらきをしている．
- **毛細血管**は内皮（内皮細胞）と基底膜よりなり，管壁はきわめて薄い．
- 血管壁には**自律神経**（血管運動神経）が分布し，血管の収縮・拡張が調節される．

3 血管の走行

a. 伴行静脈（図2）

- 多くの静脈は同名の動脈に伴行（並走）している．これを**伴行静脈**という．
- 動脈に**伴行せずに走る静脈**は，脳の静脈，門脈，奇静脈系，皮静脈などでみられる．

b. 吻合と終動脈（図3）

- 通常，動脈の枝は互いに**吻合**し，血栓などで閉塞を生じた場合でも，他の経路を通り閉塞部の先に分布することができる．これを**側副循環路**という．
- 吻合を有さない動脈を**終動脈**という．
- 吻合を有するがきわめて細く，そのため，機能的には終動脈と同様に閉塞するとその先の血行障害を起こす動脈は**機能的終動脈**と呼ばれる．
- 機能的終動脈は，**脳**，**心臓**，**脾臓**，**腎臓**などに分布する動脈でみられる．

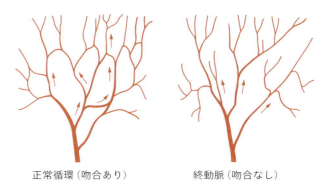

図3 吻合動脈と終動脈

2. 心臓

1 心臓の位置と外形（図4，5）

- 心臓 heart は左右の肺の間にある縦隔に位置し，その 2/3 は正中線の左に位置している．
- 心臓の形はほぼ円錐形を呈し，大きさはヒトの握りこぶしの 1.5〜2 倍で，重さは約 200〜300 g である．
- 心臓の中心を通る軸は心軸と呼ばれ，右上後方から左下前方に向かう．
- 心臓の上端の広い部分を心底 base of heart といい，ここから太い血管が出入する．
- 心底には左右の心房 atrium・心耳 auricle がある．
- 心臓の下端のとがった部分を心尖 apex of heart といい，左の第 5 肋間隙・左乳頭線上よりやや内側に位置する．この部で，胸壁から心尖拍動を感じる．
- 心臓の心房と心室を境する位置で横走する溝を冠状溝という．
- 左右の心室を境する位置の前後で縦走する溝を前・後室間溝という．
- 冠状溝や前・後室間溝には冠状動脈や冠状静脈洞などが通る．

2 心臓の4つの部屋（図6）

- 心臓には右心房 right atrium・左心房 left atrium と右心室 right ventricle・左心室 left ventricle という 4 つの部屋がある．
- 4 つの各部屋に出入りする血管については，「5 心臓の血管系，a. 心臓に出入りする血管」参照．
- 右心房と左心房は，心房中隔により隔てられる．
- 右心室と左心室は，心室中隔により隔てられる．
- 右心房と右心室との間には右房室弁（三尖弁）がみられる．
- 左心房と左心室との間には左房室弁［二尖弁（僧帽弁）］がみられる．

3 心臓壁の構造（図7）

- 心臓壁は，心内膜，心筋層および心外膜の 3 層よりなる．
- 心内膜は心臓の内面をおおう層で，単層扁平上皮（内皮細胞）と結合組織よりなり，血管

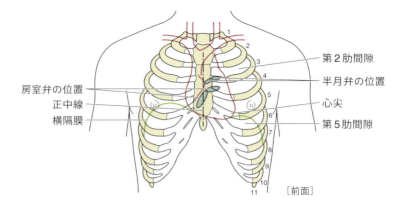

図4 心臓の位置と肋骨，横隔膜の関係（胸郭投影）

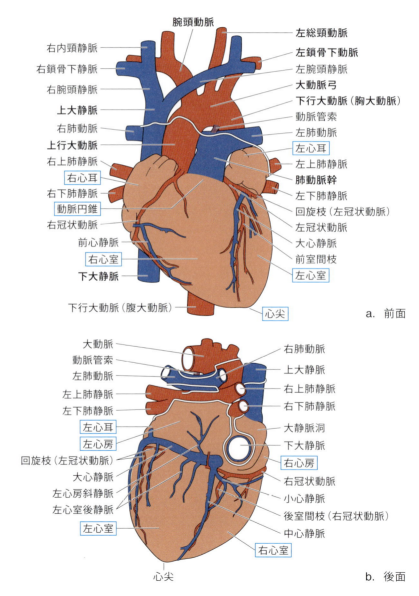

図5 心臓の全景

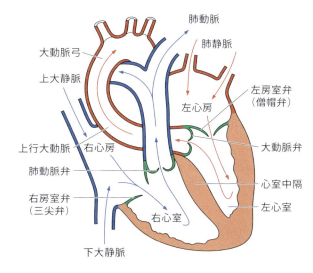

図6 心臓の4つの部屋と循環

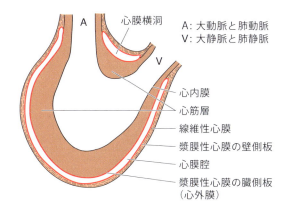

図7 心膜の構成

の内膜に相当する.
- **心筋層**は心臓壁の主体をなす厚い筋層で，心筋線維の集束よりなる．
- 心筋層は心房壁で薄く，**心室壁では厚い**．
- **左心室の心筋層**は最も厚く（約10 mm），右心室（約3 mm）の約3倍ある．これは右心室が肺（小）循環の起点であるのに対し，左心室は体（大）循環の起点となるためである．
- 心臓壁の外表面をおおう心外膜は，**漿膜性心膜の臓側板**であり，大血管の基部で折れ返って**漿膜性心膜の壁側板**となる．
- 漿膜性心膜の臓側板と漿膜性心膜の壁側板との狭い間隙を**心膜腔**といい，少量の漿液（心膜液）を容れ，心臓の運動をスムーズにしている．
- 漿膜性心膜の壁側板の外層は，**線維性心膜**と呼ばれる結合組織の膜でおおわれている．
- 漿膜性心膜の壁側板と線維性心膜を合わせて**心嚢**という．
- 心臓の内部は**心房中隔**によって左右の心房に，**心室中隔**によって左右の心室に分けられる．
- 胎生期，心房中隔には**卵円孔**があり，右心房から左心房へ交通しているが，出生後ふさが

り，その跡は**卵円窩**として残る．

4 心臓の弁膜（図8，9）

- 心臓には**右房室弁**（**三尖弁**），**左房室弁**［二尖弁，（僧帽弁）］，**肺動脈弁**および**大動脈弁**という4つの弁膜があり，それぞれ血液の逆流を防いでいる．
- 心房と心室の間は**房室口**と呼ばれ，右の房室口には右房室弁，左の房室口には左房室弁がある．
- **右房室弁** right atrioventricular valve は前尖，後尖および中隔尖の3枚の尖弁よりなり，**三尖弁** tricuspid valve と呼ばれる．
- **左房室弁** left atrioventricular valve は前尖と後尖の2枚の尖弁からなるため**二尖弁**と呼ばれ，また，その形状から**僧帽弁** mitral valve とも呼ばれる．
- 房室弁（尖弁）は三角形の弁で，その底辺を房室口に付け，頂点に**腱索** chordae

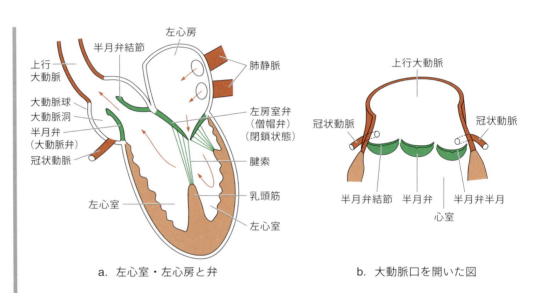

図8 心臓の弁

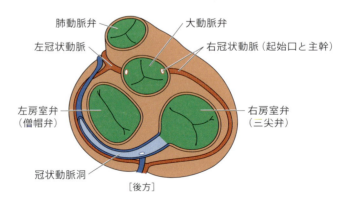

図9 心室の上面
心房を除去して心臓の弁を上面から示す．

tendineae が付く．
- 腱索はヒモ状の線維索で，心室内壁の**乳頭筋** papillary muscles から出ている．
- 房室弁は**心室収縮時**に心室内の血液が心房内への逆流するのを防いでいる．
- 心室収縮期，**乳頭筋**が収縮して**腱索**は引っ張られ，房室弁（尖弁）が心房側へ反転することを防いでいる．
- 心室の**拡張期**には房室弁は開き，心房の収縮により心房内の血液が心室に流入する．
- 右心室と肺動脈〔幹〕の間（肺動脈口）には**肺動脈弁** pulmonary valve が，左心室と上行大動脈の間（大動脈口）には**大動脈弁** aortic valve がある．
- 大動脈弁と肺動脈弁は，ともに3枚のポケット状の**半月弁**からなる．
- **肺動脈弁**は前半月弁，右半月弁，左半月弁，**大動脈弁**は右半月弁，左半月弁，後半月弁よりなる．
- 3つの半月弁の自由縁の中央には，それぞれ角度約120°の**半月弁結節**があり，3つそろい逆流を防いでいる．

> ＊心臓弁膜症
> - リウマチ熱，動脈硬化その他の原因により，僧帽弁，大動脈弁，肺動脈弁，三尖弁における弁口の**狭窄**（僧帽弁狭窄症など）や弁の閉鎖不全（僧帽弁閉鎖不全症など）が生じ，心拍出量の減少など種々の症状をきたす場合，心臓弁膜症という．

5 心臓の血管系
a. 心臓に出入りする血管（図6）
- 右心房に**上大静脈，下大静脈，冠状静脈洞**が入る．
- 右心室から**肺動脈**〔幹〕が出る．
- 左心房に2対，計4本の**肺静脈**が入る．
- 左心室から**上行大動脈**が出る．

b. 心臓に分布する血管（心臓の栄養血管）（図5）
- 心臓は上行大動脈の基部から起こる**左右の冠状動脈** coronary artery によって栄養される．
- **左冠状動脈**は肺動脈〔幹〕と左心耳の間を前走し，**前室間枝**（前下行枝）と**回旋枝**に2分する．
- **前室間枝**は前室間溝を下行して心尖に向かい，**回旋枝**は冠状溝を通り心臓後面に向かう．
- **右冠状動脈**は右心耳の下から冠状溝を背走して心臓の後面に向かい，**後室間枝**（後下行枝）となり，後室間溝を通り，心尖に至る．

> ＊心筋梗塞と狭心症
> - 心臓壁の栄養血管である冠状動脈の閉塞により，その支配（分布）領域の心筋が壊死に陥った状態を**心筋梗塞**という．
> - 冠状動脈の狭窄により一過性の心筋虚血をきたし，特有の胸骨裏側の疼痛および絞扼感・圧迫感の発作を主症状とする症候群を**狭心症**という．

- 心臓の主な静脈は，心臓の後面の冠状溝にある**冠状静脈洞** coronary sinus に流入し右心房に入る．
- 冠状静脈洞に流入する静脈として，**大心〔臓〕静脈**（心尖→前室間溝を上行→冠状溝），**中心〔臓〕静脈**（心尖→後室間溝を上行），**小心〔臓〕静脈**（右心室の後面を上行→冠状溝），**左心室後静脈**（左心室の後面を上行），**左心房斜静脈**（左心房の後面を斜走）などがある．

6 心臓に分布する神経

- 心臓機能は**自律神経**により調節される．
- **交感神経**は心臓機能に対し促進的（心拍数の増加，収縮力の増強）に働く．
- **副交感神経（迷走神経）** は抑制的（心拍数の減少，収縮力の低下）に働く．

7 心臓の刺激伝導系 （図 10）

- 刺激を心筋全体に伝える一連の特殊心筋線維群の走行路を**刺激伝導系** conducting system of heart という．
- **刺激伝導系**：<u>洞房結節⇒房室結節⇒房室束⇒右脚・左脚⇒プルキンエ線維</u>
- **洞房結節** sinu-atrial node（**キース・フラック** Keith-Flack **結節**）は右心房の上大静脈の開口部付近にあり，ここで周期的に興奮が発生し（歩調とり，ペースメーカー），ここから始まる刺激は左右の心房に伝わり，心房が収縮する．
- **房室結節** atrioventricular node（**田原** Tawara **結節**）は右心房の冠状静脈洞の開口部付近にあり，心房と心室とを連絡する特殊心筋線維束である房室束（ヒス束）に興奮を伝える．
- **房室束** atrioventricular bundle（**ヒス** His **束**）は心室中隔筋性部の上端で**左脚**と**右脚**に分かれ，**プルキンエ線維** Purkinje fiber となり，それぞれ左心室，右心室の心筋層，乳頭筋に分布し，心室の収縮を起こす．

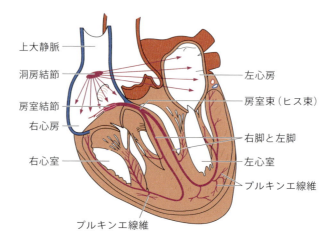

図 10　刺激伝導系

3. 動 脈（図11）

1 上行大動脈

- 大動脈は順に**上行大動脈** ascending aorta，**大動脈弓** arch of aorta/aortic arch，**下行大動脈** descending aorta（胸大動脈と腹大動脈）の3部に区分される．
- **上行大動脈**は左心室の動脈口から起こり，始めは肺動脈幹の後方にあるが，右前方に上行し，後方に曲がり**大動脈弓**となる．
- 上行大動脈基部の直径は母指と示指でつくるOリング程の大きさ（2～3cm）である．
- 上行大動脈の起始部（大動脈弁のすぐ上方）には3つの膨出部があり，この部を**大動脈球**という．これに対応して内腔には3つの陥凹部があり，これを**大動脈洞**という．
- 大動脈球や大動脈洞は，大動脈弁の3枚の**半月弁に対応**して存在する．
- 左右の大動脈洞から，左右の**冠状動脈**が起こる．

2 大動脈弓とその枝

- **大動脈弓**は**上行大動脈**の上端に始まり，上方に凸の弓状を呈しつつ左後方に走って，第4胸椎の左側で**下行大動脈**に移行する．
- 大動脈弓は右から順に，**腕頭動脈** brachiocephalic trunk，**左総頸動脈**，**左鎖骨下動脈**が分枝する．

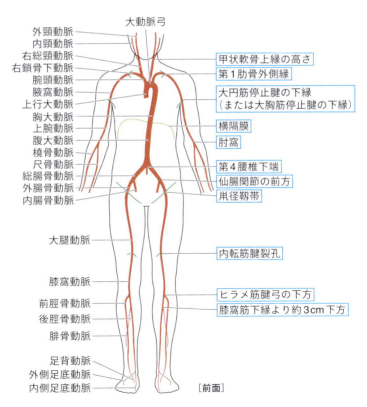

図11　全身の動脈
緑色の線は動脈の境界を示す．

- 腕頭動脈はすぐに2分し，**右総頸動脈**と**右鎖骨下動脈**となる．

③ 総頸動脈と内・外頸動脈

a. 総頸動脈
- 左・右の**総頸動脈** common carotid artery は甲状軟骨上縁（舌骨）の高さで**内頸動脈**と**外頸動脈**に分かれる．
- **内頸動脈**は頭蓋の中に入って主として脳の栄養血管となり，**外頸動脈**はその大部分が頭頸部や顔面に分布する．
- 内頸動脈の基部は膨隆しており，**頸動脈洞**と呼ばれ，物理的伸展受容器（圧受容器）として血圧調節に働く．
- 総頸動脈の分岐部の後側には米粒大の淡褐色の塊があり，**頸動脈小体**といい，血液中の酸素分圧，二酸化炭素分圧，pHの変化によって，反射的に呼吸を変化調節させる化学受容器である．

b. 内頸動脈
- **内頸動脈** internal carotid artery は，頸動脈管から頭蓋内に入り，**眼動脈**，**後交通動脈**，**前脈絡叢動脈**，**前大脳動脈**および**中大脳動脈**を分枝する．
- **眼動脈**は，視神経管を通り眼球などに分布する．
- **後交通動脈**は**内頸動脈**（あるいは中大脳動脈）と**後大脳動脈**とを連絡する．
- **前脈絡叢動脈**は側脳室脈絡叢に分布する．
- **前大脳動脈**は脳底を前方に走り，前頭葉，頭頂葉の内側面に分布する．
- **中大脳動脈**は脳底を側方に走り，前頭葉，頭頂葉，側頭葉の外側面に分布する．

c. 外頸動脈（図12）
- **外頸動脈** external carotid artery は主として顔面，前頸部，頭蓋壁を養う動脈である．
- 外頸動脈は下顎枝の後縁に沿って上行し，上甲状腺動脈，**上行咽頭動脈**，**舌動脈**，**顔面動脈**，後頭動脈，後耳介動脈を分枝し，下顎骨の下顎頸の高さで**浅側頭動脈**と**顎動脈**の

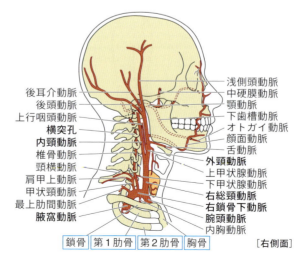

図12 頭頸部の動脈

2終枝に分かれる.
- 外頸動脈の枝は主に次の器官に分布する.
上甲状腺動脈⇒甲状腺，**上行咽頭動脈**⇒咽頭筋・軟口蓋・口蓋扁桃，**舌動脈**⇒舌，**顔面動脈**⇒顔面（上・下唇，内眼角など），**後頭動脈**⇒後頭部，**後耳介動脈**⇒耳介後面，**浅側頭動脈**⇒側頭部，**顎動脈**⇒顔面深部，鼻腔，上顎（歯），下顎（歯）

4 脳の動脈（大脳動脈輪）（図13，14）

- 脳の栄養は**内頸動脈**と**椎骨動脈**によりなされる.
- 内頸動脈と椎骨動脈の枝は脳底で吻合し，**大脳動脈輪（ウィリス動脈輪）** cerebral arterial circle（circle of Willis）を形成する.
- 大〔後頭〕孔から入った左右の椎骨動脈は前脊髄動脈，後脊髄動脈，後下小脳動脈を分枝し，橋の下端で合して1本の**脳底動脈** basilar artery となる.
- 脳底動脈は前下小脳動脈，迷路動脈（内耳の迷路に分布），橋枝，上小脳動脈を分枝し，橋の前端で終枝である左右の**後大脳動脈**に分かれる.
- 頸動脈管を通って頭蓋腔に入った**内頸動脈**は眼動脈，後交通動脈，前脈絡叢動脈および**前大脳動脈**を分枝し，終枝は**中大脳動脈**となる.
- **前大脳動脈** anterior cerebral artery は，大脳半球内側面前部に分布する.
- **中大脳動脈** middle cerebral artery は大脳半球外側面の大部分に分布する．また大脳核や内包にも枝を与える．
- **後大脳動脈** posterior cerebral artery は，大脳半球内側面後部に分布する.
- 左右の前大脳動脈は**前交通動脈** anterior communicating artery により吻合し，内頸動脈（あるいは中大脳動脈）と後大脳動脈は**後交通動脈** posterior communicating artery により吻合する．このようにして，左右の前大脳動脈，中大脳動脈，後大脳動脈，後交通動脈および前交通動脈が脳底でトルコ鞍をとり囲むように存在する環状（多くは七角形）の動脈の吻合を**大脳動脈輪（ウィリス動脈輪）**という．

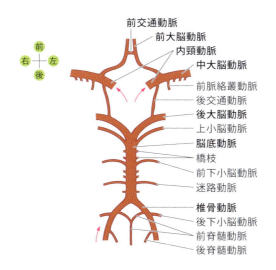

図13　脳の動脈（大脳動脈輪）

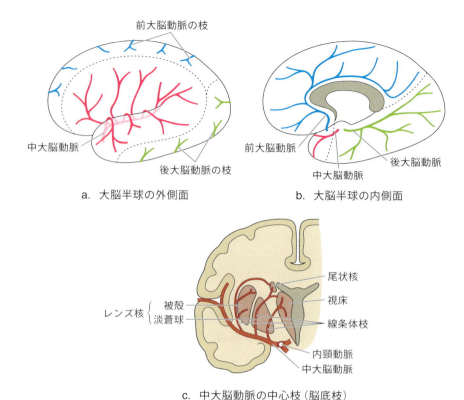

図14 大脳半球への動脈分布
図中の破線は前・中・後大脳動脈の分布域の境界を示す．
c：大脳半球の前頭断

5 鎖骨下動脈と上肢の動脈

a. 鎖骨下動脈 subclavian artery（図12）

- 右鎖骨下動脈は腕頭動脈から，左鎖骨下動脈は大動脈弓から直接出る．
- 鎖骨下動脈は，肺尖の前を外方に走り，前斜角筋と後斜角筋の間（斜角筋隙）を通り，鎖骨と第1肋骨との間（肋鎖間隙）を通り，第1肋骨外側縁から腋窩動脈となる．
- 鎖骨下動脈の本幹は主に上肢に血流を送る動脈に続く．
- 鎖骨下動脈から直接分枝する枝として，椎骨動脈，内胸動脈，肋頸動脈，甲状頸動脈があり，脳，頸部および胸壁に分布する．
- 椎骨動脈 vertebral artery は鎖骨下動脈基部より出て，第6〜1頸椎の横突孔を貫いて上行し，大〔後頭〕孔から頭蓋腔に入り，左右が合して脳底動脈となり，その枝は，延髄，橋，小脳，大脳後部に分布する．
- 内胸動脈 internal thoracic artery は前斜角筋の内側で分かれ，胸鎖関節の後方を経て，前胸壁の後面で胸骨外側縁の外方約1cmの所を下り，その経過中に心膜，横隔膜に枝を与え，第6または第7肋軟骨の高さで，筋横隔動脈と上腹壁動脈の2終枝に分かれる．上腹壁動脈は下腹壁動脈（外腸骨動脈の枝）と吻合する．
- 心筋梗塞などの虚血性心疾患に対するバイパス手術に内胸動脈はしばしば用いられる．

- **肋頸動脈** costocervical trunk は鎖骨下動脈の後側から出るとすぐに深頸動脈と最上肋間動脈に分岐する．**最上肋間動脈** supreme intercostal artery は第1肋間動脈と第2肋間動脈に分かれ肋間筋に分布する．
- **甲状頸動脈** thyrocervical trunk は，前斜角筋の内側で始まり，下甲状腺動脈，上行頸動脈，肩甲上動脈などに分かれる．

b. **腋窩動脈**（図15）

- **腋窩動脈** axillary artery は鎖骨下動脈の続きで，腕神経叢とともに走り，大円筋（または大胸筋）の停止腱の下縁で**上腕動脈**となる．
- 腋窩動脈の枝には最上胸動脈，胸肩峰動脈，外側胸動脈，肩甲下動脈，前上腕回旋動脈，後上腕回旋動脈などがある．
- **最上胸動脈** superior thoracic artery は大胸筋，前鋸筋などに分布する．
- **胸肩峰動脈** thoraco-acromial artery は大胸筋，三角筋などに分布する．
- **外側胸動脈** lateral thoracic artery は前鋸筋などに分布する．
- **肩甲下動脈** subscapular artery は後方に向かい，胸背動脈，肩甲回旋動脈の2枝に分かれる．
- **胸背動脈** thoracodorsal artery は広背筋，前鋸筋などに，**肩甲回旋動脈** circumflex scapular artery は棘下筋，小円筋，大円筋などに分布する．
- **前上腕回旋動脈** anterior circumflex humeral artery は上腕骨外科頸の前面を回って外方に走って**後上腕回旋動脈** posterior circumflex humeral artery と吻合し，肩関節付近の筋に分布する．

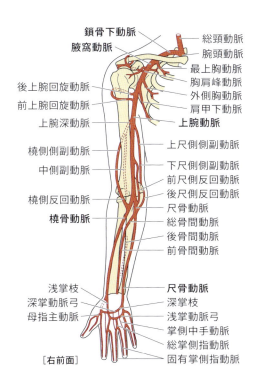

図15　上肢の動脈

c. 上腕動脈（図15）
- 上腕動脈 brachial artery は腋窩動脈の続きで，上腕の内側を上腕二頭筋の内側縁（内側二頭筋溝）に沿って下り，**上腕深動脈**，上尺側側副動脈，下尺側側副動脈の3本の枝を出した後，肘窩で**橈骨動脈**と**尺骨動脈**に分かれる．
- 上肢の血圧測定は上腕動脈の血圧を測定する．
- **上腕深動脈** profunda brachii artery は上腕三頭筋の外側頭と内側頭の間を通って上腕骨の後方に至り，橈骨神経とともに橈骨神経溝を通り外方に走る．

d. 橈骨動脈（図15）
- **橈骨動脈** radial artery は肘窩（上腕二頭筋腱膜の下）で上腕動脈から分かれ，前腕前面の橈側を下行して，手根に達し手背におもむき，第1・第2中手骨底の間を通り，手掌の深部で母指主動脈と**深掌動脈弓** deep palmar arch に分かれる．
- 橈骨動脈からは橈側反回動脈，**浅掌枝**，**母指主動脈**，**深掌動脈弓**などの枝が出る．
- 母指主動脈は母指の橈側縁，尺側縁および第2指の橈側縁に分布する．

e. 尺骨動脈（図15）
- **尺骨動脈** ulnar artery は肘窩で上腕動脈から分かれ，下内方に走り手根に達して手掌に出て，その終枝は橈骨動脈の浅掌枝と吻合して**浅掌動脈弓** superficial palmar arch となる．
- 尺骨動脈から尺側反回動脈，総骨間動脈 common interosseous artery（すぐに前・後骨間動脈に分岐し前腕に分布），**深掌枝**，**浅掌動脈弓**などの枝が出る．
- 尺骨動脈の深掌枝は，橈骨動脈の**深掌動脈弓**に合流する．
- 橈骨動脈の浅掌枝は尺骨動脈の**浅掌動脈弓**に合流する．
- 浅掌動脈弓からは1本の**小指尺側動脈**，3本の**総掌側指動脈**が出て指を養う．

6 胸大動脈（図16）
- 下行大動脈は横隔膜（大動脈裂孔）を境として**胸大動脈** thoracic aorta と**腹大動脈**に分けられる．

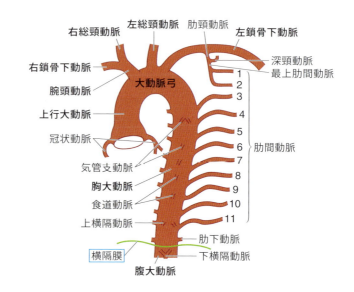

図16 胸大動脈
胸大動脈の枝を示す．

- 胸大動脈の臓側枝には**気管支動脈**，**食道動脈**が，壁側枝には〔第3～11〕**肋間動脈**，**肋下動脈**，**上横隔動脈**などがある．
- 肺の栄養血管である**気管支動脈** bronchial branches（2～3本）は，胸大動脈から直接分枝し，気管支に沿って肺門に向かい，気管支樹に沿って呼吸細気管支付近まで分布する．
- **食道動脈** esophageal branches（数本）は，食道に分布する．
- 〔第3～11〕**肋間動脈** posterior intercostal arteries，**肋下動脈** subcostal artery は胸大動脈の枝（壁側枝）であるが，〔第1～2〕肋間動脈は**最上肋間動脈**（鎖骨下動脈の一枝である**肋頸動脈**の枝）の終枝である．

7 腹大動脈（図17, 18）

- **腹大動脈** abdominal aorta は腹腔で脊柱の前面を下行する．上方は横隔膜の**大動脈裂孔**より始まり，下方は第4腰椎の高さで左右の総腸骨動脈に分かれる．
- 腹大動脈の壁側枝として**下横隔動脈**，**腰動脈**，**正中仙骨動脈**，不対性の臓側枝として**腹腔動脈**，**上腸間膜動脈**，**下腸間膜動脈**，1対性の臓側枝として**中副腎動脈**，**腎動脈**，**精巣（卵巣）動脈**などがある．
- **下横隔動脈** inferior phrenic artery は腹大動脈上端近くより出て，横隔膜の下面に分布する動脈で，途中，**上副腎動脈**を分枝する．
- **腰動脈** lumbar artery は左右4対あり，腰部の筋，前腹部の筋に分布する．また脊柱管中に脊髄枝を送る．
- **正中仙骨動脈** median sacral artery は，腹大動脈が左右の総腸骨動脈に分岐する部より分枝して下行し，仙骨前面の正中を下り尾骨に至る．
- **腹腔動脈** coeliac trunk は長さ1～2 cmの動脈で，第12胸椎または第1腰椎の高さで腹大動脈より分枝し，**左胃動脈**，**総肝動脈**，**脾動脈**の3枝に分かれる．
- **左胃動脈** left gastric artery は胃の小弯に沿って左から右へ走り，右胃動脈と交通し，胃の小弯，噴門に分布する．
- **総肝動脈** common hepatic artery は右方に走り，右胃動脈，胃十二指腸動脈を出したのちに，肝臓の栄養血管である**固有肝動脈** hepatic artery properとなる．

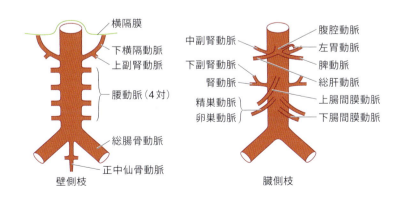

図17　腹大動脈の分枝
壁側枝と臓側枝を別々に示す．

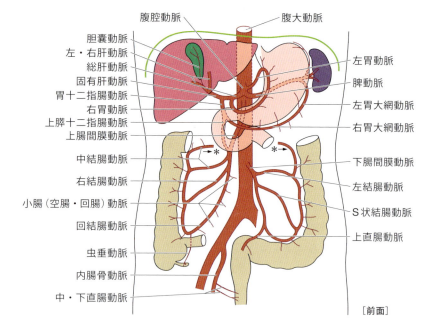

図 18 腹腔動脈，上・下腸間膜動脈

- **脾動脈** splenic artery は胃の後側から膵臓の上縁を膵枝を出しながら左方に走り，脾臓の手前で短胃動脈と左胃大網動脈を分岐し，脾枝は脾門より脾臓に入る．
- **上腸間膜動脈** superior mesenteric artery は腹腔動脈のやや下で，腹大動脈から分かれて十二指腸下部の前を下行して小腸間膜に入り，その枝は膵臓，十二指腸，空腸，回腸，盲腸，結腸上半部に分布する．
- **下腸間膜動脈** inferior mesenteric artery は第3腰椎の高さで腹大動脈から出て，左下方に向かい結腸間膜に入り，下行結腸，S状結腸，直腸上部に分布する．
- **中副腎動脈** middle suprarenal artery は上腸間膜動脈起始部の高さから出る1対の動脈で，外側に向かって水平に走り，副腎に分布する．
- **腎動脈** renal artery は上腸間膜動脈の下方，第2腰椎の高さで腹大動脈から出る1対の動脈で，外側に水平に走り，下副腎動脈を副腎に送った後に腎門より腎臓に入る．
- **精巣動脈**または**卵巣動脈**は腎動脈の下（おおむね第1腰椎の高さ）で腹大動脈から分枝し，尿管の前を横切り下外方に走り，大腰筋の前を外下方に向かう．
- **精巣動脈** testicular artery（男性）は鼠径管を通り，精索に加わり精巣に達する．
- **卵巣動脈** ovarian artery（女性）では小骨盤に入って卵巣，卵管に枝を与える．

8 総腸骨動脈と内・外腸骨動脈（図19）

a. 総腸骨動脈

- 第4腰椎の高さで腹大動脈から分枝した**総腸骨動脈** common iliac artery は仙腸関節の前で，骨盤に分布する**内腸骨動脈**と下肢に分布する**外腸骨動脈**に分かれる．

b. 内腸骨動脈

- **内腸骨動脈** internal iliac artery は総腸骨動脈から分かれ小骨盤に入り，腸腰動脈，外

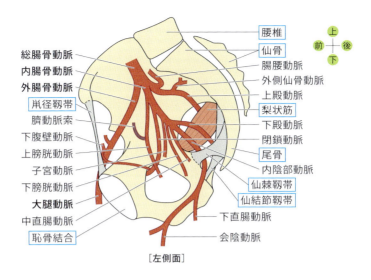

図19 骨盤部の動脈

側仙骨動脈，**上殿動脈**，**閉鎖動脈**，臍動脈（上膀胱動脈），下膀胱動脈，**子宮動脈**，中直腸動脈，**内陰部動脈**，**下殿動脈**などを分枝する．

- **閉鎖動脈** obturator artery は骨盤側壁に沿って前走し，閉鎖管を通って骨盤前壁の外面に出て前枝と後枝に分かれる．前枝は内転筋上部に分布し，後枝は殿部外側の深部の筋と寛骨臼に分布する．
- **上殿動脈** superior gluteal artery は内腸骨動脈の最大の枝で梨状筋上孔を通り，殿部の大殿筋，中殿筋，小殿筋に枝を出す．
- **下殿動脈** inferior gluteal artery は坐骨神経とともに梨状筋下孔を通り骨盤外に出て，大殿筋下部とその付近の大腿に分布する．
- **子宮動脈** uterine artery（女性）は子宮広間膜内を走り，子宮頸に達し，子宮壁に分布する．
- **内陰部動脈** internal pudendal artery は大坐骨孔から骨盤外に出て，再び小坐骨孔から骨盤内に入り前走し，直腸下部や会陰部などに分布する．

c. 外腸骨動脈

- **外腸骨動脈** external iliac artery は下肢に分布する動脈の本幹で，仙腸関節の前面から鼠径靱帯の下の血管裂孔までの部分で，その走行中に，**下腹壁動脈**，**深腸骨回旋動脈**を出して大腿動脈に移行する．

9 大腿動脈と下肢の動脈（図20）

a. 大腿動脈

- **大腿動脈** femoral artery は外腸骨動脈の続きで，鼠径靱帯の下の**血管裂孔**から大腿前面に出て**大腿三角（スカルパ三角）**，**内転筋管**を下行し，**内転筋腱裂孔**を出て膝窩動脈に続く．
- 大腿動脈の走行は，ほぼ鼠径靱帯の中点から大腿骨内側上顆に向かって引いた線に一致する．

＊**血管裂孔**⇒「V-I. 腰部，骨盤，1. 関節構造」の図4参照．

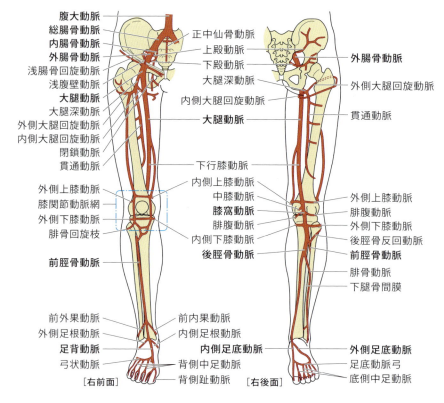

図20 下肢の動脈

* **大腿三角(スカルパ三角)** ⇒「Ⅱ-B. 筋系, 2. 各論, ⑦下肢の筋」の図102参照.
* **内転筋腱裂孔** ⇒「Ⅱ-B. 筋系, 2. 各論, ⑦下肢の筋」の図98参照.

* **内転筋管**
- 内側広筋と大内転筋とでつくられる筋性(腱膜)のトンネルで, 大腿三角の下角に相当する部で始まり, 内転筋腱裂孔で終わる.

- 大腿動脈は伏在裂孔の高さで浅腹壁動脈, 浅腸骨回旋動脈, 外陰部動脈を, 鼠径靱帯より約3横指(約5cm)下方で**大腿深動脈**を, 内転筋腱裂孔を通過する直前で下行膝動脈を分岐する.
- 大腿深動脈 arteria profunda femoris は大腿動脈の枝の中で最大で, 鼠径靱帯下約5cmで分かれて, さらに**内側大腿回旋動脈**, **外側大腿回旋動脈**および**貫通動脈**を出し, 大腿の全領域に分布する.
- 大腿深動脈の終枝である**貫通動脈**(通常3本)は, 大内転筋を貫き, 大腿後側に出て屈筋に分布する.

b. **膝窩動脈**
- **膝窩動脈** popliteal artery は大腿動脈に続き, 膝関節の後側の正中線を下り, 膝窩筋の下縁で**前脛骨動脈**と**後脛骨動脈**に分かれる.

- 膝窩動脈の枝には外側上膝動脈，内側上膝動脈，中膝動脈，腓腹動脈，外側下膝動脈，内側下膝動脈があり，**膝関節動脈網**を構成する．

c. 前脛骨動脈
- **前脛骨動脈**は膝窩筋の下縁で起こり，下腿骨間膜の上端の裂孔を貫き，この膜の前面を下行し，足根に入り**足背動脈**となる．
- **前脛骨動脈** anterior tibial artery からは**膝関節動脈網**を構成する後脛骨反回動脈や前脛骨反回動脈，外果・内果に向かう前外果動脈，前内果動脈が出る．
- **足背動脈** dorsalis pedis artery は足背（長母趾伸筋腱の外側）を前進して第1・第2中足骨間に入り，深足底枝と第1背側中足動脈の2枝に分かれる．

d. 後脛骨動脈
- **後脛骨動脈** posterior tibial artery は膝窩筋の下縁に始まり，3cmほど下で**腓骨動脈**を分岐し，下腿の深浅両層の屈筋の間を下り，内果の後方を回って足底に出て**内側足底動脈** medial plantar artery と**外側足底動脈** lateral plantar artery に分かれる．
- **腓骨動脈** fibular artery は後脛骨動脈の最大の枝で後脛骨筋と長趾伸筋との間を下行し，外果より踵骨外側にいたる．
- 内側足底動脈と外側足底動脈は**足底動脈弓** plantar arch をつくり，ここからさらに4本の底側中足動脈と，1本の外側小趾底側動脈を出す．

- 拍動を触れる動脈については，「第Ⅵ部 体表・触診解剖学」参照．

4. 静　脈

1 上大静脈（図21）
- **上大静脈** superior vena cava は主として頭頸部，上肢などからの血液を集める静脈の本幹である．
- 左右の**腕頭静脈** brachiocephalic vein が右側の第1肋軟骨の高さで合して上大静脈となり，上行大動脈の右側を下行して，右の第3肋軟骨下縁の高さで右心房に入る．
- 腕頭静脈は**内頸静脈** internal jugular vein と**鎖骨下静脈** subclavian vein が合したもので，その合流角は**静脈角**と呼ばれる．
- **外頸静脈** external jugular vein は広頸筋のすぐ下層にある浅在性の静脈であり，主として鎖骨下静脈に注ぐ．

2 下大静脈（図21）
- **下大静脈** inferior vena cava は下半身の血液を集める静脈の本幹であり，第4～5腰椎の高さで左右の**総腸骨静脈**が合流したものである．
- 下大静脈は背柱の前を**大動脈の右側**に沿って上行し，肝臓の後部と**大静脈孔**（横隔膜）を貫き**右心房**に入る．
- **肝静脈** hepatic veins は肝臓から出る2～5本の静脈で，下大静脈が肝臓後面の大静脈溝を通るときに入る．
- **腎静脈** renal veins は腎門より出て腎動脈の前を走り，下大静脈に入る．
- 右副腎静脈，右精巣静脈，右卵巣静脈は，直接**下大静脈**に流入する．

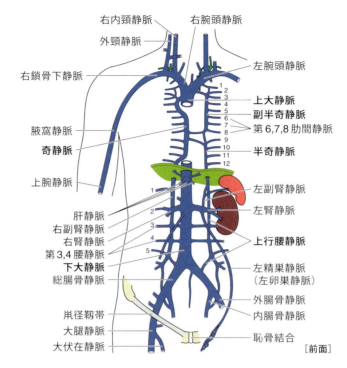

図 21　上・下大静脈と奇静脈系

- 左副腎静脈，左精巣静脈，左卵巣静脈は，**左腎静脈**に流入する．

③ 奇静脈系（図 21）

- 奇静脈系は，**成体**では腰静脈や肋間静脈の右心房への経路となる．
- 奇静脈系は，**胎児**では下肢の静脈血を上大静脈へ帰すバイパスとして作用する．
- **奇静脈** azygos vein は腹腔後壁にある**右**の上行腰静脈より始まり，横隔膜を貫いて胸腔中の胸椎前面を上行し，第 3 胸椎の高さで上大静脈に注ぐ．
- **半奇静脈** hemi-azygos vein は**左**の上行腰静脈に始まり，胸部に入ると胸椎左側を上行し，第 9 胸椎のあたりで脊椎を横切って奇静脈に入る．
- 半奇静脈の上の部分は**副半奇静脈** accessory hemi-azygos vein で，上方は左腕頭静脈（左最上肋間静脈）に，下方は半奇静脈に注ぐ．

④ 門　脈（図 22）

- **門脈** portal vein は胃，小腸，大腸，膵臓，脾臓などからの静脈血を肝臓に送る静脈幹（**機能血管**）であり，肝門を通るのでその名がある．
- 門脈を構成する**主根**としては**脾静脈**，**上腸間膜静脈**および**下腸間膜静脈**がある．
- 門脈の**副根**としては胆嚢静脈，**左胃静脈**，右胃静脈，**臍傍静脈**などがある．
- **脾静脈** splenic vein は 4～5 本の静脈で，脾門を出て間もなく 1 本に合し，膵臓の上縁に沿って右方に走り，門脈に注ぐ．
- 脾静脈の根として短胃静脈，左胃大網静脈がある．

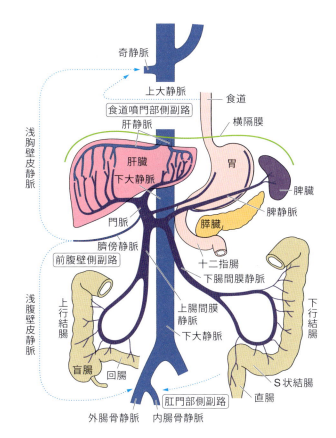

図22 門脈

- **上腸間膜静脈** superior mesenteric vein は小腸間膜内で上腸間膜動脈と伴行し，膵頭の後側を上行して門脈に入る．
- **上腸間膜静脈の根**として，空腸静脈，回腸静脈，右胃大網静脈，膵静脈，回結腸静脈，右結腸静脈，中結腸静脈，膵十二指腸静脈がある．
- **下腸間膜静脈** inferior mesenteric vein は膵臓の下方あるいは後方で右方に向かい，**上腸間膜静脈**または**脾静脈**に注ぐ．
- **下腸間膜静脈の根**として，左結腸静脈，S状結腸静脈，**上直腸静脈**がある．

＊門脈の根と体循環の静脈との側副循環路

- 門脈の根は体循環の静脈と連絡しており，この部位は血流障害時（肝硬変など）の側副循環路として重要である．以下の3ヵ所がある．

側副循環路	門脈の根	体循環の静脈	肝硬変などでの臨床症状
食道噴門部側副路	左胃静脈	→食道静脈→奇静脈系→上大静脈	食道静脈瘤
前腹壁側副路	臍傍静脈	→浅腹壁静脈，上・下腹壁静脈→上・下大静脈	メズサの頭
肛門部側副路	上直腸静脈	→中・下直腸静脈→内腸骨静脈→下大静脈	痔

5 上肢と下肢の皮静脈（図23）

- 皮静脈は皮下組織内を走行する静脈で体温調節に働く．

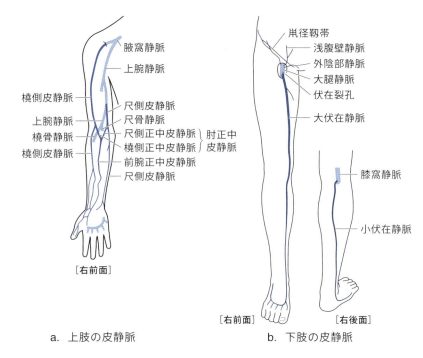

図23 上肢・下肢の皮静脈

- 上肢の主な皮静脈として，橈側皮静脈，尺側皮静脈，肘正中皮静脈，前腕正中皮静脈がある．
- 橈側皮静脈 cephalic vein は母指と示指の間に始まり，前腕および上腕の橈側を上行し，三角筋胸筋溝を通り，鎖骨の下で腋窩静脈に注ぐ．
- 尺側皮静脈 basilic vein は手背静脈叢の尺側から起こり，前腕および上腕の尺側を上行し，上腕の下部1/3で筋膜を貫いて，上腕静脈に注ぐ．
- 肘正中皮静脈 median cubital vein は斜めに橈側皮静脈と尺側皮静脈をつなぐ．
- 前腕正中皮静脈 median antebrachial vein は前腕の前面のほぼ中央部を上行し，肘窩で肘正中皮静脈に注ぐ．
- 肘部の皮静脈，とくに肘正中皮静脈は静脈注射や採血に利用される．
- 下肢の主な皮静脈として，大伏在静脈と小伏在静脈がある．
- 大伏在静脈 great saphenous vein は，足の内側縁，内果の前面，下腿および大腿の内側を上行し，伏在裂孔を通って深部に入り大腿静脈に流入する．
- 小伏在静脈 small saphenous vein は足の外側縁，外果の後側，下腿後側を上行し，膝窩部で筋膜を貫いて膝窩静脈に流入する．

6 硬膜静脈洞（「Ⅱ-C. 神経系」の図38参照）

- 硬膜静脈洞 dural venous sinuses は脳硬膜の外葉と内葉の間にある間隙で，その内面は血管内膜の続きでおおわれ，頭蓋内の静脈を集める．
- 硬膜静脈洞には上矢状静脈洞，下矢状静脈洞，直静脈洞，横静脈洞，S状静脈洞，後頭静脈洞，海綿静脈洞，蝶形〔骨〕頭頂静脈洞，上錐体静脈洞，下錐体静脈洞，

脳底静脈洞などがある．

- **上矢状静脈洞** superior sagittal sinus は大脳鎌の上縁に沿って走る静脈洞で，前方は鼻腔の静脈と交通し，後方は**静脈洞交会** confluence of sinuses で直静脈洞とともに**横静脈洞**に移行する．
- **下矢状静脈洞** inferior sagittal sinus は大脳鎌の下縁を後方に走り，**直静脈洞** straight sinus に合流する．
- クモ膜下腔を流れている脳脊髄液はクモ膜顆粒に吸収されて上矢状静脈洞に入る．
- **横静脈洞** transverse sinus は横洞溝中を外前方に走り，**S状静脈洞** sigmoid sinus になり頸静脈孔に至り，**内頸静脈**となる．

5. 胎児循環（図24）

- 出生後は肺が酸素の受け入れ口であるが，胎児では**胎盤**でガス交換が行われる．このような胎児における特殊な循環系を**胎児循環**という．
- 胎盤からの動脈血を含む1本の**臍静脈** umbilical vein は，肝臓の下面で2本に分かれ，1本は**静脈管（アランチウス管）** ductus venosus（Arantius's duct）となって直接**下大静脈**に流入し，他の1本は**門脈**と合して肝門より肝臓に入り，肝臓内の毛細血管を通った後，

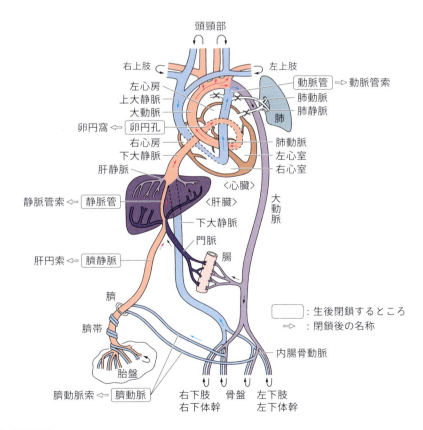

図24 胎児循環

- 肝静脈を経て**下大静脈**に流入する．
- 動脈血を含む下大静脈の血液は右心房に入り，この血液の大部分は心房中隔の**卵円孔**foramen ovale を経て左心房，さらに左心室に入り，上行大動脈，大動脈弓に送られる．
- **上大静脈**は頭，頸部，上肢および奇静脈系（下肢）から静脈血を集め，右心房に入り，右心室を経て肺動脈に送られる．
- 肺動脈からの血液（静脈血）の大部分は**動脈管（ボタロー管）** ductus arteriosus（Botallo's duct）を経て，大動脈弓末端部に入り，上行大動脈を経てくる血液と合する．
- 大動脈弓までは**動脈血**に近い血液が流れるが，その後の動脈内には**静脈血**が多く混在する．
- 大動脈弓より出る腕頭動脈，左総頸動脈，左鎖骨下動脈の3本の枝からは多くの動脈血を含む血液が頭部や上肢に分布するので，胎児では上半身が下半身よりも発達している．
- 胎児静脈血は内腸骨動脈から出る1対の**臍動脈** umbilical arteries により胎盤に導かれる．
- 胎児循環でみられた血管系の構造物は出生後，臍動脈は**臍動脈索** cord of umbilical artery，臍静脈は**肝円索** round ligament of liver，静脈管は**静脈管索** ligamentum venosum，動脈管は**動脈管索** ligamentum arteriosum という索状の結合組織に変化する．
- 卵円孔は出生後閉鎖し，**卵円窩** fossa ovalis となる．

> **＊ファロー四徴症**
> - 心室中隔欠損，肺動脈狭窄，大動脈騎乗および右心室肥大の4つの心奇形を伴う先天性心疾患をファロー Fallot 四徴症という．チアノーゼ，動悸，息切れ，しゃがみ込み姿勢，低酸素発作（失神，痙攣）などの症状がみられる．

6．リンパ系

1 毛細リンパ管とリンパ管

- 血管系に対し，リンパの循環路を**リンパ系** lymphoid system という．
- リンパ系は**毛細リンパ管** lymphatic capillary，**リンパ管** lymphatic vessel，**リンパ本幹** lymphatic trunks と順次太さを増し，その経過中に多数の**リンパ節**を経由し，**胸管**と**右リンパ本幹**になり，左右の**静脈角**（内頸静脈と鎖骨下静脈の合流角）に合流する．

2 リンパ節（図25）

- **リンパ節** lymph node はリンパ管の走行の途中に点在し，**リンパ球の産生**とともに，多数の**大食細胞**（マクロファージ）が存在し，流入してくるリンパに含まれる細菌などの異物を食作用によって捕捉し，**リンパを濾過**する役目を果たしている．

a．形態と構造

- リンパ節は，一側が軽く陥凹した扁平なそら**豆形**あるいは卵円形の小体である．
- 一側の陥凹した部は**リンパ節の門**と呼ばれ，1〜3本の**輸出リンパ管**が出る．
- 他側は凸面をなし，数本から十数本の**輸入リンパ管**が入る．
- リンパ節の表面は**被膜**で包まれ，内部は**皮質**と**髄質**よりなる．
- 被膜から内部に向かって**小柱（梁柱）**と呼ばれる中隔状の突起が出て，内部を区画する．
- 皮質には二次リンパ小節があり，その中の中央の明るい領域を**胚中心**といい，**リンパ球**が

増殖を繰り返している．胚中心には**大食細胞**も多くみられる．
- 被膜およびこれに続く小柱と，皮質および髄索との間には，リンパの流れる間隙があり，これを**リンパ洞**という．
- リンパ洞には，被膜の直下（被膜と皮質との間）にある**辺縁洞**，梁柱と皮質との間にある**中間洞**，小柱と髄索との間にある**髄洞**がある．
- リンパ節被膜を貫いた**輸入リンパ管**は，リンパ節内で**リンパ洞**（辺縁洞→中間洞→髄洞）をつくった後，リンパ節の門から2～3本の**輸出リンパ管**となって出る．

3 リンパ本幹（図26）

- **頸リンパ本幹** jugular trunk（頭部，顔面，頸部のリンパを集める），**鎖骨下リンパ本幹** subclavian trunk（上肢のリンパを集める），**気管支縦隔リンパ本幹** bronchomediastinal trunk（心臓，肺，気管などからのリンパを集める）は，右では**右リンパ本幹** right lymphatic duct〔right thoracic duct〕に，左では**胸管** thoracic duct に流入する．
- 横隔膜より上部の右上半身のリンパは，**右リンパ本幹**に集められ，**右静脈角**に注ぐ．
- 左上半身および両下半身のリンパは，**胸管**（長さ約35～40 cm）に集められ，**左静脈角**に注ぐ．
- **腸リンパ本幹** intestinal trunks（腸管で吸収された**脂肪滴**が含まれる）と左右の**腰リンパ本幹**（骨盤・下肢からのリンパを集める）は合流し，囊状の膨らみの**乳ビ槽** cisterna chyli を形成した後に胸管となる．
- 胸管は第1～2腰椎の右前側にある**乳ビ槽**から始まり，横隔膜の大動脈裂孔を通って胸腔に入り，食道の後ろを通って**左静脈角**に注ぐ．

a. リンパ本幹と主な所属リンパ節

- 頸リンパ本幹の所属リンパ節として，**後頭リンパ節**，**耳介後リンパ節**，**浅・深耳下腺リンパ節**，**顎下リンパ節**，**鎖骨上リンパ節**などがある．
- 鎖骨下リンパ本幹の所属リンパ節として，**腋窩リンパ節**，肘リンパ節などがある．
- 気管支縦隔リンパ本幹の所属リンパ節として，**気管傍リンパ節**，**気管支肺リンパ節**，肺内リンパ節，前・後縦隔リンパ節，肋間リンパ節などがある．

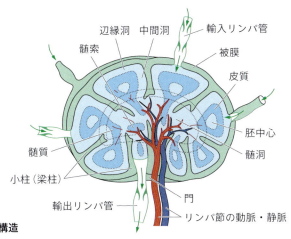

図25　リンパ節の構造

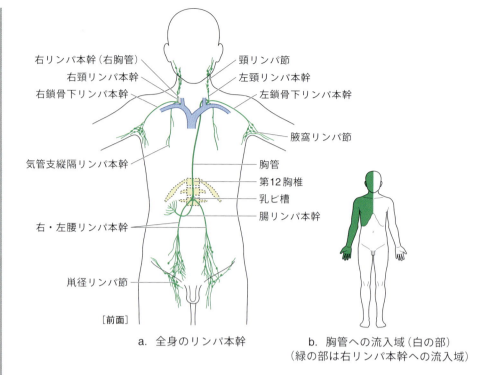

a. 全身のリンパ本幹　　b. 胸管への流入域（白の部）
（緑の部は右リンパ本幹への流入域）

図 26　全身のリンパ管とリンパ節

- 腰リンパ本幹の所属リンパ節として，**浅・深鼠径リンパ節**，膝窩リンパ節などがある．
- 腸リンパ本幹の所属リンパ節として，**腹腔リンパ節**，左・右胃リンパ節，膵リンパ節，脾リンパ節，肝リンパ節などがある．

＊感染症とリンパ節の腫脹
- 風疹ウイルスによる感染症である**風疹**は，発熱，発疹，リンパ節腫脹を特徴とするが，リンパ節腫脹は，とくに**耳介後リンパ節**に多くみられる．
- **結核性リンパ節炎**は頸部のリンパ節にみられ，これを結核性頸部リンパ節炎（るいれき）という．
- 梅毒トレポネーマによる感染症である**梅毒**の第1期では，初期硬結と無痛性横痃（無痛性の**鼠径部リンパ節**の腫脹）がみられる．

＊癌のリンパ節転移
- 腹部臓器の癌（とくに胃癌）のリンパ節転移として**ウィルヒョウ Virchow リンパ節**への転移が知られている．これは左静脈角に存在するリンパ節（左側の**鎖骨上リンパ節**）への転移である．
- 乳癌のリンパ節転移は**腋窩リンパ節**への転移が多くみられる．

4 脾　臓（図27）

- **脾臓** spleen は腹腔内の**左上腹部**に位置し，その長軸は左第10肋骨（第9～11肋骨）に沿う．
- 脾臓の大きさは直径10 cm×短径5 cm×厚さ3 cmで，重さは90～120 gである．
- 脾臓において，凸面をなす**横隔面**は横隔膜に接し，凹面をなす**臓側面**は左腎臓の前面，胃底，膵尾，左結腸曲と接する．
- 脾臓は腹膜におおわれ，その下に厚い**被膜**がある．
- 被膜は，実質の中に**脾柱** splenic trabeculae と呼ばれる突起を出し，これらは吻合して網目状構造をつくっている．
- 脾柱の間を満たす実質は**脾髄** splenic pulp と呼ばれる．
- 脾髄は肉眼的に赤褐色にみえる**赤脾髄**と白くみえる**白脾髄**とに区分される．
- **赤脾髄** red pulp は血液で満たされており，老朽化した赤血球の分解などを行う．
- **白脾髄** white pulp は脾リンパ小節よりなり，リンパ球の産生などを行う．

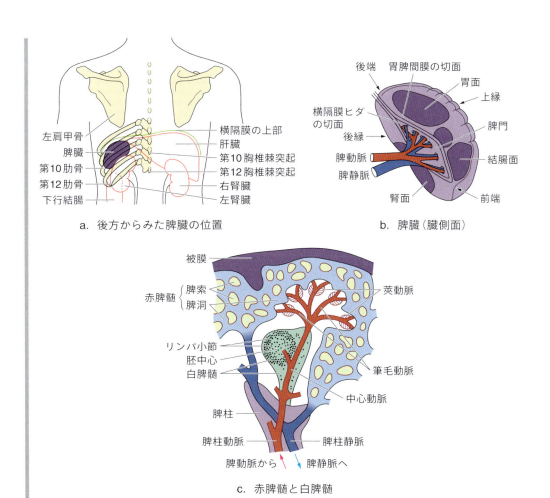

図27　脾臓

5 胸　腺（図28，29）

- 胸腺 thymus は胸骨の後方，縦隔上部に位置する**一次性リンパ性器官**である．
- 胸腺は扁平な卵円形をなす左右2つの**腺葉**からなり，両者は癒着している．
- 胸腺は胎生期から思春期にかけて発達するが，思春期以後は退縮して**脂肪化**していく．
- 胸腺の実質は**皮質**と**髄質**からなる．
- **皮質**は多数の細胞（上皮性細網細胞とその網目を満たす**多数のリンパ球**）からなる．
- **髄質**には胸腺に特有な球状のハッサル小体がみられる．
- **ハッサル小体** Hassall's corpuscle は大型で豊富な細胞質をもつ上皮性細網細胞が同心円状に集まって全体として球状の小体をなすもので，その機能は不明である．
- 骨髄で産生された未分化なリンパ球は，胸腺に入り**T リンパ球**に分化・成熟する．このリンパ球は**胸腺由来リンパ球**と呼ばれ，とくに**細胞性免疫**の主役をなす．
- 胸腺が脂肪化した後，T リンパ球はリンパ節内の胸腺依存域で分化・成熟される．

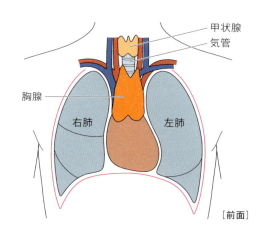

図28　胸腺の位置

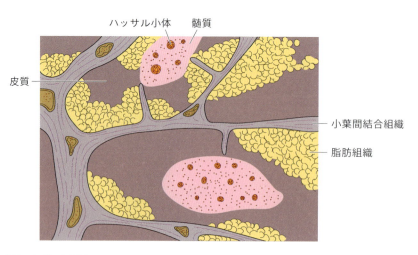

図29　胸腺の組織（成人）

F 消化器系

1. 内臓系総論

- 内臓系は**消化器系**，**呼吸器系**，**泌尿器系**，**生殖器系**，**内分泌系**などよりなる．
- 内臓には**中腔性器官**と**実質性器官**がある．前者は管状の器官で，基本的な構造は内層から**粘膜**，**筋層**，**漿膜**の3層よりなり，後者は内部に固有の形態・機能を有し，細胞，組織が充実している器官をいう（図1，2）．

2. 消化器系総論

- **消化器系** alimentary system とは食物を消化，吸収，排泄するための器官系統で，口から肛門に至る食物を送る**消化管**，消化液を分泌する**消化腺**よりなる（図3）．
- 粘膜は表面が粘液性の分泌物で濡れている柔らかい膜で，内から外へ**粘膜上皮**，**粘膜固有層**，**粘膜筋板**，**粘膜下組織**の4層に分けられる．
- **粘膜上皮**は器官の部位的，機能的特性により，単層円柱上皮，重層扁平上皮などの特有の形状を呈する．**粘膜固有層**は疎性結合組織の層で，**粘膜筋板**は平滑筋の薄い層で，**粘膜下組織**は疎性結合組織の層である．
- 筋層は咽頭，食道上部，肛門部の一部（外肛門括約筋）だけは横紋筋よりなるが，その他

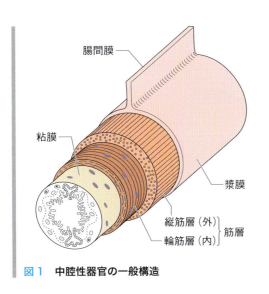

図1 中腔性器官の一般構造

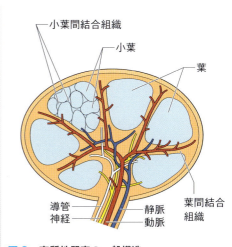

図2 実質性器官の一般構造

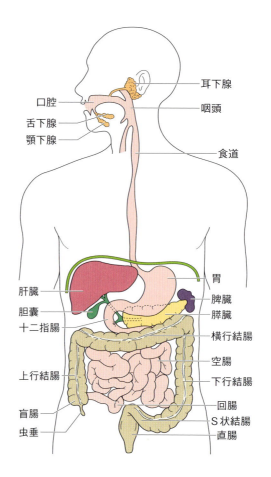

図3 消化管と消化腺

は平滑筋よりなる.

- 消化管壁には自律神経系の神経が広く分布しており，平滑筋の運動や腺の分泌を調節している．粘膜下組織内と筋層間（輪走筋と縦走筋の間）には神経が網状に分布し，それぞれ**粘膜下神経叢（マイスネル Meissner 神経叢）**，**筋層間神経叢（アウエルバッハ Auerbach 神経叢）**と呼ばれている．
- 漿膜とは滑らかで光沢を有する薄い膜で，臓器の外表面をおおっている**臓側板**や**壁側板**を指す．また臓器が自由表面をもたず周囲と結合している場合を**外膜**という．
- 実質性臓器の表面は結合組織性の**被膜**でおおわれ，そこから臓器内部に結合組織が入り込み，実質をいくつかの区画に分ける．このような区画を**葉間結合組織**，さらに細かい区画を**小葉間結合組織**という．
- 消化管原基である原始腸管は**前腸**（食道・胃），**中腸**（小腸），**後腸**（大腸）の3部よりなる．

3. 口腔

1 口腔総論

- 口唇と頬によって囲まれた内腔を**口腔** oral cavity という（図4）.
- 口腔は上下歯列弓により，前方の**口腔前庭**と後方の**固有口腔**に分けられる．口腔前庭は外界とは**口裂**によって交通している．**固有口腔**の上壁（天井）は鼻腔との境をなし，床（口腔底）は大部分が**舌**によって占められ，後方は**口峡**を経て咽頭に達する．
- 食物は口腔内で咀嚼運動により歯で噛み砕かれて唾液を混ぜられ，適当な大きさの柔らかい食塊となり，舌を使って咽頭へ送られる．これを**嚥下運動第1相（口腔相）**といい随意運動である（嚥下運動第2相・3相は「4.咽頭」，「5.食道」の項を参照）．

2 口唇

- **口唇** lips は**口裂**により上唇と下唇とに分けられ，口裂の両隅を**口角**という．口唇は外面が**皮膚**，内面が**粘膜**でおおわれていて，その移行部は赤く**唇紅**と呼ばれる．

3 口蓋

- **口蓋** palate は口腔の上部で，前方約2/3の**硬口蓋**と後方約1/3の**軟口蓋**に区分され，後者の後部を**口蓋帆**といい，その正中部は後下方に垂れ下がり**口蓋垂**となる．
- 口蓋垂から両外側に向かって弓状に走る前後2条の粘膜ヒダがあり，前方のヒダを**口蓋舌弓**，後方のヒダを**口蓋咽頭弓**といい，両者の間のくぼみを**扁桃窩**といい，ここに**口蓋扁桃**が存在する．

4 歯

- **歯** teeth は上顎および下顎の歯槽突起の先端に並ぶ**歯槽**にはまり込み，全体として弓状の上下の**歯列弓**をつくる．
- 歯は外部に露出する部を**歯冠**，歯槽内に埋まっている部を**歯根**，歯冠と歯根の間でやや細くなった部を**歯頸**と呼ぶ．
- 歯の大部分は**ゾウゲ質**が占め，歯冠の表面を**エナメル質** enamel および歯根表面をセメン

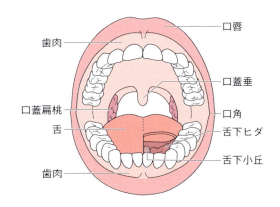

図4 口腔

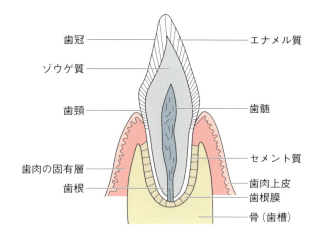

図5　歯の構造

ト質 cement がおおっている．歯の内部には**歯髄腔**という腔所がある（図5）．
- 歯髄腔は歯根内を走る歯根管に連なり，内部には血管と神経に富む結合組織性の軟らかい**歯髄** dental pulp を容れている．
- 歯頸は**歯肉**でおおわれる．
- 歯根部には線維性結合組織の**歯根膜** periodontal membrane があり，歯槽の骨と歯根（セメント質）とを結合している．
- 最初に生える歯を**乳歯** milky teeth といい，生後6ヵ月頃に始まり2歳頃までに完成する．乳歯は**乳切歯**，**乳犬歯**，**乳臼歯**の3種類から構成され，総数は**20**本である．
- 乳歯脱落後に生える歯を**永久歯** permanent teeth といい，**切歯** incisor，**犬歯** canine，**小臼歯** premolar，**大臼歯** molar の4種類から構成され，総数は32本である．
- 永久歯は上・下顎の左右両側にそれぞれ，切歯2本，犬歯1本，小臼歯2本，大臼歯3本が存在する．
- 上顎および下顎の歯にはそれぞれ**三叉神経**の枝の**上顎神経**，**下顎神経**の枝が分布する．

5 舌

- 舌 tongue は前方の約2/3の**舌体**と後方の約1/3の**舌根**とに分けられ，舌体の前端部を**舌尖**という（図6）．
- 舌の上面を**舌背**といい，正中には**舌正中溝**という溝がある．また舌体と舌根との境には，前外方に逆V字状に開く**分界溝**がみられ，その中央には**舌盲孔**という浅いくぼみがある．
- 舌の下面の正中と口腔底との間を張る薄い粘膜ヒダを**舌小帯**という．
- 口腔底の粘膜には，舌小帯の前端から左右両側に向かう**舌下ヒダ**と呼ばれる高まりがみられ，この高まりの内部には**舌下腺**が存在する．また舌下ヒダの内側端の舌小帯近くには**舌下小丘**と呼ばれる小さな高まりがみられ，顎下腺と舌下腺の一部が開口している．
- 舌体部の舌背粘膜には，多数の**舌乳頭** lingual papillae と呼ばれる小突起がみられる．
- 舌乳頭は**糸状乳頭**，**茸状乳頭**，**葉状乳頭**，**有郭乳頭**の4種類に区別される（図7）．
- 糸状乳頭は舌体部の舌背全体に密性する小型の円錐状の乳頭で，上皮は角化し白色を呈す

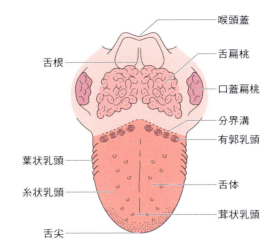

図6　舌

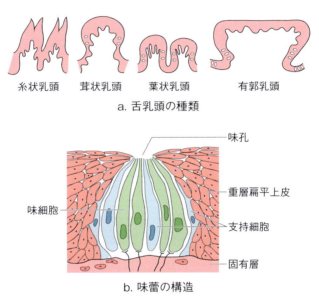

図7　舌乳頭と味蕾

る．味蕾は存在しない．
- 茸状乳頭は舌背の前半部，とくに舌尖に多くみられるやや大型の乳頭で，上皮は角化せず赤色を呈する．この乳頭には成人では味蕾がまれに存在するが，小児には比較的よく認められる．
- 葉状乳頭は舌背外側縁の後部にある，数条の**粘膜ヒダ**の高まりで，小児では比較的明瞭に認められるが，成人では発達が悪く，痕跡的な味蕾をもつ．
- 有郭乳頭は分界溝の前に並ぶ8～15個の大きな乳頭で，多くの**味蕾** taste bud が存在する（図7）．
- 舌根の粘膜には**舌乳頭**は存在せず，**舌扁桃** lingual tonsils と呼ばれるリンパ組織よりなるイボ状の高まりが存在する．

- 舌の運動を行う**舌筋**は**外舌筋**と**内舌筋**に大別される．前者は舌の位置を変え，後者は舌の形を変える働きがある．
- 舌の運動を支配している神経は**舌下神経**である．この神経が麻痺すると，舌を前に出すと麻痺側に曲がる．
- 舌の味覚は，舌の前2/3は**顔面神経（鼓索神経）**，後1/3は**舌咽神経**によって支配されている．また舌の一般知覚は，舌の前2/3は**三叉神経（下顎神経）**，後1/3は**舌咽神経**によって支配されている．

4．咽 頭

1 咽頭総論

- **咽頭** pharynx は**消化器系**と**呼吸器系**との交叉部位である．
- 咽頭は後頭骨底部に始まり，下端は腹側では輪状軟骨，背側では第6〜7頸椎の高さで**食道**に連なり，長さは約12 cmである（図8）．
- 咽頭の側壁と後壁を構成する咽頭筋は**嚥下運動**に関与している．
- 食塊が咽頭に触れると**嚥下反射**が起こり，食塊は食道へ送られる．これを**嚥下運動第2相（咽頭相）**という（嚥下運動第1相・3相は「3．口腔」，「5．食道」の項参照）．
- 咽頭の内部を**咽頭腔**といい，上方から**鼻部**，**口部**，**喉頭部**の3部に区分される（図8）．

2 咽頭鼻部

- **咽頭鼻部** nasal part（nasopharynx）において，下鼻道の後方の両側壁には**中耳（鼓室）**に通じる**耳管咽頭口**が開口していて，この周囲の粘膜にはリンパ組織が存在し**耳管扁桃**と呼ばれる（図8）．
- **耳管**（長さ約3.5 cm）は咽頭口から後上外方に走り中耳（鼓室）に通じ，鼓室内の気圧と外気圧とを等気圧にする．耳管は通常は閉じているが，嚥下の際に開く．
- 咽頭鼻部の天井は頭蓋底の下にあたり，**咽頭円蓋**と呼ばれ，粘膜にはリンパ組織が発達し，**咽頭扁桃** pharyngeal tonsil と呼ばれる（図8）．

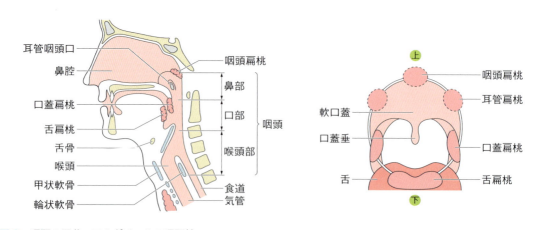

図8　咽頭の区分，ワルダイエルの咽頭輪

- 咽頭扁桃が病的に増大・増殖した場合をアデノイド adenoid といい，後鼻孔や耳管咽頭口を塞いで呼吸や感覚（聴覚）の障害を引き起こす．
- 咽頭扁桃，耳管扁桃，口蓋扁桃，舌扁桃は全体として咽頭を取り囲むように配列しているので，ワルダイエルの咽頭輪 Waldeyer's pharyngeal ring と呼ばれ，消化器と呼吸器の入口を守る感染防御の関門をなす．

3 咽頭口部

- 咽頭口部 oral part（oropharynx）は軟口蓋から舌骨の高さに位置し，口峡を経て口腔と交通している．

4 咽頭喉頭部

- 咽頭喉頭部 laryngeal part（laryngopharynx）は舌骨から輪状軟骨下縁の高さに位置し，下方は食道に連なり，前方は喉頭口によって喉頭腔に連なる．

5. 食道

- 食道 esophagus は咽頭に続き，脊柱の前を下行し，横隔膜の食道裂孔を通過し，腹腔に入り胃に連なる長さ約 25 cm の筋性の管で，頸部，胸部，腹部の 3 部に分けられる．
- 食道には 3 ヵ所の生理的狭窄部位があり，第 1 狭窄部は食道起始部，第 2 狭窄部は気管分岐部の高さで，大動脈弓および左気管支と交叉する部位，第 3 狭窄部は横隔膜貫通部であり，切歯から第 1・2・3 狭窄部までの距離はそれぞれ 15・25・40 cm である（図 9）．
- 食道壁は内層から粘膜，筋層，外膜の 3 層よりなる．

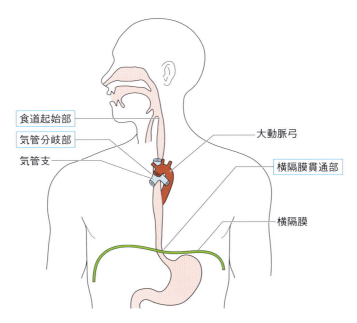

図 9 食道の生理的狭窄部

- 食道の粘膜は重層扁平上皮でおおわれる．
- 食道の筋層は，上部1/3は横紋筋，下部1/3は平滑筋，中部1/3は横紋筋と平滑筋よりなる．
- 食道の蠕動運動により，食塊は胃に向かって移送される．これは延髄の嚥下中枢により調節される反射運動で，嚥下運動第3相（食道相）という（嚥下運動第1相・2相は「3. 口腔」，「4. 咽頭」の項参照）．
- 肝硬変などでは食道下部の粘膜下の静脈叢が著しく拡張して食道静脈瘤を生ずる．
- 胃液が頻回に食道に逆流することにより起こる食道炎を逆流性食道炎といい，胸やけ，嚥下障害，胸骨後部痛などをきたす．

6. 胃

- 胃 stomach の上方は噴門 cardia で食道と連なり，下方は幽門 pylorus で十二指腸に連なる（図10）．噴門はおおむね第11胸椎の高さの左側に，幽門は第1腰椎の高さの右側に位置する．
- 噴門から幽門部の間を胃体といい，胃体の上端部は噴門の左側で円蓋状を呈し胃底と呼ばれ，左第5肋骨の高さに位置する．胃底には嚥下した空気が含まれるので，X線像では胃泡 stomach bubble として認められる．
- 胃は前壁，後壁の2面をもち，両壁は上下の弓状を呈する縁で連なり，上縁を小弯 lesser curvature，下縁を大弯 greater curvature といい，前者の幽門側のくびれを角切痕といい，X線像でみられる（図10）．
- 胃の前壁と後壁とをおおう腹膜は，上方では小弯で合流して小網，下方では大弯で合流し下行して大網をつくる．
- 胃壁は内層から外層に向かって粘膜，筋層，漿膜の3層よりなる．
- 胃の粘膜上皮は単層円柱上皮よりなる．
- 胃粘膜の表面には胃小窩と呼ばれる無数の小孔が存在し，胃液を分泌する胃腺が開口する（図11）．
- 胃腺は存在部位により噴門腺，幽門腺，固有胃腺（胃底腺）に区分される．
- 固有胃腺（胃底腺）の上皮細胞には主細胞 chief cell，壁細胞（傍細胞）parietal cell，副

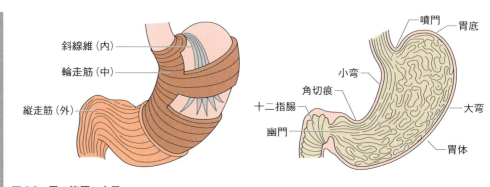

図10　胃の筋層，内景

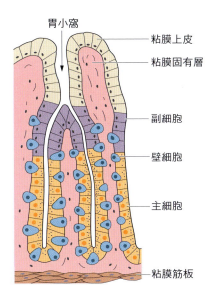

図11　固有胃腺

細胞 mucous neck cell があり，それぞれペプシノーゲン，塩酸，粘液を分泌する（図11）．ペプシノーゲンは塩酸で活性化されペプシンとなる．
- 幽門部粘膜にガストリン分泌細胞があり，機械的・化学的刺激および迷走神経の活動が高まると**ガストリン**が分泌され，血液によって胃腺に運ばれて**塩酸分泌**および**ペプシノーゲン分泌**を促進する．
- 胃の筋層は内斜，中輪，外縦の3層構造よりなり，中層の輪走筋は最もよく発達しており，とくに幽門で著しく発達し**幽門括約筋**をつくる．
- 胃に食物が入ると，胃体上部から**蠕動運動**が始まり，ゆっくりと幽門に向かって伝えられる．この蠕動によって胃内の食物は攪拌され，胃液と混和されて糜粥となり，少量ずつ十二指腸に送られる．

7. 小腸

1 小腸総論

- 小腸 small intestine は幽門に続く約数mの細長い消化管で，腹腔の後壁に癒着して腸間膜をもたない**十二指腸**と，腸間膜をもつ腸間膜小腸（**空腸と回腸**）とに分けられる．
- 小腸では**分節運動**，**振子運動**，**蠕動運動**により，内容物の混和と移送が行われる．

2 十二指腸

- **十二指腸** duodenum は長さ約25cmで，C字状を呈し，膵頭を取り囲む．
- 十二指腸は始部より順に**上部**，**下行部**，**水平部（下部）**，**上行部**の4部に区分される（図12）．
- 十二指腸上部の始部はX線像でみると，幽門より上方にあり球状を呈し**十二指腸球部**と

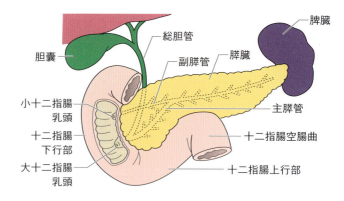

図12　十二指腸と膵臓

いい，十二指腸潰瘍の好発部位である．
- 十二指腸下行部の後内側壁のほぼ中央はやや隆起し**大十二指腸乳頭** greater duodenal papilla（ファーター乳頭 Vater's papilla）をつくり，ここに**総胆管**と〔**主**〕**膵管**が開口している．この開口部は〔**胆膵管**〕**膨大部括約筋** hepatopancreatic ampulla sphincter（**オッディ括約筋** Oddi's sphincter）と呼ばれる平滑筋で輪状に囲まれる．
- 大十二指腸乳頭の2～3cm上方には**小十二指腸乳頭**があり，ここに**副膵管**が開口する．
- 十二指腸上行部は急に前方に屈曲して空腸に移行する．この移行部を**十二指腸空腸曲**といい，**トライツ靱帯** ligament of Treitz（**十二指腸提筋** suspensorius duodeni）によって固定，支持されている．
- 胃の内容物（糜粥）が十二指腸に移動すると，粘膜の内分泌細胞から**セクレチン**と**コレシストキニン**が分泌され，十二指腸への**膵液分泌**と**胆汁排出**を促す．

③ 空腸，回腸
- **空腸** jejunum と**回腸** ileum は腸間膜をもち可動性があるが，始めの十二指腸空腸曲の部分と終わりの**回盲部**は固定されている．
- 腸間膜小腸のうち空腸は約2/5でおおよそ腹腔内の左上部に，回腸は約3/5で右下部に存在する．

④ 小腸の微細構造
- 小腸壁は内層から**粘膜，筋層，漿膜**の3層よりなる（図13）．
- 小腸の粘膜上皮は**単層円柱上皮**である．
- 十二指腸の粘膜下組織には**十二指腸腺（ブルンネル腺）**と呼ばれる腺が存在し，粘液を分泌する．
- 空腸と回腸の粘膜は吸収効率を高めるために，腸管内腔に向かって輪状に隆起する**輪状ヒダ**や粘膜表面にある無数の小突起である**腸絨毛** intestinal villi が存在する．両者はともに空腸の方が発達している．
- 腸絨毛の間には粘膜の無数の円筒状のくぼみである**腸陰窩**が存在し，**腸腺** intestinal gland（リーベルキューン腺 Lieberkuehn's gland）の開口部位である．

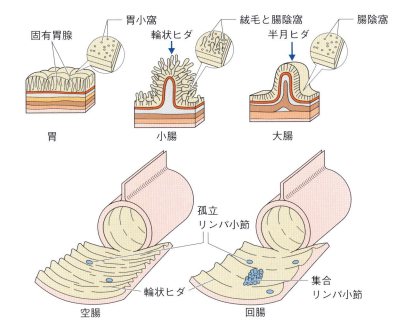

図13 消化管壁，リンパ小節

- 空腸と回腸の粘膜内にはリンパ組織が認められ，とくに**回腸**ではリンパ小節が多数集合した**集合リンパ小節** aggregated lymphoid follicle（**パイエル板** Peyer's patch）が存在する（図13）．空腸は孤立リンパ小節である．

8. 大 腸

1 大腸総論

- **大腸** large intestine は小腸に続く消化管で長さは約1.5 mで，始部より順に**盲腸，結腸，直腸**の3部に区分される（図14）．
- 結腸は始部より順に**上行結腸，横行結腸，下行結腸，S状結腸**の4部に区分される（図14）．
- 大腸は**分節運動，蠕動運動**を行うほか，盲腸から上行結腸にかけて起こる逆蠕動，および横行結腸からS状結腸にかけて1日数回起こる**大蠕動**を行う．

2 盲 腸

- 回腸が大腸に開口する**回盲口**より下方で，長さ約5～6 cmの行き詰まりの嚢状を呈する部を**盲腸** cecum という（図14）．
- 回盲口には**回盲弁**（バウヒン弁）があり，大腸の内容物が小腸へ逆流するのを防いでいる．
- 乳幼児では回盲口において回腸の突出がとくに著しく，回腸が盲腸に入り込むと**腸重積**を起こす．

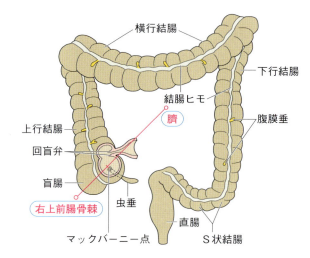

図 14　大腸の全景とマックバーニー点

③ 虫　垂

- **虫垂** vermiform appendix は盲腸下端の後内側壁から突出する細長い指状突起で，腹膜に包まれ**虫垂間膜**を有し，長さは約 6 〜 8 cm でリンパ小節に富んでいる（図 14）．
- 虫垂炎の圧痛点の 1 つである**マックバーニー点** McBurney's point は，臍と右上前腸骨棘を結ぶ線上の外 1/3 の点で，この点は虫垂の基部の体表における投影点である（図 14）．

④ 結　腸

- **結腸** colon のうち**上行結腸** ascending colon は肝臓下面で**右結腸曲**をつくり左前方に屈曲して**横行結腸** transvers colon となり，さらに脾臓の下で**左結腸曲**をつくり急に下方に屈曲して**下行結腸** descending colon に移行する．**下行結腸**は左腸骨窩で **S 状結腸** sigmoid colon に移行する．
- 結腸のうちで，間膜を有するのは**横行結腸**と **S 状結腸**であり可動性がある．**上行結腸**と**下行結腸**は前面のみが腹膜におおわれ，後腹壁に接着し，固定されている．とくに横行結腸は**横行結腸間膜**によって広く後腹壁につり下げられているので，大きな可動性をもつ．
- 結腸の形態学的特徴による鑑別点には**結腸ヒモ**，**結腸膨起**，**結腸半月ヒダ**，**腹膜垂**などがある（図 15）．
- 結腸の筋層のうちで，外層を縦走する筋（外縦筋）が 3 ヵ所で束状（ヒモ状）に集まり 3 本の**結腸ヒモ**をつくり，それぞれ**大網ヒモ**，**自由ヒモ**，**間膜ヒモ**と呼ばれる（図 15）．
- 結腸ヒモによって結腸が短縮するため，外方には嚢状の膨らみである**結腸膨起**が，内腔には**結腸半月ヒダ**というヒダが形成される．
- 結腸壁には漿膜に包まれた脂肪組織塊である**腹膜垂**が垂れ下がる（図 15）．これは大網ヒモ，自由ヒモに沿って付着し，とくに横行結腸でよく認められる．

5 直腸

- **直腸** rectum は大腸の終部で，第3仙椎の高さでS状結腸から続き，長さは約20cmである．
- 直腸は肛門管（直腸下端部）の直上は拡張しており**直腸膨大部**と呼ばれ，上方の内腔面には3条の**直腸横ヒダ**があり，中央（右側）のヒダはとくに著明で**コールラウシュヒダ（弁）**といい，肛門から約6～8cm上方にある（図16）．
- 肛門管は直腸の下端部で，直腸が**骨盤隔膜**を貫いて**肛門**に開くまでの部で，長さは約3cmである．
- 肛門管上部の粘膜には6～10条の長さ約1cmの縦走ヒダである**肛門柱**がみられ，それらの間はくぼみ**肛門洞**といわれる（図16）．
- 肛門管中部の粘膜下には直腸静脈叢が発達していて，この部位を**痔帯（痔輪）**ともいう．これがうっ血拡張すると静脈瘤をつくり，この静脈瘤による粘膜下の結節状の隆起を

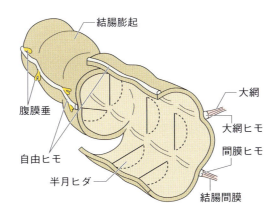

図15　結腸の特徴

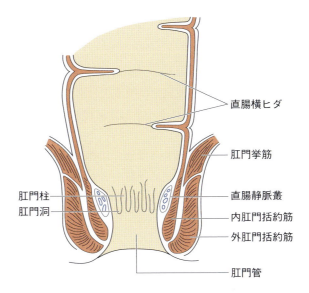

図16　直腸と肛門部

痔核という.

- 直腸に糞便が送り込まれ，直腸壁が伸展されると，その情報は**求心性骨盤神経**を介して腰仙髄の**排便中枢**に伝えられ，その結果，**遠心性骨盤神経**を介してS状結腸，直腸を収縮させるとともに，**下腹神経**の緊張が抑制されて**内肛門括約筋**が弛緩し，**陰部神経**の緊張が抑制されて**外肛門括約筋**が弛緩し**排便**が起こる．

6 肛　門

- 肛門 anus には輪層の平滑筋がとくに発達した**内肛門括約筋**と，その外周には横紋筋よりなる**外肛門括約筋**がある．前者は肛門を反射的に，後者は意識的に開閉する．

7 骨盤底筋

- **骨盤底筋** pelvic floor muscle は**肛門挙筋**と**尾骨筋**よりなり，**肛門挙筋**は広くて平らな筋で骨盤底の前部を構成し，**尾骨筋**は**肛門挙筋**の後方にある三角形をした筋である．骨盤底は男性では**尿道**，**肛門**が貫き，女性では**尿道**，**肛門**，**腟**が貫く．

8 消化管の代表的な疾病

- **消化管** digestive tract にみられる限局性の囊状の内腔の拡張を**憩室**といい，上行結腸，S状結腸などに好発し，停滞した糞塊の刺激により炎症を起こすことがあり，これを**憩室炎**という．
- 種々の原因により腸の内容が通過できなくなった状態を**腸閉塞症（イレウス）**といい，病型により**機械的イレウス**と**機能的イレウス**に分けられる．
- 腸管が腸間膜を軸として回転する状態を**腸捻転症（腸軸捻症）**という．
- 腹部にみられるヘルニアには，鼠径靱帯の上方の鼠径管部で腹部内臓が脱出する**鼠径ヘルニア**，腹部内臓が鼠径靱帯の下方の大腿管部で脱出する**大腿ヘルニア**，臍部で腹部内臓が脱出する**臍ヘルニア**，胃底部の一部が食道裂孔を通って縦隔へ脱出する**横隔膜ヘルニア**などがある．

9．口腔腺

- **口腔腺** salivary gland（唾液腺）は唾液を分泌する腺で，**大口腔腺（大唾液腺）**と**小口腔腺（小唾液腺）**とに大別される．また分泌物の性状により**漿液腺**，**粘液腺**，**混合腺**に区分される．
- 小口腔腺は口腔粘膜下にある小さな腺で**口唇腺**，**頬腺**，**口蓋腺**，**舌腺**などがある．
- 大口腔腺には**耳下腺**，**顎下腺**，**舌下腺**の3つがある（図17）．
- **耳下腺** parotid gland は唾液腺のうちで最大で，耳介の前下方にあり逆三角形を呈している．導管（耳下腺管）は長さ約5cmで，上顎の第2大臼歯に対向する頬粘膜を貫き**口腔前庭**に開口する．**耳下腺**の内部には表情筋を支配する顔面神経が存在し，神経叢を形成している．
- 流行性耳下腺炎（ムンプス）は別名**おたふくかぜ**とも呼ばれる．
- **顎下腺** submandibular gland は**顎下三角**内に存在する梅の実大の唾液腺で，導管は口腔底

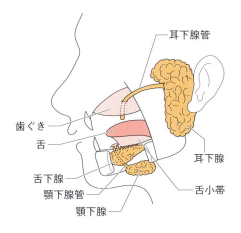

図17 大唾液腺の位置と開口部

の**舌下小丘**に開口する．
- **舌下腺** sublingual grand は口腔底の舌下ヒダ内にある細長い腺で，大舌下腺管は顎下腺管と合流し舌下小丘に開口し，多数存在する**小舌下腺管**は舌下ヒダに沿って開口している．
- 耳下腺は分泌物の性状により**漿液腺**に分類され，舌下腺と顎下腺は漿液と粘液を分泌する**混合腺**に分類される．漿液には**アミラーゼ**，粘液には**ムチン**が含まれる．
- 唾液腺において形成される結石を**唾石**といい，大唾液腺のうちとくに**顎下腺**に好発する．

10. 肝　臓

1 肝臓の位置と外形

- **肝臓** liver は腹腔の右上部にある重さ約 1,200 g の人体中で最大の腺である（図18）．
- 肝臓の上面は円くドーム状を呈し横隔膜の下面に接するので**横隔面**と呼ばれる．また下面は胃，食道，結腸，腎臓，十二指腸などの諸臓器と接するので**臓側面**と呼ばれる．
- 肝臓の横隔面の大部分は腹膜におおわれ，左右からの腹膜が合わさり**肝鎌状間膜**という

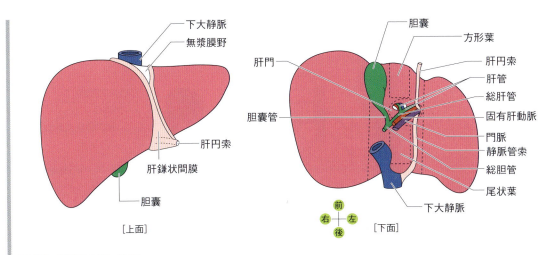

図18 肝臓の上面，下面

腹膜ヒダをつくり，これによって肝臓は解剖学的に右葉と左葉に分けられ，右葉は大きく肝臓の約80％を占める（図18）．
- 肝鎌状間膜の下縁（遊離縁）には**肝円索** ligamentum teres hepatis が存在する（図18）．これは胎生期の**臍静脈**の遺残物（線維索）で，臍から肝臓の下縁に至り，肝臓下面で肝円索裂を通る．
- 肝臓の横隔面の後方の一部は腹膜におおわれず**無漿膜野** bare area と呼ばれ，**横隔膜**に直接に接しているので，呼吸によって肝臓も若干の上下運動をする．
- 肝臓の臓側面にはH字状を呈する溝があり，1本の横溝と2本の縦溝よりなる．横溝は**肝門**で門脈，固有肝動脈，〔左右の〕肝管が出入りする．左側の縦溝の前部は肝円索裂で**肝円索**が，後部は静脈管索裂で**静脈管索**が存在する．右側の縦溝の前部は胆嚢窩で**胆嚢**が，後部は大静脈溝で**下大静脈**が存在する．
- H字状の両縦溝によって挟まれる部分は右葉に属し，横溝の肝門によって前後の**方形葉**と**尾状葉**に区分される．
- 肝臓の機能的な左・右の区分は血管系と胆管系の分布領域と一致しており，肝臓下面の**胆嚢（胆嚢窩）**と**下大静脈（大静脈溝）**を結ぶ**カントリー線**である．
- 方形葉と尾状葉は解剖学的区分では**右葉**に属するが，機能的区分では**左葉**に属する．

2 肝臓の微細構造

- 肝臓はその構造的単位である**肝小葉** hepatic lobule の集合体である（図19）．
- 肝小葉は6角形の柱状を呈し，中央には**中心静脈**が縦走し，その周囲には放射状に配列する**肝細胞板（索）** hepatic cord がある．また肝小葉の周囲は**小葉間結合組織** interlobular connective tissue（**グリソン鞘** Glisson's sheath）という疎性結合組織によって不完全に包まれる．
- 肝細胞板（索）と肝細胞板（索）の間を**洞様毛細血管（類洞）** hepatic sinusoid といい，

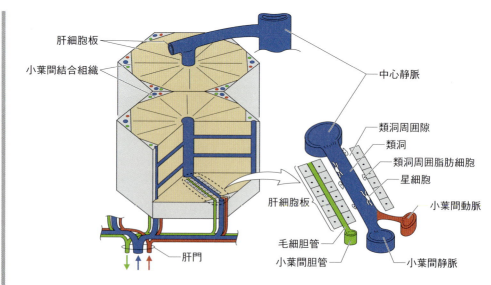

図19　肝臓の微細構造

中心静脈に注ぐ．中心静脈は集まって太くなり肝静脈となり，肝臓後面から出て**下大静脈**に注ぐ．
- 洞様毛細血管（類洞）壁には大型で食作用を有し，生体防御に関与する**クッパー（クッペル）の星細胞** stellate cell of Kupffer がみられる．
- 洞様毛細血管（類洞）と肝細胞板（索）との腔所を**類洞周囲隙** perisinusoidal space（**ディッセ腔** space of Disse）といい，**類洞周囲脂肪細胞（伊東細胞）**がみられる．
- 肝臓の栄養血管は**固有肝動脈**，機能血管は**門脈**である．肝内血流量のうち，前者は約20％，後者は約80％を占める．
- 小葉間結合組織には固有肝動脈の枝の**小葉間動脈**，門脈の枝の**小葉間静脈**，および**小葉間胆管**が存在する．これら3つの構造を**小葉間の三ツ組（トライアッド）**と呼ぶ．
- 小葉間動脈・静脈はともに**洞様毛細血管（類洞）**に入り，さらに中心静脈に注ぐ．
- 肝細胞で分泌された胆汁は，肝細胞間の隙間の**毛細胆管**に始まり，小葉間胆管を通り，左右の**肝管** hepatic duct を経て肝臓を出る．
- 肝臓において高度の線維増生と肝細胞壊死がみられ，再生結節と小葉構造の改築が存在する病態を**肝硬変**といい，全身倦怠，手掌紅斑，クモ状血管腫，黄疸，食道静脈瘤，メドゥサの頭などの症状がみられる．
- 肝臓の主なはたらきは以下のとおりである．
  ①**物質代謝**：過剰なグルコースはグリコーゲンや脂肪に変えて貯蔵される．必要に応じて肝グリコーゲン，脂肪，蛋白質をグルコースに変える．
  ②血液凝固因子であるフィブリノゲン，プロトロンビン，また血液凝固を阻止する**ヘパリン**を生産する．
  ③**クッパー細胞の食作用**により老朽化した赤血球やバクテリアなどを取り除く．赤血球の破壊により**ビリルビン**の生成を行う．
  ④**解毒作用**：血液中の有害物質を**グルクロン酸抱合**や酸化などにより無害化する．また，アミノ酸の酸化により生ずる**窒素化合物**を，腎や汗腺より排泄可能な**尿素**に転換する．
  ⑤**胆汁の生成**
  ⑥**血液の貯蔵**：全血の約10％を貯蔵し，循環血液量を調節する．

11．胆　嚢

- **胆嚢** gall bladder は肝臓右葉下面にある浅いくぼみである**胆嚢窩**に存在するナス状の嚢状器官で，**胆汁**を貯えて濃縮する（図18）．
- 胆嚢は**底**，**体**，**頸**の3部に区分される．**底**は先端部で前腹壁に接し，**体**は中央部全体を占める．**頸**から胆嚢管にかけての内面には**ラセンヒダ**という著明な粘膜ヒダを認める．
- 胆嚢（底）の位置はおおむね右乳頭線と右肋骨弓との交点である．
- 肝臓の肝細胞で産生された胆汁は十二指腸に注ぐ（胆路）．肝門から出た左右の肝管は合流して1本の**総肝管** common hepatic duct となり，総肝管は胆嚢からの**胆嚢管** cystic duct と合流し**総胆管** common bile duct となる．総胆管は膵臓からの〔主〕**膵管** pancreatic duct proper と合流して**胆膵管膨大部（ファーテル膨大部）**となり，十二指腸下行部の**大十二指腸乳頭**に開口する．

- 胆膵管膨大部は平滑筋に輪状に取り囲まれ**膨大部括約筋**（オッディ括約筋）をつくる．
- 胆道に発生した固形物を**胆石**といい，**コレステロール系胆石やビリルビン系胆石**などがある．胆石が存在しても無症状で一生を過ごす場合もあり（無症状胆石），また，発症して発熱，仙痛，黄疸などをきたすこともある．

12. 膵　臓

- **膵臓** pancreas は膵液を分泌する**外分泌部**と，ホルモンを分泌する**内分泌部**とに分けられる．
- 膵臓は舌状の細長い臓器で，第1～2腰椎の高さで後腹壁に接着している**腹膜後器官**である．
- 膵臓は右側から左側に向かって**膵頭**，**膵体**，**膵尾**の3部に区分される．
- **膵頭**は右端の膨大した部分で，C字状を呈する**十二指腸**に囲まれている（図12）．**膵体**は**膵頭**から左方に向かって横走する部分で三角柱状を呈する．**膵尾**は左端の細い部分で，その先端は**脾臓**に接する．
- 膵臓の大部分は膵液を分泌する外分泌部から構成されるが，内分泌部はその中に散在する明るい細胞集団として認められ，**ランゲルハンス島** insulae of Langerhans（**膵島** pancreatic islet）と呼ばれる．ランゲルハンス島（膵島）は膵尾に比較的多く，総数は約100万個である．
- ランゲルハンス島（膵島）の島細胞はよく発達した毛細血管に接しており，α（A），β（B），δ（D）細胞の3種類に区別できる．α細胞は血糖を高める**グルカゴン**を，β細胞は多数存在し，血糖を低下させる**インスリン**を，δ細胞は散在し，**ソマトスタチン**を分泌する．ソマトスタチンは，グルカゴン，インスリンおよび膵液の分泌を抑制するはたらきがある．
- **糖尿病** diabetes mellitus（DM）の大部分はβ（B）細胞の機能低下によるもので，重症の場合は**インスリン**の投与が必要である．
- 膵液には消化酵素として蛋白質分解酵素である**トリプシン**，糖質分解酵素である**アミラーゼ**，脂肪分解酵素である**リパーゼ**が含まれる．

13. 腹　膜

- **腹膜** peritoneum は薄い透明な**漿膜**で，腹壁の内面および腹腔，骨盤腔にある種々の臓器の表面をおおう（図20）．漿膜は漿液を分泌し，腹膜の表面をつねに滑らかにしている．
- 腹壁の内面をおおう腹膜を**壁側腹膜**，臓器の表面をおおう腹膜を**臓側腹膜**という．また両者で囲まれる腔所を**腹膜腔**といい，少量の漿液があり，運動による臓器の摩擦を防いでいる．
- 臓側腹膜は臓器の表面を包んだのちに壁側腹膜に移行する．この2重の腹膜の移行部を**間膜**といい，臓器を体壁に連結，支持するとともに，その2枚の腹膜の間を臓器に至る血管，神経などが通る．
- 腸間膜が後腹壁に付く部位を**腸間膜根**といい，長さは約15 cmで，第2腰椎の左側から右腸骨窩に至る．

- 腹膜腔内に体液が異常に貯留した状態を**腹水**という．
- 臓器が腹膜で包まれ，間膜を有し，腹腔内に位置する臓器を**腹腔内器官**という．
- 臓器が壁側腹膜より後側，すなわち腹膜後隙にある臓器は**腹膜後器官** retroperitoneal organs といい**腎臓，十二指腸，膵臓，副腎，尿管**などがある．
- 胃は前腸の下部が拡張し，その腹側腸間膜は**前胃間膜**となり，背側腸間膜は**後胃間膜**となる．
- 胃の前壁と後壁を包んだ腹膜は，小弯と大弯でそれぞれ合わさって**小網**および**大網**という腹膜のヒダをつくる．
- 小網は肝臓と，胃の小弯および十二指腸上部との間に張る腹膜ヒダで，それぞれ**肝胃間膜**，**肝十二指腸間膜**と呼ばれる（図21）．
- 胃と小網の後にできる囊状の腔所を**網囊** omental bursa という．
- **網囊孔** epiploic foramen（**ウィンスロー孔** Winslow's foramen）は小網の右端部（肝十二指腸間膜）の背後にある．
- 胃の前・後面を包んだ腹膜が大弯で合流した大網は，下行（前葉）したのち，反転して上行（後葉）して**横行結腸**に付着し，後腹壁に固着する．大網は4枚の腹膜から構成される．
- 腹膜腔の最低部をなすくぼみは，男性では**直腸膀胱窩**，女性では**直腸子宮窩（ダグラス窩）**であり，疾患により生じた腹膜腔内の血液や膿が貯留しやすい．また女性ではさらに膀胱と子宮の間に陥凹部があり，これは**膀胱子宮窩**と呼ばれる（図22）．

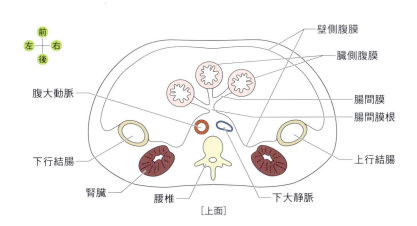

図20　腹膜（水平断）

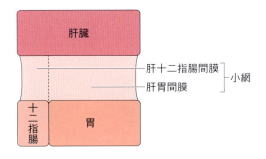

図21　小網

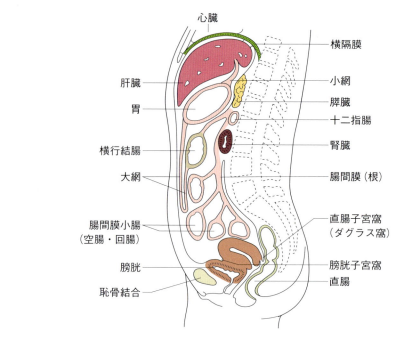

図22　右正中断面（女性）

G 呼吸器系

1. 呼吸器系総論

- **呼吸器系** respiratory system とは酸素を取り入れ，分解産物である二酸化炭素を排出する**外呼吸**（肺呼吸）を営む器官系統である．
- 呼吸器系は鼻 nose（外鼻，鼻腔，副鼻腔），咽頭，喉頭，気管，気管支，肺から構成される（図1）．喉頭までを**上気道**といい，気管からは**下気道**と呼ばれる．
- 呼吸運動は吸息と呼息からなる．安静時の**吸息**は**外肋間筋**と**横隔膜**の収縮によって行われ，**呼息**は**内肋間筋**の収縮と**横隔膜**の弛緩で行われる．

2. 鼻（外鼻，鼻腔，副鼻腔）

1 外 鼻

- 顔面の中央に突出している部位を**外鼻** external nose といい，上方から**鼻根**，**鼻背**，**鼻尖**

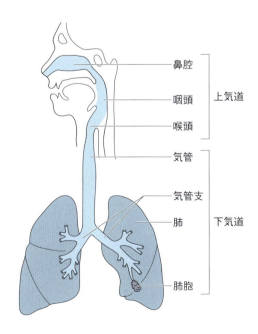

図1　呼吸器の全景

に分けられ，鼻尖の左右両側の膨隆部を**鼻翼**という．鼻背は**ハナスジ**，鼻尖は**ハナサキ**，鼻翼は**コバナ**と呼ばれる．
- 外鼻の中で鼻根，鼻背は**鼻骨**から，鼻尖，鼻翼は**鼻軟骨**（弾性軟骨）からできている．
- 寒冷時および肝硬変などでは鼻尖部に毛細血管の拡張によってしばしば発赤がみられる．
- 呼吸困難時に吸息の際にみられる鼻翼が膨らむような呼吸を**鼻翼呼吸**という．

2 鼻腔

- **鼻腔** nasal cavity は前方では**外鼻孔**で外界に通じ，後方では**後鼻孔**で咽頭鼻部に連なる．
- 鼻腔は**鼻前庭**と**固有鼻腔**とに分けられる．前者は鼻翼部に相当する部位で，その内壁は顔面の皮膚の続きでおおわれ，鼻毛が生えて空気の濾過に役立っている．後者は鼻粘膜でおおわれ，粘膜の大部分は**多列線毛円柱上皮**である．
- 鼻腔（固有鼻腔）は鼻の障子と呼ばれる**鼻中隔** nasal septum という正中部の仕切りにより左右両腔に分けられる．
- 鼻中隔の上部は**篩骨垂直板**，垂直板前下部は**軟骨**，後下部は**鋤骨**から構成される．
- 鼻中隔は通常は軽度の弯曲がみられるが，高度になると**鼻中隔弯曲症**と呼ばれ鼻腔を閉塞する．
- 鼻中隔の前下部の粘膜は毛細血管網が発達し，**鼻出血**の好発部位で，この部位を**キーゼルバッハ部位** Kiesselbach' area という．
- 鼻腔の上壁は**篩骨篩板**，下壁は**上顎骨**，**口蓋骨**で構成される．
- 鼻腔の外側壁からはそれぞれ**上鼻甲介**，**中鼻甲介**，**下鼻甲介**と呼ばれる3個の骨棚が鼻腔内を内下方に突出する（図2）．
- 各鼻甲介の下にはそれぞれ**上鼻道**，**中鼻道**，**下鼻道**がある．上鼻道，中鼻道，下鼻道は後方の**鼻咽道**に集まり，**後鼻孔**を通して咽頭鼻部に連なる（図2）．
- 各鼻甲介と鼻中隔の間の共通の空所を**総鼻道**という．
- 鼻甲介（とくに下鼻甲介）と鼻中隔下部の粘膜下には静脈叢が良く発達し，吸気時の空気を加温，加湿し肺に送り込むラジエータの役目を果たす．
- 上鼻道の天井には，匂いを受容する特殊な粘膜上皮に分化した**嗅細胞**という嗅覚受容細胞があり，嗅細胞の神経突起が約20本集まって**嗅神経**となり，篩骨篩板を貫いて脳（**嗅**

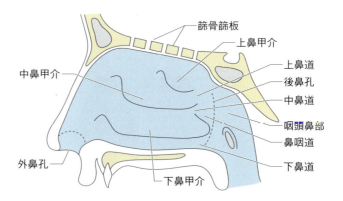

図2　鼻腔（右側壁の構成）

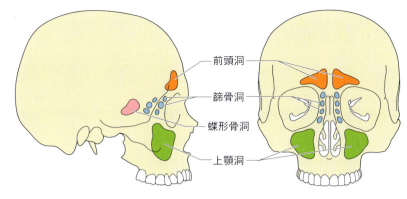

図3　副鼻腔の位置

球）に入る．

3 副鼻腔

- **副鼻腔** paranasal sinuses は鼻腔を取り囲む骨の内部にある**含気洞**で鼻腔に連なり，**上顎洞**，**蝶形骨洞**，**篩骨洞**，**前頭洞**の4対ある（図3）．
- 副鼻腔は頭蓋，眼窩，歯と接しているので，炎症や癌のときに影響を及ぼす．
- 鼻粘膜に炎症が起こると副鼻腔の粘膜に波及し，**副鼻腔炎**を起こす．
- 副鼻腔の出口が狭く，低位にない場合は膿（炎症産物）の自然排膿が困難で慢性化し，**慢性副鼻腔炎**いわゆる**蓄膿症**となる．
- **上顎洞**は副鼻腔のうち最大で，その開口部（上顎洞口）は洞の上部に存在し，**中鼻道**に開口する．また上顎の歯根が突出し，歯根の病変が上顎洞に波及することもある．
- **篩骨洞**は薄い骨壁の蜂巣状の多数の小部屋で，鼻腔の外上壁に沿って存在し，前方部は**中鼻道**，後方部は**上鼻道**に開口する．
- **前頭洞**は眉間の後にある1対の空洞で，**中鼻道**に開口する．
- **蝶形骨洞**は蝶形骨体内の**下垂体窩（トルコ鞍）**の下に位置し，鼻腔の後上部（**蝶篩陥凹**）に開口する．下垂体の手術は蝶形骨洞を経て行われる場合もある．
- **鼻涙管**は**下鼻道**に開口する．

3．咽　頭

「Ⅱ-F．消化器系」の項を参照．

4．喉　頭

1 喉頭総論

- **喉頭** larynx は気道としてのはたらきをもつと共に，**発声器**としての重要な役割を果たす．
- 喉頭は**咽頭喉頭部**から気管に連なるまでの部位で，第4〜6頸椎の高さに位置し，長さは約5cmの管状器官である．

2 喉頭軟骨

- **甲状軟骨**は**喉頭軟骨** laryngeal cartilages のうちで最大で，喉頭の前・側壁に位置し左右両板よりなる（図4）．成人男子では甲状軟骨の前面中央が前方に突隆し**喉頭隆起**（のどぼとけ）をつくる．
- 甲状軟骨の上縁と上方に位置する**舌骨**との間に張る結合組織膜を**甲状舌骨膜**という（図4）．
- 甲状軟骨の下位に位置する指輪状の軟骨を**輪状軟骨**といい，前・外側部は細く（弓），後部は四角板状（輪状軟骨板）を呈する（図4）．
- 輪状軟骨板の上に乗る1対の三角錐状の軟骨を**披裂軟骨**という．輪状軟骨は外側面では甲状軟骨と，上縁では披裂軟骨と関節をつくる（図4）．
- 甲状軟骨の正中部後面にはスプーン状の**喉頭蓋軟骨**が付着し，後上方に突出し喉頭蓋の基礎をなす．嚥下時には，反射的に喉頭が挙上して，舌根部が喉頭蓋を押し付け，喉頭の入り口である**喉頭口**を閉じ，気道内への食塊の流入を防止する．

3 声帯ヒダ

- 披裂軟骨の前端（声帯突起）から甲状軟骨の後面に**声帯ヒダ** vocal fold が張っている（図5，6）．声帯ヒダは**声帯靱帯**と**声帯筋**よりなる．

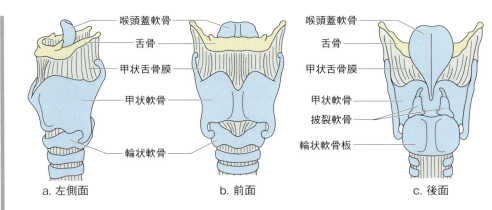

図4 喉頭の骨組み

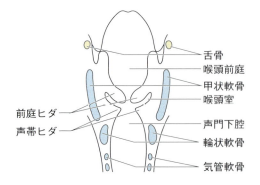

図5 喉頭の前頭断面像

- 左右の声帯ヒダの隙間を**声門裂**といい，声帯ヒダと声門裂を合わせて**声門** glottis という．
- 発声は声帯ヒダの緊張度（収縮・弛緩）や声門裂の開閉によって調節される．
- 喉頭腔の内部は，甲状軟骨の裏にあり，側壁を前後に走る上下2対のヒダ，すなわち**前庭ヒダ（室ヒダ）** vestibular fold，声帯ヒダによって，**喉頭前庭**，**喉頭室**，**声門下腔**の3部に分けられる（図5）．

4 喉頭筋

- **喉頭筋** laryngeal muscle には**輪状甲状筋**，**後輪状披裂筋**，**外側輪状披裂筋**，横披裂筋，披裂喉頭蓋筋，甲状披裂筋などがある（図7）．
- **輪状甲状筋**（前筋）は喉頭の外面にある唯一の筋で，声帯ヒダの緊張筋である．この筋が男性ホルモンの作用を受けて急に弛緩すると**声変わり**を生ずる．

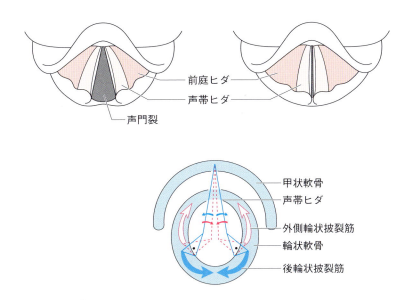

図6 喉頭鏡でみた喉頭像

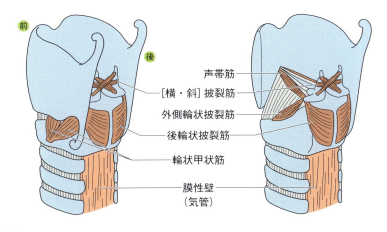

図7 喉頭筋

- 喉頭筋のうちで，**後輪状披裂筋**（後筋）は声門裂を開く唯一の筋である．両側が麻痺すると声門裂が開かれないので呼吸困難が起こる．
- **外側輪状披裂筋**（側筋）は声門を狭める筋である（図6）．
- ［横・斜］披裂筋は声門を閉鎖，披裂喉頭蓋筋は喉頭口を閉じ，甲状披裂筋は声帯を弛緩する（図6）．
- 喉頭筋の主要な神経支配は**迷走神経**からの**反回神経**である．反回神経は長い走行をとるので，途中で障害を受けやすい（**反回神経麻痺**）．
- 反回神経麻痺による声の音色の異常を**嗄声**という．

5. 気管・気管支

1 気 管

- **気管** trachea は第6頸椎の高さ（輪状軟骨の下縁）で喉頭から連なり，第5胸椎の高さで左右の〔主〕**気管支** main bronchus に分岐する（図8）．
- 気管は長さ約10～12 cm，直径約2 cmの管状器官で，気管の前・側壁は約15～20個の**馬蹄形**（U字状）の**気管軟骨**が靱帯で連ねられてできる．また，後壁は軟骨を欠き，横走する平滑筋束が存在し，**膜性壁**と呼ばれる（図8）．
- 気管分岐部の内面では，左右の気管支は稜状の高まりである**気管竜骨**（気管カリナ）により隔てられる（図8）．また気管竜骨（気管カリナ）の粘膜は気管・気管支系で知覚が最も鋭敏な部位である．
- 気管の粘膜は**多列線毛円柱上皮**でおおわれ，**気管腺**が存在する．

2 気管支，気管支枝 rami bronchiales

- **気管支** bronchus は**気管分岐部**から外下方に走り**肺門** hilum of lung に至る．右気管支は

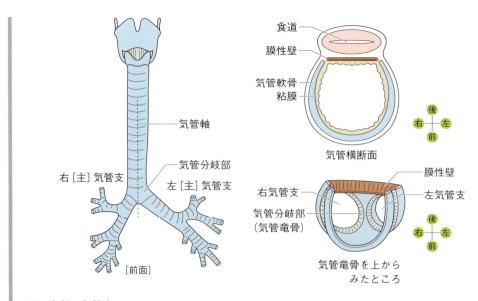

図8 気管，気管支

長さ約 2.5 cm，直径約 1.2〜1.5 cm，左気管支は長さ約 5 cm，直径約 1.0〜1.3 cm である．
- 右気管支は左気管支と比べて，太く，短く，**気管軸**に対する角度が小さい（垂直に近い走行）ので，気管に落ち込んだ異物は右気管支に入りやすい（図8）．
- 気管支は肺に入ると樹の枝のように分岐を繰り返す．この気管支の樹枝状分岐を**気管支樹**といい，次の順に空気が通過する．〔主〕気管支→葉気管支→区域気管支→細気管支→小葉間細気管支→終末細気管支→呼吸細気管支→肺胞管→肺胞嚢→肺胞
- 気管支は分岐を繰り返し，最終的には直径約 0.1〜0.2 mm の半球状を呈する嚢状の**肺胞** alveolus になる．肺胞の壁は**肺胞上皮細胞**，毛細血管および弾性線維よりなり，この壁を通して血液と空気との間で**ガス交換**を行う．
- 肺胞上皮細胞は扁平なⅠ型肺胞上皮細胞（扁平被覆型）と立方形を呈するⅡ型肺胞上皮細胞（立方分泌型）がある．
- ガス交換は肺胞と毛細血管の静脈血との間の酸素や二酸化炭素のそれぞれの**ガス分圧**の高い方から低い方へ移動（拡散）する．
- 肺胞壁が破壊されていくつかの肺胞が融合し，肺胞が異常に拡大した病態を**肺気腫**といい，中高年男子に好発する．臨床症状としては，呼気性呼吸困難，労作時息切れ，咳，喀痰などがみられる．
- 吸い込んだ空気のうち，血液とのガス交換に関係しないでそのまま呼息のときに出てきてしまう空気の量を**死腔**（成人で約 150 ml）という．とくに，気道の容積を**解剖学的死腔**という．
- 呼吸上皮細胞のうちで**サーファクタント** surfactant（界面活性剤）を分泌する細胞はⅡ型**肺胞上皮細胞**である．
- サーファクタントは肺胞の表面張力を低下させ肺胞がつぶれないように作用する．
- サーファクタントが十分に分泌されない状態で出生すると，肺胞がつぶれてしまい，著しい呼吸困難の症状を呈することがある．これを**新生児呼吸困難症候群**（**IRDS；肺硝子膜症**）という．

③ 気道の疾病

- 気管支の枝の平滑筋が収縮し，病的に**気道** airway が狭窄した状態を**気管支喘息** bronchial asthma という．
- **気管支喘息**や**慢性気管支炎**などのように気道が狭くなると，肺活量が正常であっても，1秒間に努力して吐き出す**呼気量（1秒量）**は減少する．このような換気障害を**閉塞性換気障害**という．
- 気道の粘膜は線毛上皮細胞および粘液を分泌する**杯細胞**（粘液細胞）でおおわれ，線毛の運動方向は上方に向かう．気道に侵入した空気中の異物はこの粘液と一緒に**痰**となって口から排出される．
- 上気道の閉塞により生じた呼吸困難に対する**気管切開**は輪状軟骨の下縁より 3〜5 cm の部において，頸部気管の前壁を切開することにより，気管へ直接呼吸路をつくる術式である．

6. 肺

- 肺 lung は胸腔内にある左右1対の半円錐状の器官で，上端は**肺尖**と呼ばれ鎖骨の上方2〜3 cmに達し，下面（肺底）は**横隔膜**に接している．または肺の外側面は**肋骨面**，内側面は**縦隔面**，下面は**横隔面**と呼ばれる．
- 肺は左右，同形同大ではなく，心臓が左側に偏在するために右肺の方が大きい（図9）．
- 右肺の重さは約600 g，容積は1200 mlで，左肺の重さは約500 g，容積は1000 mlである．
- 左右肺の内側面（縦隔面）は心臓に接し，その部位は**心圧痕**と呼ばれるくぼみを生じ，左肺で著明である．また左肺の前縁は深く切れ込み**心切痕**をつくり，その下部を小舌という．
- 内側面（縦隔面）のほぼ中央に気管支，肺動脈・静脈，気管支動脈・静脈，神経，リンパ管などが出入りする**肺門**がある．肺門はおおむね第6胸椎の高さにある．
- 肺門から肺に出入りする気管支，脈管，神経は全体として結合組織で包まれ**肺根**と呼ばれる．
- 肺の表面は深い切れ込み（**裂**）によって，**葉**に分けられる．右肺は水平裂，斜裂により**上葉・中葉・下葉**の3葉に，左肺は斜裂により**上葉・下葉**の2葉に分けられる（図9）．
- 左肺の心切痕下方にある上葉の下部を**小舌**といい，右肺の中葉に相当する．
- 水平裂は右肺のみにみられ，肺の前面で第4肋骨に沿って横走する（図9）．
- 肺門から入る気管支は右肺で3本，左肺で2本の**葉気管支**に分岐し，さらにこれらの葉気管支は右肺で10本，左肺で8本の**区域気管支**に分岐する（図10）．
- 区域気管支の分布域を**肺区域** pulmonary segment といい，隣りの区域と交通することはなく，肺の基本的な構成単位をなす（図10）．
- 肺区域の一例を示すと，右上葉気管支は肺尖枝（1），後上葉枝（2），前上葉枝（3）の3本の区域気管支に分岐し，これらの分布域が肺区域で，それぞれ肺尖区（1），後上葉区（2），前上葉区（3）と呼ばれる．以下同様である（図10，表1）．
- 区域気管支は肺動脈の枝と伴行することから，肺癌や結核の病巣を切除する場合，肺区域

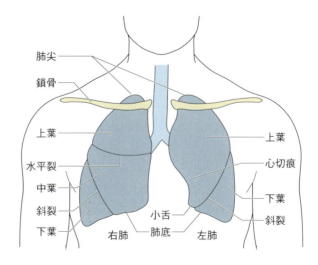

図9　肺の全景

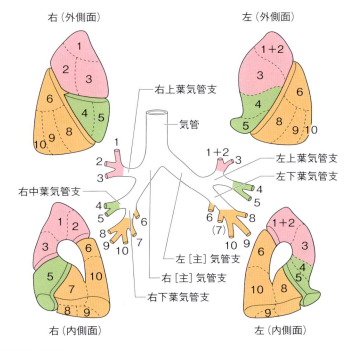

図10　区域気管支と肺区域

表1　肺区域

	右肺	左肺
上葉	肺尖枝（B1）→肺尖区（S1） 後上葉枝（B2）→後上葉区（S2） 前上葉枝（B3）→前上葉区（S3）	肺尖後枝（B1+2）→肺尖後区（S1+2） 前上葉枝（B3）→前上葉区（S3） 上舌枝（B4）→上舌区（S4） 下舌枝（B5）→下舌区（S5）
中葉	外側中葉枝（B4）→外側中葉区（S4） 内側中葉枝（B5）→内側中葉区（S5）	
下葉	上-下葉枝（B6）→上-下葉区（S6） 内側肺底枝（B7）→内側肺底区（S7） 前肺底枝（B8）→前肺底区（S8） 外側肺底枝（B9）→外側肺底区（S9） 後肺底枝（B10）→後肺底区（S10）	上-下葉枝（B6）→上-下葉区（S6） 内側肺底枝（B7）→内側肺底区（S7） 前肺底枝（B8）→前肺底区（S8） 外側肺底枝（B9）→外側肺底区（S9） 後肺底枝（B10）→後肺底区（S10）

は**肺切除**の単位となる．

- 肺の**機能血管**は**肺動脈・肺静脈**で肺胞の毛細血管網を形成し，**栄養血管**は**気管支動脈**で肺組織に分布する．
- 肺胞から血液へと拡散した酸素は，赤血球内のヘモグロビンと結びついて（**酸素化ヘモグロビン**）運搬される．
- 血液中の二酸化炭素はイオンの形（**重炭酸イオン**）やヘモグロビンと結合（**カルバミノ化合物**）して運搬される．
- 最大限に息を吸い込んだ後，できるだけ息を吐き出す空気の量を**肺活量**といい，成人男子約3.5 l，女子約2.5 lである．

- 最大限に呼息した後に，肺内に残っている空気の量を**残気量**といい，成人で約 1 ～ 1.5 *l* である．
- **肺線維症**などのように，気道は正常であるが，肺の伸び縮み（弾性）が低下していて正常な伸展ができない換気障害を**拘束性換気障害**という．
- 肺の含気量の減少により肺容量が減少した状態を**無気肺**といい，肺が拡張しないために生ずる一次性無気肺と空気が吸収されるために生ずる二次性無気肺がある．病因として，気道の閉塞，気道の不完全な発達，肺の周囲からの圧迫などがある．
- 各種の粉塵を長期間吸入することにより，肺に生じた線維増殖性変化を**塵肺**といい，息切れや呼吸困難などをきたす．塵肺には，遊離珪酸による**珪肺**や石綿によるアスベスト肺（石綿肺）などがある．
- **気管支肺リンパ節**は肺門リンパ節とも呼ばれる．

7. 胸 膜

- 肺の表面と胸郭の内面をおおう漿膜を**胸膜** pleura という．肺の表面をおおう漿膜を**肺胸膜（臓側胸膜）**といい，肺門で折れ返って**壁側胸膜**に移行する．肺胸膜（臓側胸膜）と壁側胸膜の間には狭い**胸膜腔**があり，少量の漿液（**胸膜液**）で満たされ，呼吸運動に際し摩擦を防ぐ（図 11）．
- **胸膜腔内圧**は常に陰圧になっている．吸息により胸膜腔内圧の陰圧が増大すると，肺胞内圧も陰圧になるので，外気が気道を通して流入してくる．
- 呼息のときは肺胞の縮もうとする力が**胸膜腔内圧**の陰圧を上まわり，**肺胞内圧**が陽圧になるので，肺胞内の空気が外に排出される．
- 肺表面（肺胸膜）にみられる直径約 0.5 ～ 2.0 cm の多角形の輪郭を**肺小葉**といい，不規則なピラミッド型を呈し，1 本の細気管支を頂点に，底面を肺胸膜側に向けている．
- 壁側胸膜は部位によって**肋骨胸膜**，**横隔胸膜**，**縦隔胸膜**の 3 部に分けられる．また肺尖をおおう壁側胸膜を**胸膜頂**という．
- 肺の前縁と下縁では胸膜腔は広がり**胸膜洞**と呼ばれる．肺の前縁にある胸膜洞を**肋骨縦隔洞**といい，肺の下縁にある胸膜洞を**肋骨横隔洞**という．
- 胸膜腔内に空気が貯留した状態を**気胸** pneumothorax という．

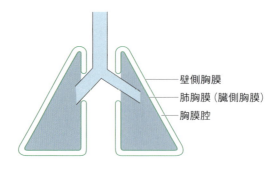

図 11　胸膜の模式図

8. 縦　隔

- **縦隔** mediastinum とは，左右は両肺の内側面，前方は胸骨，後方は胸椎，下方は横隔膜によって囲まれた胸腔の中央部をいう．上方は**胸郭上口**を経て頸部に連なる（図12）．
- 縦隔は**胸骨角**と第4胸椎の下縁を結ぶ面で上部と下部とに分けられる．さらに下部は前部，中部，後部に分けられる．前部は胸骨と心臓との間の部位で，中部は心臓で占められ，後部は心臓と胸椎との間にある部位である．
- 縦隔上部の前方には，心底に出入りする大血管，胸腺，気管，気管支などがある．
- 縦隔上部の後方から縦隔後部にかけて，食道，胸大動脈，迷走神経，交感神経幹，奇静脈系，胸管などがある．

9. 呼吸運動の調節

- **呼吸運動** breath movement は延髄の**呼吸中枢**により調節される．この呼吸中枢はさらに橋にある**呼吸調節中枢**や，血液中の酸素分圧や二酸化炭素分圧の受容器（化学受容器）により調節を受けている．また，大脳による意思や情動によっても調節される．
- 肺が吸息により伸展されると肺の伸展受容器が興奮し，その情報は迷走神経を介して呼吸中枢に伝えられ，吸息を抑制する．その結果，吸息から呼息に移行する．この迷走神経を介する呼吸運動の調節を**ヘーリング・ブロイエル** Hering-Breuer **反射**という．
- 頸動脈洞の近くにある**頸動脈小体**と大動脈弓にある**大動脈小体**（末梢性化学受容器），および呼吸中枢の近くにある**中枢性化学受容器**は，血中の酸素分圧の減少あるいは二酸化炭素分圧の増大を感受する．この情報が舌咽神経や迷走神経を介して呼吸中枢に伝えられると，呼吸運動が促進される．

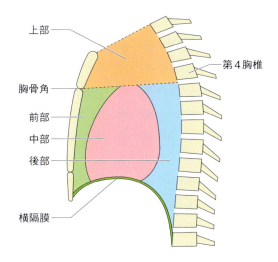

図12　縦隔の区分（左側面）

10. 呼吸の異常

- 無呼吸の状態と，次第に深くなって再び浅くなるような**呼吸** breath の状態とが交代して現れる病的異常呼吸を**チェーン・ストークス** Cheyne-Stokes **呼吸**といい，脳疾患，尿毒症などでみられる．
- **ビオー** Biot **呼吸**とは無呼吸期から突然過呼吸が始まり，過呼吸期が突然無呼吸期に変わる病的異常呼吸で，脳圧亢進を伴う脳炎，脳腫瘍などでみられる．
- 深い呼吸が規則正しく続く過呼吸を**クスマウル** Kussmaul **呼吸**といい，糖尿病や尿毒症の代謝性アシドーシスでみられる．
- 水中に深く潜ったあと，急速に水面に浮上すると，血液中や組織に溶けていた窒素ガスが急激な減圧のため気泡となって毛細血管をつまらせたり，関節付近に強い痛みや異常感覚を起こしたりする．これを**潜函病**(せんかんびょう)という．
- 登山などで高い所に移動したときに見られる呼吸困難，頭痛，めまい，吐き気などの症状を**高山病**という．これは，空気中の酸素分圧低下による酸素欠乏状態によって起こる．

H 泌尿器系

1. 泌尿器系総論

- 泌尿器系 urinary system は血液中の老廃物を尿として排泄する器官系であり，腎臓［濾過］，尿管［輸送］，膀胱［貯蔵］，尿道［排出］などが属する（図1）．

2. 腎臓

1 腎臓の位置と外形

- 腎臓 kidney は脊柱の両側の後腹壁に左右1対あり，第11胸椎から第3腰椎の間に位置し，多くの場合，右腎臓は左腎臓に比して1〜1/2椎体分（約1.5〜2 cm）低い位置にある．
- 後腹壁をおおう壁側腹膜より後にある腹膜後器官である．
- 右腎臓の前面の大部分は肝臓の右葉に，下方の一部は右結腸曲に，内側上部では右副腎に，内側部は十二指腸に接している．
- 左腎臓は前面上部の外側縁は脾臓に，前面上部は胃底に，前面中部は膵臓に，前面下部の

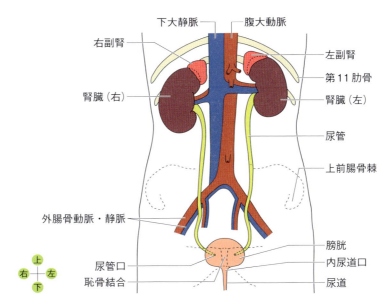

図1　泌尿器系全景（前面）

一部分は左結腸曲に，内側上部は左副腎に接し，後面は横隔膜，大腰筋，腰方形筋に接している（図2）.
- 腎臓の表面は線維性結合組織である**線維被膜**におおわれ，さらに外層では副腎とともに**脂肪被膜**（腎周囲脂肪組織）と呼ばれる脂肪組織に包まれ，脂肪被膜は**腎筋膜（ゲロータの筋膜）**で包まれている（図3）.
- 腎臓の外景は内側がくぼんだいんげん豆（そら豆）状を呈し，重さは約100〜150 g，長さ約10 cm，幅約5 cm，厚さ約3 cmであり，暗赤色を呈する.
- 腎臓の内側縁中央部の陥凹を**腎門** hilum of kidney といい，腹側（前）から背側（後）に向かって，腎静脈，腎動脈，尿管が存在する．腎門から深くえぐれた部位を**腎洞** renal sinus という（図4）.
- 腎臓の実質は表層の**皮質** renal cortex と深層の**髄質** renal medulla に区別される．髄質に

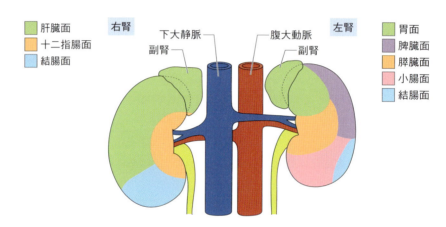

図2　腎臓表面に対応する器官

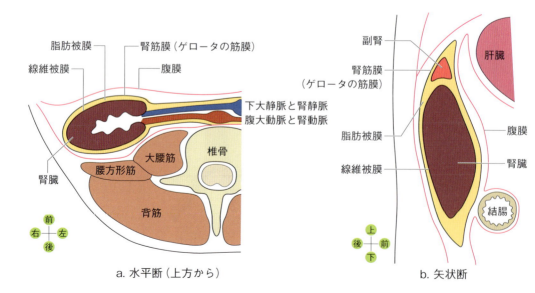

図3　腎臓の固定装置

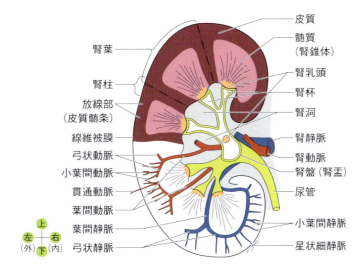

図4 腎臓の冠状断面（左の腎臓を後面より観察）

は放射状に並ぶ10数個の**腎錐体** renal pyramid があり，その先端部を**腎乳頭** renal papilla といい，杯状の**腎杯** calices に包まれる．腎杯は内下方に集まって**腎盤（腎盂）** renal pelvis をつくり尿管に続く．
- 腎臓の皮質は外側部のみではなく，腎錐体間にも入り込み**腎柱**をつくる．腎錐体とこれを囲む皮質を合わせて**腎葉**という（図4）．

2 腎臓の微細構造

- 腎臓の皮質には**腎単位（ネフロン nephron）**という腎臓の構造上・機能上の単位がある．
- 腎単位の数は一側の腎臓に約100万個存在し，原尿の生成を行う**腎小体（マルピギー小体）** renal corpuscle（malpighian corpuscle）とこれに続き尿の再吸収に関与する**尿細管** renal tubule よりなる（図5, 6）．
- 腎小体は，毛細血管網よりなる**糸球体** glometulus と，これを包む**糸球体嚢（ボーマン嚢）** glomerular capsule（Bowman's capsule）よりなる（図6）．
- 糸球体は**太い輸入細動脈（輸入管）** afferent arteriole と**細い輸出細動脈（輸出管）** efferent arteriole をつなぐ毛細血管網（有窓毛細血管）であり，尿の濾過を行う．
- 糸球体を構成する毛細血管網の外面は糸球体嚢（ボーマン嚢）の上皮が折れ返ったタコ足細胞に包まれ，タコ足細胞は多数の偽足を伸ばして毛細血管の周囲を取り囲んでいる．
- 濾過された尿が偽足と偽足の隙間から糸球体嚢に出られるようになっている．
- 糸球体を構成する毛細血管網の間（血管間膜）には所々にメサンギウム細胞（毛細血管を締めつけ，糸球体濾過量を調節する）が存在する．
- 糸球体嚢は糸球体より漏出した原尿（約180 l/日）を受ける嚢である．
- 血管が出入りする極を血管極，尿細管が出る反対の極を尿〔細〕管極といい，原尿が尿細管系へ送り込まれる．
- 体外に排泄される尿量は原尿の約1％の約1.8 l である．

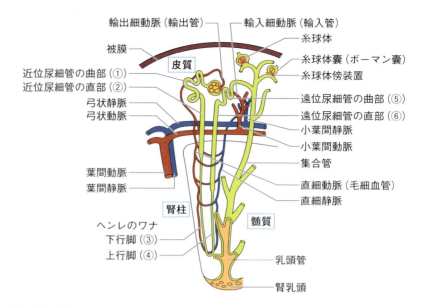

図5 腎臓の微細構造
図中の丸囲み数字は，本文中の記載に対応する．

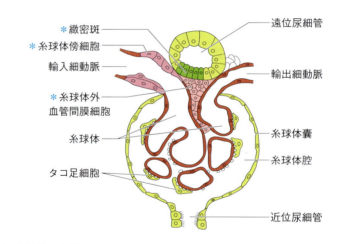

図6 腎小体（マルピギー小体）
＊は**糸球体傍装置**を表す．

- 糸球体嚢（ボーマン嚢）の外形をなす上皮は単層扁平上皮であり，尿（細）管極で尿細管の上皮に移行する（図6）．
- 尿細管は腎小体で濾過された原尿の約99％を再吸収する．尿細管は糸球体嚢の尿（細）管極から続く1本の単層上皮の細い管で，**集合管** collecting tubule に続く．長さは約4〜7cmである．
- 尿細管は部位により①近位曲部（近位曲尿細管），②近位直部，③ヘンレのワナ下行脚，④ヘンレのワナ上行脚，⑤遠位直部，⑥遠位曲部（遠位曲尿細管）に区別される．
- 集合管系の最初は遠位曲部と同じ太さで，集合細管と呼ばれるが，合流して太さを増すと集合管となる．

- さらに合流を繰り返して，**乳頭管**となり，腎乳頭の先端の乳頭孔から腎杯に開口する．
- 糸球体傍装置は，糸球体傍細胞，緻密斑，糸球体外血管間膜細胞（グールマーティ細胞）で構成される．
- **糸球体傍装置** juxtaglomerular apparatus は腎臓の血圧または血流量を感受し，糸球体傍細胞から血圧上昇ホルモンである**レニン** renin の分泌を引き起こし，腎内血圧の調節に関与する．

＊遊走腎
- 腎筋膜の内側の脂肪被膜の減少により，腎臓の位置を立位で保てなくなり，腎臓が約 10 cm ほど下垂する．
- 遊走腎は圧倒的に女性に多く，とくにやせ型の若い女性によくみられる．
- 遊走腎は右の腎臓に起こりやすい．

＊腎不全
- 糸球体濾過機能が障害され尿がつくれなくなった状態を腎不全という．
- 乏尿（< 400 ml/日），無尿（< 100 ml/日）をきたすほか，尿素窒素やクレアチニンなどの老廃物が血液中に残留し尿毒症を引き起こす．

③ 腎臓の血管系
- 腹大動脈の枝である腎動脈は腎門で前後枝に分かれ，区域動脈となる．
- 区域動脈の分布領域により腎臓は，上区，上前区，下前区，下区，後区の区域に区分される．これを腎区域という．
- 区域動脈は腎乳頭の間を入って皮質に向かい**葉間動脈**となり，次に**弓状動脈**として皮質と髄質の間を走る．
- 弓状動脈は小葉間動脈を分岐し，さらに輸入細動脈（輸入管）となり，糸球体を構成する．
- 輸出細動脈（輸出管）は毛細血管となり尿細管に分布する．
- この毛細血管は集合し小葉間静脈に集まり，弓状静脈に注ぐ．
- 弓状静脈は葉間静脈になり，さらに合流して腎静脈となり腎門を出て下大静脈に入る．

④ 尿の生成
- 腎臓に入った血液（安静時 1.2 ～ 1.3 l/分（腎血漿流量：500 ～ 700 ml/分））は糸球体にて血漿部分が糸球体嚢（ボーマン嚢）内に濾出（糸球体濾過量：100 ～ 150 ml/分）され，これが原尿（約 180 l/日）となる．
- 原尿は尿細管内で約 99％が血液中に再吸収され，1％である約 1.8 l/日が尿として排出される．
- 原尿の水分の 60 ～ 70％は近位尿細管で受動的に，残りの大部分は遠位尿細管と集合管にてバソプレッシン（ADH）の作用にて能動的に吸収が行われる．

3. 排尿路（尿管，膀胱，尿道）

1 尿　管（図7）

- **尿管** ureter は腎臓でつくられた尿を膀胱に導く長さ約 30 cm，直径約 5 mm の管である．
- 腎盤から続き，大腰筋の前面を下行し，総腸骨動脈・静脈と交差する（ここまでが腹部，これ以降を骨盤部という）．
- 骨盤腔に入ったのち，骨盤後壁に沿って下行し，膀胱底の後から膀胱壁を斜めに貫き膀胱に開く．
- 尿管には3ヵ所に狭窄部があり，第一狭窄部は尿管の起始部，第二狭窄部は総腸骨動脈・静脈との交叉部，第三狭窄部は膀胱壁への貫通部である．これらの部位は尿路結石の通過障害を起こしやすい部位である．
- 尿管壁は内層から粘膜，筋層，外膜の3層よりなる．
- 尿管の粘膜上皮は移行上皮である．
- 尿管の筋層は腹部では外輪筋層，内縦筋層の2層（腹部では骨盤部での外縦筋層が欠けるため，骨盤部での中輪筋層が外輪筋層となる），骨盤部では外縦筋層，中輪筋層，内縦筋層の3層の筋層からなる．これらの平滑筋の蠕動運動により尿は膀胱に送られる．

> **＊尿路結石**
> - 尿中のカルシウム，シュウ酸，尿酸，リン酸などが結晶化したもの．
> - 95％が上部尿路結石であり，腎臓でできた結晶が尿路に詰まる場合が最も多い．
> - 粘膜からの出血による血尿を生じるほか，結石疝痛を起こす．

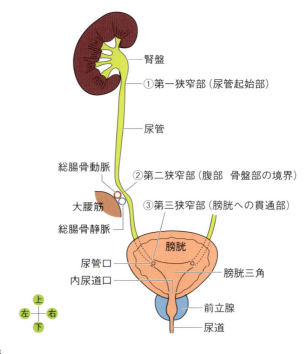

図7　尿管と膀胱

- 結石が生理的狭窄部にはまり込み尿の流れが阻害され，尿管に強い蠕動が生じ，また腎盤内圧が上昇し，腎盤〜尿管が痙攣することにより疝痛が生じる．
- 第12胸髄〜第4腰髄（T12〜L2）の支配領域に広く関連痛として自覚される．

2 膀胱（図7，8）

- **膀胱** urinary bladder は腎臓でつくられた尿を一時的に溜める伸展性に富んだ袋状の器官で，恥骨結合の後面に位置する．
- 男性ではその後に直腸が，女性では子宮および腟が位置する．
- 貯尿量は通常約500〜600 mlであるが，最大で約900 mlである．また貯尿量が200 mlになると求心性神経により尿意が起きる．
- 膀胱は膀胱尖，膀胱体，膀胱底の3部に区分される．
- **膀胱尖**は恥骨結合上縁の後方に位置し，膀胱底は男性では直腸，女性では腟に接している．
- 女性では膀胱体上部に子宮がおおいかぶさっている（「Ⅱ-I.生殖器系」の図8参照）．
- **膀胱底**の内面は逆三角形を示し，上方にある底部両側から左右の尿管が入る尿管口，下方の頂点には内尿道口が認められる．
- 男性における膀胱と直腸との腹膜陥凹を直腸膀胱窩といい，女性における膀胱と子宮との腹膜陥凹を膀胱子宮窩という（「Ⅱ-I.生殖器系」の図8参照）．
- 膀胱壁は内層から粘膜，筋層，漿膜の3層よりなる．膀胱の内面は移行上皮がおおっている．
- 膀胱の内面は収縮時には筋層による凹凸が認められるが，下面には凹凸が存在せず，この部位を膀胱三角といい，内尿道口と左右の尿管口によって形成される（図7）．
- 膀胱三角では粘膜と筋層が密着し，膀胱が収縮している時も平坦である．
- 膀胱の筋層は外縦，中輪，内縦の3層構造である．このうち外縦筋層と内縦筋層の2層の縦走筋は排尿に関与する（表1）．いずれも平滑筋であり，自律神経支配である．尿管は膀胱壁を斜めに貫き，尿管口は弁（裂隙）状を呈する．これにより尿の逆流を防ぐ．
- 中輪筋層は内尿道口付近で発達し排尿を止める膀胱括約筋として働く．

3 膀胱の神経支配と排尿

- 排尿筋は副交感神経が，膀胱括約筋は交感神経が支配する（表1）．
- 膀胱に尿が貯留し始めるとその情報は骨盤神経の求心路を通り仙髄に達し，さらに上行性に大脳に伝わり尿意が起こるが，大脳は**排尿** micturition を抑制する．
- 排尿の抑制が解除されると，遠心性の副交感神経により排尿筋が収縮し排尿が起こる．

4 尿道（図8）

- **尿道** urethra は尿を膀胱から体外に送る管（**内尿道口** internal urethral orifice から**外尿道口** external urethral orifice）である．
- 男性の尿道は生殖器と兼用するためその長さは約15〜20 cmであるが，女性は泌尿器専用であるので約3〜4 cmと短い．

表1 膀胱の神経支配

筋層	筋	支配神経	神経
外縦筋層	排尿筋	副交感神経支配	下下腹神経（T11～L2）
中輪筋層	膀胱括約筋	交感神経支配	骨盤内臓神経（S2～4）
内縦筋層	排尿筋	副交感神経支配	下下腹神経（T11～L2）

a. 男性尿道

- 男性尿道は膀胱に近いほうから順に，壁内部，前立腺部，隔膜部，海綿体部の4部に区分できる．
- 男性尿道には2つの弯曲（恥骨下曲，恥骨前曲）がみられ，全体の走行はS字状を呈している．
- 壁内部は内尿道口に始まり膀胱壁内にある部位である．
- 前立腺部は前立腺の中を貫く部位である．
- 前立腺部には射精管と前立腺管が開口している．
- 隔膜部は尿生殖隔膜を貫く部位で，この部を骨格筋線維が取り囲み，**尿道括約筋**をつくる．
- 海綿体部は陰茎の尿道海綿体を縦走する部であり，最も長く，尿道球を貫く部位と亀頭内の2ヵ所で内腔に広がりをみせる．
- 男性の外尿道口は**陰茎亀頭**に開口する．

b. 女性尿道

- 女性尿道は腟の前方に位置し，**腟前庭**に開口する．
- 女性尿道は壁内部と隔膜部に区分される．
- 女性尿道の走向は男性尿道のような弯曲を示さず直線的であり，起立位ではほぼ垂直に下行する．

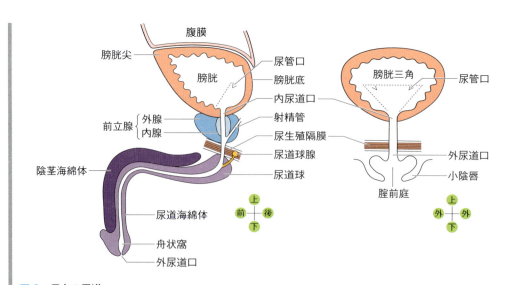

図8 男女の尿道
男性：正中断面，女性：前頭面．

- 女性尿道の外尿道口の両外側には尿道傍管（スキーン Skene 腺）が開口する．男性での前立腺に相当し，数 mm の盲管状の腺である．
- 女性尿道の外尿道口は腟前庭において腟口の 5 〜 10 mm ほど前方に開口する．

c. 尿道の括約筋
- 内尿道口の周囲には平滑筋性の**膀胱括約筋**，隔膜部には横紋筋性の**尿道括約筋**がある．
- 尿道括約筋は尿道が通過する尿生殖隔膜にある骨格筋層（深会陰横筋）で陰部神経の支配である．

> **＊膀胱炎**
> - 膀胱炎の原因は，細菌感染であり，細菌が，尿道から膀胱に侵入してくることで起こる．大腸菌が原因菌の 80％前後を占めている．
> - 女性の尿道は男性に比べ短かく，また，細菌のいる腟や肛門が外尿道口の近くにあり，外部からの細菌が膀胱に入りやすくなっている．

> **＊尿失禁**
> - 尿路の解剖学的異常なしに，意思に反しまたは無意識下に尿が漏れる現象を尿失禁という．
> - 尿失禁のうち腹圧性尿失禁はとくに女性に多く，尿道括約筋や骨盤底筋の緊張不全で生ずる．

I 生殖器系

1. 生殖器系総論

- 種属を永続するために新個体をつくる機能を営む器官系を**生殖器系** reproductive system といい，男女で異なる．生殖細胞（**精子**と**卵子**）の産生，受精，妊娠の維持，分娩を行う．
- 構成上および発生学的に，**生殖腺**，**生殖管**，**外生殖器**の3部分に区別される．
- 男女の生殖器は共通の発生原基から発生し，以下の各々の男性生殖器，女性生殖器に分化する（表1）．
- 男女各々の生殖器に分化することを**一次性徴**という．
- 思春期直前に性ホルモンの分泌が活発となり男性らしい肉体，女性らしい肉体に育つことを**二次性徴**という．

表1 生殖器の分化

発生原基	男性生殖器	女性生殖器
性腺堤	精巣	卵巣
生殖靱帯	精巣導帯	卵巣導帯
中腎管（ヴォルフ管）	精巣上体 精管 射精管 精嚢	— — — —
中腎傍管（ミュラー管）	— — —	卵管 子宮 腟
尿生殖洞	前立腺 尿道球腺（カウパー腺） 尿道腺	尿道腺 大前庭腺（バルトリン腺） 小前庭腺
生殖茎	陰茎 　陰茎海綿体 　陰茎亀頭 　尿道海綿体	陰核 　陰核海綿体 　前庭球
生殖ヒダ	陰茎の尿道面	小陰唇
生殖堤	陰嚢	大陰唇

2. 男性生殖器

- 男性生殖器には**精巣**，**精巣上体**，**精管**，**精囊**，**射精管**，**前立腺**，**尿道球腺（カウパー腺）**，**陰囊**，**陰茎**が属している．男性の生殖腺は**精巣**である．
- 生殖管は精巣上体，精管，精囊であり，**中腎管（ヴォルフ管）**に由来する．
- 付属腺は**前立腺**，**尿道球腺（カウパー腺）**である．外生殖器は**陰茎**，**陰囊**である（図1）．

1 精巣

a. 精巣
- **精巣** testis の主なる機能は**精子**形成と**男性ホルモン**の分泌である．
- **精巣上体**とともに左右の**陰囊**内に存在し，その重さが10〜20gである扁平な楕円形の実質器官である．
- 上端より後縁にかけて精巣上体と**精索**が接し，下端は**精巣導帯（ハンター導帯）**により陰囊壁に固定される．
- 精巣は後腹壁の**腎臓**の下部近くに発生し，胎生後期（7〜8ヵ月）頃から下降し始め，**鼠径管**を通って陰囊内に収まる．精巣が下降経路中に留まることを**精巣停留**という．
- 精巣の表面は**白膜**（線維性結合組織）におおわれ，内部は**精巣中隔**により多数の**精巣小葉**に分けられる（図2）．

b. 精巣の微細構造（図3）
- 精巣は**精細管**と**間質**に区分される．
- 間質には**男性ホルモン** andorogen を分泌する**ライディッヒ細胞（間細胞）** Leydig's cell が存在する．
- 精細管は厚い**精上皮**から構成され造精子系列の細胞である**精祖細胞**，**一次精母細胞（精母細胞）**，**二次精母細胞（精娘細胞）**，**精子細胞**，**精子**とこれらを支持する**セルトリ細胞**

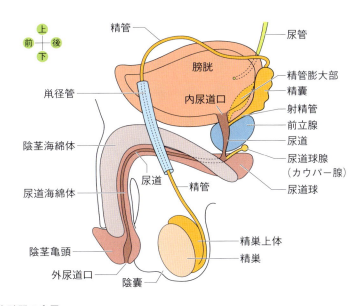

図1　男性生殖器の全景

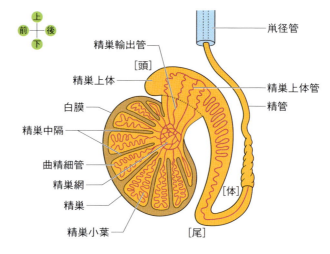

図2　精巣と精巣上体

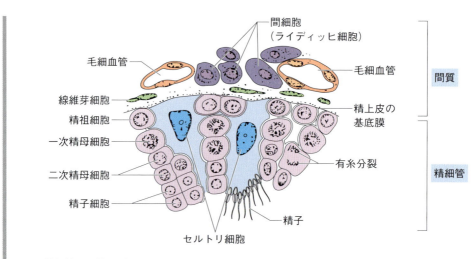

図3　精細管と造精子系列

Sertoli's cell（**支持細胞**）が存在する．セルトリ細胞（支持細胞）は形成された精子の支持・固定および精子に栄養を与えている．
- **精細管**は精巣網に移行し，精巣網は10数本の**精巣輸出管**となり，精巣の上端から後縁に接する精巣上体に入り，相合して1本の**精巣上体管**となる．

② 精路（精巣上体，精管，精嚢，射精管，尿道）

a．精巣上体

- **精巣上体** epididymis（長さ約5～6 cm）は精巣の上端から後縁にかけて密接し，頭部，体部，尾部に区分される．男性生殖管の始部をなし，精巣でつくられた精子を精管へ輸送する．
- 精巣上体を構成する精巣上体管内で精子の熟成が行われる（図2）．

b. 精管

- 精管 ductus deferens は精巣上体の下端で始まり，浅鼠径輪から鼠径管 inguinal canal を通り，深鼠径輪で小骨盤に出て膀胱後面に達する．
- ここで精管は紡錘状に膨らんで精管膨大部となり，鼠径管下端で再び細くなり，精嚢の導管と合流して射精管となる．

c. 精嚢

- 精嚢 seminal vesicle は膀胱後面で精管膨大部の外下方にある長さ約3cmの囊状器官で，内腔は大小多くの室に分かれる（図4）．
- 精液の主体（70～85％）を占める果糖に富んだ淡黄色の粘稠なアルカリ性の液体を分泌する．

d. 射精管

- 射精管 ejaculatory duct は前立腺底の後縁のすぐ前から入り，前下方に斜走し，尿道前立腺部の後壁にある精丘に開口する（図4）．

e. 尿道

「Ⅱ-H．泌尿器系」参照．

③ 付属生殖腺（前立腺，尿道球腺）

a. 前立腺

- 前立腺 prostate は倒立した栗の実状の腺で，膀胱の下に位置し，直腸に指を入れることにより，肛門から約5cm上方前面で触れることができる．
- 前立腺の内部は膀胱からつながる尿道が貫通し，また，精管と精嚢が合流した射精管が前立腺底の後縁のすぐ前から入り，前下方に斜走して尿道に開口する（図4）．
- 尿道周囲には小型の腺である内腺が存在し，これを取り巻く部位は主部といい腺組織の主要な部位である外腺をなす（図5）．
- 内腺からは粘液を，外腺からは乳白色で栗花臭の粘性の低いアルカリ性分泌液である精液

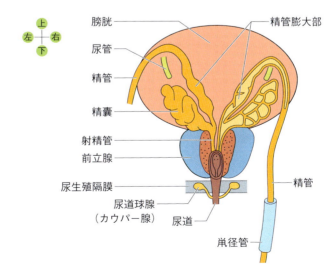

図4 精囊と前立腺

の一部（15〜30％）を分泌する．
- 内腺の肥大である**前立腺肥大**は40歳代以降にみられ，一方，**前立腺癌**は外腺に多く発生する（図4，5）．

> ＊**前立腺肥大**
> - 加齢による尿道周囲移行域（内腺）細胞の過形成によるもので，尿道を圧迫する．
> - 加齢に伴い男性ホルモン（アンドロゲン）が減少し，副腎からの女性ホルモン（エストロゲン）の割合の相対的上昇により内腺の過形成が生じる．

> ＊**前立腺癌**
> - 腺癌でありアンドロゲン依存的に増殖する．
> - 70％が尿道から離れた末梢域（外腺）に発生する．20％は尿道周囲移行域に発生する．

b．尿道球腺（カウパー腺）
- **尿道球腺** bulbo-urethral gland（**カウパー腺** Cowper's gland）は前立腺の下方で**尿生殖隔膜**内にある左右1対の小腺であり，尿道の海綿体部に開口する．これは女性の**大前庭腺**（バルトリン腺）に相当する．
- 尿道球腺（カウパー腺）の分泌液は**アルカリ性**の透明な粘稠液で，尿道の粘膜表面を潤滑にする．分泌は**性的興奮**によって反射的に起こる．

4 外陰部（陰茎，陰嚢）
a．陰　茎
- **陰茎** penis は男性の泌尿器であるとともに交接器でもある．
- 恥骨部で体の表面から突出し，**陰茎ワナ靱帯**により固定される．
- 陰茎の恥骨に付着する部位を**陰茎根**，陰茎ワナ靱帯より先の露出した部位を**陰茎体**という．
- **陰茎体**の上面を**陰茎背**，下面を**尿道面**という．
- 陰茎の先端の太い部位を**陰茎亀頭**といい，先端には尿道が開口する．陰茎をおおう皮膚は亀頭先端で折り返っている．この部分の皮膚を**包皮**という．
- 陰茎には陰茎体の背側（上半部）に左右1対（2本）の**陰茎海綿体**と，尿道面（下半部）には1本の**尿道海綿体**がある（図6）．

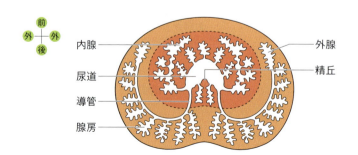

図5　前立腺（横断）

b. 陰　嚢

- **陰嚢** scrotum は精巣，精巣上体，精索などを包む皮膚で，女性の**大陰唇**に相当する．
- 真皮の深層と皮下組織は**肉様膜**と呼ばれ，脂肪を欠き，平滑筋が発達している．
- 肉様膜は正中面では深く入り込み，**陰嚢中隔**に連続する．
- 肉様膜がつくる平滑筋の収縮により陰嚢の皮膚にはこまかいシワができる．
- 陰嚢周辺の**温度（気温）**が高いと平滑筋は弛緩し，陰嚢の皮膚は伸び，温度（気温）が低いと平滑筋が収縮し陰嚢の皮膚は縮む（図7）．

c. 縫　線

- **縫線** raphe は陰茎の尿道面に**陰茎縫線**，陰嚢には**陰嚢縫線**，陰嚢後端から肛門にかけて**会陰縫線**がある．**会陰縫線**は女性にも共通な縫線である．

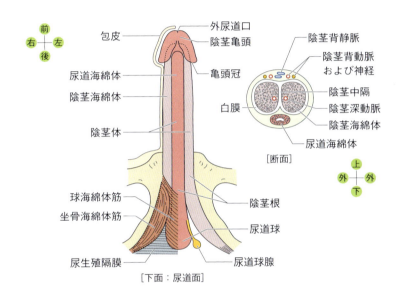

図6　陰茎

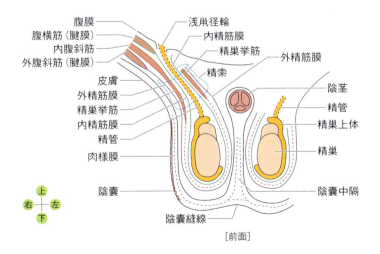

図7　陰嚢（前額断面）

d. 精　索

- **精索** spermatic cord は**精巣上体**から**浅鼠径輪**に達するまでの部位において，3層の被膜に包まれた直径が約1cmの**索状**構造物であり，**精管**，精巣動脈・静脈などを含む（図7）．
- 精索をおおう被膜は，外層から順に**外精筋膜**，**精巣挙筋**，**内精筋膜**であり，各々**外腹斜筋**の筋膜，**内腹斜筋**，**腹横筋**の筋膜が移行したものである．
- 大腿上部の内側部皮膚を擦られたり，恐怖心を与えられたとき，**精巣挙筋**は反射的に収縮する．これを**精巣挙筋反射（挙睾反射）**という．この反射の中枢は腰髄（L1, L2）にある．

5 勃起，射精

- 男性の性反射には**勃起**と**射精**という2つの現象がある．
- 陰茎へ感覚刺激が加えられると，以下のメカニズムで勃起と射精が生じる．
- **勃起**：①陰茎への感覚刺激は，（陰部神経の）体性神経求心路を通って，仙髄後角（S2〜S4）に伝わる．また，視覚や聴覚による刺激によっても，脳から下行性に仙髄に刺激が送られる．
  - ②この刺激は仙髄側角（S2〜S4）に伝えられ，ここから生じる（骨盤内臓神経の）副交感神経のはたらきによって陰茎海綿体内の小柱と血管の平滑筋が緩み，大量の血液が海綿体洞に流れ込む．しかし，その静脈環流は伸縮性のない白膜によって圧迫されるため勃起が生じる．
  - ③勃起の収束は，平滑筋内にある酵素（PDE）のはたらきによる．バイアグラはこの酵素の阻害剤である．
- **射精**：①陰茎からの感覚刺激は，腰髄L1〜L2にも伝えられ，側角から生じる（下腹神経の）交感神経を刺激する．その結果，精管，精囊，前立腺の平滑筋が収縮して精液を尿道に射出する．
  - ②また仙髄前角（S2〜S4）から生じる（陰部神経の）体性神経遠心路も刺激される．その結果，球海綿体筋などの陰茎を包む横紋筋が律動的収縮を起こして，精液を尿道から体外に射出して射精が生じる．
- 精子は精巣内の曲精細管でつくられ，直精細管から精巣網，精巣輸出管を経て，精巣上体内の精巣上体管に入る．その後に精管，射精管を経て**前立腺**内の尿道に入る．
- 射精に際して，**前立腺**，**精囊**，**尿道球腺（カウパー腺）**からの分泌液と混合し，精液として外尿道口から射出（約3ml）される．
- 精液 sperm は弱アルカリ性の粘稠な白濁液で，主に精子と**精囊**（70〜85%），**前立腺**（15〜30%）の分泌液よりなる．

> **＊精子の数**
> - 精液に含まれる精子の数は約3〜4億（1億/ml）である．精子数が2千万以下の場合を**精子減少症（乏精子症）**といい，10万以下を**無精子症**という．これは**男性不妊**を起こす．

3. 女性生殖器

- 女性生殖器は構成上および発生学的に，**生殖腺**，**生殖管**，**外生殖器**の3部分に区別される．このうち**生殖腺**と**生殖管**が体内に存在し，内生殖器となる．
- **生殖腺**には**卵巣**が，**生殖管**には**卵管**，**子宮**，**腟**が，**外生殖器**には外陰部が含まれる．
- 卵巣は卵子形成，排卵および女性ホルモン分泌に関与し，卵管は受精と卵子輸送路に関与する．受胎器である**子宮**は受精卵の着床・発育に関与し，**腟**および外陰部は産道と交接器として関与する（図8，9）．

1 卵 巣（図9，10）
a. 卵 巣
- **卵巣** ovary の主たる機能は排卵と女性ホルモンの分泌である．

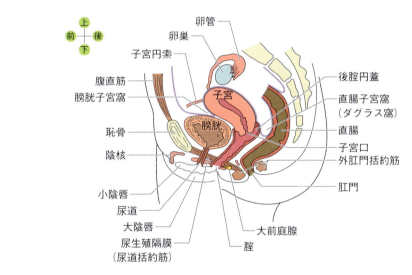

図8　女性生殖器の全景（正中矢状断面）

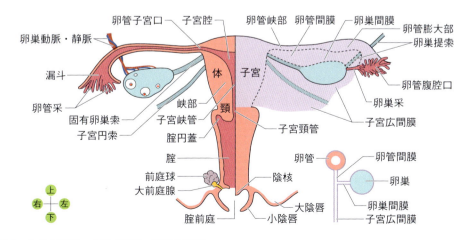

図9　女性生殖器の全景（前面，子宮広間膜）

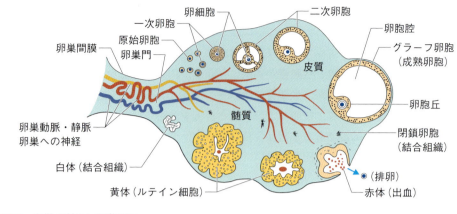

図10 卵巣の断面と卵巣周期

- 卵巣は大・小骨盤腔の境にある卵巣窩に位置し，**卵巣堤索**，**固有卵巣索**により固定される．
- 子宮広間膜（腹膜の延長で，子宮間膜，卵管間膜および卵巣間膜の総称）により包まれ，一端は**卵巣間膜**となり卵管と固定される．
- **卵巣間膜**の折りかえし点は**卵巣門**となり卵巣動脈・静脈が出入りする．
- 卵巣の実質は卵巣支質で構成され，卵胞を含む**皮質**と，血管やリンパ管を含む**髄質**とに区分されるが，その境界は不明瞭である．

b. 卵　胞

- **卵祖細胞**は胎児期初期に増殖（約400万）するが，その後多くは変性消失する．
- 消失を免れた**卵祖細胞**は，数回の分裂を経て大型の一次卵母細胞（卵母細胞）に分化し，顆粒膜細胞に取り囲まれた**原始卵胞**となる．
- 原始卵胞は新生児の段階で約40万〜80万個存在しているが，その後，**排卵**されるのは約400個である．
- **卵胞** ovarian follicle の成熟は月経出血とともに始まり，**一次卵胞**，**二次卵胞**を経て排卵直前には成熟卵胞である**グラーフ卵胞** Graafian follicle となる．
- 成熟卵胞（グラーフ卵胞）の大部分は**卵胞腔**で占められ，直径1.5〜2 cmになる．

c. 卵巣周期

- 卵巣周期は，卵巣内の**卵胞**の成熟，**排卵**，**黄体**形成，黄体の結合組織化（白体）の周期であり，**月経周期**に伴っている．
- 卵胞期（子宮周期の月経期〜増殖期）には同時に多数の原始卵胞が成熟を始めるが，通常そのうち1個のみが成長を続け，他は退縮し**閉鎖卵胞**となる．
- 排卵時の破裂部には出血（赤体）を伴う．
- 黄体期（子宮周期の分泌期）には，卵胞を構成していた顆粒膜細胞と卵胞膜細胞が**黄体（ルテイン細胞）**として増殖し**黄体** corpus luteum が形成される．

2 女性生殖管（卵管，子宮，腟）

a. 卵　管（図9）

- **卵管** uterine tube（oviduct）は全長7〜15 cmの管状構造物で，外側2/3の**卵管膨大部**

と内側 1/3 の**卵管峡部**に分けられる．
- 卵管膨大部の外側端は広がっており，これを**卵管漏斗**といい，**卵管腹腔口**で腹膜腔に開口する．
- 卵管漏斗には，ふさ状の**卵管采**が放射状に 10 数本存在し，そのうち 1 本は長く**卵巣采**といい，卵巣と接している．
- 卵管峡部で子宮壁中にある部位を**卵管子宮部**といい，その先端は**卵管子宮口**として子宮へ開口する．
- 卵管の筋層の走行は**内縦，中輪，外縦**であり，粘膜上皮は**単層線毛円柱上皮**である．
- この筋層の運動と上皮の**線毛運動**で受精卵は子宮側に運ばれる．

b. **子　宮**（図 9，11）
- **子宮** uterus は西洋梨型を呈する逆三角形の筋性の中腔性器官であり，**膀胱**と**直腸**の間に位置する（図 8）．
- 膀胱との陥凹を**膀胱子宮窩**，直腸との陥凹を**直腸子宮窩（ダグラス窩）**という．
- 子宮を側方からみると，腟の長軸に対し子宮頸が約 90°前方に傾き（前傾），さらに子宮頸の長軸に対し子宮体の軸が約 10°前方に屈曲（前屈）している．これらの形状のため，子宮の正常位は**前傾前屈位**とされる．
- この子宮の正常位（前傾前屈位）は子宮底から**大陰唇**皮下にのびる索状構造物の**子宮円索** round ligament of uterus によって保たれている．
- 子宮の位置の固定や支持には**子宮広間膜**や靱帯や筋が関与している．
- **子宮広間膜** broad ligament of uterus は腹膜の一部であり，子宮の左右両側から骨盤側壁に沿って走る．
- 子宮を固定する靱帯には**子宮頸横靱帯（基靱帯）**，仙骨頸靱帯，恥骨頸靱帯，**子宮円索**などがある．
- 子宮は上 2/3 を占める**子宮体** body of uterus および下 1/3 を占める**子宮頸** cervix of uterus の 2 部に区分される．
- **子宮体**が**子宮頸**に移行する短い部分は両側から軽度のくびれを示し，**子宮峡部**という．
- 子宮体の上面（左右の卵管が結合するところより上部）を**子宮底** fundus of uterus といい，

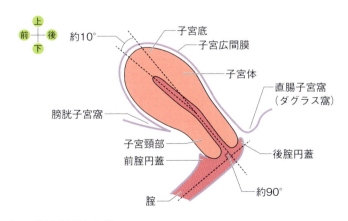

図 11　子宮の位置（前傾前屈を示す）

やや丸く突隆している.
- 子宮頸は,下端の円柱状部であり,腟に続く.子宮頸はさらに**腟上部**と腟部（腟内に突出）に区分される.
- **子宮腔**は扁平な三角形を呈し,その底辺の両端には卵管子宮口があり卵管が開口する.
- **子宮体**,**子宮峡部**,**子宮頸**のそれぞれの内腔を**子宮腔**,子宮峡管,**子宮頸管**といい,子宮頸管の下方は腟部で子宮口として腟に開く（図9）.
- 子宮の筋層は内層より**内縦**,**中輪**,**外縦**の3層構造である.子宮内膜（粘膜）にはよく発達した**粘液腺**が分布している.
- 子宮内膜は深層の**基底層**と浅層の**機能層**よりなり,**基底層**は周期的な変化はほとんどみられないが,**機能層**は月経周期に伴い,増殖期に厚みを増し（最大7〜8mmの厚さに達し）,分泌期に一定を保ち,月経期に脱落する（図12）.
- 受精卵が着床するとその厚みは増し,一部は胎盤を構成する.

＊子宮筋腫
- 子宮筋層における平滑筋細胞由来の良性腫瘍であり,生殖年齢（30〜40歳代）に好発する.
- 外膜寄りに生じ子宮の外側に突出する漿膜下筋腫,子宮筋層内に生じる筋層内筋腫,内膜寄りに生じ子宮腔に突出する粘膜下筋腫に分類される.また,子宮頸部の位置にできるものは頸部筋腫と呼ばれる.

＊子宮癌
- 子宮体癌と子宮頸癌がある.
- 子宮体癌の95％は腺癌であり,50歳代の未経産婦に多く高血圧や糖尿病がリスクファクターとなる.
- 子宮頸癌はヒトパピローマウイルス感染によるもので20歳代〜30歳代に多い.
- 子宮頸癌は子宮内膜と腟粘膜部の間に位置する扁平円柱上皮（SCJ）付近に発生する.扁平上皮癌である.

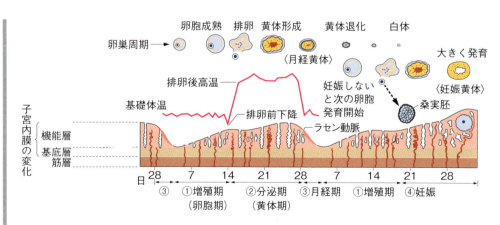

図12　卵巣と子宮内膜の周期変化

c. 月経周期（子宮周期）
- 思春期から更年期に至る期間，子宮内膜の機能層が周期的に崩壊する．これを**月経**という．
- **月経**周期は子宮内膜の変化に伴い**月経期**，**増殖期（月経後期）**，**分泌期（月経前期）**に区分する（図12）．
- 月経期は3～5日ほど続く．黄体からのプロゲステロンの分泌が減少するため**子宮内膜機能層**が脱落し，血液とともに腟から排出される．
- 増殖期は10～14日ほど続く．卵胞が成熟するにつれ**エストロゲン**の分泌が増加し，それに応じて子宮内膜機能層は増殖を始める．新しい子宮腺や**ラセン動脈**の発達がみられる．
- 分泌期は14日ほど続く．卵巣内で黄体から**プロゲステロン**が分泌され，子宮内膜の腺分泌が促進されるので分泌期といい，受精卵の**着床**準備時期である．
- 成人の女性の基礎体温は，月経開始から排卵までの低体温期と排卵から次の月経までの高体温期に分かれ，0.3～0.5℃ほどの体温変化がみられる．
- 受精卵が着床すると分泌期のまま維持されるが，妊娠が起こらなければ子宮内膜機能層の脱落が起こり月経期に移行する（図12）．

d. 腟（図9）
- **腟** vagina は子宮に続く約7cmの管状構造物で，腟上部は**子宮頸**の腟部を包み込み**腟円蓋**となる．
- **腟円蓋**の前・後部は前・後腟円蓋と呼ばれ，とくに後腟円蓋は**ダグラス窩（直腸子宮窩）**に接する．
- 腟下端は**腟口**として腟前庭に開口する．
- 腟下部において**大前庭腺（バルトリン腺）**および**小前庭腺**が開口し，粘液が分泌される．

3 **外陰部**（図13）
- 女性の**外陰部** vulva には，**恥丘**，**陰核**，**大陰唇**，**小陰唇**，**大前庭腺（バルトリン腺）**，**腟前庭**などが含まれる．
- **恥丘** mons pubis は恥骨結合周囲で前会陰交連より前方にあり，思春期になると恥毛が生

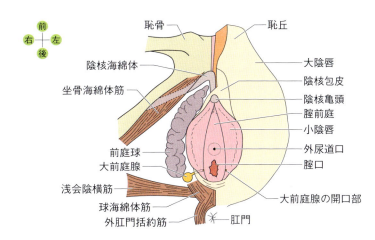

図13　女性の外陰部

える．
- **大陰唇** labium majus は尿生殖洞の両側にある縁の大きい皮下脂肪の発達した皮膚のヒダをいう．
- 大陰唇は男性の**陰嚢**に相当する．思春期以降に発育し外側面に**陰毛**を生じる．
- 左右の大陰唇は前端と後端で**前会陰交連**，**後会陰交連**で連なり，**大陰唇**によって生じる間隙は**陰裂**という．
- **小陰唇** labium minus は**大陰唇**の内側にあり，**腟前庭**を囲んでいる．
- **小陰唇**は前方にて**陰核**を包み，後方では陰唇小帯に移行する．
- **腟前庭** vestibule of vagina は左右の**小陰唇**に囲まれた部分で，前方に**外尿道口**，後方に腟口が開く．
- **陰核** clitoris は男性の**陰茎**に相当し，外尿道口の前方に突出し，その先端を**陰核亀頭**という．皮下に隠れた本体は左右1対の**陰核海綿体**よりなる．
- **大前庭腺** greater vestibular gland は**バルトリン腺** Bartholin's gland とも呼ばれる大豆大の腺であり，男性の**尿道球腺（カウパー腺）**に相当する．開口部は**腟口**後壁の両側にあり，粘稠なアルカリ性の液を分泌する．
- **前庭球** bulb of vestibule は**腟前庭**の左右両側にある．男性の尿道海綿体の一部に相当するが女性では2つに分かれる．

4 会 陰

a. 会陰総論

- **会陰** perineum は左右の大腿と殿部で囲まれる骨盤の出口全体をさし，恥骨結合を前，左右の**坐骨結節**を外側，**尾骨**を後とした4点を結ぶ菱形部をいう（図14）．
- 会陰のほぼ中央正中線上には**会陰腱中心（会陰体）** perineal body という強い腱様組織があり，ここには前後，左右から肛門挙筋などの筋線維が集まる．
- **会陰腱中心（会陰体）**はとくに女性で発達がよく，腟を支持する上で重要である．
- 会陰は左右の坐骨結節を結ぶ線で，前方の**尿生殖三角（尿生殖部）**と後方の**肛門三角（肛門部）**に分けられる（図14）．

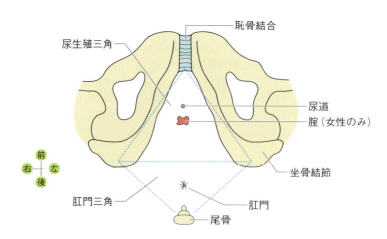

図14 会陰の三角

b. 尿生殖三角（尿生殖部）
- **尿生殖三角（尿生殖部）** urogenital triangle は恥骨結合，左右の坐骨結節に囲まれた前方の三角である．
- 上・下尿生殖隔膜筋膜におおわれた尿道括約筋と深会陰横筋は**尿生殖隔膜** urogenital peritoneum を形成し，尿生殖三角を閉ざしている．
- 男性では**尿道**のみが，女性では前方に**尿道**，後方に**腟**が貫いている．

c. 肛門三角（肛門部）
- **肛門三角（肛門部）** anal triangle は左右の坐骨結節と尾骨に囲まれた後方の三角である．
- 上・下骨盤隔膜筋膜におおわれた肛門挙筋と尾骨筋は**骨盤隔膜** pelvic diaphragm を形成し，肛門三角を閉ざしている．肛門が貫いている．

d. **会陰筋**（図 15 〜 18）
- **会陰筋** perineal muscle は骨盤の出口を閉じて，骨盤内臓を保持し，肛門や尿生殖洞を開閉させる．
- 骨盤隔壁の筋と尿生殖隔膜の筋とに2分される．
- 骨盤隔壁の筋は，**肛門挙筋**，**尾骨筋**，**外肛門括約筋**からなる．仙骨神経叢と陰部神経叢の枝の支配を受ける．
- **肛門挙筋** levator ani muscle：男性では恥骨上枝の内面および閉鎖筋膜の腱弓（肛門挙筋腱弓）から始まり，膀胱，前立腺，直腸の傍を通り後下方に走行し前立腺と尾骨との間に至る．一部は肛門，一部は肛門の前後で反対側の筋束と，一部は尾骨に付着する．女性では腟の両側を通過する．名前どおり肛門を挙上させ，また腹圧が高い時には会陰を緊張させるはたらきがある．位置により腸骨尾骨筋，恥骨尾骨筋，恥骨直腸筋，前立腺挙筋（恥骨腟筋）に分けられる．
- **尾骨筋** coccygeus muscle：肛門挙筋の後部を補足する筋である．
- **外肛門括約筋** external anal sphincter muscle：肛門挙筋の浅層にあり肛門を輪状に取り巻き，内肛門括約筋とともに肛門を閉ざす．筋束の一部は会陰筋中心で反対側に移行する．

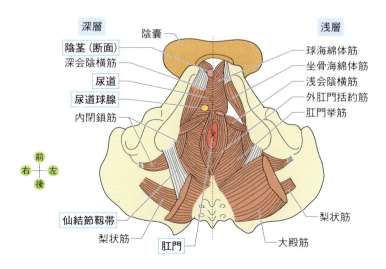

図 15　会陰部の筋（男性，下面より観察）

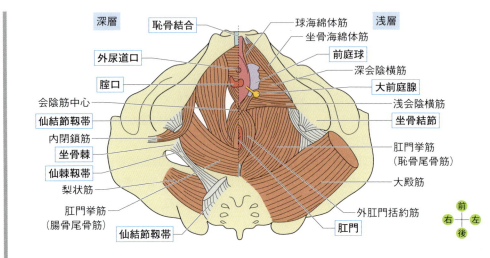

図16 会陰部の筋（女性，下面より観察）

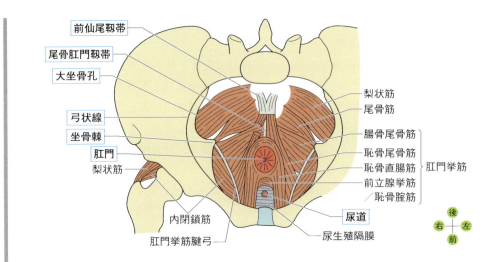

図17 骨盤底部の筋（上面より観察）

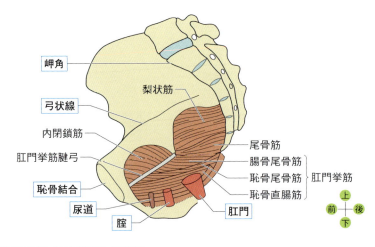

図18 骨盤底部の筋（左内側面より観察）

- 尿生殖隔膜の筋は，**深会陰横筋**（尿生殖三角の主体をなす），**浅会陰横筋**，**尿道括約筋**，**球海綿体筋**，**坐骨海綿体筋**からなる．陰部神経の支配を受ける．
- **深会陰横筋** deep transverse perineal muscle：男性は尿道球に接し，女性では腟口に接し，坐骨枝と恥骨下枝との合するところより始まり，横走し正中線で左右両側の筋束が互いに合する．
- **浅会陰横筋** superficial transverse perineal muscle：坐骨結節から起こり横走し外肛門括約筋の前端付近に付着する．
- **尿道括約筋** urethral sphincter：男性では尿道の隔膜部を輪状に囲む．女性では尿道の下部と腟とを一緒に囲む．随意的に尿道を閉じる．
- **坐骨海綿体筋** ischiocavernosus muscle：坐骨枝の内面から起こり，陰茎脚，陰核脚を取り巻く扁平な筋である．
- **球海綿体筋** bulbospongiosus muscle：男性では尿道球中隔，肛門前縁から起こり尿道球を包み陰茎筋膜の背面につく．女性では肛門の前端から起こり，腟前庭の両側を通り，前庭球，大前庭腺をおおいながら前走し陰核背面に達する．男性では尿道を（スポイトの頭を潰す様に）圧迫し射精を助ける．女性では前庭球を圧迫し腟口を狭くする（前庭括約筋）．

e. 陰部神経管（アルコック管）

- **陰部神経管** pudendal canal（**アルコック管** Alcock's canal）は坐骨直腸窩の側壁をおおう内閉鎖筋筋膜の間隙で，坐骨結節から約4cm上方を前後に走る．内陰部動脈・静脈，陰部神経が通る．

J 内分泌系

1. 内分泌系総論

① 内分泌器官（図1）

- **内分泌器官** endocrine organ とは，ホルモン hormone を生成し，分泌する内分泌腺のことである．
- 独立した内分泌器官としては**下垂体**，**松果体**，**甲状腺**，**上皮小体**，**副腎**が，また，一部臓器内に特定の内分泌機能をもつものとして**膵臓**，**精巣**，**卵巣**があり，その他，**胸腺**，**心臓**，**腎臓**，**胃**，**小腸**，**胎盤**，**脂肪組織**などにも内分泌腺機能がある．

② 内分泌腺の機能

- **内分泌器官**はホルモンを介して身体の代謝，発育，成長，生殖などの調節を行う．
- 血流を介して標的とする臓器に**ホルモン**が送り届けられる．
- ホルモンが作用する器官を**標的器官** target organ と呼び，その細胞膜表面または細胞質内には**受容体（レセプター** receptor）が存在する．

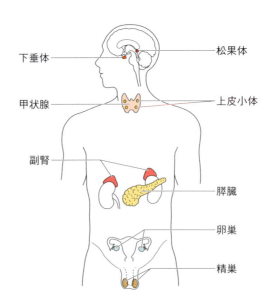

図1　内分泌器官

3 ホルモンの種類

- ホルモンはアミン型ホルモン，ペプチドホルモン，ステロイドホルモンに分けられる．
- アミン型ホルモンはアミノ基（$-NH_2$）をもつホルモンで，**副腎髄質**，**甲状腺**，**松果体**などから分泌される．
- ペプチドホルモンは数個から数百個の**アミノ酸**が**ペプチド結合**した**水溶性**のホルモンで，**下垂体**，**甲状腺**，**上皮小体**，**膵島**などから分泌される．
- ステロイドホルモンは**ステロイド核**をもつ**脂溶性**のホルモンで，**副腎皮質**と**性腺**から分泌される．

2. 下垂体（図2）

1 下垂体の構造

- 下垂体 hypophysis は**蝶形骨トルコ鞍**（**下垂体窩**）に存在し，**視床下部**と下垂体漏斗を介してつながっている．大きさは小指頭大，重さ約 0.7 g の内分泌腺である．
- 下垂体は**腺性下垂体**と**神経性下垂体**からなり，発生部位も機能も異なった部位より構成される．
- 腺性下垂体は，**ラトケ嚢** Rathke's pouch（**口蓋上皮**の落ち込み）に由来し，**前葉**，**中間部**，**隆起部**に区分される．
- 神経性下垂体は，**漏斗**（第三脳室の突出）に由来し，**後葉**からなる．

2 下垂体前葉

- 前葉は下垂体前方の 3/4 を占め，多数の腺細胞が集合している．
- 染色性により**酸好性細胞**（α，ε 細胞），**塩基好性細胞**（β，δ 細胞），**色素嫌性細胞**（γ 細胞）に分類され，それぞれが特有のホルモンを分泌する（表1）．
- **成長ホルモン**は**骨端軟骨**に作用し，骨の成長，身体の成長を促す．
- **プロラクチン**は**乳腺の発達**と**乳汁の分泌**を促進する．

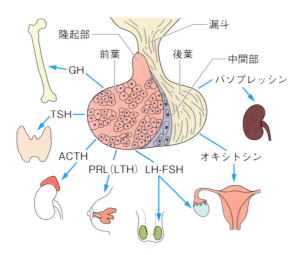

図2 下垂体から分泌されるホルモン
ホルモンの略称表記については表1参照．

表1 下垂体前葉ホルモン

分泌細胞名		分泌ホルモン
酸好性細胞	α細胞	成長ホルモン（GH）
	ε細胞	プロラクチン（乳腺刺激ホルモン，PRL，LTH）
塩基好性細胞	β細胞	甲状腺刺激ホルモン（TSH）
	δ細胞	卵胞刺激ホルモン（FSH） 黄体形成ホルモン（LH）
色素嫌性細胞	γ細胞	副腎皮質刺激ホルモン（ACTH）*

*副腎皮質刺激ホルモンはβ細胞から放出されるという説もある．

- 甲状腺刺激ホルモンは甲状腺ホルモンの分泌を促す．
- 副腎皮質刺激ホルモンは副腎皮質からのホルモン分泌を促進する．
- 卵胞刺激ホルモンは女性では卵胞の成熟を促進し，男性では精子の成熟と精細管の発育を促進する．
- 黄体形成ホルモンは女性では排卵および黄体形成を促進し，男性では精巣の間細胞による男性ホルモンの産生を促進する．

3 中間部

- 中間部は前葉と後葉の間の狭い部分で，メラニン細胞刺激ホルモン（MSH）を分泌するが，その機能は不明である．

4 下垂体後葉

- 下垂体後葉は下垂体の後方1/4を占め，無髄神経線維，毛細血管，後葉細胞（神経膠細胞）から形成される．
- 後葉ホルモンにはオキシトシンとバソプレッシンがある．
- オキシトシン oxytocin は子宮筋収縮作用，射乳作用をもつ．
- オキシトシンは，その分泌により母性行動の発現が起きるほかに，スキンシップや精神的満足感が得られた時に分泌量が増加することから，別名「しあわせホルモン」とも呼ばれる．
- バソプレッシン vasopressin は，抗利尿作用と血圧上昇作用をもつ．

5 下垂体ホルモンの分泌調節

- 下垂体前葉ホルモン分泌の調節は視床下部にある神経細胞から分泌されるホルモンによって分泌と抑制が調節される（視床下部-漏斗系）
- 上記のホルモンは血流を介して運搬される（下垂体門脈系）
- 下垂体後葉ホルモンは視床下部で生産され，後葉に運ばれる（視床下部-下垂体後葉系）

a. 視床下部-漏斗系

- 視床下部起始核などから下垂体前葉ホルモンの分泌促進（放出ホルモン），分泌抑制（抑制ホルモン）のホルモンが分泌される．
- これらのホルモンは神経細胞の軸索内を通って，下垂体漏斗の毛細血管網（第一次毛細血

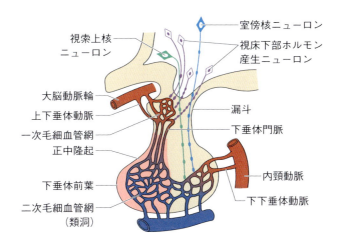

図3 下垂体と血管系の模式図
(根来英雄,貴邑冨久子:生理学,第3版,p148,南江堂,2006)

管網)に分泌される.これを**視床下部-漏斗系**という.
- 神経の軸索内を分泌物が運ばれ,放出されるのを**神経分泌** neurosecretion と呼ぶ.
- 視床下部から分泌される下垂体前葉ホルモンを調節するホルモンは以下の6種類が知られている.
  ①副腎皮質刺激ホルモン放出ホルモン(CRH)
  ②甲状腺刺激ホルモン放出ホルモン(TRH)
  ③成長ホルモン放出ホルモン(GHRH)
  ④成長ホルモン抑制ホルモン(GHIH,ソマトスタチン)
  ⑤プロラクチン抑制ホルモン(PIH)
  ⑥黄体形成ホルモン放出ホルモン(LHRH)

b. 下垂体門脈系(図3)
- 大脳動脈輪より発した動脈は隆起部より侵入し,漏斗付近で毛細血管のループ(**第一次毛細血管網**)を形成する.
- 第一次毛細血管網は隆起部に戻り,数本の静脈となり,下行して下垂体前葉内で再び毛細血管網(**第二次毛細血管網**)を形成する.
- 第一次と第二次毛細血管網の間の静脈路を**下垂体門脈**という.

c. 視床下部-下垂体後葉系
- 下垂体後葉ホルモンは視床下部の**視索上核**と**室傍核**で産生される.
- 視床下部で産生された後葉ホルモンは軸索内を通って(神経分泌),後葉の毛細血管に運ばれ,分泌される.
- 分泌物は軸索のなかでところどころ膨らみをつくり,これを**ヘリング小体** Herring's body という.

3. 松果体（図4）

- 松果体 pineal gland は視床上部の第三脳室の上方後部・正中部から突き出す長さ8〜10 mm の卵円形の器官である．
- 松果体は松果体細胞とグリア細胞（神経膠細胞）からなる．
- 松果体細胞はメラトニン melatonin を合成・分泌する細胞である．
- 思春期ころからの退行変性によって空洞化や石灰沈着である脳砂を生じる．
- メラトニンの分泌は夜間に高く，昼間に低い日周リズム（サーカディアンリズム circadian rhythm）により制御されている．
- メラトニンはセロトニンより合成され，性機能の抑制，睡眠リズムの調節などの作用がある．
- メラトニンの分泌には日内リズムが認められ，夜間に分泌量が多くなる．
- メラトニンは催眠作用をもつため，別名「睡眠ホルモン」ともいわれる．

4. 甲状腺（図5）

1 甲状腺の構造

- 甲状腺 thyroid gland は，気管上部の前面にあって，重さ18〜20 g で，蝶のような形をしており，左右2葉とその間をつなぐ峡部（第2〜4気管軟骨の高さの位置）とからなる．
- 甲状腺は，上甲状腺動脈と下甲状腺動脈から血液供給を受け，血流量は組織1 g 当たり4〜6 m*l*/分で，血流量の多い腎臓の3 m*l*/分よりさらに多い．

2 甲状腺の組織

- 甲状腺の組織は，甲状腺ホルモンをつくる管状の濾胞（小胞）からなる．
- 濾胞は単層立方上皮の腺細胞で取り囲まれており，その内部（濾胞腔）にコロイド様のサイログロブリン thyroglobulin を含んでいる．
- 濾胞の周囲の濾胞間結合組織には，濾胞傍細胞（傍小胞細胞）があり，カルシトニン

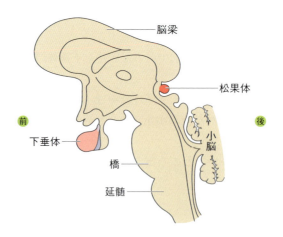

図4　下垂体と松果体

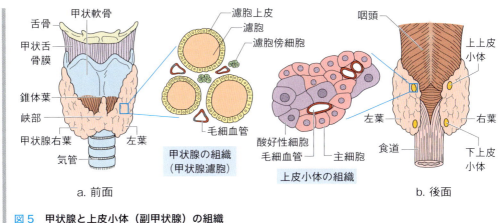

図5　甲状腺と上皮小体（副甲状腺）の組織

calcitoninを分泌する．

③ 甲状腺ホルモン

- 甲状腺ホルモンは，**サイロキシン** thyroxine と**トリヨードサイロニン** triiodothyronine とがあり，グロブリン蛋白と結合して**サイログロブリン** thyroglobulin として**濾胞腔**内に保存される．
- 甲状腺ホルモンの生成と分泌は，**下垂体前葉**から分泌される**甲状腺刺激ホルモン（TSH）**によって促進され，基礎代謝を亢進させ，発育を促進する作用をもつ．

④ カルシトニン

- **カルシトニン** calcitonin は骨と腎臓に作用して，血中のカルシウムイオン濃度を低下させるはたらきをもち，**パラトルモン（上皮小体ホルモン** parathormone**）**と拮抗する．

5. 上皮小体（副甲状腺）（図5）

- 上皮小体（副甲状腺）parathyroid gland は，**甲状腺の左右両葉の裏側**に存在する褐色米粒大の小器官で，通常上下左右2対の合計4個からなる．
- **パラトルモン** parathormone は，骨からのカルシウムの動員，腎臓でのカルシウムの再吸収促進，腸管からのカルシウムの吸収促進により血中カルシウム濃度を高める．

6. 副　腎（図6）

① 副腎の構造

- **副腎** adrenal gland は，腎臓上部に位置し，表面は腎臓と共通の脂肪被膜におおわれている．
- 副腎は左は半月状で右は扁平三角錐状でそれぞれの重さが7〜8gである．
- 副腎は表層の**皮質**（中胚葉由来）と内部の**髄質**（外胚葉由来）からなり，**皮質**は腹膜上皮由来，髄質は交感神経由来である．

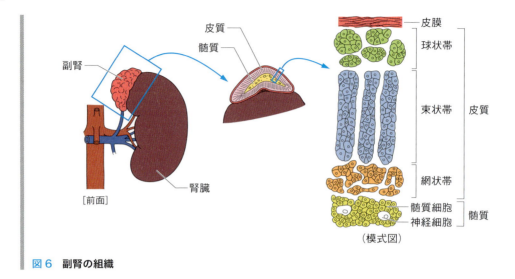

図6 副腎の組織

- 副腎皮質からはステロイドホルモン（電解質コルチコイド，糖質コルチコイド，性ホルモン）を分泌し，髄質はカテコールアミン（アドレナリン，ノルアドレナリン）を分泌する．

2 副腎皮質

a. 副腎皮質の構造

- 副腎皮質は表層から球状帯，束状帯，網状帯の3層に区分される．
- 球状帯は細胞が丸い塊状に配列して，電解質コルチコイドを分泌する．
- 束状帯は皮質で最も厚い層で，明るい大型の多型細胞が表面に対して垂直に細胞索をつくり，糖質コルチコイドを分泌する．
- 網状帯は非常に染色性が強く細胞索が網状に配列し，性ホルモンを分泌する．

b. 副腎皮質ホルモン

- 電解質コルチコイド mineralocorticoid で最も生理活性が強いのがアルドステロン aldosterone で，腎臓の尿細管に作用してナトリウムの再吸収とカリウムの排泄を促す．
- アルドステロンの分泌は，腎臓のレニン-アンギオテンシン-アルドステロン系にコントロールされ，下垂体前葉の副腎皮質刺激ホルモン（ACTH）の影響は受けない．
- 糖質コルチコイド glucocorticoid にはコルチゾル cortisol，コルチコステロン corticosterone，コルチゾン cortisone があり，蛋白質や脂質より糖質を形成（糖新生）して血糖値を上昇させる作用の他に，抗炎症作用，抗アレルギー作用，免疫抑制作用がある．
- 糖質コルチコイドの分泌は，副腎皮質刺激ホルモン（ACTH）により調節される．
- 網状帯からは男性ホルモン（デヒドロエピアンドロステロン dehydroepiandrosterone）と女性ホルモン（プログネノロン pregnendone）が分泌される．

3 副腎髄質

a. 副腎髄質の構造

- 副腎髄質の細胞には髄質細胞と交感神経節細胞があり，さらに髄質細胞にはアドレナリン分泌細胞（明細胞）とノルアドレナリン分泌細胞（暗細胞）とがある．

b. 副腎髄質ホルモン
- ■ アドレナリン adrenaline は肝臓のグリコーゲン分解促進による血糖値上昇作用や，心筋の収縮力，心拍数の増加作用がある．
- ■ ノルアドレナリン noradrenaline は末梢血管抵抗性を増加し，血圧を上昇させる．
- ■ 副腎髄質ホルモンの分泌は交感神経により調節されている．

7. 膵島（図7）

- ■ 膵臓は膵液を十二指腸に分泌する**外分泌部**と，ホルモンを血中に分泌する**内分泌部**に分かれている．
- ■ 内分泌部には直径約 0.2 mm の楕円ないし球形の**膵島** pancreatic islets（ランゲルハンス島 islet of Langerhans）が膵臓全体で 100 万個ほど点在し，膵尾に多く集まっている．
- ■ 膵島は α（A）細胞，β（B）細胞，δ（D）細胞の3種類の細胞より構成され，それぞれ約 20％，70％，10％の割合で存在する．
- ■ **α（A）細胞**は**グルカゴン** glucagon を分泌し，グリコーゲンの分解を促進して血糖値上昇作用をもつ．
- ■ **β（B）細胞**は**インスリン** insulin を分泌し，血糖値を低下させ，肝臓へのグリコーゲンの貯蔵を促す．
- ■ **δ（D）細胞**は**ソマトスタチン** somatostatin を分泌し，グルカゴンとインスリンの分泌を抑制する．

8. 精巣

- ■ **精巣** testis には，精細管外の結合組織にみられる**間細胞**（ライディッヒ細胞 Leydig cell）がある（「Ⅱ-I. 生殖器系」の図3参照）．
- ■ 間細胞から**テストステロン** testosterone が分泌され，精子形成，男性の第二次性徴の発現，性欲亢進の作用にかかわる．

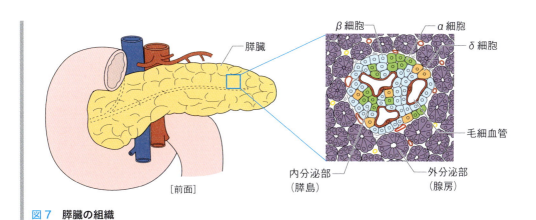

図7　膵臓の組織

9. 卵 巣

- 卵巣 ovary からは卵胞ホルモン（エストロゲン）および黄体ホルモン（プロゲステロン）が分泌される．
- **卵胞ホルモン（エストロゲン** estrogen）は**卵胞膜（内卵胞膜）**から分泌され，卵胞の発達，女性の第二次性徴の発現，子宮筋の肥大や骨端軟骨の骨化を起こす．
- **黄体ホルモン（プロゲステロン** progesterone）は**黄体**から分泌され，受精卵の着床や妊娠維持にかかわるほかに，妊娠中は子宮筋に対するオキシトシンの作用を抑制する．
- 卵胞の成熟は**卵胞刺激ホルモン（FSH）**の作用によって促進し，排卵および黄体形成は**黄体形成ホルモン（LH）**の作用によって促進する．

10. その他

a. 胎 盤

- **胎盤** placenta は，**ヒト絨毛性性腺刺激ホルモン（hCG）**，**ヒト絨毛性乳腺刺激ホルモン（hCS）**，プロゲステロンおよびエストロゲンを分泌する．
- hCG は，妊娠初期に分泌され，**妊娠黄体や絨毛に作用してプロゲステロンやエストロゲンの分泌を促進**し，胎児の発育を促進する一方，子宮に対しては**オキシトシンの感受性を増強**し，乳腺の発達を促進する．

b. 消化管

- 消化管粘膜に散在する分泌細胞から**消化管ホルモン** gastrointestinal hormone が分泌され，血行を介して消化管運動や消化液分泌を調節する．
- **胃幽門部粘膜**にアミノ酸などが触れると，胃の粘膜内 **G 細胞**から**ガストリン** gastrin が分泌されて**胃腺の壁（傍）細胞**や**主細胞**に働き，塩酸に富む**胃液**が分泌される．
- **十二指腸粘膜**に酸性の消化産物が触れると，十二指腸粘膜内の **S 細胞**から**セクレチン** secretin が分泌されて**膵外分泌腺**に働き，重炭酸イオンに富んだアルカリ性の**膵液**が分泌される．
- 十二指腸粘膜に脂肪酸，ペプチド，アミノ酸が触れると十二指腸粘膜内の **I 細胞**から**コレシストキニン（CCK）**が分泌されて**膵外分泌腺の腺房細胞**に働き，消化酵素に富む膵液が分泌される．また，CCK は**胆嚢を収縮**させ，**オッディ括約筋を弛緩**させ胆汁の分泌を促す．

c. 胸 腺

- **胸腺** thymus から分泌される**チミン** thymine は，性成熟の抑制作用がある．

d. 腎 臓

- 腎動脈血の酸素含有量が低下すると，**腎臓** kidney から**エリスロポエチン** erythropoietin が分泌され，**赤血球**の新生が促進される．
- 血圧低下すると**腎臓の傍糸球体装置**から**レニン** renin が放出され，レニン-アンギオテンシン-アルドステロン系を介して血圧を上昇させる．

e. 心 臓

- **心房**から**心房性ナトリウム利尿ペプチド（ANP）**が分泌され，ナトリウムイオンと水の

排泄増加を伴う利尿を引き起こす．

f. 脂肪組織
- 脂肪細胞から分泌される**レプチン** leptin は，摂食中枢に作用して摂食を抑制する．

11. 内分泌疾患

a. 下垂体機能亢進症
- 成長ホルモンの分泌過剰により，小児の場合は**巨人症**，成人の場合には**末端肥大症**が起こる．

b. 下垂体性小人症
- 成長ホルモンの欠損または IGF（インスリン様成長ホルモン）の分泌低下により**低身長症**が起こる．

c. クッシング Cushing 症候群
- 糖質コルチコイドの過剰分泌によって起こり，満月様顔貌，中心性肥満，高血糖，高血圧，精神障害を伴う．

d. 原発性アルドステロン症（コン Cohn 症候群）
- 電解質コルチコイド（アルドステロン）の過剰分泌により，血中ナトリウムイオンの増加，カリウムイオンの減少が起こり，その結果，高血圧症，低カリウム血症，代謝性アルカローシスをきたす．

e. アジソン Addison 病
- 糖質コルチコイドと電解質コルチコイドの不足により起こり，皮膚の色素沈着，低血圧，低血糖，心筋萎縮，ナトリウムイオンの過剰排泄などがみられる．

f. バセドウ Basedow 病（グレーブス Graves 病）
- 甲状腺機能亢進症でびまん性甲状腺腫，眼球突出，頻脈の三大症状を伴う自己免疫疾患の一種で，**甲状腺ホルモンの合成と分泌が亢進**して起こる．

g. 甲状腺機能低下症
- 成人型甲状腺機能低下症は，**粘液水腫**と呼ばれ，易疲労感，精神活動性の低下，頭髪の脱毛，寒冷耐性の低下，徐脈，上下肢の浮腫などの症状が特徴である．
- 発育時の甲状腺機能低下は身体発育の阻害と知能低下を生じ，**甲状腺性小人症**（クレチン病）と呼ぶ．

h. 上皮小体（副甲状腺）機能低下症・亢進症
- 上皮小体の切除などにより機能が低下すると，血中カルシウムイオン濃度が低下し，神経や筋の興奮性が異常に亢進し，全身の筋に痙攣を伴うテタニーが生じる．
- 上皮小体の腫瘍などにより機能が亢進すると，高カルシウム血症，低リン酸血症となり，骨折（線維性骨炎）を起こしやすく，また，腎結石，尿路結石も起こりやすい．

第Ⅲ部
人体の構成，人体の発生

A 人体の構成　306
B 人体の発生　317

A 人体の構成

1. 細 胞

1 細胞の構造（図1）

- 細胞 cell は**生物の最小構成単位**である．
- 細胞の大きさは直径 10〜30 μm 程度であり，大きいものは 200 μm（卵細胞）さらに神経細胞では突起の長さが 1 m に達するものもある．
- 細胞は**細胞膜**，**細胞小器官**，**核**より構成される．

a. 細胞膜

- **細胞膜** cell membrane を構成する主成分は**リン脂質**と蛋白質である．
- 細胞膜は，①細胞内外との仕切りをつくり，②物質の**選択的透過性**をもち内部環境を一定に維持するはたらきがある．

b. 細胞小器官

- **細胞小器官** cell organelle には以下のものがある．
- **ミトコンドリア** mitochondria：1〜数 μm の長さの楕円形，杵状，糸状の構造で，細胞の活動に必要な**エネルギー（ATP）を産生**する．
- **リボソーム** ribosome：大小二種類の亜粒子よりなる直径約 20 nm の顆粒状の構造で，RNA の情報をもとに**蛋白質の合成**を行う．リボソームは細胞質内に散在した遊離リボソー

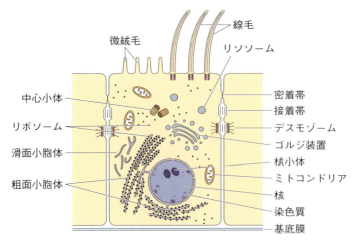

図1 細胞の構造

ムと粗面小胞体に付着した付着リボソームがある．
- **小胞体** endoplasmic reticulum（ER）：管状，胞状の構造で，**粗面小胞体** rough ER（rER）と**滑面小胞体** smooth ER（sER）がある．
- **粗面小胞体**：表面にリボソームが付着したもので，**蛋白質合成に関わる**．
- **滑面小胞体**：表面にリボソームは存在せず管状構造が分岐，吻合した構造である．**脂質の合成**（性腺），**グリコーゲン代謝**（肝臓），Ca^{2+}**の取り込みや放出**（骨格筋）などさまざまな機能をもつ．
- **ゴルジ装置** Golgi apparatus：**糖鎖の修飾，蛋白質の濃縮**などに関わる．
- **リソソーム**（ライソゾーム lysosome）：**加水分解酵素をもち，細胞内消化**に関わる．
- **中心小体** centriol：2個の中心子より構成され，**細胞分裂に関与する**．
- **細胞骨格** cytoskeleton：細胞基質中に張りめぐらされた**蛋白質の網目構造**で，**微小管，中間径フィラメント，アクチンフィラメント**の三種類がある．
- **微小管** microtubule：直径25 nmの管状構造で，細胞内における**物質の移動**や細胞分裂時の**染色体の移動**などに関わる．
- **中間径フィラメント** intermediate filament：直径10 nmで細胞の**形態保持**に関わっている．
- **アクチンフィラメント** actin filament：直径7 nmで細胞膜直下に多く集まり，**細胞の運動**に関わる．

c．核

- **核** nucleus はその中に遺伝情報である **DNA**（デオキシリボ核酸）を有し，通常細胞に1個存在する．
- 赤血球のように核をもたない細胞や，骨格筋のように核を複数個もつ細胞もある．
- 核は**核膜，染色質，核小体**などよりなる
- **核膜** nuclear membrane は内外2枚の膜よりなり，ところどころに**核膜孔** pore of nuclear membrane と呼ばれる小孔をもち，ここは **mRNA**（メッセンジャーRNA）などの通り道となる．
- **染色質** chromatin は遺伝子の本体である **DNA** と，蛋白質である**ヒストンの複合体**で① DNA を鋳型として複製を行い（**遺伝情報の伝達と保存**），② DNA の塩基配列を mRNA に転写して，細胞質内で蛋白質を合成する（**遺伝情報の発現**）2つのはたらきがある．
- 近年，DNA の塩基配列を人為的に操作する遺伝子組換技術が医療や，農業，工業などの分野で広く用いられるようになった．
- **核小体** nucleolus は核内に通常1〜数個存在し，**RNA**（リボ核酸）を主成分とし，細胞質中の**リボソーム RNA（rRNA）の合成**を行う．

2 細胞分裂

- 細胞の増殖は**細胞分裂** cell division によって行われ，**有糸分裂** mitosis と**減数分裂** meiosis がある．

a．有糸分裂（図2）

- 細胞分裂と次の分裂までの周期を**分裂周期**といい，**分裂間期**と**分裂期**に分けられる．

①分裂間期

- **DNA 合成前期（G_1 期）**：いわゆる**休止期**で細胞本来の機能を果たしている．

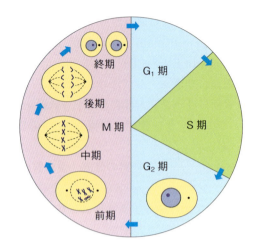

図2　細胞分裂

- **DNA合成期（S期）**：核内のDNAが合成され2倍となる．
- **DNA合成期後期（G₂期）**：DNA合成期を経て分裂期に入る直前のステージである．

②**分裂期（M期）**
- **前期**：染色体出現．中心小体が両極へ移動．核小体は消失する．
- **中期**：核膜は完全に消失し，染色体が赤道面に並ぶ．
- **後期**：染色体は縦に分裂し，両極へ引き寄せられる．
- **終期**：核膜と核小体が再出現し，細胞質がくびれ，2個の娘細胞となる．

b. 減数分裂
- 染色体数が半減するような特殊な細胞分裂を減数分裂といい，生殖細胞にみられる（「Ⅲ-B. 人体の発生」の図1参照）．

2. 組織

- 同じような形態，同じような機能を有する細胞の集団を組織 tissue という．
- 組織は**上皮組織**，**支持組織**，**筋組織**，**神経組織**の4つに大別される．

1 上皮組織（図3）

- 体表面，管腔や体腔の内腔をおおう細胞群を**上皮** epithelium（**上皮組織** epithelial tissue）という．
- 心臓，血管，リンパ管などの内面をおおう細胞群をとくに**内皮** endothelium という．

a. 上皮組織の種類
- **単層扁平上皮** simple squamous epithelium は扁平な細胞が一層に並ぶ上皮で，血管内皮，漿膜（間膜などの体腔中皮）などがある．
- **単層立方上皮** simple cuboidal epithelium は高さと幅がほぼ等しいサイコロ状の細胞が一層に並ぶ上皮で，甲状腺上皮や多くの外分泌腺の導管などにみられる．
- **単層円柱上皮** simple columnar epithelium は円柱状の丈の高い細胞が一層に並ぶ上皮で，

小腸上皮などがある．
- **重層扁平上皮** stratified squamous epithelium は扁平な細胞が数層集まってできた上皮．ただし基底部の細胞は立方形をなす．皮膚，口腔上皮，食道上皮などがある．
- **多列上皮** pseudostratified epithelium はすべての細胞は基底膜上に一列に配列するが，細胞の丈がさまざまなため核の配置だけをみるとあたかも細胞が数層重なっているようにみえる上皮で，気管上皮などがある．線毛を有する多列上皮を多列線毛上皮と呼ぶ．
- **移行上皮** transitional epithelium は多列上皮の一種で内容物の多少により上皮の形態が変化する．膀胱や尿管などにみられる．この上皮では内容物が充満すると上皮の丈は二〜三層と細胞層は薄くなり，内容物が少なくなると上皮の丈は数層と細胞層が厚くなる．

b. 腺上皮

- 細胞が特定の物質を合成し，これを細胞外に放出することを**分泌** secretion と呼び，分泌を営む上皮を**腺上皮**という．
- 腺上皮は**外分泌腺**と**内分泌腺**に分けられる（図4）．
- **外分泌腺** exocrine gland は分泌物を産生する終末部と分泌物を上皮表面に運ぶ導管より

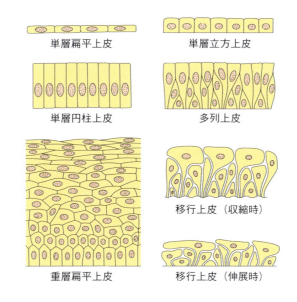

図3　上皮組織

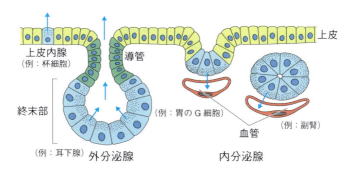

図4　外分泌腺と内分泌腺

なる．分泌物は導管により目的とする部位へ分泌される．
- **内分泌腺** endocrine gland は導管をもたず，分泌物は腺周囲の血管系に流入する．内分泌腺の分泌物の多くは**ホルモン** hormone である．

c. **分泌様式**（図5）
- 分泌物が細胞から放出される様式として全分泌，離出分泌，開口分泌の3つに大別される．
- **全分泌**（ホロクリン分泌 holocrine secretion）は分泌物が細胞内に充満すると，細胞が死滅し分泌物として排出され，脂腺，瞼板腺などにみられる．
- **離出分泌**（アポクリン分泌 apocrine secretion）は合成された分泌物は膜表面に集まり，膜を押し上げるように突出して分泌される．大汗腺（アポクリン汗腺），乳腺などにみられる．
- **開口分泌**（エクソサイトーシス exocytosis）は限界膜によっておおわれた分泌物が膜表面に近づき，限界膜と細胞膜が癒合することによって中の分泌物だけが放出され，小汗腺（エクリン汗腺），唾液腺など多くの腺でみられる．

d. **細胞接着装置**（図1，6）
- 隣接した上皮細胞間には特殊に分化した**細胞接着装置**が存在する．
- **密着帯**（タイト結合 tight junction）は細胞側面の最上端近くに存在し，隣接する細胞膜の間隙がなく結合されているもので，これにより細胞間を水を含め低分子の物質も通過できない構造となっている．
- **接着帯** intermediate junction は隣接する細胞間隙は20 nmで，そこにカドヘリンという細胞間結合物質が存在し，細胞同士を結びつけている．
- **デスモゾーム** desmosome は丸い鋲のような構造で接着帯同様，細胞間隙をもちカドヘリンが存在する．さらに接着部位の細胞膜に裏打ち構造が認められ，中間径フィラメントが集まる．
- **ギャップ結合** gap junction は隣接する細胞間隙が狭く，隣接する細胞膜を貫通する膜内粒子により細胞同士を結びつけている．この膜内粒子の中央には孔があいており，この孔

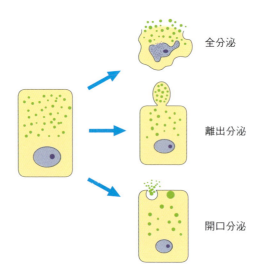

図5　分泌様式

を通して分子やイオンが通過する．これにより隣接する細胞間の情報交換が行われている．心筋細胞などではとくにギャップ結合が発達している．

2 支持組織

- **支持組織** supporting tissue は細胞同士，組織同士のすき間を埋め，各部をつなぎ止め支える役割をもつ．
- 支持組織は細胞成分と細胞間質より構成され，とくに細胞間質が多量に存在するのが特徴である．
- 支持組織は細胞間質の性状により**結合組織**，**軟骨組織**，**骨組織**，**血液**と**リンパ**に分けられる．

a．結合組織（図7）

- **結合組織** connective tissue は数種類の細胞と細胞間質から構成され，それらの量や密度により分類される．

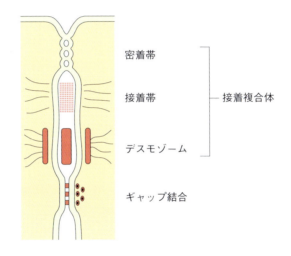

図6　細胞接着装置

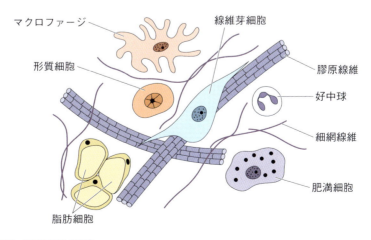

図7　結合組織（疎性結合組織）

①細胞成分
- **線維芽細胞**（fibroblast, 線維細胞）：膠原線維（コラーゲン線維）や弾性線維, 細網線維を産生する細胞.
- **脂肪細胞** adipose cell：細胞内に脂肪を蓄える. 組織の大部分がこの細胞で占められた場合, **脂肪組織**といい, 皮下, 腎臓周囲, 眼窩などでみられる.
- **大食細胞**（マクロファージ macrophage）：食作用をもつ遊走性の細胞. 生体内に細菌や異物が侵入した場合, それらを食べ込みリンパ球に対し**抗原提示**を行う.
- **肥満細胞** mast cell：細胞質中に**ヒスタミン** histamine を含有する顆粒を多数有する細胞. ヒスタミンは血管壁の透過性を亢進させる.
- **形質細胞** plasma cell：抗体を産生する細胞（Bリンパ球の変化したもの）.

②細胞間質
- 結合組織の細胞間質は**線維性成分**（膠原線維, 弾性線維）と**液性成分**（プロテオグリカンなど）に分けられる.
- **膠原線維** collagen fiber（コラーゲン線維）：結合組織を形成する細胞間質で最も多く存在し, 引っ張りに大きな抵抗性を示す.
- **弾性線維** elastic fiber：ゴムのように弾力に富む線維.

③結合組織の種類
- **疎性結合組織** loose connective tissue：細胞成分や膠原線維がまばらに存在し, 水分に富んだ結合組織. 皮下組織などに分布.
- **強靱結合組織** dense connective tissue：多量の膠原線維によって構成され, その間に細胞成分が散在する. 線維の方向が一定の規則性を示すため, 非常に強靱である. 腱や靱帯など（線維の方向が平行）. 筋膜や腱膜など（線維が二次元的に交織）. 真皮や胸膜など（線維が三次元的に交織）.
- **細網組織** reticular tissue：膠原線維の一種である細網線維が網目状構造をなし, その間に種々の細胞が存在する. リンパ節, 扁桃, 脾臓など.

b. **軟骨組織**（図8）
- **軟骨組織** cartilage tissue は**軟骨細胞**と**軟骨基質**より構成され, 軟骨基質の性質により以

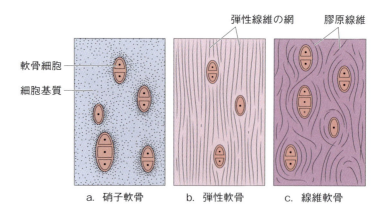

図8 **軟骨組織**

下の3つに分類される.
- **硝子軟骨** hyaline cartilage の基質は均質無構造でプロテオグリカンと膠原線維よりなり，肋軟骨，関節軟骨，気管軟骨などにみられる.
- **弾性軟骨** elastic cartilage は基質に多量の弾性線維を含み，耳介軟骨，喉頭蓋軟骨などにみられる.
- **線維軟骨** fibrocartilage は基質に多量の膠原線維を含み，椎間板，恥骨結合，関節円板などにみられる.

c．骨組織
- **骨組織** bone tissue は**骨細胞**と**骨基質**よりなり，骨基質は膠原線維の間に多量のリン酸カルシウムが沈着したものである.
- 詳細は「Ⅱ-A.骨格系」を参照.

d．血液とリンパ（図9）
- **血液**は**体重の約8%**を占め，細胞成分である**血球** blood cell と細胞間質の**血漿** blood plasma よりなる.
- 血球は**赤血球**と**白血球**および**血小板**に分けられる.

①赤血球
- **赤血球** erythrocyte は全血液の40～45%を占め，血液1μl中，男で約500万個，女で約450万個存在.
- **無核**で，直径7～8μmの円板状をした細胞で，**寿命は約120日**.
- 細胞質中に**ヘモグロビン**（14～16 g/dl）を含み，**酸素の運搬**に働く.

②白血球
- **白血球** lucocyte は血液1μl中4,000～8,000個存在.
- 白血球は細胞質中に顆粒をもつ**顆粒白血球**（好中球，好酸球，好塩基球）と顆粒をもたない**無顆粒白血球**（リンパ球，単球）に分けられる.
- **好中球** leucocyte：**食作用**をもつ．炎症時にその数を増加させる．白血球全体の60～70%を占める.
- **好酸球** eosinophil：核は2分葉で，好酸性の顆粒を細胞質中に有する．寄生虫症，喘息，

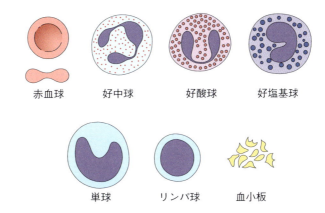

図9 血球

アレルギー症状などで増加する．白血球全体の 2 ～ 4%を占める．
- **好塩基球** basophil：好塩基性の顆粒を含み，顆粒には**ヘパリン** heparin や**ヒスタミン** histamine を含み血管透過性に関与する．白血球全体の 0.5 ～ 1%を占める．
- **リンパ球** lymphocyte：抗体を産生する **B リンパ球**（骨髄 bone marrow 由来細胞）と，細胞免疫に関わる **T リンパ球**（胸腺 thymus 由来細胞）に区別される．T リンパ球は，細胞膜表面抗原により，さらにヘルパー T 細胞，キラー T 細胞，サプレッサー T 細胞などに分けられる．白血球全体の 24 ～ 30%を占める．
- **単（核）球** monocyte：血液中で最も大型の細胞（直径 20μm）．核は馬蹄形．血管外へ遊走し，**大食細胞**（マクロファージ macrophage）として異物や細菌を貪食する．白血球全体の 4 ～ 6%を占める．

③ **リンパ**
- **リンパ** lymph は細胞成分の**リンパ球** lymphocyte と細胞間質の**リンパ漿** plasma よりなる．
- リンパ漿はリンパ管の中を流れる液性成分である．

④ **血小板**
- **血小板** platelet は骨髄中の**巨核球** megakaryocyte の断片で，血漿 1μl 中 13 ～ 35 万個存在．
- **トロンボプラスチン** thromboplastin を含み**血液凝固**に関わる．

3 筋組織（「Ⅱ-B. 筋系」の図 2，5 参照）
- 筋肉をつくる組織を**筋組織** muscle tissue という．
- 筋肉は筋細胞（一般に筋線維という）の集合したもので，筋線維は筋原線維よりなる．
- 筋原線維は規則正しく並んで配列し**横紋**を形成する（骨格筋，心筋）．
- 横紋は明るい**単屈折性部分（I 帯）**と暗い**複屈折性部分（A 帯）**に分かれる．
- 平滑筋は横紋をもたない不随意筋である．

a．骨格筋
- **骨格筋** skeletal muscle は身体の筋肉系のほとんどを構成する筋肉で，**随意筋**である．
- 太さ約 20 ～ 100μm，長さ数センチ～数十センチの円筒状で，**多核**である．
- **赤筋**という持続的な収縮が可能な遅筋線維と，瞬発的な収縮の可能な速筋線維である**白筋**の二種類が存在する．

b．心　筋
- **心筋** cardiac muscle は長さ 70 ～ 90μm，太さ 10 ～ 20μm で分岐し，筋線維が側枝により網状につながる．
- 筋線維には多数の**介在板** intercalated disk がみられ，核は心筋細胞の中央に 1 個存在する．

c．平滑筋
- **平滑筋** smooth muscle は細長い**紡錘形**を呈し，長さは 20 ～ 200μm で太さは 5μm である．
- 平滑筋は消化管壁などにみられ，**内臓筋**とも呼ばれる．

4 神経組織（図 10）
- **神経組織** nervous tissue はニューロンとグリア細胞よりなる．

a．ニューロン
- **ニューロン** neuron は神経の基本単位で，**神経細胞体**とそこから伸びる突起（**軸索**，樹状

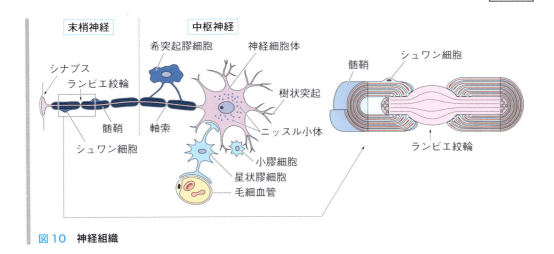

図10　神経組織

　　突起）よりなる．
- 神経細胞体には粗面小胞体の集合した**ニッスル小体** Nissle body が認められる．
- **軸索** axon は1つのニューロンに1本だけ存在し，**興奮の伝導**（刺激の出力）を行う．
- 軸索は周囲を**髄鞘**（ミエリン鞘 myelin sheath）によって取り囲まれる**有髄神経線維**と，髄鞘をもたない**無髄神経線維**とに分けられる．
- 髄鞘はところどころで途絶え，軸索が露出した**ランビエ絞輪** node of Ranvier がみられ，この部を使って**跳躍伝導** salutatory conduction が行われる．
- 髄鞘の形成は中枢神経系では**希突起膠細胞**が，末梢神経系では**シュワン細胞**が行う．
- **樹状突起** dendrite は1つのニューロンに1〜複数本存在し，刺激を受容する入力装置として働く．

b．グリア細胞（神経膠細胞）（「Ⅱ-C. 神経系」の図5参照）
- グリア細胞 neuroglial cell はニューロンを保護・支持する細胞でその数はニューロンの十倍以上存在する．

①星状膠細胞
- **星状膠細胞** astro glia はニューロンを物理的に支持するはたらきをもち，ニューロンから放出された神経伝達物質の除去なども行う．
- 血管から栄養分を摂取しニューロンを養う．この取り込みは選択的で，そのため一種のバリアーが形成されこれを**血液脳関門** blood brain barrier という．

②希突起膠細胞
- **希突起膠細胞** oligodendro glia は中枢神経系において髄鞘の形成に関わる細胞である．

③小膠細胞
- **小膠細胞** microglia は**食作用**を有し，中枢神経系において異物の除去に関わる．

c．シナプス（図11）
- **シナプス** synapse はニューロンから他のニューロンあるいは他の細胞（筋，腺細胞など）に刺激を伝達する部位である．
- 軸索の末端は**シナプスボタン** synaptic bouton という膨らみをつくり，そこに神経伝達物質 neurotransmitter が入った**シナプス小胞** synaptic vesicle が存在する．

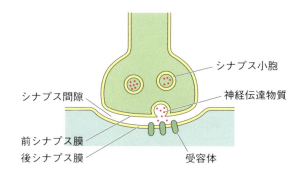

図11　シナプス

- シナプスボタンと刺激を受け取る細胞の間には**シナプス間隙** synaptic cleft と呼ばれる間隙が存在する．
- 刺激は軸索を電気刺激として伝えられ，シナプス間隙では神経伝達物質の放出により化学的刺激として次の細胞へ刺激が伝えられる．
- 神経伝達物質の性質により**興奮性刺激**や**抑制性刺激**が惹起される．

3. 器官

- **器官** organ はいくつかの組織が集まって構造体を構成し，一定の機能を有するものである．
- 器官は**臓器**ということもできる．

4. 器官系

- 多数の器官が集合し1つの生活機能を営むものを**器官系** organ system という．
- 器官系は**系統**とも呼ばれる．
- 器官系には以下のものがある．
  ①骨格系：骨よりなり，身体の支柱をなす．
  ②筋系：骨格筋よりなり，身体の運動を行う．
  ③神経系：中枢神経系と末梢神経系よりなり，身体におけるさまざまな情報の処理を行う．
  ④感覚器系：目，耳，鼻，などよりなり，外界からの情報の入力装置として働く．
  ⑤循環器系：血管系とリンパ系よりなり，物質輸送を行う．
  ⑥消化器系：消化管と消化腺よりなり，栄養の吸収を行う．
  ⑦呼吸器系：気道と肺よりなり，ガス交換を行う．
  ⑧泌尿器系：腎臓と尿路からなり，体液の調節と老廃物の処理を行う．
  ⑨生殖器系：男性生殖器と女性生殖器よりなり，種の維持を行う．
  ⑩内分泌系：ホルモンを産生・分泌し，体内環境を調節する．

B 人体の発生

発生 development とは精子と卵子が受精 fertilization して形成された受精卵 fertilized ovum が細胞分裂を繰り返して細胞数を増し，再び精子または卵子をつくることのできる個体まで成長する過程である．広義では老化 senescence や再生 regeneration も含むが，ここでは主として受精から分娩 delivery までの期間について述べる．

1. 配偶子の形成

1 減数分裂

- 精巣の**一次精母細胞** spermatocyte と卵巣の**一次卵母細胞** oocyte は減数分裂を行って，**配偶子** gamate（**精子** sperm または**卵子** ovum）を形成する．
- 減数分裂では 1 回の DNA 合成と 2 回の連続した細胞分裂（**第一減数分裂**と**第二減数分裂**）が行われるため，細胞当たりの染色体数は 46 本（**常染色体** 44 本 + **性染色体** 2 本）から 23 本（常染色体 22 本 + 性染色体 1 本）へ半減する．

2 精子発生

- 思春期になると精巣中の生殖細胞の**幹細胞** stem cell である**精祖細胞** spermatogonium が，体細胞分裂によって**一次精母細胞**を生じる．精祖細胞は老年期に至るまで精巣内に存続する．
- 1 個の一次精母細胞が減数分裂を行うと，2 個の**二次精母細胞**を経て 4 個の**精子細胞**が形成される．これらの細胞は大きく形を変化させて**精子**となる（図1）．
- 男性の性染色体は X 染色体 1 本と Y 染色体 1 本の合計 2 本であるため，精子のもつ性染色体は X 染色体と Y 染色体のどちらかを 1 本もつものが同数生じる．
- 精子の**頭部**は DNA が凝縮した核が大部分を占め，核の前半部は酵素を含む**先体** acrosome によっておおわれる．長く伸びた**尾部（鞭毛）**はミトコンドリアからエネルギーを得て運動を行う．

3 卵子発生

- 出生前にすべての**卵祖細胞** oogonium は体細胞分裂によって**一次卵母細胞**を生じるため，出生時の卵巣には卵祖細胞は存在しない．
- 一次卵母細胞は出生前に，第一減数分裂の途中で停止する．
- 思春期になると各月におよそ 10 〜 15 個の一次卵母細胞が再び発育し始めるが，通常 1 個

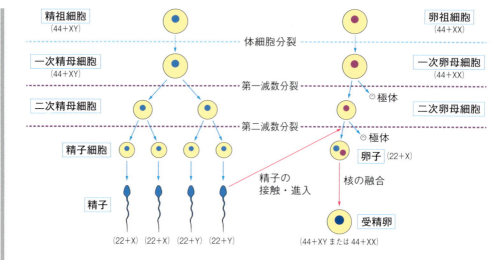

図1 精子と卵子の発生

- を除いて他は途中で退化する.
- 卵子発生における減数分裂は精子発生の場合と異なり，2回とも細胞を等分割せずに大小に分割し，小さいほうの細胞（**極体** polar body）は退化する．その結果，1個の一次卵母細胞が減数分裂を行うと，1個の**二次卵母細胞**を経て1個の**卵子**が形成される（図1）.
- 女性の性染色体は2本ともX染色体であるため，卵子のもつ性染色体はすべてX染色体が1本である.
- 二次卵母細胞は第二減数分裂の途中で卵巣から**排卵** ovulation される.
- 一生涯で排卵される二次卵母細胞の数は，12個（/年）× 40年（思春期〜閉経まで）= 480個程度と推定される.

2. 受 精

1 受精の時期と場所

- 卵巣から排卵された二次卵母細胞の寿命は24時間以内であり，また女性生殖器内での精子の生存期間はおよそ2〜3日である.
- **排卵**された二次卵母細胞は**卵管** oviduct に取り込まれる．膣内に射精された精子は子宮を経て卵管に到達する．通常，精子と二次卵母細胞は**卵管膨大部** ampulla of uterine tube で出会い受精する（図2）.

2 受精の過程

- 精子が二次卵母細胞を取り囲む**放線冠** corona radiata を通過して**透明帯** zona pellucida に接触すると，精子頭部の先体に含まれる酵素が放出され，鞭毛の運動も激しくなる（**先体反応**）．酵素で透明帯を溶かしながら精子は進み，二次卵母細胞の細胞膜に接触する（図3）.
- 二次卵母細胞の細胞内カルシウムイオン濃度が上昇し，細胞膜直下にある顆粒（**表層顆粒**）から酵素が放出されて透明帯を変性させる．その結果，他の精子の進入が阻止される.

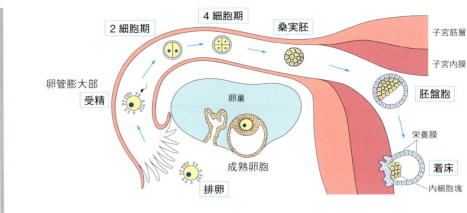

図2 排卵から着床まで

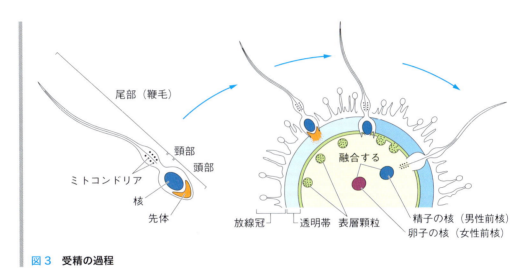

図3 受精の過程

- 精子が進入すると二次卵母細胞は第二減数分裂を完了し，**卵子**となる．卵子の核（**女性前核**）と精子の核（**男性前核**）が融合して受精が完了する．
- 精子のミトコンドリアと鞭毛は退化し，受精卵のミトコンドリアはすべて卵子に由来する．

3 性の決定

- 受精によって，**受精卵**の染色体の数は46本に回復する．性染色体はX染色体を2本，あるいはX染色体とY染色体を各1本もつこととなり，前者は女性，後者は男性と性が決定される（図1）．速やかにDNA合成が行われ，卵割 cleavage が開始される．

3. 初期発生

1 卵割と胚盤胞の形成

- 受精卵の初期の細胞分裂では，全体の大きさがあまり変わらないため，細胞分裂ごとに細胞が小さくなる．このような細胞分裂を**卵割**といい，生じた細胞を**割球**と呼ぶ（図2）．

- 卵割によって2細胞期，4細胞期，…16細胞期と進むと，桑の実に似ているため**桑実胚**と呼ばれる状態になる．
- その後，胚の内部に液腔が生じ，周辺に位置する細胞（**栄養膜** trophoblast）と胚子となる内部の細胞（**内細胞塊** inner cell mass）が区別されるようになり，**胚盤胞** blastocyst と呼ばれる（図2）．

2 着床から二層性胚盤の形成

- 受精しておよそ6〜7日後に，胚盤胞は子宮内膜に**着床** implantation し，さらに子宮内膜の中に侵入する（図2）．
- 栄養膜は増殖して多数の突起（**絨毛** villus）を形成して絨毛膜と呼ばれるようになり，周囲の母体の血液から栄養を吸収するのに働く．
- 受精後第2週目に，内細胞塊中に2つの腔（**羊膜腔** amniotic cavity と**卵黄嚢** yolk sac）が生じ，その間に2層の細胞層が生じる．これを**二層性胚盤**と呼ぶ（図4）．

3 三層性胚盤の形成

- 受精後第3週目になると，二層性胚盤の羊膜腔に面した上層の細胞が増殖し，2層の細胞層の間に侵入する．さらに，下層の細胞層にも侵入して最終的には卵黄嚢を囲むすべての細胞が置き換わる．
- 羊膜腔に面した上層の細胞層（**外胚葉** ectoderm），卵黄嚢を囲む下層の細胞層（**内胚葉** endoderm），2つの層の間に生じた細胞群（**中胚葉** mesoderm）の3胚葉が区別され**三層性胚盤**となる（図4）．

4 胎盤の形成

- 羊膜腔は大きく広がり，卵黄嚢の一部は胚子体内に取り込まれて**原始腸管**となる（図5）．
- 羊膜腔は**羊水** amniotic fluid で満たされる．
- 羊水によって，胚子や胎児への**振動の吸収**，羊膜への**癒着**防止，体温の維持，運動空間の確保がなされる．
- 着床部位の**絨毛膜**と母体の子宮内膜（**基底脱落膜**）は**胎盤** placenta を形成する．絨毛内の胎児の血液と絨毛を囲む母体の血液との間で**ガス交換や物質交換**が行われる（**血液胎盤**

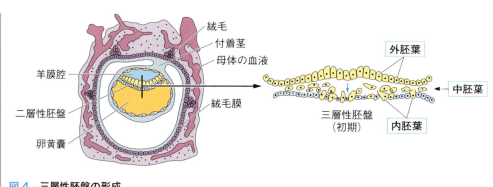

図4　三層性胚盤の形成

関門 blood-placenta barrier).
- 胎児の血液は，母体の血液から**酸素**を吸収し，**二酸化炭素**を排出する．また，グルコース，アミノ酸，脂質などの**栄養物**を吸収し，**老廃物**を排出する．
- 胎盤はホルモンを産生する内分泌器官でもある．ヒト絨毛性性腺刺激ホルモン，ヒト胎盤性ラクトゲン，プロゲステロン，エストロゲンなどが分泌される．

4. その後の発生

1 各器官系と組織の発生

- 腸管と腸管から派生する器官の上皮は内胚葉に由来する．外胚葉からは体表面をおおう外皮系，神経系，感覚器系が派生する．中胚葉は内胚葉と外胚葉の間を埋める．各胚葉からはさまざまな器官系や組織が分化する（表1）．
- 受精後第3〜8週の間はさまざまな器官系が発生し分化する時期であり，**胚子期**あるいは**器官形成期**と呼ばれる．この時期はウイルス感染や薬物などに対する感受性が高く，影響を受けやすい．**受精後第1〜2週の間は胚子前期，受精後第9週から出生までは胎児期**と呼ばれる．

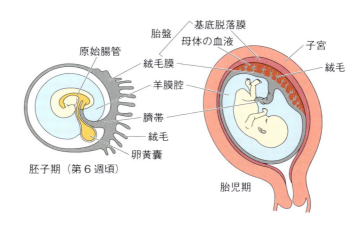

図5 胎盤の形成

表1　各胚葉から分化する主要な器官系と組織

胚葉	分化する主要な器官系と組織
外胚葉	外皮系：表皮・毛・爪・皮膚腺 神経系：脳・脊髄・末梢神経 感覚器系：視覚器・聴覚器・平衡覚器・味覚器・嗅覚器
中胚葉	骨・軟骨・結合組織 筋系：横紋筋・平滑筋・心筋 循環器系：心臓・血管・リンパ管・血液 泌尿生殖器系：腎臓・尿管・精巣・卵巣・子宮
内胚葉	消化器系の上皮：食道・胃・腸・肝臓・膵臓 呼吸器系の上皮：喉頭・気管・気管支・肺 尿路系の上皮：膀胱・尿道

排卵・受精 ↓　　　　　　　　　　　　分娩 ↓

1-7日	8-14	15-21	22-28	29-35	36-42	43-49	50-56	………	260-266
第1週	第2週	第3週	第4週	第5週	第6週	第7週	第8週	………	第38週
第1ヵ月				第2ヵ月				………	第10ヵ月

最終月経 ↓　　　　月経予定　　　　　　分娩 ↓

0-6日	7-13	14-20	21-27	28-34	35-41	42-48	49-55	56-62	63-69	………	273-279
0週	1週	2週	3週	4週	5週	6週	7週	8週	9週	………	39週
1ヵ月				2ヵ月				3ヵ月		………	10ヵ月

図6　受精齢（上段）と妊娠齢（下段）

2 受精齢と妊娠齢

- ここまでの説明で時間経過は受精時を基準として表した．これを**受精齢**という．しかし，実際には受精日を特定するのは困難であるため，臨床においては**最終月経の初日**を基準とした**妊娠齢**（にんしんれい）を用いる．いずれの場合も4週で1ヵ月とする．受精齢と妊娠齢では2週間のずれがある（図6）．
- **分娩**（ぶんべん）とは，胎児およびその付属物（胎盤）を母体外へ排出し，妊娠を終了する過程である．
- 分娩予定日は妊娠齢の**280日目（40週0日）**である．妊娠齢の22～37週未満の分娩は**早産**（そうざん），37～42週未満の分娩は**正期産**（せいきさん），42週以降の分娩は**過期産**（かきさん）と呼ぶ．
- 妊娠齢の22週未満は胎児が子宮外で生存不可能な時期で，この時期に妊娠が終わることを**流産**（りゅうざん）と呼ぶ．

第Ⅳ部
映像解剖学

A 映像解剖学総論　324
B X線映像　325
C 断層映像と核医学　328
D 核医学検査　338

A 映像解剖学総論

- レントゲン（W. C. Röntgen）により 1895 年に発見された X 線は X 線写真という映像情報を臨床医学の場に提供し，医学的な価値を不動のものとした．その後 1 世紀以上に及ぶ臨床応用を通じてさまざまな改良が加えられ，高感度・低被曝化が進むとともに，現在ではその多くがコンピュータシステム上のデジタル画像として運用されるに至っている．
- その間，1970 年には X 線**コンピュータ断層装置** computed tomography（**CT**）が開発され，また 1980 年代には**磁気共鳴断層撮像装置** magnetic resonance imaging（**MRI**）が加わり，生体内の状態を断層映像として動態可視的に捉えることが可能となった．X 線 CT と MRI を車の両輪として，映像医学は現在も長足の進歩を続けつつある．**超音波断層法** ultrasonography や**核医学的検査法**の進歩も見逃すことはできない．
- いずれの診断機器を用いるにせよ，画像診断の基礎となるのは解剖学の知識である．
- 本章では正常例の映像を題材とし，映像解剖学の基本的な知識の整理を主要な人体部位ごとにそれぞれに適した診断機器による画像提示を用いて行っていく．

B　X線映像

1. 単純X線写真の成り立ちと代表的な画像（図1, 2）

- 多列・複電圧CTおよび高磁場MRIによる高精細な画像や定量・定性的評価，三次元動画の時間軸に沿った移動（四次元映像）などに注目が集められているが，単純X線写真の価値は失われてはいない．
- X線CTやMRIはデビュー時からデジタル映像の世界を構築していたが，1990年代に入って急速に普及したコンピュータX線撮像装置ならびに映像管理システムによって，単純X線写真もCTやMRIと同様にデジタル映像としてオンラインディスプレイ上で取り扱われることとなった．今や病院から「フィルム保管庫」や「暗室」は消滅しつつある．
- 診断領域で用いられるX線は可視光よりもエネルギーが高い（短波長の）電磁波であり，人体のような比較的軽い元素で構成された被写体を透過する力をもつX線を小型のX線管球により発生させている．
- 受光系にX線のエネルギー帯域に合った感光特性をもつ媒体を用いることで受光面に到達した光子の多寡による濃淡（コントラスト）を得て画像化する．
- 画像のコントラストはX線の吸収度の差により得られる．X線の吸収度は被写体を構成する物質の原子量に比例し，原子量の大きい（重い）ものほどX線の吸収度が高くなるため，X線の吸収度の差が画像上の濃淡をつくる．人体の構成要素はこの吸収度によって大きく4つのグループに分類できる（表1）．
- 身体内の解剖学的構造やなんらかの異常事象を画像上で捉えるうえで，これらの構成要素が重要な手がかりとなる．
- 表1に示した吸収度の順位はX線CTにおいてもそのままあてはまる．ただし濃度分解能はX線CTが格段に高い．

表1　X線の吸収度からみた被写体としての人体の4つの構成要素（人工物を含む）

X線の吸収度	構成要素の例
吸収度が最も高い（〜不透明）	骨，石灰化，陽性造影剤（ヨード，バリウム），金属異物
吸収度中等度	水分，筋肉，血液，脳脊髄液，尿
吸収度が低い	脂肪，陰性造影剤（オリーブ油）
吸収度が最も低い（透明に近い）	空気（肺胞・気道・消化管内ガス），陰性造影剤（二酸化炭素）

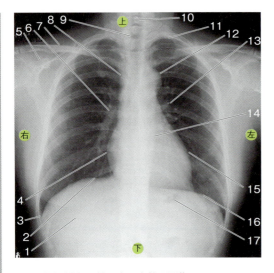

図1　胸部単純X線写真　立位正面像
①肝臓　②右横隔膜頂部　③右肋骨横隔膜角　④心右縁　⑤右肩甲骨　⑥右肺門部　⑦右鎖骨　⑧上大静脈　⑨気管　⑩頸骨棘突起　⑪左肺尖部　⑫大動脈弓　⑬左肺門部　⑭下行大動脈左縁　⑮心左縁　⑯左横隔膜頂部　⑰胃泡

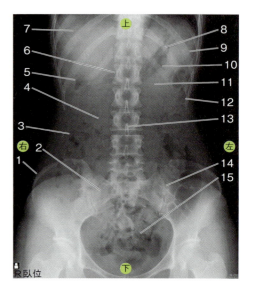

図2　腹部単純X線写真　仰臥位（背臥位）正面像
①右腸骨翼　②仙骨　③上行結腸ガス　④右腸腰筋　⑤結腸曲　⑥胃幽門部　⑦肝右葉　⑧胃体部　⑨脾臓　⑩胃の大弯側　⑪左腎臓　⑫下行結腸　⑬腰椎棘突起　⑭左仙腸関節　⑮直腸ガス

2. 造影X線写真の成り立ちと代表的な画像（図3〜6）

- 天然自然に存在するX線吸収度の差のみを用いる単純X線撮影では十分な観察ができない部位も存在する（例：血管，消化管など）．
- 造影を目的とする薬剤（造影剤）が目的ごとに用いられる．この薬剤は以下の条件を満たす必要がある．
  1. 質量の大きな（＝放射線吸収度の高い）物質を一定以上の比率で均質に含むこと
  2. 人体に投与した場合に毒性が許されるレベル以内であり，造影検査終了後は短時間で容易に排泄されるものであること
  3. 経口または非経口投与に支障のない安定した性質や形態を保つものであること
- 単体でのヨードやバリウムは十分な質量を有するが，いずれも毒性が強くそのままでは人体には投与できない．
- 安全性を担保するためにヨードはキレート化され，またバリウムは硫酸化合物に加工された形で用いられる．
- 造影剤としては造影対象の構造よりX線透吸収度が低い物質（例：気体や油脂など）も用いられる（陰性造影剤）．
- カテーテルなどを用いて血管内や体腔内に造影剤を侵襲的に送り込んで造影効果を得る手法は1980年代までは重要な検査法であったが，X線CT，MRIや超音波断層法が普及した現在は治療手技を目的として行う場合（IVR*）にほぼ限られる．

*IVR：interventional radiologyの略語．カテーテルなどを用いて体内の病変に治療的な手技を行う分野．血管内手術ともいわれるが血管内に限らず広い範囲での応用が可能である．

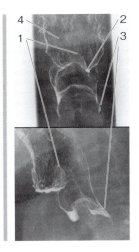

図3　上部消化管造影検査（咽頭部）
咽頭部のバリウムによる二重造影像（上：正面像，下：左前斜位像）．
①喉頭蓋　②喉頭蓋谷　③梨状陥凹　④咽頭後壁

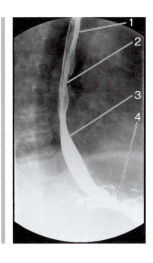

図4　上部消化管造影検査（食道部）
食道のバリウムによる造影像（右前斜位像）．
①頸部食道　②胸部食道狭窄部　③下部食道　④横隔膜による狭窄部

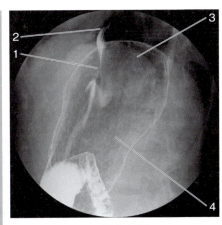

a. 胃体上部

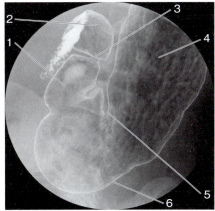

b. 胃体下部

図5　上部消化管造影検査
（a）胃のバリウムによる二重造影像（半座位左前斜位像）．
①噴門部　②下部食道　③胃底　④胃体部後壁

（b）胃のバリウムによる二重造影像（仰臥位正面像）．
①胃幽門部　②十二指腸球部　③幽門　④胃体部後壁　⑤胃角部　⑥胃の大弯

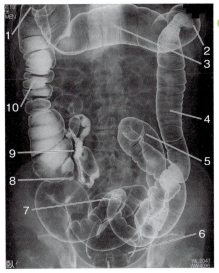

図6　大腸造影検査
バリウムによる二重造影像（背臥位正面像）．
①右結腸曲　②左結腸曲　③横行結腸　④下行結腸　⑤Ｓ状結腸　⑥下部直腸　⑦上部直腸　⑧虫垂　⑨回腸末端部　⑩上行結腸

C 断層映像と核医学

1. コンピュータ断層装置（CT）

1 X線CT（図7～20）

- 生体の輪切り画像を得る試みはわが国の高橋信次により1951年に「回転断層撮影装置」で実現され，これが1970年に英国でコンピュータ化されてX線CTとなった．
- 21世紀に入りX線CTは検出器の多列化や高速回転化，複電圧化などの改良が進み，より高い解像度の画像が短時間で得られるようになっている．
- X線CTでは検査部位と目的により造影剤を使用する．この造影剤は通常のX線画像における造影と同一の機序で行われ，濃度や使用量が適宜調整される以外は同一成分の造影剤が用いられる．

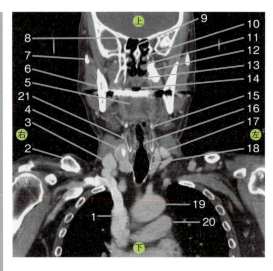

図7　頸部CT　冠状断
下顎角を通る頸部冠状断CT像（造影後）．
①上大静脈　②右鎖骨　③右内頸静脈　④甲状腺右葉　⑤舌根部　⑥下顎骨　⑦右頰骨　⑧上眼窩裂　⑨鼻中隔　⑩左上鼻甲介　⑪左下鼻甲介　⑫左翼状突起　⑬軟口蓋　⑭上咽頭　⑮舌骨　⑯声帯　⑰輪状軟骨　⑱気管　⑲大動脈弓　⑳肺動脈本幹　㉑甲状軟骨

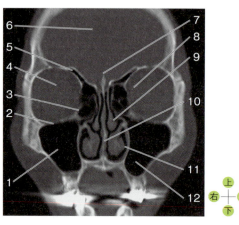

図8　副鼻腔CT　冠状断
眼窩を含む顔面部冠状断CT像．
①右上顎洞　②右眼窩底　③右篩骨洞　④右眼球（硝子体）　⑤右前頭洞　⑥前頭葉　⑦鶏冠　⑧内側直筋　⑨上鼻甲介　⑩鼻中隔　⑪下鼻甲介　⑫左上顎洞

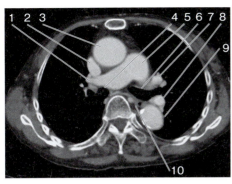

図9　胸部CT　気管分岐直下レベル横断像
肺動脈幹と上行・下行大動脈との位置関係をみる．
①右肺動脈上葉枝　②上大静脈　③上行大動脈　④右主気管支　⑤肺動脈幹　⑥左主気管支　⑦左肺動脈上葉枝　⑧左肺動脈下葉枝　⑨下行大動脈　⑩食道

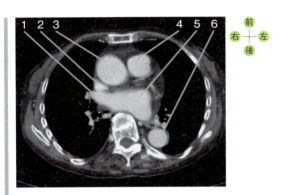

図10　胸部CT　左心房レベル横断像
①右肺静脈　②上大静脈　③上行大動脈　④左肺動脈幹　⑤左心房　⑥下行大動脈

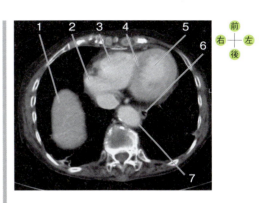

図11　胸部CT　左心室レベル横断像
①肝右葉　②右心房　③右心室　④心室中隔　⑤左心室　⑥食道　⑦下行大動脈

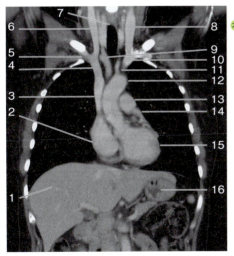

図12　胸部CT　上行大動脈を通る面の冠状断像
①肝右葉　②右心房　③上大静脈　④右腕頭静脈　⑤右鎖骨下静脈　⑥右内頸静脈　⑦気管　⑧左内頸静脈　⑨右総頸動脈　⑩左腕頭静脈　⑪左総頸動脈　⑫大動脈弓　⑬肺動脈幹　⑭左肺動脈下葉枝　⑮左心室　⑯胃

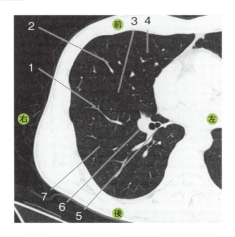

図13　胸部CT　肺門部直下レベル横断像（右）
①右肺静脈下葉枝　②右肺動脈中葉枝　③中葉下葉間胸膜　④中葉　⑤右下葉気管支　⑥右肺動脈下葉枝　⑦右下葉

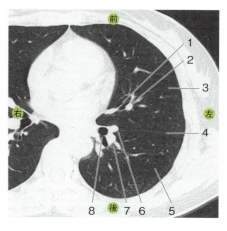

図14　胸部CT　肺門部直下レベル横断像（左）
①左上葉気管支　②左上葉肺動脈枝　③左上葉　④上下葉間胸膜　⑤左下葉　⑥左上葉肺動脈枝基部　⑦左下葉肺動脈枝基部　⑧左下葉気管支

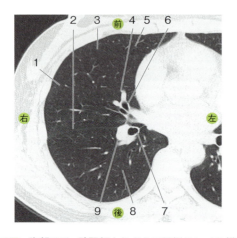

図15　胸部CT　肺門部よりさらに尾側のレベル横断像（右）
①中葉　②中下葉間胸膜　③上中葉間胸膜　④右肺動脈中葉枝　⑤右上葉　⑥中葉気管支　⑦右下葉気管支　⑧右下葉　⑨右肺動脈下葉枝

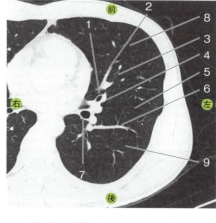

図16　胸部CT　肺門部よりさらに尾側のレベル横断像（左）
①左上葉気管支　②左肺動脈上葉枝　③左上葉気管支（やや末梢）　④左肺動脈上葉枝基部　⑤上下葉間胸膜　⑥左肺静脈　⑦左下葉気管支　⑧左上葉　⑨左下葉

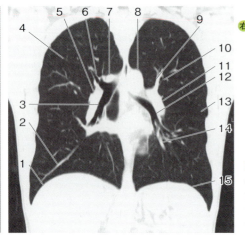

図17　胸部CT　肺門部の冠状断
①右横隔膜　②右肺静脈下葉枝　③右主気管支　④上中葉間胸膜　⑤右肺動脈幹　⑥右上葉気管支　⑦奇静脈　⑧大動脈弓　⑨肺動脈左上葉枝　⑩左上葉気管支　⑪左肺動脈　⑫左主気管支　⑬上下葉間胸膜　⑭左肺静脈下葉枝　⑮左横隔膜

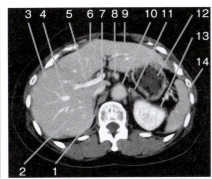

図18 上腹部（肺門部レベル）の造影CT像（造影後）
①右副腎 ②肝右葉後区域 ③肝右葉前区域 ④右肝静脈 ⑤肝内門脈右枝 ⑥肝左葉内側区域 ⑦下大静脈 ⑧腹腔動脈 ⑨肝左葉外側区域 ⑩腹大動脈 ⑪左副腎 ⑫胃体部 ⑬左腎臓 ⑭脾臓

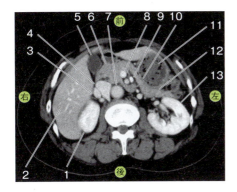

図19 腎門部レベルの造影CT像（造影後）
①右腎臓 ②肝右葉後区域 ③右腎静脈 ④下大静脈 ⑤胆囊 ⑥膵頭部 ⑦腹大動脈 ⑧上腸間膜静脈 ⑨上腸間膜動脈 ⑩膵体部 ⑪胃 ⑫膵尾部 ⑬左腎臓

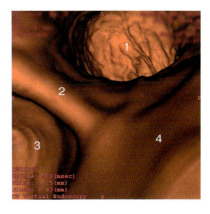

図20 胃の仮想内視鏡
多列CTによる胃の仮想内視鏡像．
①胃底 ②胃角部 ③胃幽門部 ④胃体部後壁

2 MRI（図21〜39）

- MRI（magnetic resonance imaging，**磁気共鳴断層撮像装置**）は画像データの取得にNMR（核磁気共鳴現象）を利用する．
- 撮像対象を高い磁場の中に置くことで被写体内の水素原子を磁石の集合体とし，これに体外から電波を放射することで水素原子が共鳴を起こして出す微弱な電波を捉えて得た信号強度と位置情報を用いて画像化する．
- 歳差運動が復帰する過程（緩和）では，磁気ベクトル方向（z方向）と回転方向（xy方向）の緩和が生じる．z方向の緩和を縦緩和またはT1緩和，xy方向の緩和を横緩和またはT2緩和といい，両者は互いに独立した因子である．主に縦緩和によってコントラストを得た画像を**T1強調画像**，主に横緩和によってコントラストを得た画像を**T2強調画像**といい，この両者がMRI画像の基本をなす．縦緩和，横緩和のいずれの影響も受けにくい条件で撮像したものをプロトン密度強調画像といい，骨や関節の評価に有用である．水分子の自由な拡散が障害された状態（急性期脳梗塞など）にきわめて鋭敏な拡散強調画像も広く用いられる．他にもさまざまな撮像法が存在するが詳細は成書を参照されたい．
- X線CTと異なりMRIは水素原子の分布状況や生体内での自由度の差を画像化するものであり，X線より組織のコントラスト分解能に優れる．

- 放射線被曝と無縁であるのは大きな利点である．
- MRIはX線CTと画像診断機器の両雄として車の両輪のような存在であり，それぞれの特質を活かして棲み分けが行われている．
- MRIは中枢神経，軟部組織，脊椎とその内容物，骨盤内臓器などの観察に適しており，X線CTはそれ以外の部位に用いられる場合が多い．
- MRIの造影剤には磁性体を基本成分としたものが用いられ，X線における造影とは異なった機序による造影効果が得られる．

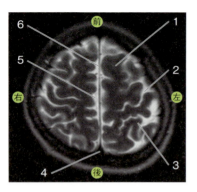

図21 脳MRI 頭頂部の脳軸位断（水平断）MRI（T2強調）画像
①高位前頭葉 ②中心溝 ③頭頂葉 ④上矢状静脈洞 ⑤大脳縦裂 ⑥大脳鎌

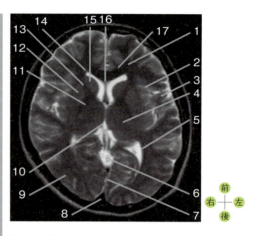

図22 脳MRI 側脳室レベルの脳軸位断（水平断）MRI（T2強調）画像
①前頭葉 ②島 ③側頭葉 ④視床 ⑤側脳室後角 ⑥小脳虫部 ⑦大脳縦裂 ⑧上矢状静脈洞 ⑨後頭葉 ⑩第三脳室 ⑪内包後脚 ⑫レンズ核 ⑬内包前脚 ⑭側脳室前角 ⑮尾状核頭 ⑯透明中隔 ⑰脳梁膝部

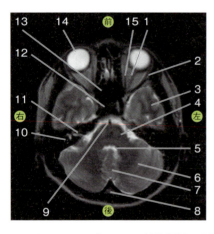

図23 脳MRI 眼球レベルの軸位断（水平断）MRI（T2強調）画像
①視神経 ②外側直筋 ③側頭葉 ④橋 ⑤第四脳室 ⑥小脳半球 ⑦小脳虫部 ⑧上矢状静脈洞 ⑨脳底動脈 ⑩蝸牛 ⑪内耳道 ⑫下垂体 ⑬蝶形骨洞 ⑭眼球 ⑮内側直筋

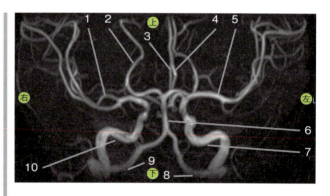

図24 脳MRIによる脳動脈像（MRA，造影剤を用いない）正面像
①右中大脳動脈 ②右後大脳動脈 ③右前大脳動脈 ④左前大脳動脈 ⑤左中大脳動脈 ⑥脳底動脈 ⑦左内頸動脈 ⑧左椎骨動脈 ⑨右椎骨動脈 ⑩右内頸動脈

1. コンピュータ断層装置（CT） 333

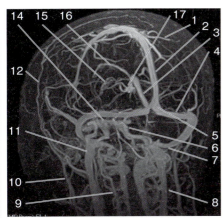

図25 脳MRV，MRIによる頭蓋内から頸部にかけての静脈像
約30°の斜位で示す．
①上大脳静脈 ②上矢状静脈洞 ③直静脈洞 ④横静脈洞 ⑤静脈洞交会 ⑥海綿静脈洞（左）⑦S状静脈洞 ⑧内頸静脈 ⑨椎骨静脈叢 ⑩外頸静脈 ⑪右内頸静脈 ⑫浅側頭静脈 ⑭海綿静脈洞（右）⑮脳底静脈 ⑯下矢状静脈洞 ⑰大大脳静脈

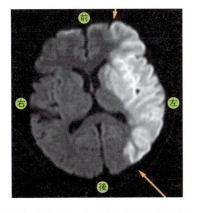

図26 脳MRI 左中大脳動脈閉塞による急性期脳梗塞（MRI拡散強調画像）
2本の矢印で挟んだ白い領域が梗塞の範囲であり，左中大脳動脈の支配領域におおむね合致している．

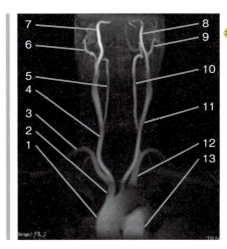

図27 頸部MRA
頸部の動脈（造影MRA）．
①上行大動脈 ②右腕頭動脈 ③右鎖骨下動脈 ④右総頸動脈 ⑤右椎骨動脈 ⑥右外頸動脈 ⑦右内頸動脈 ⑧左内頸動脈 ⑨左外頸動脈 ⑩左椎骨動脈 ⑪左総頸動脈 ⑫左鎖骨下動脈 ⑬肺動脈幹

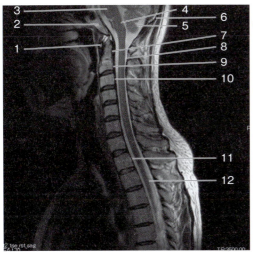

図28 頸椎MRI 正中矢状断
頸椎の矢状断T2強調MRI画像．
①第1頸椎（環椎前弓）②蝶形骨斜台 ③橋 ④延髄 ⑤小脳扁桃 ⑥後頭骨 ⑦第2頸椎（軸椎歯突起）⑧頸髄 ⑨第2頸椎椎体 ⑩第3頸椎椎体 ⑪第1胸椎椎体 ⑫胸髄

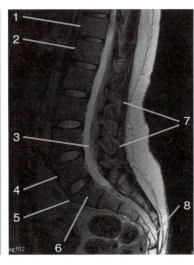

図29 腰椎MRI 正中矢状断
腰椎の矢状断T2強調MRI画像.
①第12胸椎椎体 ②第1腰椎椎体 ③馬尾 ④第5腰椎椎体 ⑤岬角 ⑥第1仙椎 ⑦腰椎棘突起 ⑧尾骨

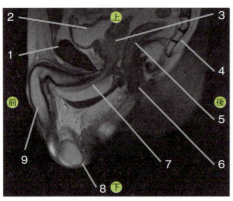

a. 男性骨盤底部正中矢状断MRI画像（T2強調画像）　　b. 女性骨盤底部正中矢状断MRI画像（T2強調画像）

図30 男性（a）および女性（b）骨盤のMRI
(a) ①恥骨 ②膀胱 ③前立腺 ④尾骨 ⑤直腸 ⑥肛門 ⑦尿道 ⑧精巣（睾丸）⑨陰茎海綿体
(b) ①恥骨 ②膀胱 ③子宮底部 ④子宮内膜 ⑤S状結腸 ⑥子宮頸部 ⑦子宮腔部 ⑧尾骨 ⑨腟 ⑩直腸 ⑪尿道

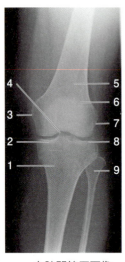
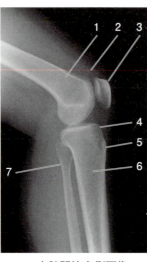
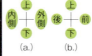

a. 左膝関節正面像　　b. 左膝関節内側面像

図31 膝関節単純X線写真
(a) ①脛骨近位骨幹端 ②脛骨内側顆 ③大腿骨内側顆 ④顆間隆起 ⑤大腿骨遠位骨幹端 ⑥膝蓋骨 ⑦大腿骨外側顆 ⑧脛骨外側顆 ⑨腓骨近位骨幹端部
(b) ①大腿骨遠位骨幹端 ②大腿直筋の腱 ③膝蓋骨 ④脛骨 ⑤脛骨粗面 ⑥脛骨近位骨幹端 ⑦腓骨近位骨幹端

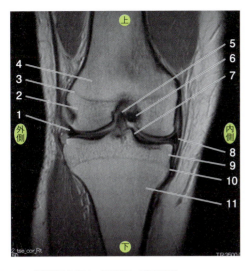

図32　膝関節 MRI　冠状断（前額断）
右膝関節冠状断 MRI 像（プロトン密度強調画像）.
①外側半月板 ②大腿骨外側顆 ③骨端線 ④大腿骨遠位骨幹端 ⑤前十字靱帯 ⑥後十字靱帯 ⑦顆間隆起 ⑧内側半月板 ⑨脛骨内顆 ⑩骨端線 ⑪脛骨近位骨幹端

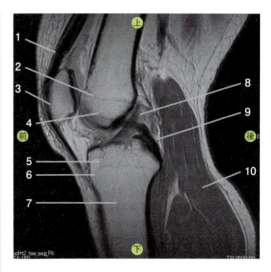

図33　膝関節 MRI　正中矢状断
右膝関節矢状断 MRI 像（プロトン密度強調画像）.
①大腿直筋の腱 ②大腿骨遠位骨端線 ③膝蓋骨 ④大腿骨骨端部 ⑤脛骨近位骨端部 ⑥脛骨近位骨端線 ⑦脛骨近位骨幹端 ⑧前十字靱帯 ⑨後十字靱帯 ⑩腓腹筋

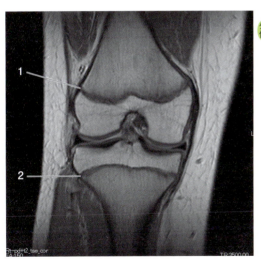

図34　小児の膝関節 MRI　冠状断（前額断）
小児（13歳男児）の右膝関節冠状断 MRI 像（プロトン密度強調画像）. 骨端線がまだ癒合していない.
①大腿骨遠位骨端線 ②脛骨近位骨端線

- MRI では水の成分のみを抽出して管腔構造を描出することができる（胆道などの描出）ほか，動きのある成分（例：血流）を画像化すること（MR angiography, MRA）が可能であり，造影剤を用いることなく血管の内腔を画像化することができる.
- MRI による血管系の描出では造影剤を用いる方法もあり，目的によって使い分けられる.

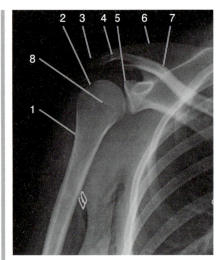

a. 右肩関節単純X線写真正面像　　b. 右肩関節MRI冠状断（T1強調画像）

図35　肩関節MRI　冠状断
（a）①上腕骨骨幹部　②上腕骨頭　③烏口突起　④肩峰　⑤関節窩　⑥肩甲骨上縁　⑦鎖骨体　⑧骨端線
（b）①三角筋　②上腕骨大結節　③棘上筋腱　④烏口突起　⑤棘上筋　⑥鎖骨　⑦関節窩

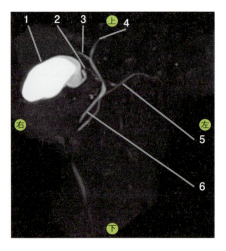

図36　MRCP
MRIを用いた非造影膵胆管造影法（MRCP）．
①胆嚢　②胆嚢管　③肝内胆管右枝　④肝内胆管左枝　⑤主膵管　⑥総胆管

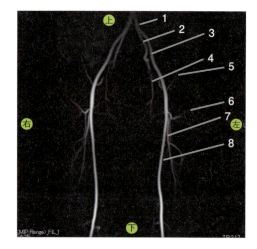

図37　骨盤動脈の造影MRA
骨盤から大腿部までのMRIによる動脈像（造影後）．
①総腸骨動脈　②内腸骨動脈　③外腸骨動脈　④内陰部動脈　⑤上殿動脈　⑥大腿回旋動脈　⑦大腿深動脈　⑧大腿動脈

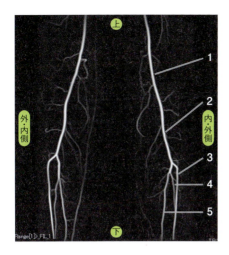

図38　下肢動脈の造影MRA（大腿部から膝窩まで）
造影後．①大腿動脈　②膝窩動脈　③前脛骨動脈　④腓骨動脈　⑤後脛骨動脈

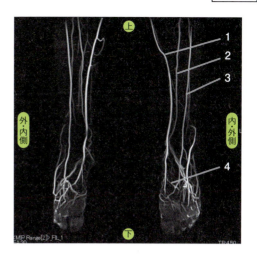

図39　下肢動脈の造影MRA（膝窩から足部まで）
①後脛骨動脈　②腓骨動脈　③前脛骨動脈　④弓状動脈

3　超音波断層法（図40）

- 水中で超音波を発して反射波を捉え，他艦船などの存在と動きを探知する装置（ソナー）と同一の機序を有する画像診断機器である．
- 目的部位に当てた探触器（プローブ probe）から放たれた超音波が臓器の内部構造に当たって反射してくる波を画像化する．
- 画像がリアルタイムの動画になる点に大きな特徴と利点があり，心臓や消化管の機能の評価や画像ガイド下の臓器穿刺・排液，胎児の運動状況の観察などで有用である．
- 被曝がないことと相まって適応にほとんど禁忌がなく，聴診器代わりに手軽に利用できる利点は大きい．
- 複数の超音波ビームを発射して反射波を捉え，対象物の位置情報と反射波の強さ（輝度 brightness）をプロットすることで2次元画像を得るモード（Bモード）が医療では一般的である．対象物の動きによって生じるドプラー効果を利用して血流などの状態を判定できるドプラーモードもあわせて広く利用される．

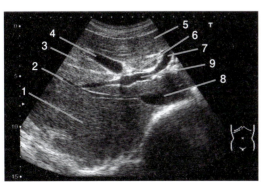

図40　上腹部季肋部走査（肝臓）の超音波像
腹部超音波（Bモード季肋部（下肋部）走査）による肝臓の画像．①肝右葉後区域　②中肝静脈　③肝右葉前区域　④胆嚢　⑤肝左葉　⑥総胆管　⑦肝内門脈左枝　⑧下大静脈　⑨肝内門脈右枝

D 核医学検査

- 微量の放射性同位元素をトレーサーとして投与し，特定の臓器や疾患に集積した状態を体外から鋭敏な検出装置（ガンマカメラ）で捉えて映像化する．
- 形態診断を主とするX線CTやMRIと異なり，核医学は純粋に生体の生理機能を画像化する．
- 最近では陽電子（ポジトロン）を用いる**核医学的検査法** positron emission tomography（**PET**）が脚光を浴びており，CTなどで検出困難な病変を鋭敏に捉えられる場合がある．ただしまだ空間分解能が十分ではないため，X線CTと組み合わせて用いられる（PET-CT）場合が多い．
- 現在，最も広く用いられるトレーサーとして**FDG**（^{18}F-fluorodeoxy glucose）がある．グルコース（ブドウ糖）に類似した物質に放射性のフッ素（^{18}F）をつけたもので，体内ではグルコースと同様に取り込まれる．癌組織の多くでグルコース代謝が活発である性質を利用するものであり，癌の検出に威力を発揮するが決して万能ではない点に留意する必要がある（図41）．

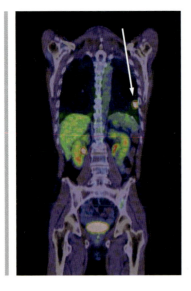

図41　PETの典型的陽性画像：肺癌症例
FDG-PETとCT画像の融合による画像（肺癌症例）．
左肺下葉の癌病巣が明瞭に描出されている（矢印）．

第Ⅴ部
局所解剖学

A 肩関節　340
B 肘関節，前腕　352
C 手関節，手指　359
D 股関節　368
E 膝関節　378
F 足関節，足部，足趾　389
G 頸部　399
H 胸部，胸郭　409
I 腰部，骨盤　418
J 顔面，頭部　429

A 肩関節

- 肩関節は上肢の運動方向を決めるとともに支持部として重要な位置にある．
- 外見上は屈曲・伸展，外転・内転，外旋・内旋，水平屈曲，水平伸展の運動がみられるが，機能的には肩甲帯とともに複合的な動きを行う．

1. 関節構造

- 肩関節は狭義には**肩甲上腕関節**といわれ，上腕骨頭と肩甲骨関節窩で構成される関節をいう．
- 関節窩に対して骨頭が大きく（横 2.3 倍，縦 1.9 倍）不安定であるが，可動性に富んだ関節である．
- 広義の肩関節は，上腕骨，肩甲骨，鎖骨，胸骨により**肩甲上腕関節**，**肩峰下関節**，**肩甲胸郭関節**，**肩鎖関節**，**胸鎖関節**を形成する**複合体**（shoulder complex）である（図 1）．
- 肩鎖関節は肩甲骨の鎖骨関節面と鎖骨肩峰端の肩峰関節面で，胸鎖関節は胸骨の鎖骨切痕と鎖骨胸骨端の胸骨関節面で構成される．
- 肩峰下関節は烏口肩峰靱帯と上腕骨頭で，肩甲胸郭関節は胸郭と肩甲骨間で構成される．
- 肩甲上腕関節，肩鎖関節，胸鎖関節は解剖学的関節であるが，肩峰下関節，肩甲胸郭関節は一方が骨で他方が軟部組織で構成されている機能的関節である．

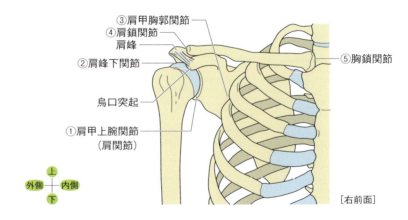

図 1　肩関節の種類
①肩甲上腕関節（第 1 肩関節（狭義の肩関節）），②肩峰下関節（第 2 肩関節（機能的関節）），③肩甲胸郭関節（機能的関節），④肩鎖関節，⑤胸鎖関節

■ 関節は下垂時は牽引関節であるが，挙上とともに荷重関節となる．

1 骨，関節
- 骨：上腕骨，肩甲骨，鎖骨，胸骨
- 関節：肩甲上腕関節，肩峰下関節，肩甲胸郭関節，肩鎖関節，胸鎖関節（図1）

2 靱　帯（図2）
- **関節上腕靱帯，烏口上腕靱帯，烏口肩峰靱帯，烏口鎖骨靱帯（菱形靱帯，円錐靱帯）** などがある．
- 烏口肩峰靱帯は上腕骨頭の上方移動を抑え，機能的関節の役目を果たす．
- 関節上腕靱帯は腱板とともに関節包の補強に働く．

3 関節包（図2, 3）
- 関節包は一部の靱帯と一体化した関節を包み込む袋で，内層の滑膜と外層の線維膜よりなる．
- 肩関節では股関節に比べ薄い．
- 関節包には神経終末が分布しており，痛みや固有感覚を伝達する．

4 滑液包（図3）
- 肩関節周囲には多くの滑液包が存在し，組織間の摩擦を軽減して円滑な関節運動を助ける．
- **肩峰下包，三角筋下包，肩甲下包** などがある．

5 関節唇（図3, 4）
- 肩甲骨関節窩の外縁にあり，関節窩を深くし上腕骨頭との安定性に寄与する．
- 上方の関節唇には上腕二頭筋長頭腱が起始している．

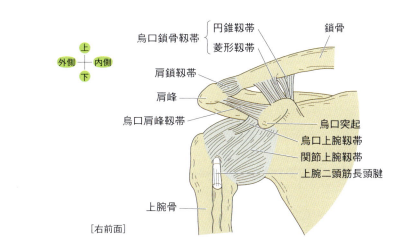

図2　靱帯，関節包

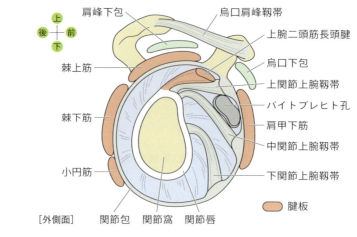

図3 滑液包

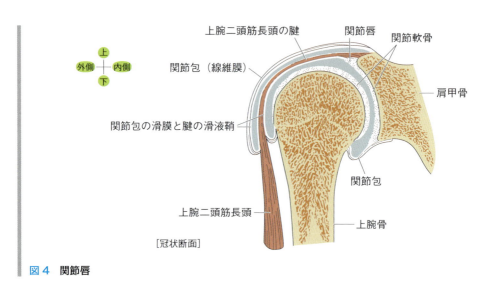

図4 関節唇

2. 神 経

- ここでは肩関節周囲を走行し，障害を起こしやすい神経を提示する．

1 肩甲上神経（C5）（図5）

- 腕神経叢の上神経幹から分枝し，肩甲上動脈とともに外側に向かい肩甲切痕を通り棘上筋，棘下筋を支配する．筋のみの支配で皮枝はない．
- 肩関節の反復挙上（バレーボールのスパイク，テニスのサーブ，投球など）により，肩甲切痕と上肩甲横靱帯で絞扼され，棘上筋や棘下筋の萎縮をきたすことがある．

2 腋窩神経（C5〜C6）（図6）

- 腕神経叢の後神経束から分枝し，上腕骨外科頸，大円筋，小円筋および上腕三頭筋長頭で囲まれた外側腋窩隙を後上腕回旋動脈とともに通り，後方へ行く．

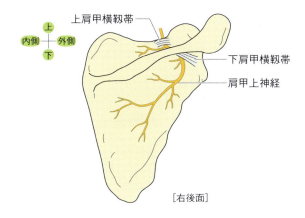

図5　肩甲上神経

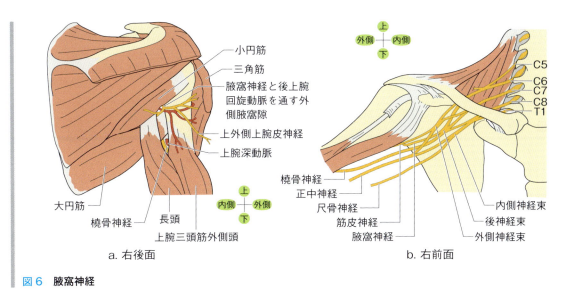

図6　腋窩神経

- 小円筋に分枝した後，上腕骨外科頸を後方より前方へ回り，三角筋を支配する．
- 筋を支配した後，上外側上腕皮神経として上腕上外側部の皮膚知覚を支配する．
- 松葉杖の使用時，「腋窩あて」で圧迫し，**腋窩神経麻痺** paralysis of axillary nerve を起こすことがある．松葉杖歩行では，体重は手（握りの部）で支える．「腋窩あて」に体重をかけてはならない．

③ 長胸神経（C5〜C7）（図7）

- 長胸神経は腕神経叢の根・幹から起こり，鎖骨上部から中斜角筋の前を走行して腋窩より前鋸筋の外側面を下行し前鋸筋を支配する．
- 外傷による損傷やアーチェリーのような慢性的な牽引作用により長胸神経麻痺を起こすことがある．支配筋である前鋸筋が麻痺すると**翼状肩甲** winging scapula がみられる．

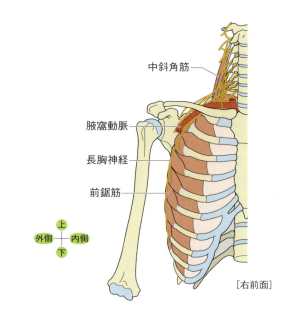

図7　長胸神経

3. 血管

■ 肩関節に関与する動脈は，主に鎖骨下動脈や腋窩動脈の枝である．

1 鎖骨下動脈（図8）

■ 鎖骨下動脈の1枝である甲状頸動脈から分枝している肩甲上動脈は，肩甲切痕を通って棘上窩に出て，さらに肩甲頸を回って棘下窩に至る．棘上筋および棘下筋に分布する．

2 腋窩動脈（図9）

■ 腋窩動脈は第一肋骨外側縁で鎖骨下動脈から続き，大円筋下縁で上腕動脈につながる主幹動脈で，肩甲下動脈，外側胸動脈，胸肩峰動脈，前上腕回旋動脈，後上腕回旋

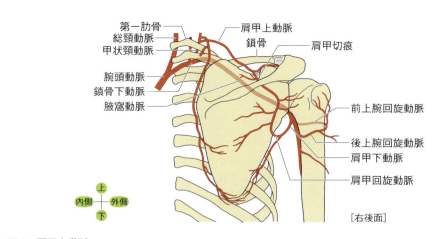

図8　肩甲上動脈

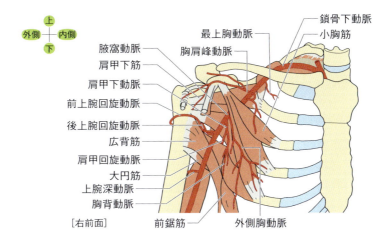

図9　腋窩動脈

動脈に分かれる．
- 肩甲下動脈は肩甲下筋に分布した後，肩甲回旋動脈と胸背動脈に分かれ，前者は棘下筋など，後者は広背筋，前鋸筋などに分布する．
- 胸肩峰動脈は，三角筋，大胸筋，小胸筋などに分布するほか，肩峰周囲にも分布する．
- 外側胸動脈は，前鋸筋に分布する．
- 前上腕回旋動脈は，上腕骨外科頸の前面を通り，後上腕骨回旋動脈と吻合する．
- 後上腕回旋動脈は，上腕骨外科頸の周りを走行し，三角筋，肩峰周囲，肩関節に分布する．

4．関節運動，筋の作用（表1）

1 腱板の作用（図3参照）

- **腱板** rotater cuff（回旋筋腱板）は，棘上筋，棘下筋，小円筋，肩甲下筋の4筋の停止腱で構成され，上腕骨頭をシャツのカフのようにおおう（**インナーマッスル**）．
- 上腕骨頭は臼蓋上で滑りや転がりを伴った回旋を行い肩関節の運動を行うため，腱板は回旋運動の調整や安定性に貢献する．
- 腱板に機能障害が起こると支点が不安定となり，三角筋等（**アウターマッスル**）の筋力が十分発揮されない．また，関節内で動揺が起こり，障害を招く．

表1　肩関節の動きに関与する筋（例）

筋名	屈曲	伸展	外転	内転	外旋	内旋	水平屈曲	水平伸展
三角筋（前部）	○				△	○	○	
三角筋（中部）			○					○
三角筋（後部）		○			△			○
棘上筋			○					

2 腱板疎部（ローテータインターバル）（図10）
- 棘上筋と肩甲下筋腱間の薄い疎な部分.
- 烏口上腕靱帯が腱板疎部の上をおおっている.
- 烏口突起の一横指外側に位置する.
- 上腕二頭筋の長頭腱が通る.

3 上腕二頭筋長頭（図10）
- 上腕二頭筋長頭腱は結節間溝から関節唇上方および関節上結節に付着し，骨頭を滑車として肩関節挙上にも関与する二関節筋である.
- 結節間溝を滑動するため炎症を起こしやすい（上腕二頭筋長頭腱炎）.

4 肩関節・肩甲帯の動き

a. 屈 曲
- 前方挙上（屈曲）は三角筋前部線維，大胸筋鎖骨部が働く.

b. 伸 展
- 広背筋，大円筋，三角筋後部線維が主動作筋となり，肩甲骨は菱形筋，僧帽筋中部線維により内転が起こる.

c. 外 転
- 外転は初期に棘上筋で骨頭を固定し，三角筋中部線維が働く.
- 肩関節の外転は肩甲上腕関節のみの運動ではなく，5つの関節（肩関節複合体）が一定のリズムで関与する.
- このリズムを**肩甲上腕リズム** scapulo-humeral rhythm といい，上腕骨の挙上に伴い肩甲骨の上方回旋，鎖骨の挙上と回旋が起こる（図11）.
- 肩甲上腕リズムは一般的に上腕外転30°から上腕1に対して肩甲骨が2の比率で動く.
- 腱板による固定・回旋を基に，三角筋での上腕の挙上，僧帽筋，菱形筋，前鋸筋での肩甲骨上方回旋，鎖骨の挙上回旋が起こる.
- 臼蓋は洋ナシの形状をしており，これに対して骨頭は上下や回旋，滑り運動が起こる（臼

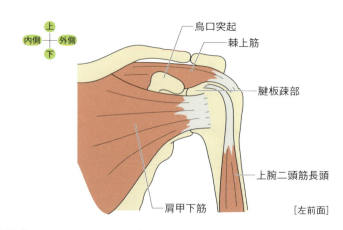

図10　腱板疎部（ローテータインターバル）

蓋上腕リズム*）（図12）．

d. 内　転
- 大胸筋腹部線維，大円筋，広背筋の作用による．

e. 外　旋
- 棘下筋，小円筋の作用による．
- 時に肩甲骨の内転を伴うことがある．
- 外旋は内旋に比べ関与する筋が多く強い．

f. 内　旋
- 広背筋，大円筋，肩甲下筋，大胸筋の作用による．
- 時に肩甲骨の外転を伴う．

g. 肩甲帯屈曲（肩甲骨外転）
- 小胸筋，前鋸筋の作用による．

h. 肩甲帯伸展（肩甲骨内転）
- 菱形筋，僧帽筋中部線維の作用による．

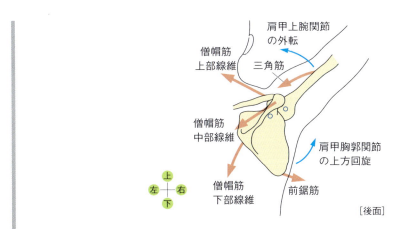

図11　肩甲上腕リズム

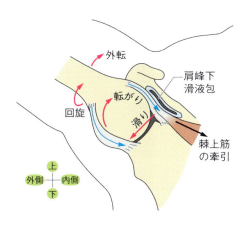

図12　臼蓋上腕リズム

*臼蓋上腕リズム glenohumeral rhythm：信原により提唱された．

i. 肩甲帯挙上
- 肩甲挙筋，僧帽筋上部線維，菱形筋の作用による．

j. 肩甲帯下制
- 鎖骨下筋，小胸筋，僧帽筋下部線維の作用による．

5. 代表疾患

a. 上腕骨外科頸骨折（図13）
- 上腕骨外科頸骨折は，大腿骨頸部骨折，橈骨遠位端部骨折（コーレス Colles 骨折），椎体圧迫骨折とともに**高齢者の4大骨折**の1つで，この部は応力がかかると折れやすく解剖学的にも骨折が多いことより，「外科頸」と命名されている．

b. 鎖骨骨折（図14）
- 若年者に多く，鎖骨の中・外1/3境界部に発生しやすい．

c. 肩関節脱臼（図15）
- 肩関節脱臼は前方脱臼（烏口下脱臼）が多い．
- 肩関節脱臼は介達外力（肩関節に過度の伸展・外転外力）により発生することが多い．
- 肩関節脱臼を繰り返す場合，次の2つのケースがある．

①反復性脱臼：初回の外傷性脱臼後，軽微な外力ないし筋力により脱臼を繰り返すもの．バンカート病変 Bankart lesion（関節唇の前下方部の関節窩縁からの剝離，関節窩前縁の骨折）やヒル・サックス病変 Hill-Sachs lesion（上腕骨頭の後外側の欠損）が原因となる．

②習慣性脱臼：明らかな外傷の既往がなく，軽微な動作で脱臼を繰り返すもの．関節部の骨・軟骨の発育障害や関節包・靱帯の弛緩などが原因となる．

d. 肩関節周囲炎
- 加齢による肩関節周囲の軟部組織の変性により，主に腱板，上腕二頭筋長頭腱，滑液包に炎症を起こしたもの．
- 石灰化滑液包炎や石灰化腱炎を呈することがある（図16）．

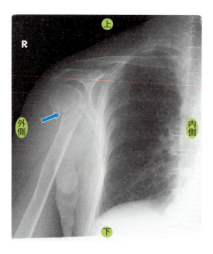

図13 上腕骨外科頸骨折

5. 代表疾患　349

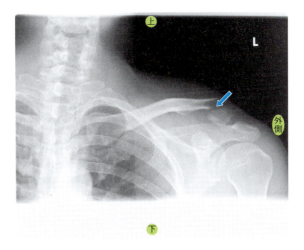

図14　鎖骨骨折

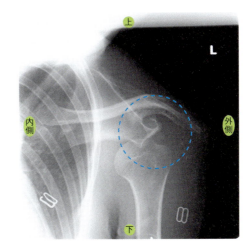

図15　肩関節脱臼

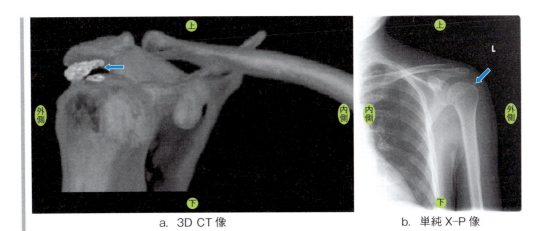

a. 3D CT像　　　　　　　　　b. 単純X-P像

図16　石灰化滑液包炎

- 上腕二頭筋長頭腱炎のテスト法としてスピードテスト Speed test やヤーガソンテスト Yergason test がある（図17）.

e. 腱板損傷
- 加齢や姿勢異常，疲労等による筋緊張の亢進により肩関節複合体の可動障害をきたし，繰り返しの機械的刺激や外力により腱板に障害を負うものである（図18）.
- 腱板損傷のテスト法としてドロップアームサイン drop arm sign，インピンジメントサイン impingement sign，ホーキンスサイン Hawkins sign がある（図19）.

f. SLAP病変
- 肩関節窩の上方部は，関節唇と上腕二頭筋長頭腱起始部の複合体で構成されている．投球，テニスのサーブ，バレーボールのスパイクなどで，この部に突き上げによるストレスが作用して損傷するものと考えられている（図20）.

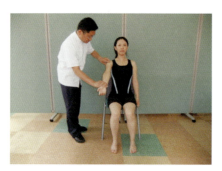

a. スピードテスト
上腕二頭筋長頭部を触知し，前腕に抵抗をかけ，肘伸展位で肩関節を屈曲させる．肩関節の屈曲位で等尺性収縮させ，結節間溝に疼痛が生じるものを陽性とする．

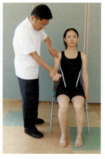 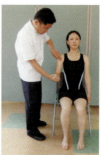

b. ヤーガソンテスト
肘90°屈曲位で前腕を回外させる際に，前腕に抵抗をかけ，結節間溝に疼痛が生じるものを陽性とする．

図17 上腕二頭筋長頭腱炎の整形外科テスト法

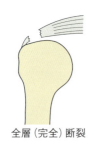 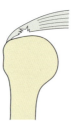 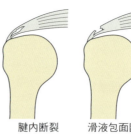 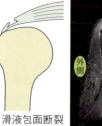 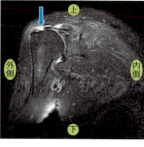

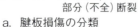

a. 腱板損傷の分類　　　　　　　　　b. 腱板損傷のMRI像

図18 腱板損傷

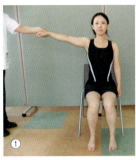 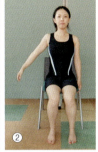 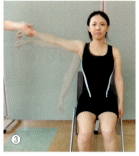

a. ドロップアームサイン
肩関節90°付近（①）で保持できないもの（②）を陽性とする．

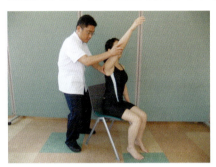

b. インピンジメントサイン
上腕骨の軸方向に圧迫しながら外転挙上すると腱板が肩峰に圧迫され疼痛が出現する．
肩甲骨を上方から下方に圧迫する．

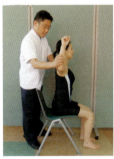 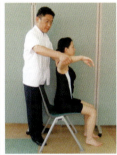

c. ホーキンスサイン
肩関節90°外転位とし内旋させていくと大結節が烏口肩峰靱帯に圧迫され疼痛が出現する．

図19　腱板損傷の整形外科テスト法

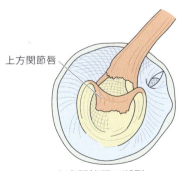 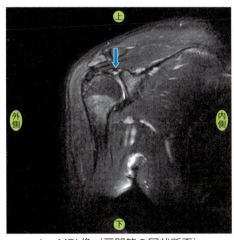

a. 上方関節唇の断裂　　b. MRI像（肩関節の冠状断面）

図20　SLAP病変

B 肘関節，前腕

- 肘関節は上腕骨，尺骨，橈骨によって構成される複合関節であり，体幹，肩関節からの力を手へ伝達し，安定と自由さをもつ関節である．
- 上腕骨と橈骨，上腕骨と尺骨，橈骨と尺骨との間に形成される3つの複合関節である．
- 蝶番関節である．

1. 関節構造

- 肘関節，前腕は，屈曲伸展，回内回外といった特徴的な動きがあるため構造をしっかりと把握する必要がある．
- 肘関節は，野球肘やテニス肘といったスポーツ障害が多い部位である．

1 骨，関節

- 骨：上腕骨，橈骨，尺骨
- 関節：腕尺関節，腕橈関節，上橈尺関節，下橈尺関節（図1）

a. 腕尺関節

- 腕尺関節は，屈伸運動を行う蝶番関節（ラセン関節）である．
- その形状は，上腕に対して前腕は約10°から15°外反する（生理的外反）．この角度をcarrying angle（肘角）という．
- 肘頭と内・外側上顆の位置は，ヒューター Hüter 線とヒューター三角で示される．

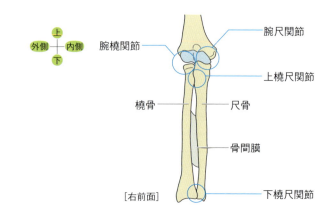

図1 肘，前腕の関節構造

b. 腕橈関節
- 腕橈関節は球関節であり，種々の肘関節屈曲角度で前腕の回内・回外運動を行うことができる．

c. 上橈尺関節，下橈尺関節
- 上橈尺関節は，車軸関節であり，腕橈関節とともに前腕の回内外運動を行う．
- 下橈尺関節は，尺骨下端にある尺骨頭と，橈骨下端の尺骨切痕との間の関節で，上橈尺関節とともに前腕の回内と回外を行う1軸性の車軸関節である．
- 上および下橈尺関節は共同に働いて前腕を回外および回内させる．
- 運動の軸は橈骨頭と尺骨の茎状突起とを結ぶ線で，尺骨は不動のまま，橈骨がこの軸を中心として回転し，その運動範囲は橈骨下端で約180°である．

2 靱 帯

- 外側側副靱帯，内側側副靱帯，橈骨輪状靱帯，方形靱帯，前腕骨間膜がある（図2，3）．
- 内側側副靱帯，外側側副靱帯ともに前部，中間部，後部の3つに分かれている．前部線維は輪状靱帯を補強している．
- とくに，内側側副靱帯の後部線維は，上腕骨外顆と肘頭を結んでおり，投球動作時にスト

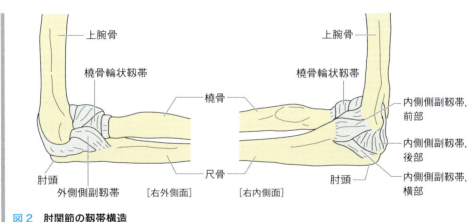

図2 肘関節の靱帯構造

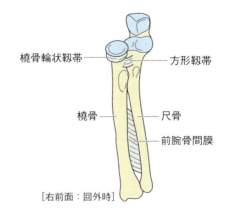

図3 方形靱帯

レスを受けやすい．
- 方形靱帯は，橈骨の軸回旋を制限するのに役立っている．
- 前腕骨間膜は橈骨と尺骨を結合しており，手部からの力を伝達させ，回内外運動に大きく関与している．

③ 関節包
- 前面と後面が薄く，側副靱帯によって補強されている．

2．神 経（図4，5）

① 筋皮神経（C5～C7）
- 腕神経叢から末梢上腕部，前腕部に走行する神経．上肢の屈側を走行し，上腕部で停止する．
- 支配筋は，上腕二頭筋，烏口腕筋，上腕筋で，上腕と前腕の屈曲運動を司っている．
- 外側前腕皮神経に分枝する．

② 橈骨神経（C5～T1）
- 腕神経叢に由来する尺骨神経，正中神経と並ぶ神経．上腕部においては，上腕骨体後面にある橈骨神経溝を上内側から下外側に走り，前腕部においては，橈骨に沿って外側を走行する．
- 後上腕皮神経，下外側上腕皮神経，後前腕皮神経，後骨間神経，背側指神経に分枝する．
- 橈骨神経麻痺でみられる症状として**下垂手** drop hand がある．
- 橈骨神経の運動枝（深枝）である後骨間神経は回外筋浅層の近位辺縁部に形成される線維性の**フローゼ** Frohse **のアーケード**（腱弓）をくぐり前腕，手指の伸筋群に枝を送る．この解剖学的構造からフローゼのアーケードが後骨間神経の絞扼性神経障害を起こしやすい．

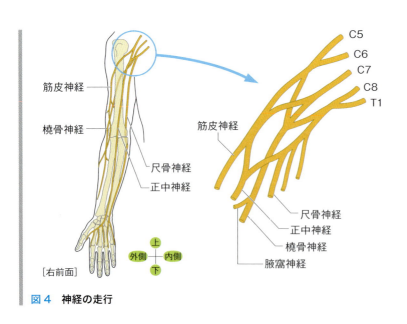

図4　神経の走行

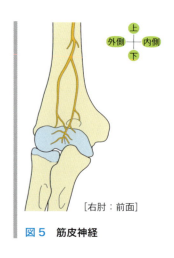

図5　筋皮神経

- フローセのアーケード以外に，短橈側手根伸筋近位部や橈側反回動脈，橈骨頭などが絞扼因子になる．
- 橈骨神経が絞扼されやすい場所は腋窩と上腕の外側での圧迫である．
- 上腕骨に接するように橈骨神経が走行することと，筋肉が薄い部分であるために，上腕骨に橈骨神経が圧迫されやすく障害を受けやすい．

3 尺骨神経（C8，T1）

- 腕神経叢の内側神経束の続きとして腋窩を出て，上腕を下行する神経．尺骨神経麻痺でみられる症状として鷲手 claw hand がある．
- 上腕骨外顆骨折後に**遅発性の尺骨神経麻痺** ulnar nerve palsy を招来することがある．
- 遅発性のものの他に尺側手根屈筋の両頭にまたがる筋膜（オズボーン Osborne 靱帯）の圧迫が麻痺の原因となることがある．
- オズボーン靱帯と内側側副靱帯および内上顆後壁で構成される管を肘部管という．
- 肘関節部において起こった尺骨神経の絞扼性神経障害をまとめ，**肘部管症候群** cubital tunnel syndrome という．

4 正中神経（C5〜T1）

- 腕神経叢の内・外側神経束より起こる．
- 上腕の内側を通過し，肘関節の屈側に達する．
- 肘窩では，上腕二頭筋腱膜におおわれており，円回内筋の両頭のあいだを通り，浅・深指屈筋腱内を通り手根管へ続く．
- 円回内筋浅・深頭間で正中神経が絞扼される障害を円回内筋症候群という．
- 正中神経麻痺でみられる症状として猿手 ape hand がある．

3. 血 管 （「Ⅱ-E. 循環器系」の図15参照）

1 上腕動脈

- 上腕動脈は，腋窩動脈から続き，上腕に血流を供給し，橈骨動脈，尺骨動脈に分岐する．

2 尺骨動脈

- 尺骨動脈は，上腕動脈から分岐し，尺骨神経とともに手掌まで進み，手掌内で浅掌動脈弓を形成する．

3 橈骨動脈

- 橈骨動脈は，上腕動脈から分岐し，腕橈骨筋におおわれ，手関節の外側を回り，背面へと続く．

4. 関節運動，筋の作用

1 肘関節の動き

a. 屈　曲

- 最大屈曲角度は 145°である．前腕回外位での屈曲は上腕二頭筋，回内位で上腕筋，中間位で腕橈骨筋が主として働く．
- 屈筋群の筋収縮力は伸筋群の約 1.5 倍である．

① Spurt muscle（スパートマッスル）

- 筋の付着部が近傍にあり少しの筋短縮でも大きな可動域が得られ，運動の速さに有利な筋で瞬発的に強い動きをする．上腕二頭筋，上腕筋などがあげられる．

② Shunt muscle（シャントマッスル）

- 筋の付着部が遠位端に近く力学的に効率良く働き，負荷のかからない動作ではほとんど使われず，強く負荷のかかる緊急時などで活動する筋肉（エマージェンシーマッスル：emergency muscle）で腕橈骨筋などがあげられる．

b. 伸　展

- 最大伸展角度は，0°である．上腕三頭筋，肘筋が主として働く．

c. 回　内（図6）

- 最大回内角度は 80°である．
- 円回内筋，方形回内筋が主として働き，長・短橈側手根屈筋，長掌筋が補助筋として働く．

d. 回　外（図6）

- 最大回外角度は 90°である．
- 回外筋，上腕二頭筋が主として働き，腕橈骨筋，長母指外転筋，示指伸筋，長・短母指伸筋が補助筋として働く．

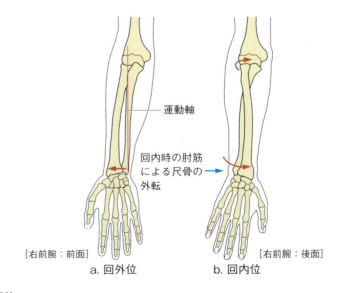

図6　回内・回外
尺骨が固定され，橈骨が転がり滑り要素が加わり回内・回外の運動が起こる．

5. 代表疾患

a. 上腕骨顆上骨折
- 小児に最も頻度の高い骨折．肘関節伸展位で，手をつき受傷する伸展型骨折が9割以上である（図7）．

b. 肘関節脱臼
- 成人では，肩関節に次いで多い脱臼であり，90％以上が後方脱臼である（図8）．

c. 上腕骨外側上顆炎（テニス肘）
- テニス肘と呼ばれることがあるが，テニスが原因での受傷例は少ない（図9）．
- 障害部位は短橈側手根伸筋腱の炎症が主である．
- **使いすぎ**（overuse）が背景に大きく関与している．

d. 上腕骨内側上顆炎（野球肘）
- 野球肘は内側型，外側型，伸展型に分けられる．

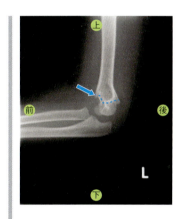

図7　上腕骨顆上骨折（右側面）

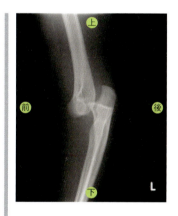

図8　肘関節脱臼（右側面）

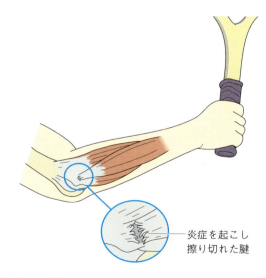

図9　上腕骨外側上顆炎（テニス肘）

- 内側型が多く，内側側副靱帯の前部線維に投球動作時で，回内屈筋群の収縮が加わり，強い牽引力がかかるため疼痛の出現の原因となる（図10）．

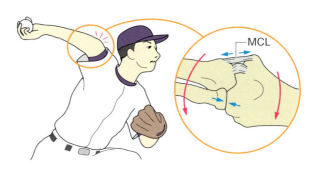

図10　上腕骨内側上顆炎（野球肘）
MCL：内側側副靱帯

C 手関節，手指

- 日常生活において「もの」を触り，認知し，操作する場合，その多くの場合に手が使用される．
- 手はさまざまな物をにぎり，つまむために縦と横のアーチを，筋によって操作することで機能を発揮する．
- 手は運動器と同時に感覚器でもある．
- 手関節，手指の全体像を図1に示す．

1. 関節構造

- 橈骨遠位端と近位手根列からなる**橈骨手根関節**と，近位手根列と遠位手根列の間にある**手根中央関節**を合わせたものが**広義の手関節**である．
- 手関節は，**掌背屈**と**橈尺屈**の2組の運動が可能である．

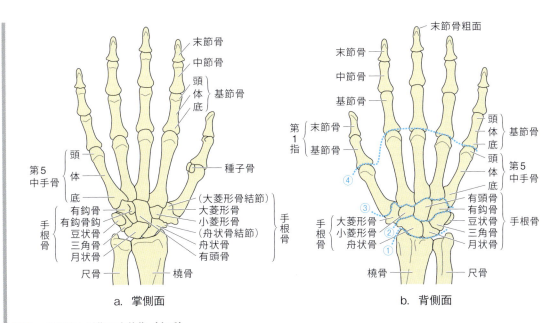

図1 手関節と手指の全体像（右手）
①橈骨手根関節，②手根中央関節，③手根中手関節（CM関節），④中手指節関節（MP関節）

1 骨, 関節

a. 橈骨手根関節
- 骨：**舟状骨**，**月状骨**，**三角骨**と**橈骨**で構成される．
- 正面 X 線像で橈骨関節面と尺骨関節面の長さの同じものは尺骨ゼロ変異，尺骨が橈骨に対して長いものを尺骨プラス変異，逆の場合を尺骨マイナス変異という（図2）．

b. 手根中手関節（CM 関節）
- 骨：中手骨近位端と**大菱形骨**，小菱形骨，有頭骨，有鈎骨で構成される．
- 母指（第1指），環指（薬指，第4指）と小指（第5指）の CM 関節には可動性がある．
- 環指・小指の手根中手関節は強い握り動作時，中手骨下降がみられる（図3）．
- 母指の CM 関節は**鞍関節**で屈伸，内外転，回旋と多方向への運動が可能で，とくに母指と他指との**対立運動**が重要である．
- 示指（第2指）・中指（第3指）の CM 関節にはほとんど可動性がない．

c. 中手指節関節（MP 関節）
- 母指の MP 関節は他の指の**近位指節間関節**（PIP 関節）と同様に**蝶番関節**であり，屈曲・伸展運動が可能である．
- 示指，中指，環指，小指の MP 関節は中手骨頭が半球状，基節骨基部は凹状の**臼状関節**である．

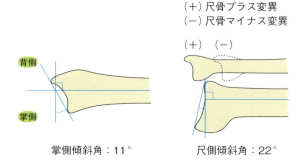

図2　橈尺骨の形状
橈骨遠位端は掌側傾斜角 11°，尺側傾斜角 22°の傾きがある．

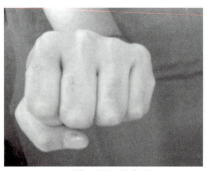 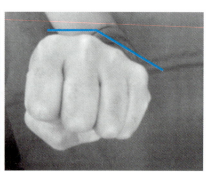

a. 弱い握り動作時　　　　b. 強い握り動作時

図3　環指・小指中手骨降下

d. 指節間関節（IP関節）
- 近位指節間関節（PIP関節），遠位指節間関節（DIP関節）は**蝶番関節**であり，安定した屈曲・伸展運動が可能である．

2 靱　帯
- 側副靱帯はMP関節伸展位では弛緩，屈曲位で緊張するため，伸展位において関節の自由度が大きい．これは，中手骨頭の掌側面が背側面より大きいことと，関節側面の側副靱帯中枢側の付着部は関節の回転中心より背側にあるためである（図4）．

3 腱　鞘
- 浅指・深指両屈筋腱はMP関節以遠から腱付着部までの範囲を靱帯性腱鞘により被覆され，プーリー（滑車）とも呼ばれる．
- 輪状部はA1〜A5と十字部のC1〜C3に分かれており，指屈曲時の腱の掌側脱臼の防止とともに，腱の滑走を良くするはたらきがある（図5）．

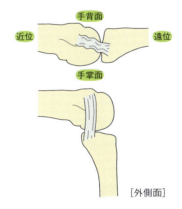

図4　中手指節関節（MP関節）の側副靱帯の走行

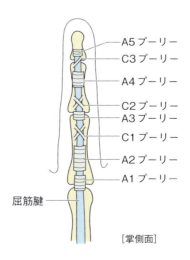

図5　靱帯性腱鞘

4 TFCC（三角線維軟骨複合体 triangular fibrocartilage complex）

- 手根骨と尺骨の間にある**関節円板**を含む靱帯・線維軟骨複合体のことである．
- 遠位部は手根骨を容れる構造でハンモック状，近位部は遠位橈尺関節を直接支持する橈尺靱帯（三角靱帯），尺側手根伸筋腱腱鞘床と尺側関節包の3つのコンポーネントから構成される．
- 尺側手根骨・尺骨頭間のクッションとして働き，前腕長軸上の荷重の約20%を尺骨から手根骨に伝える．このため転倒などの1回の外傷で損傷されることと，スポーツ競技においての繰り返し動作により損傷される場合があり，この場合，非利き手側の損傷も多い．

2. 神 経

1 正中神経（C5〜T1）

- 肘の前方を走行し，円回内筋を貫通し，前腕近位で前骨間神経を分岐する．
- 手関節，および手の屈筋群の大部分を支配し，手内筋として，**短母指外転筋**，**母指対立筋**，**短母指屈筋**および，**虫様筋（示・中指）**を支配する．
- 神経が圧迫や損傷を受けると，母指球筋の麻痺と母指球が萎縮し，母指の対立運動障害と母指，示指，中指の掌側面の感覚障害あるいは脱失が起こる．
- 正中神経麻痺では**猿手** ape hand を呈する（「Ⅱ-C. 神経系」の図49参照）．

2 尺骨神経（C8，T1）

- 上腕骨内側上顆にある尺骨神経溝，手根部で尺骨動脈とともに，手根管の前尺側に位置する**尺骨管**（ギヨン Guyon 管）を通る．
- 手掌で浅枝と深枝に分かれ，感覚神経としての浅枝は，手掌の尺側部と，小指と環指の尺側半分の皮膚に分布する．
- 深枝は**小指外転筋**，**短小指屈筋**，**小指対立筋**，**虫様筋（尺側）**，**背側・掌側骨間筋**，**母指内転筋**および**短母指屈筋深頭**を支配する．
- 手背枝は前腕下部で分岐し，手背で背側指神経となり手背の尺側半分と小指，環指，中指尺側半分の背側の皮膚に分布する．
- 神経麻痺により小指球筋の麻痺と萎縮により小指球は扁平となる．
- 骨間筋と尺側2指の虫様筋の麻痺により第2〜5指の内転・外転が不能となり，環指と小指の MP 関節過伸展位と PIP 関節と DIP 関節の屈曲位をとる．
- 尺骨神経麻痺では**鷲手** claw hand を呈する（「Ⅱ-C. 神経系」の図50参照）．

3 橈骨神経（C5〜T1）

- 腕神経叢の後神経束から分枝し，上腕と前腕の伸筋を支配するため，麻痺すると手は伸展できず，**下垂手** drop hand となる．
- 感覚神経として浅枝は中指の正中より橈側にある2.5指の背側皮膚に分布する．ただし，これらの指の末節部背側は主として正中神経の支配となる．

3. 血　管

- **橈骨動脈**と**尺骨動脈**は手関節を越えた部位で浅枝と深枝に分岐し，浅掌動脈弓，深掌動脈弓を形成し，再び交わる．
- 浅掌動脈弓からは総指動脈が分岐し，さらに固有指動脈となり，各指の側掌側を指先に向かって走行する（図6）．

1 橈骨動脈

- 橈骨にそって走行し，橈骨下端の前面で橈骨手根屈筋腱の橈側の皮下を走向する．この個所では拍動を触知しやすい．母指主動脈は橈骨動脈の終枝の1つで，母指と示指の橈側に分布する．

2 尺骨動脈

- 多くの場合，橈骨動脈より弱く拍動を豆状骨内側で触れる．手関節付近では尺側手根屈筋におおわれている．

4. 関節運動，筋の作用

- 手指に作用する筋には，起始が前腕にあり停止が手にある筋（**外在筋**）と起始，停止ともに手の中にある短い筋（**内在筋**）がある．

1 外在筋

- 手指，手関節の粗大運動は外在筋で行われる．

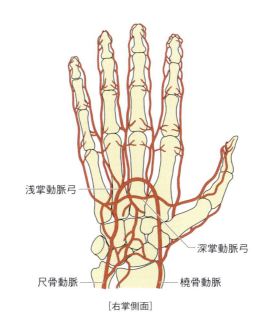

図6　動脈弓

- 手関節の掌背屈角度は指の把持動作の強度に影響を与える．また，外在筋による手指屈曲時，手関節部において屈曲トルクが働くため手根伸筋によりバランスをとる必要がある．

2 内在筋

- 手掌部，および中手骨骨間部にある小筋群の総称である．母指球筋群，小指球筋群，および虫様筋，背・掌側骨間筋群が含まれ，手の巧緻運動のコントロールを司る筋である．

3 指伸筋腱の特徴

- 指背腱膜とも呼ばれ，外在筋の指伸筋腱と内在筋の虫様筋，骨間筋より移行した腱膜により構成され，外在筋と内在筋との筋張力の微妙なバランスにより指を伸展させる（図7）.
- MP関節伸展には基節骨底背面に付着する指伸筋腱の一部が関与する．PIP関節の伸展には中央索で，指伸筋腱と両側の骨間筋から移行する中央索線維により構成される．DIP関節伸展に関与する終止伸腱は指伸筋腱と両側の骨間筋の側索線維からなる．
- 指伸筋は腱間結合により示指から小指の伸筋腱が連結している．指の完全伸展を行うためには指伸筋と内在筋の共調が必要で，指伸筋の収縮のみではMP関節の過伸展となるが，骨間筋，虫様筋の作用によりMP関節の固定と同時にPIP関節，DIP関節の伸展が可能となる．
- 深指屈筋腱が起始となる虫様筋の収縮は，深指屈筋を遠位へ牽引し弛緩させることでIP関節の他動的な伸展抵抗を減少する．

4 手関節の動き

a. 屈 曲

- 橈側手根屈筋，尺側手根屈筋，長掌筋が主要な手根屈筋である．
- 二次的な手根屈筋として，手指の外在屈筋の深指屈筋，浅指屈筋および長母指屈筋がある．
- 外在の指屈筋は，手根屈筋の総断面積の約2/3を占める．
- 手根骨近位列は背側へ偏位し，手根骨遠位列は掌側へ回転する．
- 手関節屈曲運動は**橈骨手根関節で60%**，**手根中央関節で40%**である．

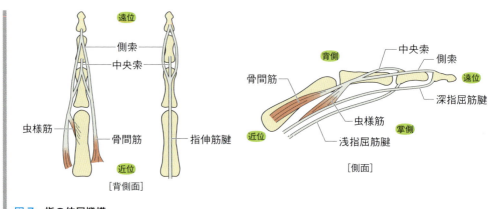

図7 指の伸展機構

b. 伸　展
- 長橈側手根伸筋，短橈側手根伸筋および尺側手根伸筋が主要な手根伸筋であり，二次的な手根伸筋として，指伸筋，示指伸筋，小指伸筋および長母指伸筋がある．
- 手根骨近位列は掌側へ偏位し，手根骨遠位列は背側へ回転する．
- 手関節伸展運動は橈骨手根関節で33.5％，手根中央関節で66.5％である．

c. 橈　屈
- 長・短橈側手根伸筋，長・短母指伸筋，橈側手根屈筋，長母指外転筋および長母指屈筋である．
- 舟状骨，三角骨は掌屈し，三角骨は背側へ浮き上がる．

d. 尺　屈
- 尺側手根屈筋，尺側手根伸筋の2筋である．
- この2つが協調して手関節尺屈が起こるが，関節リウマチで疼痛などにより尺側手根伸筋の活動がない状態での尺屈では手関節が屈曲し，効果的な把持が不可能となる．
- 舟状骨，三角骨は背屈し，三角骨は掌側へ沈み込んでいく．

5 手指の動き

a. MP関節屈曲・伸展
- 屈曲は掌・背側骨間筋，虫様筋，伸展は指伸筋，示指伸筋，小指伸筋が働く．

b. 手指内外転
- 手指内転は掌側骨間筋，手指外転は背側骨間筋である．

c. PIP関節屈曲・伸展
- 屈曲には浅指屈筋，深指屈筋が働き，伸展には指伸筋，虫様筋，掌側・背側骨間筋が働く．

d. DIP関節屈曲・伸展
- 屈曲は深指屈筋のみで，伸展には指伸筋，虫様筋，掌側・背側骨間筋が働く．

6 母指の動き

a. 母指CM関節の動き
- 橈側外転は短母指伸筋，長母指伸筋および長母指外転筋が働く．
- 尺側内転は長母指屈筋，短母指屈筋，母指内転筋および母指対立筋が働く．
- 掌側外転は長母指外転筋，短母指外転筋および母指対立筋が働く．
- 掌側内転は母指内転筋が働く．
- 対立運動には母指対立筋，短母指外転筋，短母指屈筋および母指内転筋が働く．

b. 母指MP関節の動き
- 他のMP関節と異なり一軸性の運動のみで，屈曲が長母指屈筋，短母指屈筋が働き，伸展は長母指伸筋，短母指伸筋が働く．

c. 母指IP関節の動き
- 屈曲に長母指屈筋，伸展に長母指伸筋が働く．

5. 代表疾患

1 舟状骨骨折（図8）
- 手根骨骨折の中では最も頻発する骨折である．
- 受傷は転倒して手関節過伸展位で手をつき，舟状骨が橈骨と有頭骨に挟まる形で骨折となる．
- 固定の維持が困難で，舟状骨への血管が遠位部へ供給されるため，近位骨片の無腐性壊死（むふせいえし）が起こりやすい．

2 ばね指
- 手指屈伸時の弾発現象（ばね現象）が主訴である．
- 機械的刺激により **A1 プーリーが肥厚**することが原因である．
- 原則的に安静保持，薬物療法や装具療法などの保存療法が選択される．

3 スワンネック変形（図9）
- PIP 関節の過伸展，DIP 関節の屈曲，ときに MP 関節の屈曲から成り，関節リウマチによくみられる．手内筋の過緊張により，指伸筋腱が近位方向へ牽引（けんいん）され，PIP 関節が過伸展となる．また，PIP 関節の過伸展により深指屈筋腱が伸張され，深指屈筋腱の停止する末節骨底掌側面が近位方向へ引っ張られることにより DIP 関節は屈曲位をとり，スワンネック変形が生じる．
- このほか，MP 関節や手関節の掌側亜脱臼や屈曲変形によっても生じることがある．

4 橈骨遠位端骨折のリハビリテーション
- 拘縮（こうしゅく）は骨折部に最も近い手関節に発生しやすく，とくに豆状骨以外の近位手根列には筋の付着する骨がないため，橈骨手根関節に拘縮が強く発生し，手根中央関節での代償（だいしょう）運

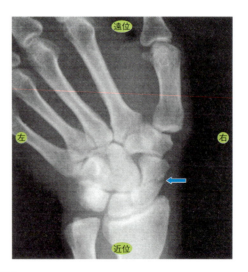

図8 舟状骨骨折（左掌側面）

動が生じる．外固定除去後の初期においては手関節の掌背屈（屈曲伸展）運動により手根骨の動きを促すことが有効である（図10）．

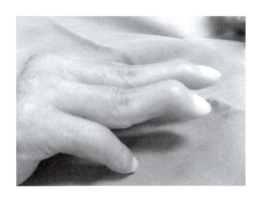

図9　スワンネック変形

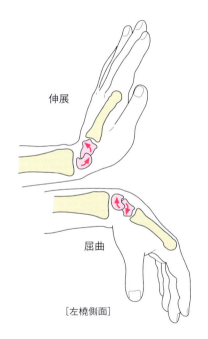

図10　手関節掌背屈（屈曲伸展）運動

D 股関節

- 股関節は骨盤と下肢とを連結し，下肢に荷重を伝える荷重関節として重要な役割を担う．
- 大腿骨頭と寛骨臼との連結を関節唇，関節包，靱帯が補強し，大きな荷重にも耐えうる安定性に加え，広い運動性を有している．

1．関節構造

- 股関節は寛骨の中央に位置する寛骨臼と大腿骨頭から構成される（図1）．
- 深い寛骨臼と関節唇により骨頭のほとんど（約2/3）がおおわれるため，肩関節に比べ関節可動域は制限される．
- 大腿の前面で上方を鼠径靱帯，内側を長内転筋，外側を縫工筋で囲まれた逆三角形の部位を **大腿三角（スカルパ Scarpa 三角）** と呼び，大腿骨頭がこの中に位置する．また大腿三角の中央には内側から大腿静脈，大腿動脈，大腿神経が位置する（図2）．
- 股関節の内圧は屈曲30〜65°，外転15°，外旋15°で最も低い．

1 骨，関節

- 骨：大腿骨，寛骨
- 寛骨は扁平骨で，腸骨，恥骨，坐骨間の骨端線（Y軟骨）が閉鎖して寛骨となる．
- 股関節は球関節の一種である臼状関節であり，運動は多軸性である．

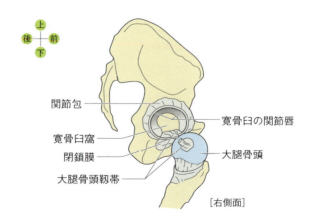

図1　股関節の関節構造

- 大腿骨頭は球形の 2/3 の大きさで上内方を向いている．骨頭の後下方には大腿骨頭靱帯が付着する骨頭窩があり，骨頭窩以外の表面は関節軟骨でおおわれている．
- 大腿骨頸部の軸と骨幹部の長軸との成す角を**頸体角** neck shaft angle という（図3）．新生児では頸体角は大きく外反位にあるが，成長とともに減少し成人では125〜135°となる．頸体角が正常より大きくなった状態を外反股，小さくなった状態を内反股という．
- 大腿骨頸部は骨幹部に対し前内方にねじれている．大腿骨頸部の軸と大腿骨顆部の横軸で成す角を**前捻角** anteversion angle という（図3）．新生児では 15〜57°（平均12°）であるが，成長とともに減少し成人では平均 12〜15°の前捻を呈する．
- 股関節は特徴的な骨梁構造を有しており，大腿骨近位部には圧迫応力に対応する骨梁群と，引っ張り応力に対応する骨梁群がある（図4）．

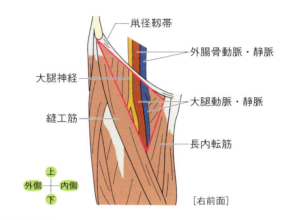

図2　大腿三角（スカルパ三角）

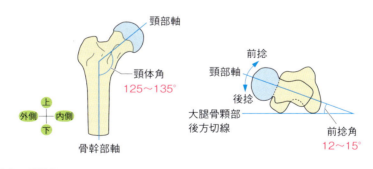

図3　頸体角，前捻角

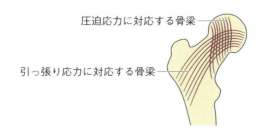

図4　骨梁構造

2 靱　帯

- 腸骨大腿靱帯，恥骨大腿靱帯，坐骨大腿靱帯，大腿骨頭靱帯，輪帯，がある（図1，5）．
- 前方では腸骨大腿靱帯，恥骨大腿靱帯が，後方では坐骨大腿靱帯が関節包を補強し，股関節の安定や動きに大きく関与している．
- 腸骨大腿靱帯は厚く，人体で最も強靱な靱帯であり，逆Y字をしていることからY靱帯とも呼ばれる．
- これら3つの靱帯は股関節の動きにより緊張の度合いが変化し，過度な運動を制限している（表1）．伸展位ではすべての靱帯が緊張し，屈曲位では弛緩する．
- 大腿骨頭靱帯は寛骨臼切痕から大腿骨頭窩に付着し，大腿骨頭への血液供給路である．
- 輪帯は関節包の内面を円周状に取り巻く線維で，連結を強化している．

3 関節包

- 関節包は外層の線維膜と内層の滑膜の2層からなり，肩関節に比べて強靱である．
- 寛骨臼辺縁で関節唇の外側に付着し，大腿骨側の前面では転子間線全体にわたり，後面では大腿骨頸部の遠位約1/3に付着している．そのため頸部後方の一部は関節包外にある．
- 外面は腸骨大腿靱帯，恥骨大腿靱帯，坐骨大腿靱帯により補強される．

4 関節唇

- 寛骨臼辺縁を囲む線維軟骨で，寛骨臼切痕の部分で寛骨臼横靱帯と連続する．
- 関節窩の深さを補い，骨頭を包み込むような形で関節の安定性を増している．
- 外傷性股関節脱臼では関節唇が断裂する．

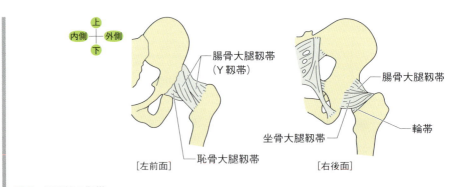

図5　股関節の靱帯

表1　股関節の動きと靱帯の緊張

	屈曲	伸展	外転	内転	外旋	内旋
腸骨大腿靱帯（上）	－	＋	－	＋＋	＋	－
腸骨大腿靱帯（下）	－	＋＋	＋	＋	＋	－
恥骨大腿靱帯	－	＋	＋＋	－	＋	－
坐骨大腿靱帯	－	＋	＋	－	－	＋
大腿骨頭靱帯	－	－	－	＋	－	－

＋＋〜－：靱帯の緊張を示す．

2. 神経（図6）

- 腰神経叢と仙骨神経叢の2つの神経叢により支配される．
- 腰神経叢は第12胸椎（T12）と第1～4腰神経（L1～L4）の前枝で構成され，主な神経は大腿神経，閉鎖神経，外側大腿皮神経である．
- 仙骨神経叢は第4, 5腰神経（L4, L5）と第1～3仙骨神経（S1～S3）の前枝で構成され，主な神経は上殿神経，下殿神経，坐骨神経である．

1 大腿神経（L2～L4）

- 腰神経叢の最大枝で，大腰筋と腸骨筋の間を下方へ走り，鼠径靱帯の下から大腿前面に出てくる．
- 大腿動脈・静脈とともに大腿三角の中央を下方へ走行するため，この部分で大腿動脈の拍動を触れることができる．
- 知覚枝は大腿前内側部の皮膚知覚を支配し，運動枝は腸骨筋，大腿四頭筋，縫工筋，恥骨筋の一部を支配する．

2 閉鎖神経（L2～L4）

- 大腰筋の内側を走り，小骨盤腔に入って閉鎖動脈とともに閉鎖管を通って，大腿前内側に出る．
- 閉鎖孔を出る際に前枝と後枝に分かれ，前枝は恥骨筋，長・短内転筋，薄筋を，後枝は大内転筋を支配する．また前枝は大腿前内側の遠位の皮膚知覚も支配する．

3 外側大腿皮神経（L2～L3）

- 骨盤腔の内壁を下行し，鼠径靱帯の下を通り大腿外側の近位約2/3の皮膚に分布する．
- 下着やベルトなどにより鼠径部での外側大腿皮神経が圧迫されると，大腿近位外側の知覚異常や疼痛を引き起こす．

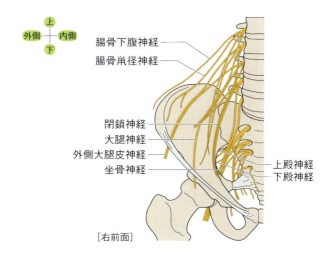

図6　股関節の神経

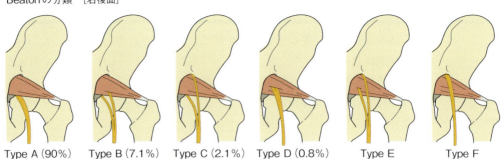

図7 坐骨神経と梨状筋の解剖学的変異のパターン
(Beaton LE, et al : The sciatic nerve and the piriformis muscle. Their interrelation and possible cause of coccygodynia. J Bone Surg Am 20:686-688, 1938)

4 坐骨神経（L4〜S3）

- 人体最大の神経束で，脛骨神経と総腓骨神経の2つの神経からなり，両神経が1つの結合組織の鞘に包まれている．
- 90％が下殿神経とともに梨状筋下孔を通り大坐骨孔から骨盤外へ出て，坐骨結節と大転子の間を下行し，脛骨神経と総腓骨神経とに分かれる．
- 坐骨神経と総腓骨神経は一般に膝窩上方で分岐するが，種々の高さで分かれることがある．
- 総腓骨神経が梨状筋の筋腹を貫通するなど，坐骨神経と梨状筋の関係にはさまざまな解剖学的変異がある（図7）．

5 上殿神経（L4〜S1）

- 上殿動脈・静脈とともに，梨状筋上孔を通り大坐骨孔から骨盤外に出て，中殿筋，小殿筋，大腿筋膜張筋に分布する．

6 下殿神経（L5〜S2）

- 坐骨神経とともに梨状筋下孔を通り大坐骨孔から骨盤外に出て大殿筋に分布する．

7 後大腿皮神経（S1〜S3）

- 梨状筋下孔を通り大坐骨孔から骨盤外に出て，大殿筋の下縁で皮下を下行し，大腿および膝関節後面に分布する．
- 分枝である下殿皮神経は殿部下方に，会陰枝は陰嚢や会陰部に分布する．

3. 血　管（図8）

- 総腸骨動脈は仙腸関節の前で内腸骨動脈と外腸骨動脈に分かれる．
- 内腸骨動脈は骨盤腔内に入り，腸腰動脈，上殿動脈，下殿動脈，閉鎖動脈などの分枝を出す．
- 外腸骨動脈は内腸骨動脈より太く，骨盤内を前下方に走り，鼠径靱帯の下を通過し大腿前面に出て大腿動脈となる．大腿動脈から浅腸骨回旋動脈，大腿深動脈を分枝する．

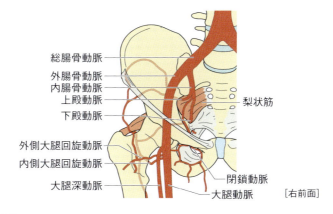
図8 股関節の血管

1 大腿骨頭の血管分布

- 骨頭への血流は閉鎖動脈，内側大腿回旋動脈，外側大腿回旋動脈の分枝よりなる血管網によって供給される．
- 内側大腿回旋動脈は大腿骨頭の2/3の領域を栄養しており，大腿骨頭の血液供給には最も重要である．
- 大腿骨頭へ分布する血管は骨折などの際に損傷を受けやすい．
- 大腿骨頭靱帯動脈（閉鎖動脈の寛骨臼枝）は栄養血管としての役割は少なく，その重要性は現在でもはっきりわかっていない．

4．関節運動，筋の作用（図9，表2）

1 股関節の動き

a. 屈 曲
- 腸腰筋，大腿筋膜張筋，大腿直筋，恥骨筋が主動作筋として働く．
- 膝関節伸展位ではハムストリングスの緊張が制限因子として働く．

b. 伸 展
- 大殿筋，大腿二頭筋（長頭），半腱様筋，半膜様筋の作用による．腸骨大腿靱帯および股関節屈筋群の緊張により制限される．

c. 外 転
- 大腿筋膜張筋，中殿筋の作用による．
- 片脚立位時には骨盤を平行に保つため強い外転筋力が働き，股関節に体重の約3倍の合力がかかる．
- 外転筋の機能不全がある場合，患側下肢での荷重時に反対側の骨盤が下がり**トレンデレンブルグ Trendelenburg 現象**が陽性となる（図10）．反対側に杖をつくことにより支点からのレバーアーム（*l*）が長くなることにより，中殿筋を助け股関節への負担を軽減することができる（図10b）．

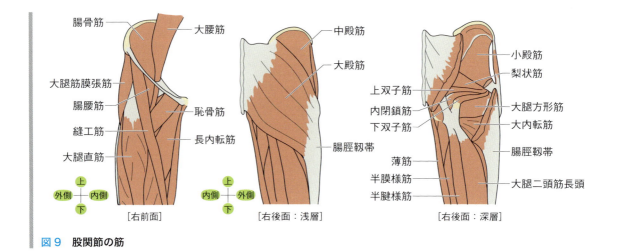

図9 股関節の筋

表2 股関節の動き

	屈曲	伸展	外転	内転	外旋	内旋
腸腰筋	○				△	
縫工筋	△		△		△	
大腿直筋	○		△			
恥骨筋	○			○	△	
大腿筋膜張筋	○		○			
大殿筋		○	△		○	
大腿二頭筋		○			△	
半腱様筋		○				△
半膜様筋		○				△
中殿筋	△	△	○		△	△
小殿筋	△	△	△		△	○
薄筋	△	△		○		
長内転筋	△			○	△	
短内転筋	△			○	△	
大内転筋	△			○		
深層外旋6筋					○	

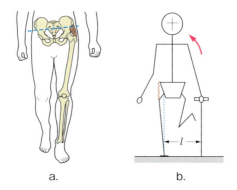

図10 トレンデレンブルグ現象
l:レバーアーム

d. 内　転
- 大内転筋，長内転筋，短内転筋，薄筋，恥骨筋の作用による．
- 屈曲60°までは内転筋は屈曲筋としても働き，60°以上では伸展筋として働く．

e. 外　旋
- 深層外旋6筋（外閉鎖筋，内閉鎖筋，上双子筋，下双子筋，大腿方形筋，梨状筋）と大殿筋の作用による．
- 股関節屈曲位では靱帯の緊張による制限がなくなり可動域が拡大する．

f. 内　旋
- 小殿筋の作用による．
- 股関節屈曲位では靱帯の緊張による制限がなくなり可動域が拡大する．

5. 代表疾患

1 大腿骨頸部骨折

- 高齢者の4大骨折の1つで，骨粗鬆症を基盤として転倒などの軽微な外傷によって起こる．若年者では強い外力が加わった際に発生する．
- 関節包内にある内側骨折と関節包外にある外側骨折に分けられる．内側骨折を大腿骨頸部骨折（狭義）といい，外側骨折を大腿骨転子部骨折という．
- 内側骨折では骨折により頸部側からの血行が断たれると大腿骨頭壊死を発生する．
- **ガーデン Garden の分類**は内側骨折を骨折部における転位の程度により Stage I〜IV に分類しており，治療法を選択するうえで最もよく用いられている（図11）．
- ガーデンの分類の Stage I, II では保存療法や骨接合術が選択される．Stage III, IV では骨頭への血行が断絶し，骨頭壊死になる可能性が高いため，一般的に人工骨頭置換術が選択されることが多い（図12）．
- 外側骨折は内側骨折に比べ骨癒合が良好なため，保存療法での治癒が可能であるが，一般的に高齢者に対しては早期離床の目的から骨接合術が選択される（図13）．

2 変形性股関節症

- わが国では先天性股関節脱臼や臼蓋形成不全などに続発する二次性変形性股関節症が多

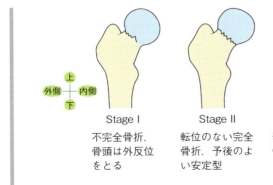
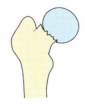
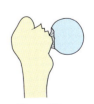

Stage I
不完全骨折．骨頭は外反位をとる

Stage II
転位のない完全骨折．予後のよい安定型

Stage III
部分的に転位のある完全骨折．骨頭は内反位をとる．後方骨皮質は残存

Stage IV
完全に転位した完全骨折．両骨片は完全に分裂

図11　ガーデンの分類

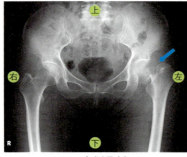
a. 内側骨折

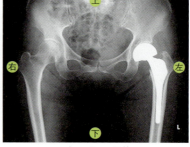
b. 人工骨頭置換術

図12　内側骨折と人工骨頭置換術
b：骨頭を特殊な金属やセラミックに置き換える．金属と骨との接合にはセメントを用いる方法と用いない方法がある．

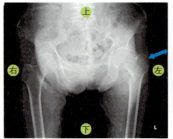
a. 左大腿骨外側（転子部）骨折

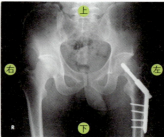
b. CHS (commpression hip screw)

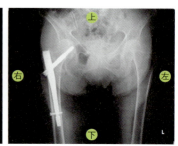
c. gmma nail

図13　骨接合術
b．コンプレッションヒップスクリュー（CHS）：転子部骨折に対する代表的な手術法．ラグスクリューとプレートの組み合わせにより固定する．ラグスクリューは荷重によりスライドするため，骨折部に適度な圧迫が加わる．
c．ガンマネイル gmma nail：CHS同様，転子部骨折に用いられる．髄内釘とラグスクリューの組み合わせにより固定する．

- く，女性に多い．
- 屈曲，内転，外旋位をとり，伸展，外転，内旋制限が生じる．進行すると屈曲制限も出現する．
- 一般に60歳以上で進行期から末期の変形性股関節症には**全人工関節置換術（THA）**が行われる（図14）．
- 臼蓋形成不全では**CE角**や**シャープSharp角**が変化する（図15）．
- CE角は骨頭中心を通る垂線と骨頭中心と臼蓋嘴先端を結ぶ線とのなす角で，成人では25°以上になる．15°以下では臼蓋形成不全である．
- シャープ角は涙痕下端と臼蓋嘴先端を結ぶ線と両側の涙痕下端を結ぶ線とのなす角で，成人では平均35°であり，40°以上で臼蓋形成不全とされる．

③ 梨状筋症候群

- 坐骨神経が梨状筋部で圧迫される絞扼性神経障害である．
- 坐骨神経と梨状筋との解剖学的変異が素因となって起こることがある（図7参照）．

5. 代表疾患 377

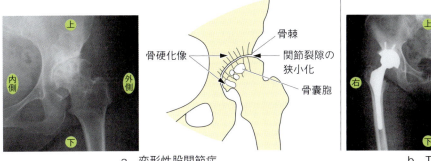

a. 変形性股関節症　　　　　　　　b. THA

図14　変形性股関節症とTHA
b：骨頭と臼蓋の両方を人工物に置き換える.

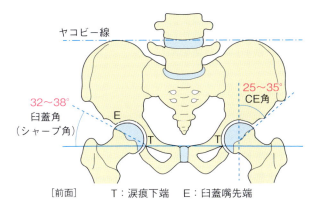

図15　CE角, シャープ角

E 膝関節

- 膝関節は大腿骨と脛骨からなる脛骨大腿関節と，膝蓋骨と大腿骨からなる膝蓋大腿関節の複合体である．脛骨大腿関節は人体最大の顆状関節である．
- 運動は2つの運動面で生じる．矢状面における屈曲・伸展運動と，水平面における内旋・外旋運動である．他動的には前額面における外反・内反運動も起きる．
- 歩行や走行の際，機能的に股関節や足関節と相互して運動を行い，また，安定性の保持にも機能する．

1. 関節構造（図1, 2）

- 膝関節は**脛骨大腿関節**と**膝蓋大腿関節**の複合体であり，腓骨は直接関与していない．
- 脛骨大腿関節は**大腿骨**の内側顆と外側顆，**脛骨**の内側顆と外側顆で構成される．大腿骨の外側顆は内側顆より大きいが，関節面は内側顆の方が広い．大腿骨の関節面は脛骨の関節面の前後方向の距離にして約2倍の長さがある．
- 脛骨の関節面はほぼ平坦な構造であり，大腿骨の関節面との適合性は不良であり，安定性に劣る．**関節半月**（半月板）は関節面を適合させ，関節内では十字靱帯，関節外では側副靱帯がこれを補い，安定性をもたらしている．関節前面には大腿四頭筋腱，膝蓋骨，膝蓋靱帯などがある．
- 膝蓋大腿関節は膝蓋骨関節面と大腿骨膝蓋面で構成される．

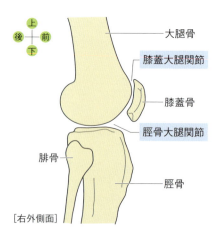

図1　膝関節

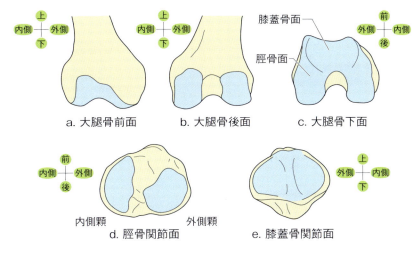

図2 膝関節の関節面（右）

1 骨，関節（図1）
- 骨：大腿骨，脛骨，膝蓋骨
- 関節：脛骨大腿関節，膝蓋大腿関節

2 靱帯（図3，4）
- **前十字靱帯**と**後十字靱帯**は，関節内で交差し大腿骨と脛骨を連結する．
- 前十字靱帯は脛骨の前方移動と回旋を防ぐ．前内側束は屈曲位，後外側束は伸展位でより強く緊張する．
- 後十字靱帯は脛骨の後方移動と回旋を防ぐ．前外側束は屈曲位，後内側束は伸展位でより強く緊張する．
- **内側側副靱帯**は強力な帯状構造で内側半月と結合し，膝関節の外反を制動する．
- **外側側副靱帯**は細いヒモ状で関節半月（半月板）との結合はなく，膝関節の内反を制動する．

3 関節半月（半月板）（図5）
- 関節半月は**内側半月**と**外側半月**があり，大腿骨顆と脛骨顆の間に位置している．横断面が三角形状で，形が半月状の関節内線維軟骨である．
- 関節半月の機能は，関節の適合性向上，荷重分散，衝撃吸収，潤滑の補助，可動域を適正に保つ，などである．
- 内側半月は細いC字状，外側半月はO字状に近い形である．
- 関節半月の運動は大腿骨顆部の運動と連動している．前角と後角が固定されているため，変形することにより移動性をもつ．
- 外側半月は内側半月より，関節面の形状，半月の大きさや固定性などのため，より大きな変形許容度（移動性）を有する．
- 関節半月の運動は，膝関節屈曲時に後方，伸展時に前方へ移動する．

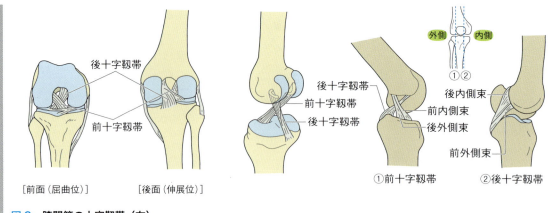

図3 膝関節の十字靱帯（右）

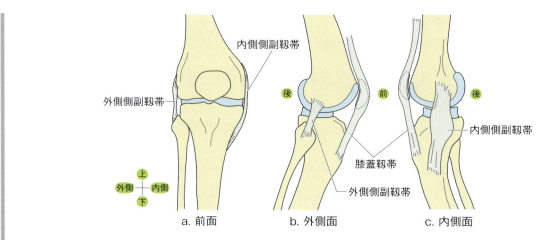

図4 膝関節の側副靱帯（右）

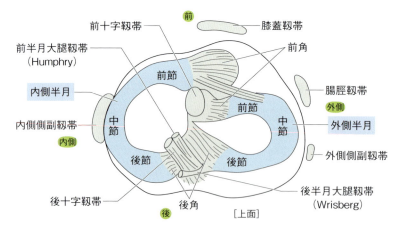

図5 関節半月（半月板）（右）

4 関節包（図6）

■ 内・外側の脛骨大腿関節と膝蓋大腿関節を包む線維性関節包は，筋や靱帯，筋膜によって

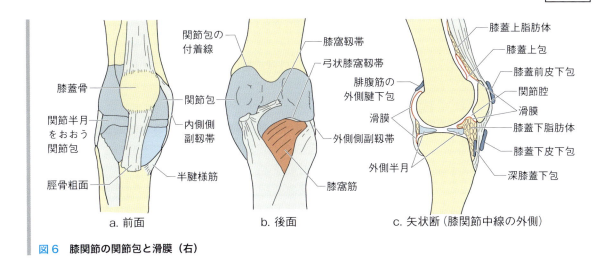

図6　膝関節の関節包と滑膜（右）

強く補強されている．前関節包，後関節包，内側関節包，外側関節包，後外側関節包の5つの関節包からなる．

5 滑　膜（図6）

- 関節包内面は，関節縁に付着する滑膜である．

2．神　経

1 大腿神経（L2～L4）（図7）

- 腰神経叢の最大最長の神経である．大腿筋の筋束の間で形成され，大腰筋の外側縁から現れ，鼠径靱帯の後方を通って大腿三角に達し分岐する．また，**伏在神経**はここで分岐し，

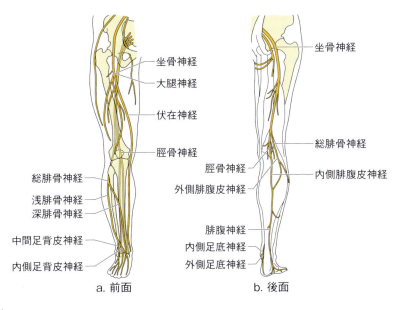

図7　下肢の神経（右）

終枝は足まで届く長い感覚枝である．他の皮枝は大腿神経外側前皮枝と大腿神経内側前皮枝がある．
- 縫工筋，恥骨筋，大腿直筋，中間広筋，外側広筋，内側広筋を支配する．

2 脛骨神経（L4〜S3）（図7）
- 坐骨神経の内側枝として膝窩を経てヒラメ筋腱弓下をくぐり，後脛骨動脈・静脈とともに神経血管束として末梢へ向かう．そして，深層の屈筋腱とともに足根管を通過して足底側へ現れ，内側および外側足底神経へ分岐する．
- 腓腹筋，ヒラメ筋，足底筋，膝窩筋，後脛骨筋，長趾屈筋，長母趾屈筋を支配する．
- 脛骨骨幹部骨折や内果骨折により引き起こされることがある神経障害の後に，この神経が圧迫されて**足根管症候群** tarsal tunnel syndrome を引き起こす．

3 総腓骨神経（L4〜S2）（図7）
- 坐骨神経の外側終枝であり，膝窩を越え腓骨頸を回りながら**浅腓骨神経**と**深腓骨神経**に分かれる．前者は腓骨筋群へ線維を与えながら，長腓骨筋と腓骨の間を足背へ向かう．後者は骨間膜を貫通して伸筋群内へ入り線維を与える．
- 浅腓骨神経は長・短腓骨筋，深腓骨神経は前脛骨筋，長趾伸筋および第三腓骨筋，長母趾伸筋短趾伸筋，短母趾伸筋を支配する．
- 総腓骨神経は腓骨頭の直下で損傷を受けることが多く，前方筋区画と外側筋区画に属する筋群の筋力低下または麻痺が生じ，下垂足状態となる．

3. 血　管

1 膝窩動脈（図8）
- 内転筋腱裂孔を出たところで，**大腿動脈**から**膝窩動脈**となり，膝窩の下端で**前脛骨動脈**

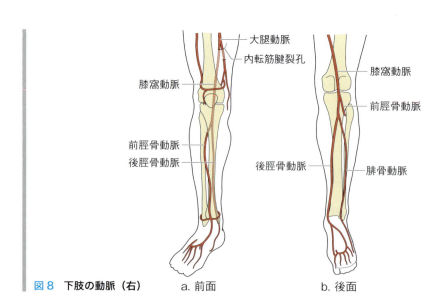

図8　下肢の動脈（右）　　a. 前面　　　　　　　　　　b. 後面

と**後脛骨動脈**に分岐する．

2 前脛骨動脈，後脛骨動脈，腓骨動脈（図8）

- 膝窩筋下縁で終枝である前・後脛骨動脈となる．
- **前脛骨動脈**は下腿骨間膜上縁で下腿伸筋区画に入り，前脛骨筋と長母趾伸筋の間を下行する．
- **後脛骨動脈**は膝窩動脈の直接の続きであり，下腿屈筋区画へ入り，内果の後方を走る．後脛骨動脈から**腓骨動脈**も分岐する．

3 下肢の主要静脈（図9）

- 下肢の静脈には浅層の静脈系，深層の静脈系，浅層と深層をつなぐ貫通静脈系がある．静脈血の約85％が深層の静脈系により，約15％は浅層の静脈系により還流される．

4. 関節運動，筋の作用

1 脛骨大腿関節の屈曲・伸展運動（図10）

- 大腿骨と脛骨における**転がり運動**（rolling）と**滑り運動**（sliding）が複合して行われることにより，円滑な運動が遂行される．完全伸展位からの屈曲初期は，転がり運動だけであるが，徐々に滑り運動の要素も加わり，屈曲の最終段階では滑り運動だけとなる．

2 screw-home movement（図11）

- 膝関節の伸展運動の際，完全伸展位になる直前に外旋運動（約10°）が生じる．これをscrew-home movement（スクリュー・ホームムーブメント，終末強制回旋運動）という．
- 膝関節は完全伸展位でロッキングする作用があるため，膝をしめる（locking mechanism）とも表現する．

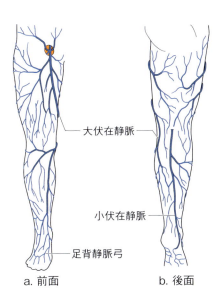

図9 下肢の静脈（右） 　　a. 前面　　　　　　　　b. 後面

大伏在静脈

小伏在静脈

足背静脈弓

3 膝蓋大腿関節の接触面（図12）

- 膝蓋大腿関節の接触領域と圧力は，膝関節の屈伸角度により異なる．膝関節が伸展すると膝蓋骨上の接触点は上極から下極へ移動する．

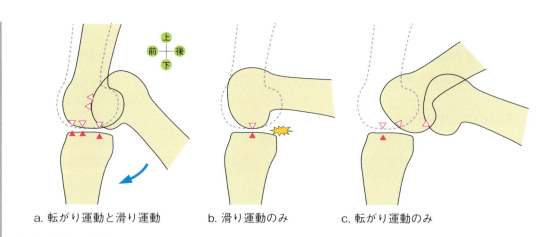

図10 膝関節の運動

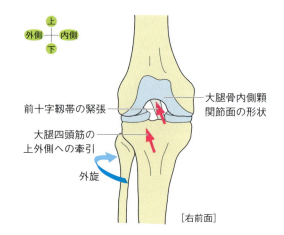

図11 screw-home movement

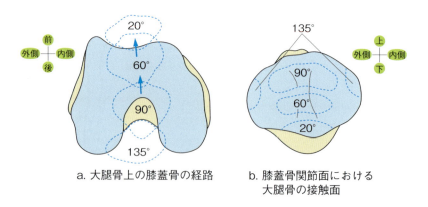

図12 膝蓋大腿関節の接触面（右）

4 膝関節の動き

a. 屈　曲
- **半腱様筋，半膜様筋，大腿二頭筋**が主動筋，大腿筋膜張筋，縫工筋，薄筋，腓腹筋，膝窩筋，足底筋が補助筋として作用する．

b. 伸　展
- **大腿四頭筋**が主動筋として作用する．
- 大腿四頭筋—膝蓋骨—膝蓋靱帯—脛骨粗面は膝関節伸展機構として，ひとつのまとまった力の伝達機能である．
- 大腿四頭筋の膝伸展筋力は，膝屈筋群による膝屈曲力の約1.5倍程度になる（isokinetic machine を使用した測定による）．

c. 外　旋
- **大腿二頭筋**が主動筋，大腿筋膜張筋が補助筋として作用する．

d. 内　旋
- **半膜様筋，半腱様筋**が主動筋，縫工筋，薄筋，膝窩筋が補助筋として作用する．

5. 代表疾患

a. 変形性膝関節症
- **変形性膝関節症** knee osteoarthritis は関節軟骨の変性を基盤とした非炎症性の疾患である（図13）．

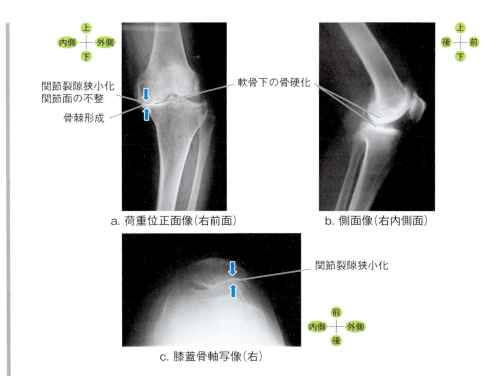

図13　変形性膝関節症のX線像

- 病因は一次性と二次性に分けられ，先天異常，代謝性疾患，外傷など明確な原因があるものは二次性，ないものは一次性である．
- 女性の高齢者に好発し，日本人は内反変形が多い（図14）．

b. 炎症性疾患

- 膝関節は炎症性疾患の好発部位である．
- 関節リウマチ，痛風，偽痛風，感染性関節炎などがある．

c. オスグッド・シュラッター病

- **オスグッド・シュラッター** Osgood-Schlatter **病**は発育期のスポーツ選手にみられる膝伸展機構の障害であり，**使いすぎ** overuse により発症することが多い．
- 大腿四頭筋の過度の収縮を繰り返すことにより，膝蓋腱の脛骨付着部に慢性的な機械的刺激を受けて発症する．脛骨粗面部が膨隆し，運動時痛を生じる（図15）．

d. 膝蓋大腿関節障害

- **膝蓋軟骨軟化症**は，膝蓋骨の一部に軟化，膨隆，亀裂などの軟骨病変をきたす疾患である．スポーツ選手，靱帯損傷後，膝蓋大腿関節の形態異常や膝蓋骨亜脱臼を呈する場合などに多く発症する．
- 滑膜ヒダ障害（タナ障害）の多くは，膝蓋内側滑膜ヒダが，膝関節の屈伸に際して膝蓋骨と大腿骨内側顆との間に挟まり，機械的刺激を受けて肥厚し発症する．
- **膝蓋大腿関節症**には，明らかな原因が考えられない一次性のものと，膝蓋骨骨折や脱臼などの外傷後に発生する二次性のものがある．

e. 前十字靱帯損傷（図16）

- **前十字靱帯損傷** anterior cruciate ligament injury はスキーやバスケットボール，サッカー，アメリカンフットボールなどで多く発生する．
- 受傷時に脱臼感，断裂音（pop音）を伴うことが多く，膝くずれにより，スポーツ活動が継続できないことが多い．また，受傷後2時間後くらいから，関節血症のため徐々に腫脹，熱感，疼痛が生じてくる．
- 損傷された前十字靱帯は，保存療法では十分に修復されず，放置したままスポーツ活動を行うと，**膝くずれ** giving way を反復する．

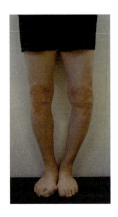

図14 内反変形

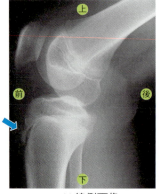

a．X線側面像

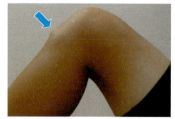

b．脛骨粗面部の膨隆

図15 オスグッド・シュラッター病

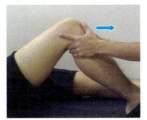
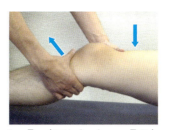

a. 前方引き出しテスト
前十字靱帯損傷：脛骨の前方移動量が大きい．

b. ラックマン Lachman テスト
前十字靱帯損傷：脛骨は前方へ引き出される．
正常膝では，脛骨の前方移動が制動され end point を感じる．

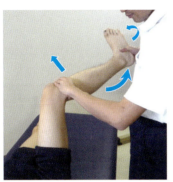

c. N-テスト
前十字靱帯損傷：屈曲 90°から徐々に伸展していくと，約 30°付近で脛骨が亜脱臼する．

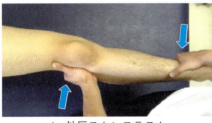
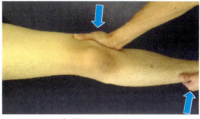

d. 外反ストレステスト
膝屈曲 0°：内側側副靱帯の後斜走線維の損傷または，他の合併損傷も疑われる．
膝屈曲 30°：内側側副靱帯の前縦走線維の損傷

e. 内反ストレステスト
膝屈曲 0°：外側側副靱帯損傷および他の合併損傷も疑われる．
膝屈曲 30°：外側側副靱帯の単独損傷

図16 膝靱帯損傷における整形外科的徒手検査

- スポーツ活動を希望する対象者には，再建術が施行されることが多い．

f. 内側側副靱帯損傷（図16）

- とくに男性がコンタクトプレイで受傷することが多い．
- 損傷程度は，Ⅰ度，Ⅱ度，Ⅲ度に分類される．
- 多くは単独損傷であるが，Ⅲ度損傷では合併損傷も多く，診断に注意を要する．
- 基本的には保存療法が選択される．

g. 後十字靱帯損傷
- 発生機転として，脛骨前面を床面に打撲して生じることが多い．
- **脛骨後方落ち込み徴候** sagging sign of the tibia が認められる（図17）．
- 基本的には保存療法が選択される．

h. 関節半月損傷
- スポーツ活動中に，荷重した状態で膝関節に異常な回旋や圧縮力が加わると，関節半月（半月板）articular meniscus の一部が脛骨と大腿骨の間に挟まり損傷を受けることが多い．
- 断裂の形態は，縦断裂，横断裂，水平断裂などがあり，これらが混ざり合った混合断裂もある（図18）．
- ロッキングによる可動域制限や，強い疼痛を有する対象者には，切除術（部分または全）や縫合術が施行される．

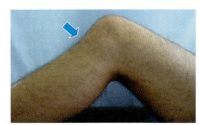 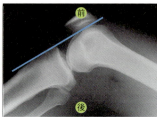 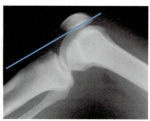

a. 脛骨後方落ち込み徴候　　b. 正常膝のX線像（側面像）　　c. 後十字靱帯損傷膝のX線像（側面像）

図17 脛骨後方落ち込み徴候

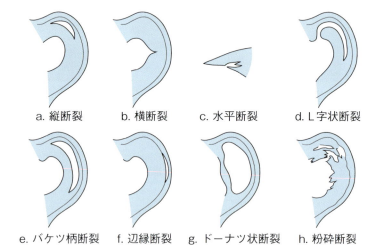

a. 縦断裂　b. 横断裂　c. 水平断裂　d. L字状断裂
e. バケツ柄断裂　f. 辺縁断裂　g. ドーナツ状断裂　h. 粉砕断裂

図18 関節半月損傷の形態

F 足関節，足部，足趾

- 足は 7 個の足根骨，5 個の中足骨，14 個の趾骨（趾節骨）の合計 26 個の骨からなる．
- 足関節は距腿関節と距骨下関節の総称とされるが，距腿関節のみを指すこともある．
- 足部は横足根関節と足根中足関節により 3 つに区分される．踵骨・距骨を後足部，残りの足根骨を中足部，中足部より遠位を前足部とする．

1. 関節構造

- **距腿関節**は，脛骨の下関節面と内果関節面および腓骨の外果関節面で形成する関節窩と，距骨上面の距骨滑車からなる蝶番関節の変形であるラセン関節になる（図1）．
- **距骨下関節**は，距骨の下面と踵骨上前面との間の関節で，前距踵関節，中距踵関節，後距踵関節の3つの部分で接合する顆状関節である（図1）．
- 内側に三角靱帯，外側に前距腓靱帯，踵腓靱帯，後距腓靱帯が走行している．
- **横足根関節（ショパール Chopart 関節）**は，外側の踵立方関節と内側の距踵舟関節からなる（図2）．
- **足根中足関節（リスフラン Lisfranc 関節）**は，後方に位置する内側・中間・外側楔状骨および立方骨と，前方に位置する5つの中足骨底との間の関節の総称である（図2）．
- **脛腓靱帯結合**は，脛骨の凹状の腓骨切痕と腓骨の凸状の内側面との連結によって形成される．

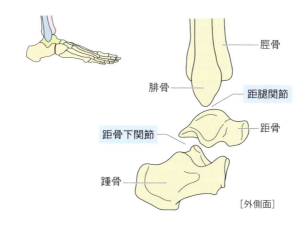

図1　足関節

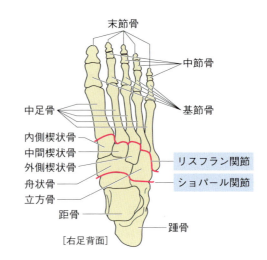

図2　足の骨格

1 骨，関節（図1, 2）

a. 足関節
- 骨：脛骨，腓骨，距骨，踵骨
- 関節：距腿関節，距骨下関節

b. 足部
- 骨：舟状骨，立方骨，楔状骨，中足骨，趾骨（趾節骨）
- 関節：横足根関節（ショパール関節：距踵舟関節，踵立方関節），足根中足関節（リスフラン関節），楔舟関節，立方舟関節，楔状間関節，楔立方関節，中足間関節，中足趾節関節，趾節間関節

2 靱帯（図3, 4）

- **前距腓靱帯**は足内がえし，および下腿に対する足部の前方移動で緊張する．足関節内反捻挫で損傷されることが多い．
- **踵腓靱帯**は足関節底背屈0°での内反時に緊張する．前距腓靱帯と合併して損傷することが多い．
- **後距腓靱帯**は足関節の背屈位での内反時に緊張する．過度の背屈時や，内反による前距腓靱帯および踵腓靱帯の断裂後に損傷することが多い．
- **三角靱帯**は強力な三角形状の靱帯であり，浅層と深層に分けられる．主に浅層が外転を，深層が外反を制動する．

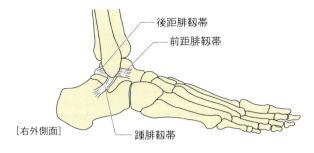

図3　主な外側の靱帯

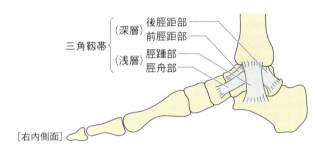

図4　主な内側の靱帯

2. 神 経（「Ⅴ-E. 膝関節」の図7参照）

1 深腓骨神経（L4〜S2）

- 深腓骨神経は骨間膜を貫通して伸筋群内へと入り，前脛骨筋，長趾伸筋，長母趾伸筋に線維を与える．その後，前脛骨動脈と共に下腿骨間膜上を前脛骨筋と長母趾伸筋に挟まれて走り，足背に至る．
- 深腓骨神経の単独損傷は，**下垂足**や**鶏足**などの歩行障害が出現することがある．

2 浅腓骨神経（L4，L5，S1）

- 浅腓骨神経は腓骨筋群への線維を与えながら，長腓骨筋と腓骨の間を足背へ向かう．
- 浅腓骨神経の単独損傷は，一般に感覚性の終枝のみが障害され，下肢の遠位部や足背に**疼痛**が生じる．

3 脛骨神経（L4〜S3）

- **坐骨神経**の内側枝として膝窩を経てヒラメ筋腱弓下をくぐり，浅・深足底筋群へ向かう．後脛骨動脈・静脈とともに神経血管束として末梢へ向かい，深層の屈筋腱とともに足根管を通過して足底側へ現れ，内側および外側足底神経へ分岐する．
- 腓腹筋，ヒラメ筋，足底筋，膝窩筋，後脛骨筋，長趾屈筋，長母趾屈筋を支配する．
- 脛骨骨幹部骨折や内果骨折により引き起こされる重篤な神経障害の後に，この神経の圧迫は**足根管症候群**を引き起こす．

4 内側足底神経

- 足底の内側に分布し，母趾外転筋，短趾屈筋，短母趾屈筋内側頭，第1・2虫様筋を支配する．

5 外側足底神経

- 足底の外側に分布し，短母趾屈筋外側頭，第3・4虫様筋，足底方形筋，小趾外転筋，短小趾屈筋，小趾対立筋，骨間筋，母趾内転筋を支配する．

3. 血　管（図5，「V-E.膝関節」の図8，9参照）

1 足背動脈，足底動脈

- 前脛骨動脈が伸筋支帯の遠位端で足背動脈として足背へ続く．
- 後脛骨動脈が内側・外側足底動脈となり，足底へ続く．

2 足背静脈弓，足底静脈弓

- 足背の血液は足背静脈弓へ，足底の血液は足底静脈弓へ集まり，両者には連絡がある．

3 大伏在静脈，小伏在静脈

- 足背静脈弓は，大伏在静脈と小伏在静脈へ続く．
- 大伏在静脈は，人体で最も長い静脈で，下腿と大腿の内側を上行し，股関節付近で大腿静脈と合流する．
- 小伏在静脈は，下腿の後・外側を上行し，膝窩で膝窩静脈に合流する．

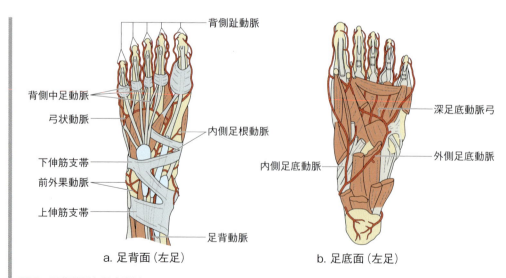

a. 足背面（左足）　　b. 足底面（左足）

図5　足背動脈と足底動脈

4. 関節運動，筋の作用

1 距腿関節のほぞ穴構造（図6）

- **距骨滑車**の幅は，後方より前方が約5mm広い台形状になる．これにより底屈位では関節の遊びがあるが，背屈位では距骨の前方がほぞ穴の脛腓構成部分の中に楔としてはまり込み，関節は安定する．
- 遠位脛腓関節は背屈に伴って，内果と外果の間が開く．腓骨は挙上し外旋する．底屈に伴って腓骨は下降し内旋する．

2 距腿関節の運動軸（図7）

- 距腿関節の動きは，内外果尖端を通り，距骨体を通る回転軸の周りで起こる．この軸は，純粋な内外側軸から前額面で約10°，水平面で約6°ずれ，背屈ではわずかの外転と外がえしを伴い，底屈ではわずかな内転と内がえしを伴う．

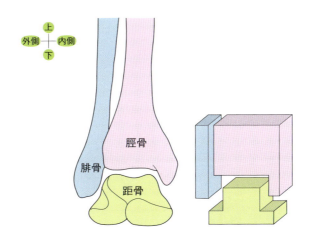

図6　距腿関節のほぞ穴構造

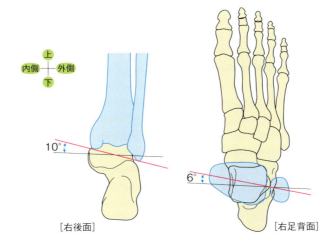

図7　距腿関節の運動軸

3 距骨下関節の運動軸（図8）

- 距骨下関節の回転軸は，踵の外後方を貫き，距骨下関節を通り，前方，内側と上方の方向へ走る．水平面から42°，矢状面から16°に位置し，踵骨は距骨に対して回転軸と直交する面内で回内・回旋する．

4 足弓（足アーチ）（図9）

- 内側縦足弓 longitudinal arch of foot, medial part，外側縦足弓 longitudinal arch of foot, lateral part，横足弓 transverse arch of foot の3つがあり，骨，靱帯，関節包や，筋群で吊り上げられ，保持されている．
- 衝撃の吸収，運動エネルギーを伝播などにより，力学的に合理的な荷重支持に役立っている．

5 ウインドラス機構，トラス（図10）

- 足趾の伸展により，足底腱膜および長母趾屈筋，長趾屈筋が伸ばされて緊張し，アーチが挙上する機構を，**ウインドラス機構**と呼ぶ．
- 足に荷重が加わると，足底腱膜は引き伸ばされてアーチは降下する．その際，靱帯や筋肉

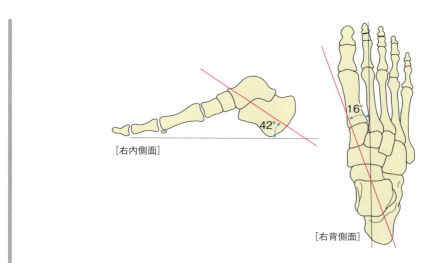

図8 距骨下関節の運動軸

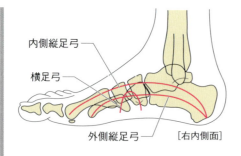 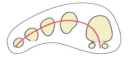 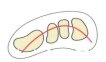

図9 足弓（足アーチ）

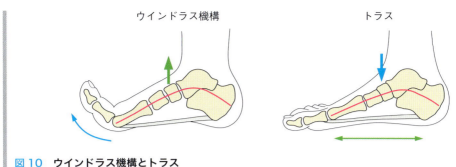

図10　ウインドラス機構とトラス

で強固に弓状にもち上げられた足部は，その張力によってアーチを維持し保持するために，荷重への抵抗力を発揮する．この機構を**トラス**と呼ぶ．

6 足関節，足部，足趾の動き

a. 背屈
- **前脛骨筋，長趾伸筋，第三腓骨筋**が主動筋，長母趾伸筋が補助筋として作用する．

b. 底屈
- **腓腹筋，ヒラメ筋，長腓骨筋，足底筋**が主動筋，短腓骨筋，後脛骨筋，長趾屈筋，長母趾屈筋が補助筋として作用する．

c. 内がえし
- **後脛骨筋，長趾屈筋**が主動筋，前脛骨筋，長母趾伸筋が補助筋として作用する．
- 前脛骨筋と後脛骨筋は内果を挟んで前後に位置し，足関節の背屈と底屈では拮抗筋になるが，内がえしでは共同筋となる．

d. 外がえし
- **長腓骨筋，短腓骨筋**が主動筋，長趾伸筋と第三腓骨筋が補助筋として作用する．

e. 足趾伸展
- **長趾伸筋，長母趾伸筋**が主動筋として作用する．

f. 足趾屈曲
- **長趾屈筋，長母趾屈筋**が主動筋として作用する．

5. 代表疾患

a. 足関節捻挫
- 内がえしの強制による**捻挫**が多く，外側の支持靱帯である前距腓靱帯を損傷することが多い．外がえし捻挫では内側の支持靱帯である三角靱帯が損傷される．
- 外側靱帯損傷では，足関節内反や前方不安定性を有することが多く，X線写真上にて**距骨傾斜角**（図11）や距骨前方移動距離を計測し，損傷程度の指標とする．整形外科的徒手検査法として，**内反ストレステスト**や**前方引き出しテスト**を用いる（図12）．

b. 足関節脱臼骨折（図13）
- **外方脱臼**は，過度の外がえしが強制されることにより，腓骨遠位が骨折し，距骨が外方に

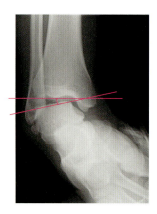

図11 距骨傾斜角（右前面）

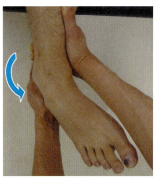
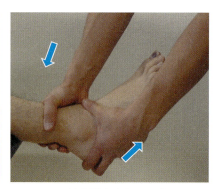

a. 内反ストレステスト　　　　b. 前方引き出しテスト

図12 足関節内反捻挫における整形外科的徒手検査
a：足関節の角度により損傷靱帯を鑑別．
底屈位：前距腓靱帯損傷，中間位：踵腓靱帯損傷，背屈位：後距腓靱帯損傷
b：距骨が前方へ引き出されることにより前距腓靱帯損傷を疑う．

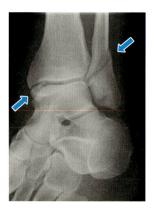

図13 足関節脱臼骨折（脛骨・腓骨骨折）
右内側を後方からみる．

脱臼する．内側の三角靱帯と脛腓靱帯の断裂を伴うことが多い．
■**内方脱臼**は，足内がえしが強制されることにより，距骨が内果の前下方へ脱臼する．多く

は内果骨折を伴う．

c. 踵骨骨折
- 高所からの墜落等によって，踵部を打撲することにより起こる**圧迫骨折**である．

d. 疲労骨折
- **中足骨疲労骨折**は，第2，3中足骨に多く発生する．第5中足骨基部に発生する疲労骨折（図14）は，ジョーンズ Jones 型疲労骨折と称され，難治性とされている．
- **舟状骨疲労骨折**（図15）は発生頻度が低いが，愁訴が不定であり，単純 X 線では診断しがたく，かなりの症例が見落とされてしまう．舟状骨の血流は中央1/3に乏しく，同部に疲労骨折が起きやすい．

e. 外反母趾（図16）
- **外反母趾**は先天的な素因をもった女性に好発する足部変形であり，スポーツ選手やスポーツ愛好家に多く発症する．エジプト足，第1中足骨内反，扁平足，開張足などが素因として挙げられる．
- 履き物によっても影響され，先の尖ったハイヒールを履くと，基節骨以下が先細りの閉鎖部分で外反位に強制される．

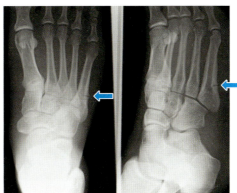

図14　ジョーンズ型疲労骨折

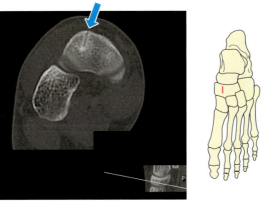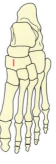

図15　舟状骨疲労骨折

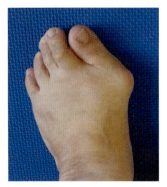
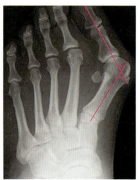

a. 外反母趾　　　　b. X線計測法

図16　外反母趾
a：変形が強く，第2趾の中足趾節関節（MTP関節）を伸展・外反強制している．
b：外反母趾角 hallux valgus angle（HVA）15°以上を異常とする．

f. 扁平足障害（図17）

- 扁平足により下肢痛等の症状がある場合，扁平足障害と総称される．
- 扁平足と関係する慢性外傷は，足底腱膜炎，有痛性外脛骨，舟状骨疲労骨折，母趾種子骨障害，外反母趾，過労性骨膜炎などが挙げられる．

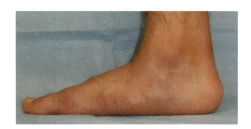

図17　扁平足（右内側面）
足弓（足アーチ）が低下し，「アーチがない」状態である．

G 頸部

第Ⅴ部 局所解剖学

- 頸部は，重量約5kgの重い頭部を支持する脆弱な支柱であるとともに，頭部の運動方向を決める重要な基軸である．
- 屈曲・伸展，側屈，回旋の運動がみられるが，頭蓋骨との間で生じる動きもある．

1. 関節構造（図1）

- 環椎後頭関節は，環椎（第1頸椎）の上関節面と後頭骨の後頭顆で構成される楕円関節である（図1, 2）．
- 正中環軸関節は，環椎の歯突起窩と軸椎（第2頸椎）の歯突起で構成される車軸関節であり，後方から環椎横靱帯によって固定されている（図1, 2）．

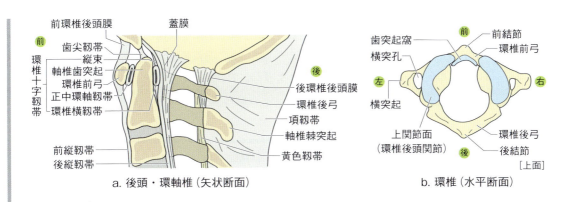

図1 後頭骨と環椎，軸椎の連結

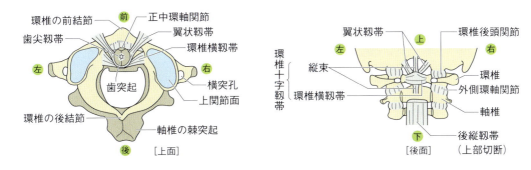

図2 環軸関節と靱帯

- 外側環軸関節は，環椎の下関節面と軸椎の上関節面で構成される（図2）．
- 第3頸椎以遠は一般的な椎骨の連結で，前方で椎間円板，後方で椎間関節によって連結している．
- 頸部は生理的に前弯（二次弯曲）している．これは，胎児から乳児期にみられるCカーブ，すなわち生理的な後弯（一次弯曲）に加え，生後3〜6ヵ月に寝返りや頭部のもち上げ，定頸を獲得する中で頸部伸筋の抗重力活動が発達する過程で生じる．

1 骨，関節
- 骨：頸椎，後頭骨
- 関節，結合：環椎後頭関節，正中環軸関節，外側環軸関節，頸椎椎間関節，椎間円板（椎間板）

2 靱帯
- 歯尖靱帯（図1）と翼状靱帯（図2）は環椎十字靱帯の深層にあり，軸椎の歯突起から上方の後頭骨に至り，頸部の過剰な回旋運動を抑える．
- 環椎十字靱帯は，正中環軸関節において軸椎歯突起を環椎歯突起窩に固定し補強する．横方向の部分は幅広く，**環椎横靱帯**といい，上下方向の部分は幅狭く縦束と呼ばれる（図1，2）．
- 全椎骨を連続して連結する靱帯として，**前縦靱帯**は椎体前面，**後縦靱帯**は椎体後面（脊柱管の前面）をおおい，項靱帯は頸椎棘突起上，棘上靱帯は項靱帯に続き胸椎以下の棘突起上に張る靱帯である．
- 上下の椎骨同士を結ぶ靱帯として，**黄色靱帯**は上下椎骨の椎弓間（上位椎弓の下縁前面と下位椎弓の上縁前面の間，脊柱管の後面），横突間靱帯は上下椎骨の横突起間，棘間靱帯は上下椎骨の棘突起間を結ぶ（「V-I.腰部，骨盤」の図9参照）．

2. 神 経

- ここでは頸部を走行し，障害を起こしやすい神経を提示する．

1 横隔神経（C3〜C5）（図3）
- 第4頸神経を中心に第3〜5頸神経の前枝から起こり，前斜角筋の前面をその内側縁に沿って下り，胸鎖関節の後方で鎖骨下動脈と鎖骨下静脈の間を通って胸腔に入り，心膜と縦隔胸膜の間を下行して**横隔膜**に至り，放射状に分布する（主に運動枝からなる）．
- 途中で分岐した知覚枝は，心囊（心膜枝）や胸膜に分布後，心窩部の腹膜など（横隔腹枝）に分布する（「V-H.胸部，胸郭」を参照）．

2 反回神経（図4）
- **迷走神経**（第X脳神経）は延髄下部でオリーブ後側から起こり，頸静脈孔を通って頭蓋を出て，内頸動脈，次いで総頸動脈と伴行して下行する．運動性および知覚性線維のうち，左側は大動脈弓で，右側が右鎖骨下動脈をひっかけて後方に反転し，反回神経となって気

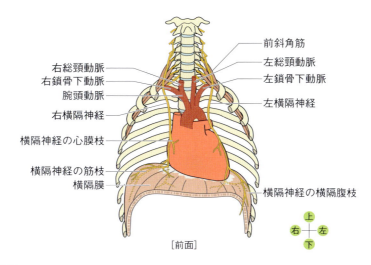

図3　横隔神経

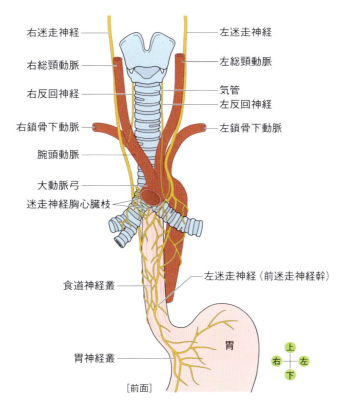

図4　迷走神経と反回神経

管と食道の間の溝を上行し，心臓，気管，食道などに枝を出すとともに，下喉頭神経となって，第6鰓弓（咽頭弓）由来の**声帯筋**などの喉頭筋（運動），喉頭下半分の粘膜（知覚）に分布する．

■ 大動脈瘤などの大動脈病変，肺癌などの腫瘍転移による気管気管支リンパ節腫のような

縦隔病変によって，反回神経が刺激されると喉頭・気管粘膜が刺激され咳が出て，反回神経が麻痺すると声帯筋が麻痺し嗄声 hoarseness を呈する．左反回神経の方が右に比べ走行が長いので損傷も受けやすい．

3 頸神経叢と腕神経叢

- **頸神経叢**は第1〜4頸神経の前枝で構成され，前斜角筋と中斜角筋の間から出て，胸鎖乳突筋の下部で分岐する．筋枝は横隔膜などに分布し，皮枝は後頭部，頸部の皮膚の一般知覚をつかさどる．
- **腕神経叢**は第5頸神経〜第1胸神経の前枝で構成され，鎖骨下動脈とともに，前斜角筋と中斜角筋，第1肋骨で囲まれる**斜角筋隙**で挟まれるように走行し，胸郭上口で第1肋骨と鎖骨の間を通って腋窩に出て上肢へ向かう（図5）．したがってこれらの神経と血管は常に斜角筋隙や骨間での圧迫にさらされており，支配領域では絞扼による機能障害，すなわち胸郭出口症候群（神経血管絞扼症候群）が生じやすい．
- **胸郭出口症候群** thoracic outlet syndrome の症状の多くは，腕神経叢下部での圧迫によるもので，前腕から手部尺側のしびれや痛み，手内筋の萎縮などである．血管圧迫による上肢の血流低下をきたすこともある．

4 頸部交感神経幹と星状神経節

- 交感神経系の主幹である交感神経幹には，頸部に3個の幹神経節（上頸神経節，中頸神経節，下頸神経節）が存在する．第7，8頸神経と交通している下頸神経節は，多くの場合，第1，2胸神経節と融合して扁平星状な頸胸神経節，すなわち**星状神経節**を形成している（図6）．
- 頸部の神経幹ならびに幹神経節が障害されると，その交感神経の支配領域に機能障害や麻痺が生じる．代表的な徴候は，上頸神経節または関連する上位神経幹の障害による縮瞳（瞳孔散大筋の麻痺），眼瞼下垂（上眼瞼挙筋の麻痺），眼球陥没（眼窩筋の麻痺）などで，これらは**ホルネル症候群** Horner syndrome と称される．
- 上肢の循環障害（レイノー病 Raynaud disease）治療のための胸神経節切除術においてはホルネル症候群など後遺症状を回避するため星状神経節切除はふつう行われない．星状神

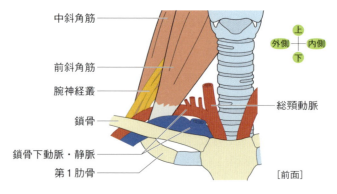

図5 斜角筋隙と胸郭出口を通る腕神経叢

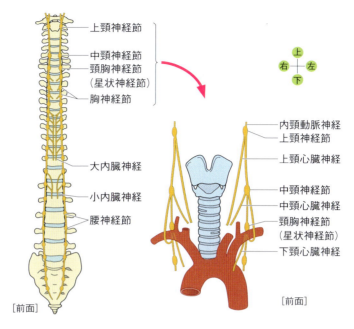

図6　交感神経幹と交感神経幹神経節
左：全体像．右：頸部の拡大像．

経節ブロックの効果判定においてもホルネル症候群は重要な臨床徴候となる．

3. 血　管

- 頸部に存在する幹となる動脈は，外頸動脈および脳底動脈輪（大脳動脈輪，ウィリス動脈輪）の基部を形成する内頸動脈と椎骨動脈である．

1 総頸動脈（「Ⅱ-E. 循環器系」の図12参照）

- 頭頸部に血液供給する本幹となる動脈で，右総頸動脈は右胸鎖関節の深層で腕頭動脈から分岐し，左総頸動脈は左胸鎖関節の2～3cm下で大動脈弓から直接分岐し，その後は左右対称に気管，喉頭の外側を上行し，甲状軟骨の上縁，成人では喉頭隆起の上（第4頸椎の高さ）で内頸動脈と外頸動脈に分岐する．
- 胸鎖乳突筋の前縁，顎二腹筋後腹，肩甲舌骨筋で囲まれる**頸動脈三角**（「Ⅱ-B. 筋系」の図19参照）において，胸鎖乳突筋の中央前縁で拍動を触れる．この三角には総頸動脈のほか，内頸静脈，迷走神経，舌下神経，頸部交感神経幹など重要な血管，神経が通る．

2 内頸動脈（「Ⅱ-E. 循環器系」の図12，13参照）

- 総頸動脈は甲状軟骨の上縁で内頸動脈と外頸動脈に分岐する．
- 内頸動脈は外頸動脈の後内側で咽頭の外側を上行し，まったく分岐しないまま頸動脈管を通って頭蓋腔に入る．頭蓋腔内ですぐに前屈し，トルコ鞍の外側でS字状に前進し，眼動脈を出した後に後屈して**前大脳動脈**と**中大脳動脈**に分岐する．

3 **椎骨動脈**（「Ⅱ-E. 循環器系」の図12, 13参照）
- 前斜角筋の内側で鎖骨下動脈から最初に分岐する動脈で，上位6頸椎の横突起にある横突孔の中を椎骨静脈とともに上行し，大後頭孔を通って頭蓋腔に入る．橋下縁から延髄の前面で左右が合流して**脳底動脈**となった後，下垂体の後方で再び左右の**後大脳動脈**に分岐する．

4. 関節運動, 筋の作用

1 頸椎の動き

- 正中環軸関節は車軸関節であり，回旋に働く（図7左）．
- 外側環軸関節ではわずかな前後屈運動が行われる．
- 下位頸椎は最も運動性が高く，かなりの範囲で屈曲・伸展（前後屈），側屈，回旋が可能である．
- 下位頸椎の椎骨間の運動は，椎骨間の連結部，すなわち椎間関節の滑動と椎間円板の圧迫変形によって起こる．頸椎椎間関節の関節面は水平前額面に近いため各方向の運動に適している（図7右）．

a. 屈曲，伸展（前後屈）（図8）

- 椎間関節の関節面に自由度が高いため，前後屈運動ができる．
- 椎間円板の髄核をボールベアリングのような支点とし，棘突起をテコとして，前・側・後

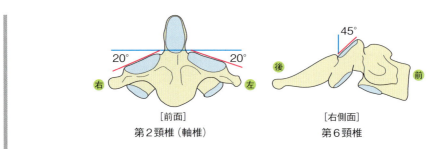

図7 椎骨の関節面

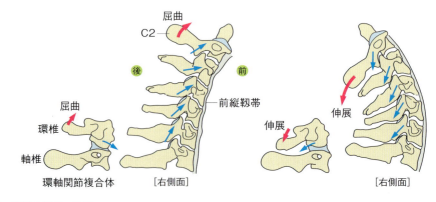

図8 頸椎の屈曲, 伸展

頸筋が前後屈運動を行う.
- 屈曲（前屈）は両側胸鎖乳突筋の前部の線維が同時収縮することによって生じる.
- 伸展（後屈）は頸部の脊柱起立筋や板状筋，後頭下筋などによって生じる.
- 後頸部を屈して顎を前方に出すには，両側胸鎖乳突筋の鎖骨頭線維の同時収縮ならびに後頭下筋の収縮によって生じる.
- 肋骨を固定すると，斜角筋群も屈曲に作用する.

b. 側 屈（図9）
- 椎間関節の関節面に自由度が高いため，側屈運動もできる.
- 側屈は一側の胸鎖乳突筋が主動作筋となって生じる.
- 肋骨を固定し，一側の斜角筋が収縮することでも側屈が起こる.

c. 回 旋（図10）
- 頸椎の椎間関節（とくに外側環軸関節）の関節面（水平面）からすると回旋に都合がよい.
- 一側の胸鎖乳突筋が収縮すると，屈曲，側屈とともに対側への回旋が起こる（「Ⅱ-B. 筋系」の図17参照）.

2 斜角筋群

- 斜角筋群は体幹筋板の下分節から発生する3層構造の筋群で，頸部に発生する前斜角筋，中斜角筋，後斜角筋の3筋で構成され，頸椎横突起から起こり肋骨に停止して主に肋骨を

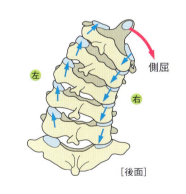

図9　頸椎の側屈

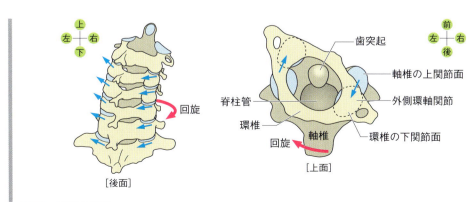

図10　頸椎の回旋

引き上げ，呼吸補助筋（強制呼吸や深呼吸）として作用する（「Ⅱ-B. 筋系」の図21参照）．
- すべて頸神経叢または腕神経叢の直接枝（C4〜C8）に支配される．
- 前斜角筋と中斜角筋は，第1肋骨とで囲まれる斜角筋隙（図5）で腕神経叢と鎖骨下動脈を挟み込んでおり，ここで生じる神経血管絞扼症候群をとくに**斜角筋症候群**と呼ぶ．
- 体幹筋板の下分節から発生する3層構造の筋群には，胸部で肋間筋（外・内・最内肋間筋），腹部で側腹筋（外・内腹斜筋，腹横筋）がある．

5. 代表疾患

1 頸椎骨折，脱臼

- 骨折や脱臼により頸部で脊髄（頸髄）が損傷される脊髄損傷（図11a）では，四肢麻痺を呈する．損傷高位により第4頸椎以上で損傷されることがあれば横隔神経麻痺が生じ，自力呼吸ができなくなる．
- 頸椎が過伸展位で上方から垂直の圧迫が加わると，輪状の環椎が割れて途切れ左右に離開する**ジェファーソン骨折** Jefferson fracture をきたす（図11b）．
- 頸椎が急激な過伸展にさらされた場合に，軸椎の歯突起と両側椎弓が骨折する**ハングマン骨折** hangman fracture をきたす（ハングマンとは死刑執行人の意で，絞首刑で起こる骨折に由来する）（図11c）．
- **関節リウマチ** rheumatoid arthritis では，炎症の進行に伴って，環軸関節亜脱臼を生じやすくなる．環軸関節亜脱臼には，水平亜脱臼と垂直亜脱臼などがある．
- 水平亜脱臼では，環椎十字靱帯（環椎横靱帯）がゆるみ，または，歯突起が細く小さくなり，環椎の前方亜脱臼が生じると，上位脊髄を圧迫し横隔神経の麻痺を呈することもある．
- 垂直亜脱臼では，外側環軸関節が侵襲，圧潰により，軸椎歯突起が頭蓋底に陥入し延髄の呼吸中枢を障害することがある．
- これらの障害を防ぐためにも，進行・慢性期には体動や臥位での頭位に注意が必要である．

2 頸椎症（変形性頸椎症）

- 頸椎の加齢変化に伴って起こる椎間円板の弾力低下や椎間関節の変形，骨アライメントの変形など，すなわち変形性脊椎症が頸椎に生じるものを**頸椎症** cervical spondylosis（**変形性頸椎症** cervical spondylosis deformans）と総称する．

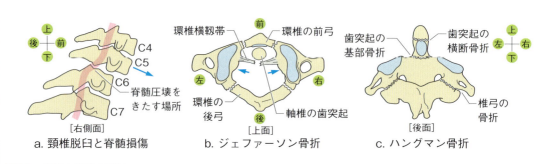

a. 頸椎脱臼と脊髄損傷　　b. ジェファーソン骨折　　c. ハングマン骨折

図11　環椎と軸椎の骨折

■変形した頸椎によって，脊髄や脊髄から分岐する神経根が圧迫され，しびれや痛み，麻痺などの神経障害を呈するものをそれぞれ**頸椎症性脊髄症** cervical spondylotic myelopathy，**頸椎症性神経根症** cervical spondylotic radiculopathy という（図 12）．

3 後縦靱帯骨化症（OPLL）（図 13）

■**後縦靱帯骨化症**（こうじゅうじんたいこつかしょう）ossification of posterior longitudinal ligament（OPLL）は，脊柱管の前壁を縦走する後縦靱帯が石灰化（骨化）し膨隆した結果，脊柱管が狭まり，脊髄や神経根を圧迫して知覚障害や運動障害等の神経障害を起こす．

■とくに中年男性で頸椎に発症することが多い．

■後縦靱帯骨化症には，**黄色靱帯骨化症**（おうしょくじんたいこつかしょう）ossification of yellow ligament（OYL，脊柱管の後壁をおおう黄色靱帯の骨化症）を伴うことが多く，その場合，脊柱管はさらに後方からも狭められ，症状が増悪しやすい．

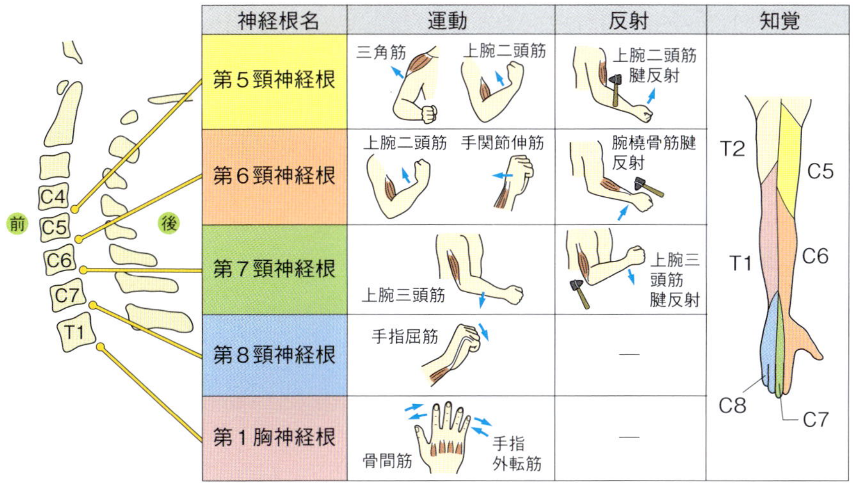

図 12 頸部神経根障害の高位と徴候

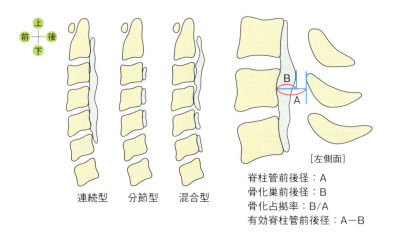

図 13 後縦靱帯骨化症（OPLL）の分類と脊柱管狭窄程度の計測法

4 斜　頸

- 先天性斜頸には**先天性筋性斜頸** congenital muscular torticollis と先天性骨性斜頸があり，後天性斜頸には**痙性斜頸** spasmodic torticollis，炎症性斜頸，回旋位固定などがある．
- 最も多い先天性筋性斜頸は，分娩の際に胸鎖乳突筋が過度に伸張されることで，出生時に胸鎖乳突筋内に出血を生じ，次第に出血巣が瘢痕・線維化して筋の短縮硬化を招き生じる（図14）．
- 頭部は障害筋の反対側（健側）へ回旋して上方を向くとともに，障害側に側屈した状態となる．
- そのほか，神経原性に胸鎖乳突筋や僧帽筋の異常な痙性収縮（過緊張）により生じる痙性斜頸がある．

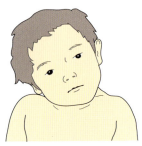

右筋性斜頸

図14　先天性筋性斜頸
患側側屈と健側回旋位を示す．

H 胸部，胸郭

- 胸郭は胸部にあるかご状の囲い構造で，その中に重要な臓器を保護する．
- 胸部，胸郭は呼吸を行うための主要部位である．

1．関節構造

- **胸郭**とは，胸骨，肋骨，胸椎で構成される鳥かごのような保護構造（図1）をなし，前方で胸肋関節，後方で肋椎関節によって連結されている．
- 胸郭で囲まれる腔所を**胸腔**といい，大部分を左右の肺で占められ，心臓，気管，食道，大動脈など重要な臓器を収めている．
- **胸肋関節**とは，胸郭前面で，胸骨の肋骨切痕と上位7対の肋骨が肋軟骨を介して接合する関節である．ただし，第1肋骨（肋軟骨）と胸骨柄の第1肋骨切痕は硝子軟骨結合しており関節運動は起こりにくい（図2）．
- **肋椎関節**とは，胸郭後面で，胸椎と肋骨が2ヵ所で接合する関節の総称で，**肋骨頭関節**は肋骨の肋骨頭と胸椎の上・下肋骨窩で構成され，**肋横突関節**は肋骨の肋骨結節と胸椎横突起の横突肋骨窩で構成される（図3）．
- 胸椎の連結は，前方で椎間円板，後方で椎間関節によってなされる．
- 胸部は生理的に後弯しており，胎生期のCカーブ（脊柱全体が後弯している状態，一次弯曲）が遺残したものである．
- 胸骨（結合）は，胸骨柄と胸骨体との結合（胸骨柄結合）と，胸骨体と剣状突起との結

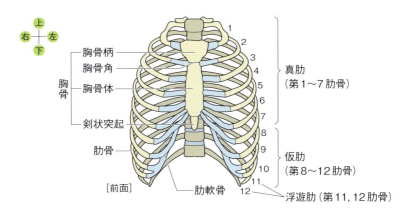

図1　胸郭と胸腔

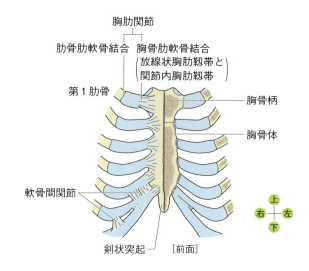

図2 胸肋関節と靱帯

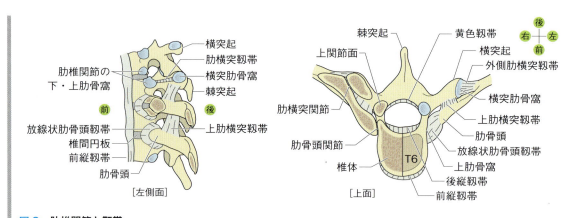

図3 肋椎関節と靱帯

合（胸骨剣結合）からなる．
- 胸骨柄と胸骨体との結合部（胸骨柄結合）は前方に突出しており，これを**胸骨角** sternal angle という（図1）．胸骨角高位の水平面には，第4胸椎，第2胸肋関節，気管分岐部，食道の第2生理的狭窄部位，上・下縦隔の分線，大動脈弓と上行・下行大動脈の移行部などが位置し，臨床上重要な指標となる．

1 骨，関節
- 骨：胸椎，肋骨（12対），胸骨（胸骨柄，胸骨体，剣状突起）
- 関節，結合：胸肋関節，肋骨頭関節，肋横突関節，胸椎椎間関節，椎間円板（椎間板）

2 靱帯
- **胸肋靱帯**には，第2～7胸肋関節の関節包を補強する放線状胸肋靱帯と関節腔内を上下に二分する関節内胸肋靱帯がある（図2）．
- 肋椎関節に関与する靱帯には**肋横突靱帯**，**放線状肋骨頭靱帯**などがある（図3）．

2. 神 経

- ここでは胸部を走行し，障害を起こしやすい神経を提示する．

1 肋間神経（T1〜T12）

- 脊髄神経のうち，胸神経12対の前枝からなり，肋間動脈・静脈とともに肋骨下縁に沿って，内肋間筋と最内肋間筋との間を後方から前方に向かって走行する．
- T12の前枝は肋間ではなく第12肋骨の下縁を走行するので肋下神経と呼ばれる（「V-I.腰部，骨盤，2.神経，1肋下神経」参照）．
- 神経と血管は肋骨下縁に上方から静脈（V），動脈（A），神経（N）の順（**VAN**）に並んでいる（図4）．
- 筋枝は，胸腹壁にある骨格筋に分布し，胸部では**肋間筋群（外・内・最内肋間筋）**，肋下筋，胸横筋，肋骨挙筋，上・下後鋸筋，腹部では腹直筋，**側腹筋群（外・内腹斜筋，腹横筋）**，錐体筋などを支配する．
- 皮枝は，主に胸腹壁にある皮膚に分布し，外側皮枝が外側部の皮膚，前皮枝が前部の皮膚，肋間上腕枝が腋窩と上腕内側の皮膚の一般知覚をつかさどる．
- 肋間神経は，ウイルス感染や胸膜炎（胸膜に接しているため）で**肋間神経痛** intercostal neuralgia を呈することがある．
- 胸腔穿刺や鍼治療など，肋間隙への穿刺の際には，誤針による肋間神経や血管の損傷を避けるため，肋骨上縁または肋間隙中央に刺入する．

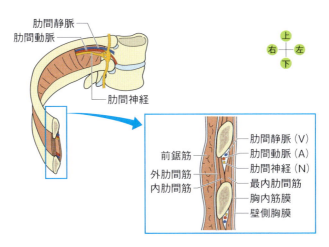

図4 肋間神経と肋間動脈・静脈の走行（肋間隙間の断面）

2 横隔神経（C4）

- 第4頸神経を中心に第3～5頸神経の頸神経前枝が収束したもので、胸郭内を下行し、胸郭の底に張っている**横隔膜**を支配する（「V-G. 頸部」を参照）．
- 横隔神経は前斜角筋の前面に沿って下り、胸鎖関節の後方を通って胸腔に入り、心膜と縦隔胸膜の間を下行し、主として横隔膜に放射状に分布する運動枝からなり、知覚枝として心嚢（心膜枝）や胸膜、心窩部の腹膜など（横隔腹枝）を出す（「V-G. 頸部」の図3参照）．
- 胎生期に、頸部に生じる横中隔を主とした原基から発生する横隔膜と支配関係を結び、その後、肺の発達により横隔膜が下方に押しやられ胸腹膜へ移動するときに、横隔神経を伴って下方に引っ張られていくため、神経の脊髄出入り口と分布部位が離れている．
- 交通事故やスポーツ外傷などによる頸椎骨折、または肺門付近（横隔神経の経路）にあるリンパ節への悪性腫瘍の転移などによって、横隔神経損傷が起こると、麻痺して横隔膜の収縮（下降）が起きず、挙上したままとなり、胸腔は狭小し、自力呼吸が難しくなる．

3. 血 管

- 胸部に存在する幹となる動脈は、全身へ向かう動脈の本幹である**大動脈弓**と、胸郭に沿って走る**肋間動脈**である．

1 大動脈弓

- 左心室の大動脈口から始まる上行大動脈が右肺動脈と左主気管支の前で後方に弓状に大きく曲がる部分のことで、気管と食道の左側で下行大動脈に移行する．
- 大動脈弓からは、**腕頭動脈、左総頸動脈、左鎖骨下動脈**が分岐する．
- 上行大動脈の起始部にある大動脈洞から左右の**冠状動脈**が起始する．
- 大動脈弓から移行した下行大動脈は、胸部で胸大動脈、腹部で腹大動脈となる．胸大動脈は臓側枝として気管支動脈、食道動脈を出し、壁側枝として9対の肋間動脈（第3～11）を出す．

2 肋間動脈

- 肋間動脈は**肋頸動脈**（鎖骨下動脈）から起こる第1・2肋間動脈と、胸大動脈の壁側枝として分岐する9対の肋間動脈（第3～11）からなる．
- 肋間動脈は肋間を肋間静脈、肋間神経とともに、各肋骨の下縁に沿って前方に走行する．前方で上下に分かれ（前肋間枝）、肋骨の上縁と下縁に沿って走行する（図5）．
- 前胸壁で内胸動脈の枝（前肋間枝）と合流し胸壁に分布、前腹壁で上腹壁動脈と吻合し上腹壁に分布（図5）、背側枝は背筋や脊髄に分布する．

4. 関節運動，筋の作用

1 呼吸運動，胸郭と呼吸筋

- 吸気は、**胸郭の上下径、左右径、前後径**の増加によって胸腔が拡張することで起こる．
- 胸郭の拡張は、主に**外肋間筋**による肋骨挙上と**横隔膜**の収縮による低下によって起こる．

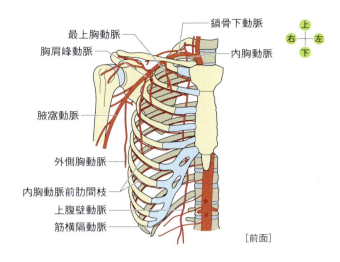

図5　肋間動脈

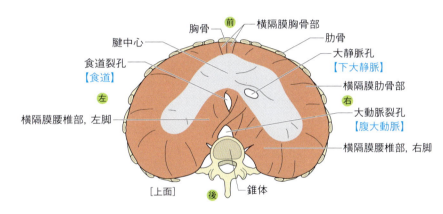

図6　横隔膜

- 呼気は，呼吸筋の弛緩による胸腔の狭小と肺の弾性によって肺胞内部の空気が送りだされることで起こる．
- **強制呼吸（深呼吸）**では，さらに呼吸補助筋が協働する．
- **横隔膜**（図6）は，胸腔と腹腔を隔てる膜状の筋で，上方に盛り上がるドーム状をなし，起始部によって腰椎部，肋骨部，胸骨部に分けられる．中央の腱膜部を腱中心という．
- 腰椎部の**大動脈裂孔**に腹大動脈と胸管が通り，**食道裂孔**に食道と迷走神経が通り，腱中心の**大静脈孔**に下大静脈と横隔神経が通る．
- 肋間筋群は体幹筋板の下分節から発生する3層構造の筋群で，胸部に発生する外肋間筋，内肋間筋，最内肋間筋の3筋で構成され，上下の肋骨を結び肋間隙をおおい，呼吸に重要な筋群である．すべて**肋間神経**に支配される．
- 外肋間筋は，吸気時に横隔膜とともに肋骨を引き上げ，胸郭を前方に拡張する．
- 内肋間筋は，予備呼気，強制呼気時に肋骨を引き下げ，胸郭を狭める（通常の呼気時には働かない）．
- 最内肋間筋は，内肋間筋内を走行する肋間神経，肋間動脈・静脈によって内肋間筋を内外

2層に分ける場合に，その内側を最内肋間筋と呼ぶ（図4参照）．
- 体幹筋板の下分節から発生する3層構造の筋群には，頸部で斜角筋（前・中・後斜角筋），腹部で側腹筋（外・内腹斜筋，腹横筋）がある．

a. 肋骨の挙上，胸郭の拡張（図7）

- すべての吸気時に，外肋間筋（および内肋間筋前部）が肋骨を引きあげる．
- 下位肋骨の挙上で，胸郭の左右径は増大する．第2～7肋骨の挙上で，胸骨体が前方へ移動することによって胸郭の前後径も増大する．その際，バケツ柄をもち上げる時のように肋骨には回旋が伴う（図8）．
- 横隔膜の収縮によって横隔膜のドーム状天井が下降することによって胸郭の上下径も増大する．
- 強制吸気時には，吸気筋の強い収縮とともに，肋骨に付着する胸鎖乳突筋，斜角筋，大・小胸筋，前鋸筋などの呼吸補助筋が協働し，肋骨をさらに大きく挙上して胸郭をさらに拡張させる．

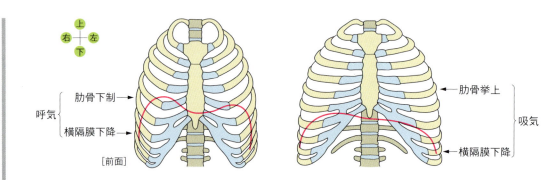

図7　呼吸時の胸郭と横隔膜の移動

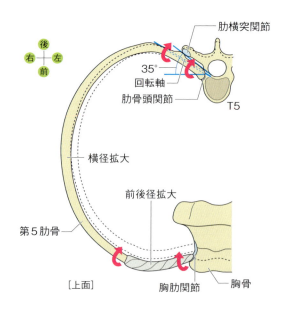

図8　肋骨の運動（胸郭の拡大）

b. 肋骨の下制，胸郭の復元（図7）
- 通常呼気時には，吸気筋の弛緩と重力によって肋骨の下制が生じる．臥位などで重力作用が弱い時には，内肋間筋で引き下げる．
- 腹壁筋の緊張で腹腔内圧が上昇し，横隔膜が挙上する．
- 強制呼気時には，内肋間筋のほか，広背筋など肋骨の引き下げに作用する筋を収縮させ肋骨をさらに引き下げるとともに，腹壁筋を強く収縮させて腹腔内圧をさらに高め横隔膜をさらに挙上させる．

2 脊柱起立筋（固有背筋）
- 脊柱起立筋とは固有背筋とも呼ばれ，体幹後面の深層に存在し，脊柱と並行する腸肋筋，最長筋，棘筋の3筋から構成される（「V-I.腰部，骨盤」の図3参照）．
- 背の半身の内側半分（椎骨棘突起と肋骨角の間）に存在し，その部を3分割した外1/3を腸肋筋，中1/3を最長筋，内1/3を棘筋が占めている（「II-B.筋系」の図32参照）．
- 3筋が協働して脊柱を伸展，直立させる抗重力筋群である．
- すべて脊髄神経後枝に支配される．
- その他，背筋には長節の筋（長背筋群）と短節の筋（短背筋群）がある（図9）．

3 胸椎の動き
- 胸椎の運動は，脊椎の中で最も小さい．
- 椎骨間の運動は，椎骨間の連結部，すなわち椎間関節の滑動と椎間円板の圧迫変形によって起こる．胸椎椎間関節の関節面は前額面に近く，運動では側屈運動に適している（図10）が，実際には肋骨があるため側屈はかなり制限される．

a. 屈曲，伸展（前後屈）（図11）
- 胸部では，肋骨があるためと棘突起が上下に長く重なり合う（図10）ため，前後屈は制限され，頸部や腰部に比べ著しく小さい．

b. 側屈（図12）
- 椎間関節の関節面（前額面）からすると側屈には都合がよいが，肋骨によってかなり制限される．

タイプ	長背筋群 （逆傘型）	短背筋群 （傘型）
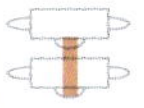	棘筋	棘間筋
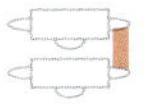	腸肋筋 最長筋	横突間筋
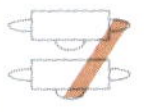	板状筋	
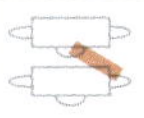		横突棘筋 （多裂筋，回旋筋，半棘筋）

図9　脊柱起立筋のタイプ

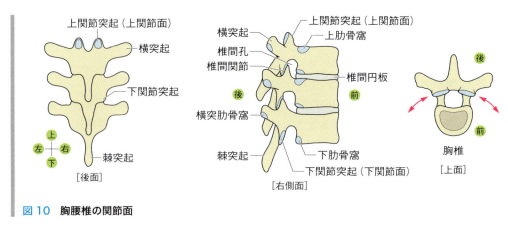

図10　胸腰椎の関節面

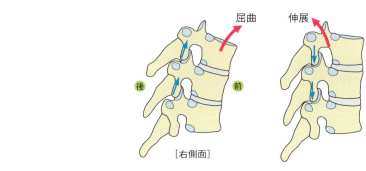

図11　胸椎の屈曲，伸展

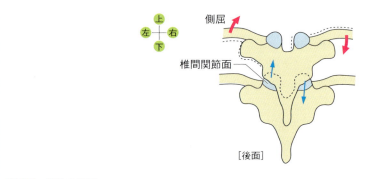

図12　胸椎の側屈

c. 回　旋（図13）

- 関節突起によって制限され，回旋はほとんどできない．

5. 代表疾患

1 側弯症，後弯症（円背）

- 脊柱に生じる左右方向（前額面上）の弯曲を側弯という．多くみられる病的な側弯として特発性側弯症がある（図14）．**特発性側弯症** idiopathic scoliosis は学童期〜思春期のとく

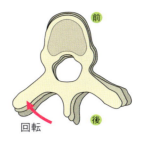

図13 胸椎の回旋

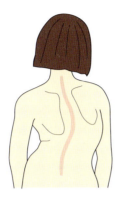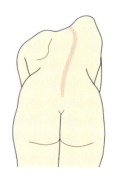

図14 特発性側弯症

に女児に多くみられ，胸部で右側凸の側弯に胸椎の回旋を伴うことが多い．一方，加齢に伴い椎間腔が非対称性に狭小化し変形性脊椎症となることで側弯を生じる**変性側弯症**では，胸椎の回旋を伴わないことが多い．
- 胸部の後弯がとくに強く，背部が後方に丸く膨隆するものを**円背**roundback（humpback）という．限局的にとくに強く突出するものを亀背という．円背や亀背は先天的なもの，職業性やクル病などで生じる後天的なものがあり，加齢に伴い胸椎の椎体の変形や椎間円板の変性で生じるものは老人性円背と呼ばれる．

2 帯状疱疹，肋間神経痛

- **ヘルペスウイルス** herpesvirus の一種である水痘・帯状疱疹ウイルスによって起こり，最初の水痘（みずぼうそう）罹患時に末梢神経節に潜伏したウイルス（潜在感染）が，免疫低下，身体・情動・環境ストレスなどの種々要因により再活性化し，その知覚神経の支配領域に帯状に広がり，発疹，紅斑，小水疱（**帯状疱疹**）と激しい痛みを呈する．好発部位は体幹と顔面である．
- 帯状疱疹の治癒後に強い痛みが残ることがあり，**帯状疱疹後神経痛** postherpetic neuralgia と呼ばれる．帯状疱疹を起こしたウイルスによる知覚神経の変性による．帯状疱疹の好発部位である体幹や顔面に起こり，**肋間神経痛** intercostal neuralgia や**三叉神経痛** trigeminal neuralgia として発症しやすい．

I 腰部，骨盤

- 腰部は脊柱の要となり，上半身の運動方向を決める基軸であるとともに，1つひとつの椎骨と椎間円板（椎間板）には大きな重量が負荷されながら動きを要求されるリスクに暴露されやすい領域である．
- 屈曲・伸展，側屈，回旋の運動がみられる．
- 腰椎を軸心として，腹筋群や腹膜で囲まれる腹腔を形成し，主に消化器系の器官を保護する．
- 骨盤は下肢の基部である骨盤帯（下肢帯）を構成するとともに，その中の骨盤腔には消化器系や泌尿・生殖器系の器官があり，これらを保護する．

1．関節構造

- 腰椎の連結は，前方で椎間円板，後方で椎間関節によってなされる．
- 腰部は生理的に前弯（二次弯曲）している．これは，生後1年以降，直立位を獲得する中で腰部伸筋の抗重力活動が発達する過程で，骨盤の前傾とともに生じる．
- **骨盤**とは，寛骨，仙骨，尾骨で構成される植木鉢のような保護構造をなす．前方で**恥骨結合**，後方で**仙腸関節**によって連結されている（図1）．寛骨は腸骨，恥骨，坐骨が思春期以後に軟骨結合して1枚の骨となる．
- 骨盤で囲まれる腔所を**骨盤腔**といい，消化管および泌尿器，生殖器官など重要な臓器を収めている．
- **仙腸関節**とは，腸骨の耳状面と仙骨の耳状面で構成される平面関節で，仙腸靱帯により関節包周囲が補強され，ほとんど動きがない不動関節である（図1，2）．
- **恥骨結合**とは，左右の恥骨上枝が恥骨間円板を介して線維軟骨結合するものである（図1，2）．

1 骨，関節
- 骨：腰椎，仙骨，尾骨，寛骨（腸骨，坐骨，恥骨）
- 関節，結合：腰椎椎間関節，椎間円板，仙腸関節，恥骨結合

2 靱帯，筋膜
- 全椎骨を連続して連結する靱帯として，椎体前面をおおう**前縦靱帯**，椎体後面をおおう**後縦靱帯**，頸部の項靱帯に続き胸椎以下の棘突起上に張る棘上靱帯がある．

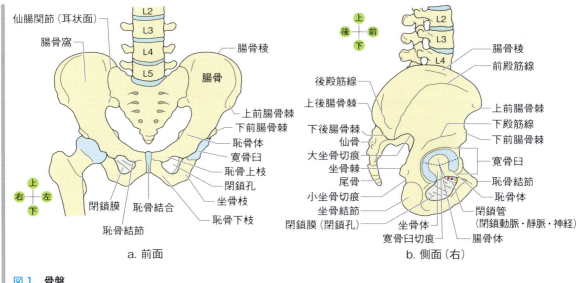

図1　骨盤

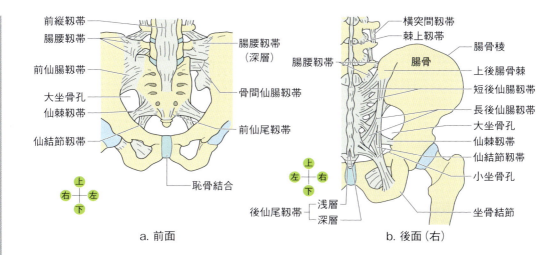

図2　骨盤の連結と靱帯

- 上下の椎骨同士を結ぶ靱帯として，**黄色靱帯**は上下椎骨の椎弓間（椎弓の下縁前面と下位椎弓の上縁の間），**横突間靱帯**は上下椎骨の横突起間，**棘間靱帯**は上下椎骨の棘突起間を結び，とくに横突間靱帯と棘間靱帯は腰部で発達している．
- **腸腰靱帯**は，第4，5腰椎の肋骨突起と腸骨稜を結ぶ．
- **仙結節靱帯**は仙骨と尾骨の外側縁および腸骨稜の後縁から坐骨結節につく強大な三角形の靱帯である（図2）．
- **仙棘靱帯**は仙骨・尾骨の外側縁と坐骨棘を結ぶ三角形の靱帯である（図2）．
- **胸腰筋膜**は腰背部にある厚く強靱な筋膜で，浅葉（後葉）と深葉（前葉）からなり，浅葉は浅背筋と深背筋の間（僧帽筋，広背筋，菱形筋など浅背筋の深層で，脊柱起立筋の浅層表面）に張り，深葉は腰肋筋膜ともいい深背筋と腰方形筋の間（脊柱起立筋の深層）に張り，両葉は脊柱起立筋の外側縁で癒合する（図3）．

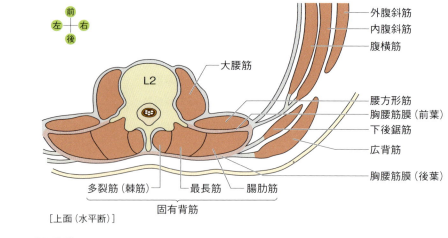

図3 胸腰筋膜

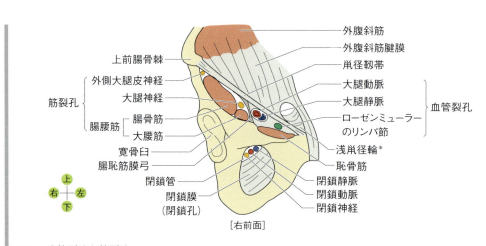

図4 血管裂孔と筋裂孔
＊浅鼠径輪（と精索）については「Ⅱ-I. 生殖器系」の図7参照.

- 胸腰筋膜の腰部は浅背筋が存在しないため，浅葉は皮下で厚く発達しており，腰背腱膜ともいう．
- **鼠径靱帯**は上前腸骨棘と恥骨結節を結ぶ．深部（鼠径靱帯と寛骨の間）には，大腿動脈・静脈が通る**血管裂孔**と，腸腰筋と大腿神経，外側大腿皮神経が通る**筋裂孔**がある（図4）．

2. 神 経

- ここでは腰部を走行し，障害を起こしやすい神経を提示する．

1 肋下神経（T12）

- 肋間神経のうち第12胸神経（T12）前枝は，第12肋骨の下縁に沿って前走し，肋間を通らないので肋下神経と呼ばれる（「Ⅴ-H. 胸部，胸郭，2. 神経，1肋間神経」参照）．
- 肋下神経は，腹直筋下部と錐体筋を支配し，皮枝は腹壁下部の皮膚に分布する．

- 肋間神経については,「V–H. 胸部,胸郭」を参照.

2 大腿神経（L2～L4）
- 腰神経叢（腰神経の前枝で構成）から起こる最も太い神経で,大腰筋と腸骨筋の間を下行し,筋枝の一部が骨盤内筋群（大腰筋,小腰筋,腸骨筋）に分布し,残りは鼠径靱帯の深部で**筋裂孔**を腸腰筋とともに通過し大腿動脈の外側に沿って大腿前面に出て,筋枝は大腿前面の伸筋群（大腿四頭筋,縫工筋）と内転筋の一部（短内転筋,恥骨筋を閉鎖神経と二重支配）に,皮枝は大腿前面の皮膚に分布する.
- さらに一部は伏在神経となって,大腿動脈・静脈を伴い大腿の内側面を下行し,内転筋管を貫いて皮下に出て大腿内側後面に達し,大伏在静脈とともにさらに下行し,下腿内側の皮膚に分布する.
- 伏在神経は神経移植術（自家移植）に使用されることがある.

3 上殿神経（L4～S1）,下殿神経（L5～S2）
- **上殿神経**は仙骨神経叢（L4～S5の前枝で構成）から起こり,上殿動脈・静脈とともに,骨盤後壁の大坐骨孔で梨状筋上孔から出て殿部深層に至り,筋枝は股関節の外転筋群（中殿筋,小殿筋,大腿筋膜張筋）を支配する.
- **下殿神経**も仙骨神経叢から起こり,下殿動脈・静脈,坐骨神経,後大腿皮神経とともに,大坐骨孔で梨状筋下孔から出て大殿筋の深部に至り,広く大殿筋に分布する.
- 後大腿皮神経（S1～S3）は梨状筋下孔から出て,大殿筋の下縁に出ると,大腿後面へ下る他,大殿筋下縁を回って上行する下殿皮神経となって,付近の殿部皮膚に分布する.
- 小児期の殿筋注射により下殿神経が損傷されると,大殿筋麻痺が生じ,殿筋跛行を呈するようになる.

4 坐骨神経（L4～S3）（図5）
- 坐骨神経は脛骨神経と総腓骨神経が包含された人体最大の神経で,直径（横径）5～10 mm,長さ1 mにも達する.
- 仙骨神経叢から起こり,骨盤後壁の大坐骨孔で梨状筋下孔から出て,大殿部や大腿二頭筋の深部を下行し,脛骨神経の筋枝の一部が大腿後面のハムストリングス（大腿二頭筋（長頭）,半腱様筋,半膜様筋）に分布し,膝窩の上方（大腿の遠位1/3）で脛骨神経と総腓骨神経に分岐する.
- **脛骨神経**は,膝窩で内側腓腹皮神経を出した後,膝窩動脈・静脈の後側に沿って下腿後面の浅層筋と深層筋の間を内果後面に向かって下行し,足底に至って**内側・外側足底神経**に分岐する.その間,前述のハムストリングスに加え下腿屈筋群（腓腹筋,ヒラメ筋,後脛骨筋など）を支配する.
- **総腓骨神経**は,腓骨頭の下方で長腓骨筋を貫いて下腿前面に出て,**深腓骨神経**,**浅腓骨神経**,外側腓腹皮神経に分岐する.深腓骨神経は,前脛骨動脈と足背動脈とともに前脛骨筋と長趾伸筋の間を下行しながら,下腿伸筋群（前脛骨筋,長母趾伸筋,長趾伸筋など）を支配する.浅腓骨神経は,長・短腓骨筋の間を下行しながら,長・短腓骨筋を支配する.
- 知覚枝の外側腓腹皮神経（総腓骨神経の枝）は下腿外側の皮膚の一般知覚をつかさどり,

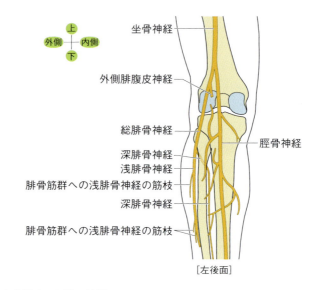

図5 坐骨神経から分岐する下肢の神経

内側腓腹皮神経（脛骨神経の枝）と合流して腓腹神経となり足部の皮膚の知覚をつかさどる（「Ⅱ-C. 神経系」の図54,「Ⅴ-E.膝関節」の図7も参照）.
- 腰椎椎間板ヘルニアなどで仙骨神経叢の分枝が障害されると,大腿後面や下腿に痛みやしびれ,筋力低下,反射減弱が生じる.

3. 血 管

- 腰部と骨盤に存在する主な動脈は,腰動脈ならびに総腸骨動脈とその分枝である.

1 腰動脈

- 大動脈弓から移行した下行大動脈のうち腹部の腹大動脈は臓側枝として腹腔動脈（ふくくうどうみゃく）,上腸間膜動脈,下腸間膜動脈,腎動脈,精巣または卵巣動脈などを出し,壁側枝として4対の腰動脈を出す.
- 腰動脈は胸部の**肋間動脈**（ろっかんどうみゃく）に相当し,大腰筋の後側で腹壁を前方に走行しながら腹壁の筋に分布するとともに,腰部の筋・皮膚（背側枝）や脊髄（脊髄枝）に分布する.

2 総腸骨動脈, 外・内腸骨動脈（図6）

- 第4腰椎の高さで腹大動脈が左右の総腸骨動脈に分岐して外下方に下り,まったく分岐しないまま,仙腸関節の高さで内および外腸骨動脈に分岐する.
- **内腸骨動脈**の臓側枝は骨盤腔内器官に枝を送り,壁側枝は閉鎖動脈,上殿動脈,下殿動脈などを分岐するほか,陰部や下部直腸などへの枝を出す.
- **外腸骨動脈**は内腸骨動脈と分岐した後,前下方へ走り,血管裂孔を通って大腿前面で大腿動脈へ移行する.

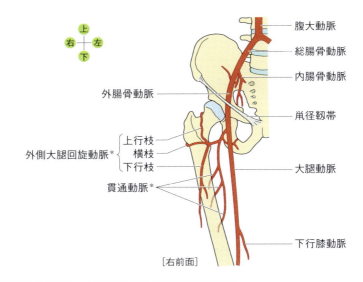

図6 総腸骨動脈から分岐し,骨盤腔内または下肢に至る動脈
*大腿深動脈の枝.

3 閉鎖動脈

- 骨盤腔内で細い枝を出した後,閉鎖静脈と閉鎖神経とともに閉鎖孔の閉鎖膜にあいている**閉鎖管**(図1,4)を通って股関節や大腿の内側筋群に分布する.

4 大腿動脈

- 外腸骨動脈が前下方へ走り,鼠径靱帯の深部の**血管裂孔**(図4)を通って大腿前面に至ると大腿動脈となり,大腿前面に分布する.
- 大腿動脈は鼠径靱帯の下方で浅腹壁動脈,浅腸骨回旋動脈,外陰部動脈,大腿深動脈,下行膝動脈を分枝し(図6),大腿の前面だけでなく後面や鼠径部,前腹壁に広く分布する.

4. 関節運動,筋の作用

1 腹直筋

- 腹直筋は体幹筋板の下分節の前端に形成される直筋柱から発生し,頸部におけるオトガイ舌骨筋や舌骨下筋群などに相当する.
- 腹直筋は前正中線の両側を縦走する扁平な筋であるが,実際には左右3〜4本の腱画によって筋腹が区切られている多腹筋である.
- 側腹筋群と同様に,肋間神経に支配される.
- **腹直筋鞘**(図7)は側腹筋の腱または腱膜で腹直筋を鞘状に包み,腹直筋の前面を前葉によって,後面を後葉によっておおう.腹直筋鞘前葉は側腹筋すべての腱膜から形成されるため厚く,正中線上で左右が癒合し腱膜性の白線となる.一方,後葉は腹横筋の筋膜がわずかにあるのみで腹膜とともに非常に薄い.

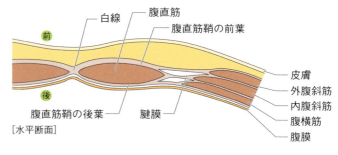

図 7　腹直筋と腹直筋鞘

2 側腹筋（外・内腹斜筋，腹横筋）

- 側腹筋群は体幹筋板の下分節から発生する 3 層構造の筋群で，腰部に発生する外腹斜筋，内腹斜筋，腹横筋の 3 筋で構成され，肋骨から起こり肋骨（胸郭）を引き下げて呼吸補助筋（強制呼吸や深呼吸）として作用するとともに，体幹を屈曲（前屈），側屈，回旋する．
- すべて肋間神経に支配される．
- 体幹筋板の下分節から発生する 3 層構造の筋群には，頸部では斜角筋（前・中・後斜角筋），胸部では肋間筋（外・内・最内肋間筋）がある．

3 固有背筋（脊柱起立筋，多裂筋）（「V-H．胸部，胸郭」を参照）

- 脊柱起立筋は固有背筋の主部をなし，体幹後面の深層に存在し，脊柱と並行する腸肋筋，最長筋，棘筋の 3 筋から構成される．腰部では棘筋に代わり多裂筋が発達している．
- 背の半身の内側半分（脊椎棘突起と肋骨角の間）に存在し，その部を 3 分割した外 1/3 を腸肋筋，中 1/3 を最長筋，内 1/3 を多裂筋が占めている．
- これらの筋群は協働して脊柱を伸展，直立させる抗重力筋群である．
- すべて脊髄神経後枝に支配される．

4 腰椎の動き

- 腰椎では，頸椎に次いで運動性が大きく，とくに前後屈運動が環椎後頭関節と同じく著しい．
- 椎骨間の運動は，椎骨間の連結部，すなわち椎間関節の滑動と椎間円板の圧迫変形によって起こる．腰椎椎間関節の関節面は矢状面に近いため前後屈運動に適しており，また椎間円板が厚いためかなりの前後屈と側屈が可能である（図 8）．

a．屈曲，伸展（前後屈）（図 9）

- 椎間関節の関節面（矢状面）から前後屈には都合がよい．
- 椎間円板の髄核をボールベアリングのような支点とし，棘突起をテコとして，腹筋・背筋群が屈伸運動を行う．
- 屈曲（前屈）は腹直筋および両側外・内腹斜筋の同時収縮によって生じる．
- 伸展（後屈）は腰部の脊柱起立筋や多裂筋など脊柱に付着する背筋群によって生じる．

b．側　屈（図 10）

- 椎間関節の関節面が矢状面からやや外に開いているため（図 8），制限を受けながらも行

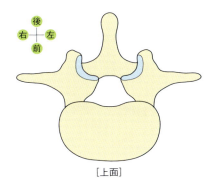

図8 腰椎の関節面

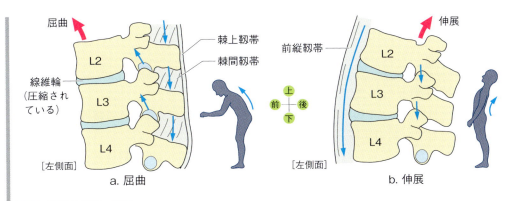

図9 腰椎の屈曲，伸展

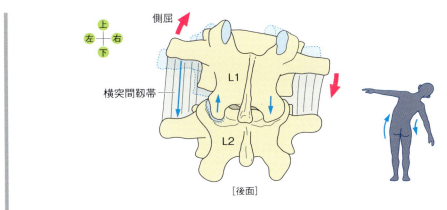

図10 腰椎の側屈

うことはできる．
- 一側の外腹斜筋と対側の内腹斜筋が協働し，対側への側屈と回旋を行い，腹直筋を伴って対側下肢方向への前屈が起こる．

c. 回　旋（図11）
- 関節突起によって制限される．
- 回旋は一側の外腹斜筋と対側の内腹斜筋の作用により起こる．

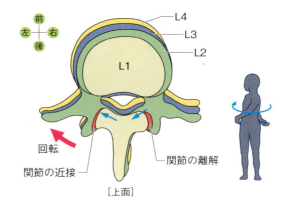

図11 腰椎の回旋

5. 代表疾患

1 腰椎椎間板ヘルニア

- 椎間円板（椎間板）は椎体間を連結し，クッションのような緩衝構造で相当の圧力を吸収している（図12）．
- 周縁部の線維輪は膠原線維を多く含む線維軟骨が輪状に層構造をなし，中心部の髄核は水分を多く含む線維軟骨でゼリー状である．
- 円板が厚い頸部と腰部では，円板の柔軟性を生かして比較的大きな可動性がある．
- 円板は加齢に伴い薄く弾力性を失い，髄核の水分も減少し，萎縮する．このため身長が減少する．
- 円板の後部では線維輪がもともと薄く，髄核はやや後方に偏在しているため，線維輪後部

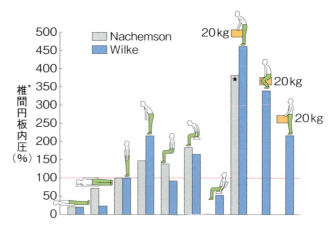

図12 椎間円板にかかる圧力
＊直立立位の場合の椎間円板内圧を100％とした．
被験者：体重70kgの成人男性　測定位置：L4-L5腰椎間
Nachemsonの測定結果の中腰での負荷（図中★）は10kg．
(Wilke H-J, et al : New *in vivo* measurements of pressures in the intervertebral disk in daily life, Spine, 24 : 755-762, 1999)

の損傷や裂傷が生じると，髄核が後方の脊柱管に突出する**椎間板ヘルニア** disk herniation が生じる（図13）．椎間板ヘルニアは，脊柱の可動性が大きいところと小さいところの境で起こりやすく，とくに第4/5腰椎間や第5腰椎／仙骨間で好発し，すぐそばにある椎間孔で神経根の圧迫を伴うことが多い（図14）．

2 変形性腰椎症（変形性脊椎症），腰部脊柱管狭窄症

- 変形性腰椎症（変形性脊椎症 spondylosis deformans）は加齢に伴い，椎骨間の椎間関節の変形，骨棘形成などの椎骨の変形，椎間円板の弾力低下や変性，腰椎すべり症などの脊椎アライメントの変形など，腰椎部に変形が生じる病態の総称である．変形した椎骨や椎間円板などによって近接する脊柱管が狭くなり，腰部脊柱管内を通る脊髄および分枝した脊髄神経が圧迫されることを**脊柱管狭窄症** spinal canal stenosis という．圧迫される部位により，**馬尾型**や**神経根型**，**混合型**がある（図15）．
- 間欠性跛行がみられ，歩き始めよりもしばらく歩いてから足のしびれや痛みが出現し，休

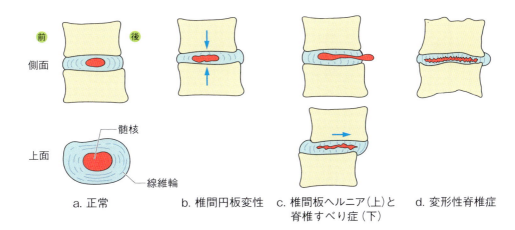

図13 椎間円板変性，椎間板ヘルニア

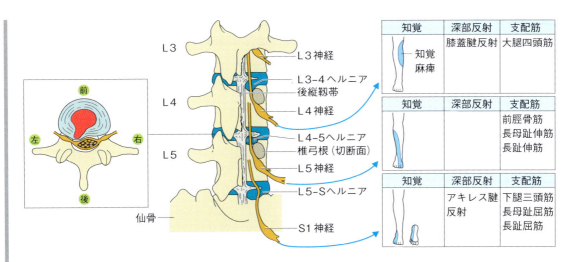

図14 腰部椎間板ヘルニア，腰部神経根障害の高位と徴候

むと回復するのが特徴とされている．立位や後屈で脊柱管が狭まると症状が出やすく，前屈位で神経の圧迫が解放されると症状が緩解することが多い．神経根型では圧迫側の下肢に，また馬尾型では両側の足底に痛みやしびれが出現するほか，腰痛や膀胱直腸障害を伴うこともある．

③ 腰椎分離症，腰椎すべり症（図16）

- **腰椎分離症** spondylolysis とは，腰椎の椎弓根が椎体と分離してしまっている状態で，スポーツなどの繰り返し負荷による疲労骨折などが原因といわれている．
- **腰椎すべり症** spondylolisthesis は腰椎の位置がずれている状態を指し，椎間関節の変形や椎間円板の変性によって椎体が固定されず生じる．滑りの程度によって分類される（図16）．
- 最も多い症状は腰痛で，長時間の立ち仕事，同一姿勢の持続，重労働などの後に痛みが増強し，後屈によって増強しやすいのも特徴である．滑りが強い場合には，間欠性跛行など腰部脊柱管狭窄症の症状が出現することもある．

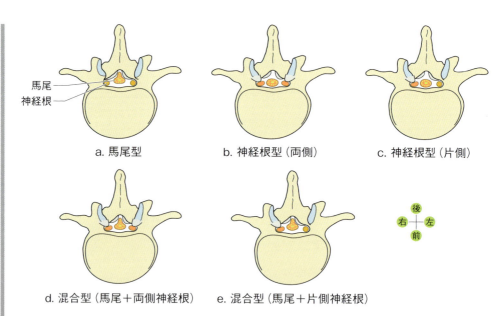

図15　腰部脊柱管狭窄症の神経障害タイプによる分類
（菊池臣一：教育研修講演 いわゆる馬尾性間欠跛行．日整会誌，62：567-575，1988）

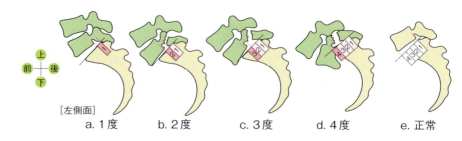

図16　腰椎分離・すべり症（マイヤーディングの分類）
（河端正也：腰痛テキスト，南江堂，1989）

J 顔面，頭部

- 頭部とは頭蓋の骨で枠組みが形成され，上半分（狭義の頭部）は脳頭蓋，下半分は顔面頭蓋で占められる．
- 頭部は，脳頭蓋で構成され，その中の頭蓋腔に脳を保護して収めている．
- 顔面は，顔面頭蓋で構成され，表面は表情筋でおおわれ，内部には特殊感覚器である眼球，鼻腔，内耳，口腔などがある．
- 顔面にある顎関節は咀嚼（咬合）運動を行う．

1. 関節構造

- 頭蓋の縫合は，下顎骨と舌骨を除く頭蓋の骨が不動性の骨連結によって結合したものである．主な縫合は，頭頂骨を中心に近接頭蓋骨との間で形成され，前頭骨と頭頂骨を結合する**冠状縫合**，左右の頭頂骨を結合する**矢状縫合**，頭頂骨と後頭骨を結合する**ラムダ縫合**，頭頂骨と側頭骨を結合する**鱗状縫合**などがある（図1）．
- 顎関節は，外耳道の下前部にあり，下顎骨関節突起の下顎頭と側頭骨の下顎窩で構成される楕円関節である．関節円板が関節腔を上関節腔と下関節腔に分けている（図2）．
- 環椎後頭関節は，環椎の上関節面と後頭骨の後頭顆で構成される楕円関節である．

1 骨，関節

- 骨：**脳頭蓋**-前頭骨，頭頂骨（1対），側頭骨（1対），後頭骨，蝶形骨，篩骨
  顔面頭蓋-涙骨（1対），鼻骨（1対），鋤骨，下鼻甲介（1対），頬骨（1対），上顎骨（1対），口蓋骨（1対），下顎骨，舌骨
- 関節，結合：頭蓋の縫合，顎関節，環椎後頭関節

2 靱帯

- 顎関節の関節包はゆるいため，外側靱帯，蝶下顎靱帯と茎突下顎靱帯が関節包を補強する（図2）．
- **外側靱帯**は，側頭骨関節結節と下顎頚を結び，顎関節を外側から補強し，下顎頭の過剰な後方移動を抑え，かつ外耳道の損傷を防ぐ．
- **蝶下顎靱帯と茎突下顎靱帯**は，蝶形骨や側頭骨茎状突起と下顎枝内面を結び，顎関節を内側から補強する．
- 翼状靱帯と歯尖靱帯は，後頭骨と軸椎の歯突起を結び，頭部の過剰な回旋運動を抑える

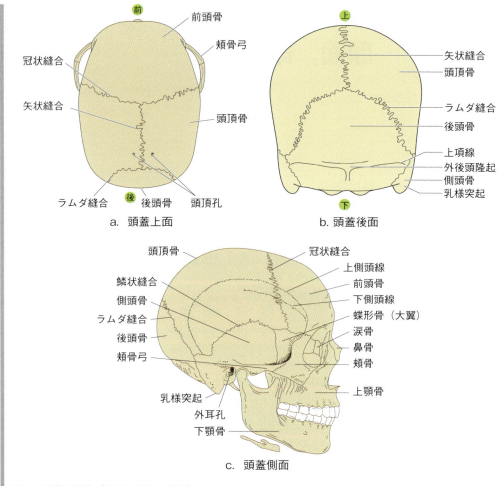

図1　頭蓋の縫合（上面，後面，側面）

（「V-G. 頸部」の図2参照）．
- 後頭骨と椎骨を連結する靱帯として，前縦靱帯は後頭骨底部から椎体前面，後縦靱帯は後頭骨底部から椎体後面（脊柱管の前面）をおおい，項靱帯は後頭骨外後頭隆起から頸椎棘突起上に張る靱帯である（「V-G. 頸部」の図1参照）．

2. 神　経

- ここでは顔面，頭部に存在し，障害を起こしやすい神経を提示する．

1 大後頭神経（C2），小後頭神経（C2，C3）（図3）
- **大後頭神経**は第2頸神経後枝で，知覚性線維が主で，一部運動性線維を含む．
- 後頭動脈・静脈とともに下頭斜筋下縁（上項線の高さ）で反転し皮下に出て分布する．
- 筋枝を分枝後，僧帽筋の起始周辺で皮下に表出し，頭蓋冠に至り，後頭部と頭頂部の皮膚に分布する．

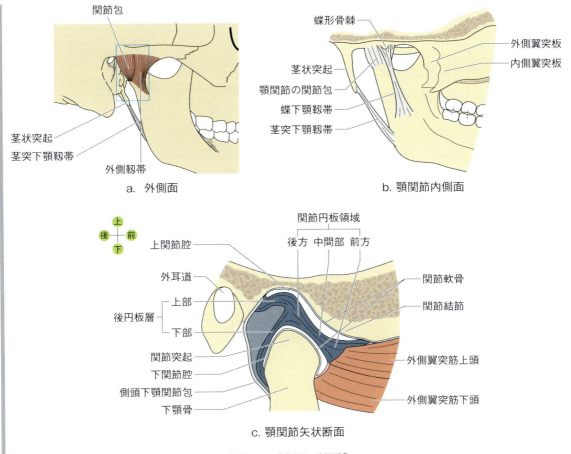

図2 顎関節［外・内側面の靱帯と内部構造（外側面，内側面，断面）］

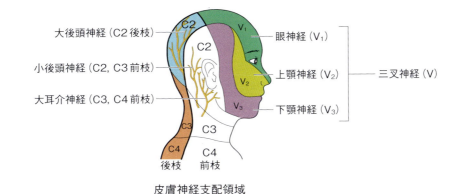

図3 顔面と頭部の皮膚知覚領域（分節）と三叉神経の分布域

- **小後頭神経**は頸神経叢，すなわち第2,3頸神経前枝の枝で，胸鎖乳突筋の後縁に沿って上行し中央あたりで皮下に出て，後頭部と耳の後ろの皮膚に分布する．筋枝はない．
- 大後頭神経や小後頭神経，後頭下神経（C1後枝），大耳介神経（C3, C4前枝）などの後頭部を走行する神経は，後頭下筋や頸部筋の硬結，血管などによる圧迫によって絞扼され

ると，後頭部から上方や耳の後ろにかけて頭皮の表面に片側性の突発痛（**片頭痛** migraine）を呈することがある．

2 三叉神経（第Ⅴ脳神経）

- 三叉神経は脳神経の中で最大の神経で，第1枝（V_1）の**眼神経**，第2枝（V_2）の**上顎神経**，第3枝（V_3）の**下顎神経**の3本に分岐する（図3）．感覚枝はすべてに含まれ，運動枝は下顎神経にだけ含まれる．
- 感覚枝は橋中央の腹外側面から起こり三叉神経節となった後，眼神経，上顎神経，下顎神経に分かれる．眼神経は上眼窩裂から，上顎神経は正円孔から，下顎神経は卵円孔からそれぞれ頭蓋を出て，眼神経は頭頂から眼瞼，鼻部にかけて（前頭突起由来の器官），上顎神経は頬から上顎部にかけて（第1鰓弓（咽頭弓）の上顎突起由来の器官），下顎神経は舌体部ならびに側頭部から下顎骨に沿って（第1鰓弓の下顎突起由来の器官）の皮膚や粘膜の一般知覚をつかさどる（図3）．下顎神経の枝である舌神経は舌体部の一般知覚をつかさどる．
- 運動枝は橋中央部から起こり，腹外側面から三叉神経節を素通りし感覚枝とともに**下顎神経**となり卵円孔から頭蓋を出ると，第1鰓弓の下顎突起から発生する**咀嚼筋**（咬筋，側頭筋，内側・外側翼突筋），顎舌骨筋などに分布する．
- 周辺血管による圧迫やヘルペスウイルスなど感染による炎症，変性が生じると三叉神経痛となり，対応する顔面の激痛を呈するようになる．

3 顔面神経（第Ⅶ脳神経）

- 顔面神経は運動性，副交感性，知覚性（味覚）の線維を含み，運動性線維は狭義の顔面神経（固有顔面神経）を指し，副交感性と知覚性（味覚）線維を合わせて**中間神経**という．
- 顔面神経は橋と延髄錐体の間から起こり，内耳神経とともに**内耳道**へ入り内耳道底に至り，涙腺に至る大錐体神経（副交感性線維）を出した後，顔面神経管内でアブミ骨筋神経（運動線維）を出し，管内の顔面神経膝で後屈した後，**鼓索神経**を分岐してすぐ茎乳突孔から頭蓋を出る．運動枝は顔面表情筋のほか，広頸筋，茎突舌骨筋，顎二腹筋後腹に分布する．
- 副交感性と味覚線維からなる**中間神経**は，**鼓索神経**となり，逆行して鼓室に入り前進して側頭下窩から頭蓋を出て，舌神経に合流する．副交感性線維が唾液腺（舌下腺，顎下腺）に分布し（耳下腺だけが舌咽神経に支配される），味覚線維が舌体に分布して舌体部の味覚情報を延髄の孤束核に伝える（図4）．
- **末梢性の顔面神経麻痺** facial palsy では障害側の顔面全体の運動麻痺を呈し，**中枢性の顔面神経麻痺**では障害対側の顔面下半分の運動麻痺を呈する（図13参照）．顔面上半分の麻痺では閉眼不可となり，下半分の麻痺では口角が下垂し，流涎がみられるほか，唾液・涙の分泌，味覚，聴覚の異常を伴うことがある．

3. 血管

- 顔面，頭部に存在する動脈は，外頸動脈とその枝である顔面動脈，浅側頭動脈などである．

1 外頸動脈（図5）

- 甲状軟骨の上縁（成人では喉頭隆起の上，第4頸椎の高さ）で総頸動脈から分岐し，内頸動脈の前内側で茎状突起より外側（内頸動脈は内側）を上行し，舌動脈，**顔面動脈**などを分岐し，最終的に下顎頸の後方で顎動脈と**浅側頭動脈**に分岐する．
- 外頸動脈は頭蓋（頭部，顔面）や上頸部の表層ならびに脳硬膜に分布する．

2 顔面動脈

- 耳介の下端（舌骨のすぐ上）で外頸動脈から分岐し，下顎角の内側で顎下腺の上縁に沿って前方へ走り，下顎体（咬筋前縁付近）で顔面に現れ，咬筋の表面を通って口角に向かい，下唇動脈，上唇動脈，眼角動脈などに分岐して，広く顔面に分布する．
- 顎二腹筋の前腹と後腹，下顎骨で囲まれる顎下三角（「Ⅱ-B.筋系」の図17，19参照）

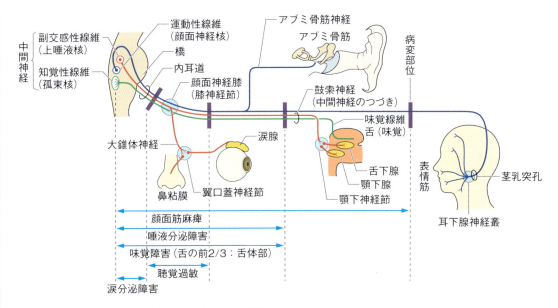

図4　顔面神経の分枝と支配領域，病変部位による症状
（平井俊策編：目でみる神経学的診察法，医歯薬出版，1993より改変）

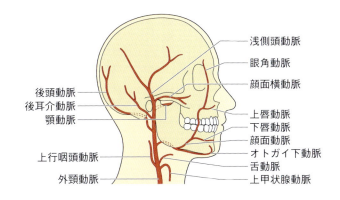

図5　外頸動脈

にて，咬筋前縁で拍動を触れる．

3 浅側頭動脈

- 外頸動脈の終枝で下顎頸の後方で顎動脈と分岐し，耳下腺を貫き，耳介の前方を上行し，頬骨弓基部の上で皮下に現れ，前頭部から側頭部，頭頂部まで放射状に分岐して広く分布する．
- 外耳孔の前上部，頬骨弓の基部の上で拍動を触れる．

4．関節運動，筋の作用

1 顔面筋と表情（図6）

- 顔面筋は顔面の表面にある非常に薄い筋群で，表情をつくり出すことから**表情筋**とも呼ばれる．
- 顔面筋は頭蓋の骨から起始し，皮膚に停止することで顔面皮膚を動かし表情をつくることから，**皮筋**に分類される．その他の皮筋として**広頸筋**がある．
- 顔面筋は，すべて**顔面神経**支配である．同じ皮筋の広頸筋も顔面神経支配である．これらの筋は第2鰓弓に由来し，その鰓弓に分布する顔面神経と胎生期に支配関係を結ぶ．

a．**前頭筋**
- 前頭部にあり，眼を大きく開き眉毛を挙上させて，額に横皺をつくる．
- 頭頂部の帽状腱膜を介して後頭部の後頭筋と連結する．

b．**皺眉筋，鼻根筋**
- 皺眉筋は，眉間の前頭骨から起こり外上方に斜走して眉の皮膚に終わり，眉をひそめ，眉間に縦皺をつくる．
- 鼻根筋は，鼻根部の骨から起こり眉間に終わり，眉間と鼻根に横皺をつくる．

c．**眼輪筋**
- 眼瞼裂の周辺を輪状に囲み，眼瞼裂（眼）を閉じる．

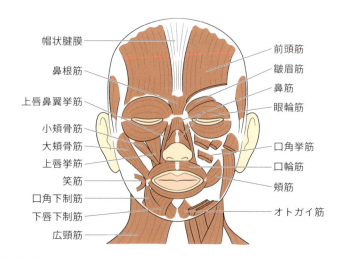

図6　顔面筋（表情筋）

- 逆に，眼瞼裂を開くのは上眼瞼挙筋（動眼神経支配）である．

d. **上唇鼻翼挙筋**
- 内眼角から起こり鼻根筋の表面をおおいながら鼻翼と上唇に終わり，鼻翼と上唇を引き上げ外鼻孔を広げる．

e. **口輪筋**
- 口裂の周辺を輪状に囲み，弱い収縮で口を閉じ，強い収縮で口を強く閉じて口唇を前方へ尖らせる．例えば，口笛を吹くときや接吻（kissing muscle）時に働く．

f. **大頬骨筋，小頬骨筋，笑筋**
- 大頬骨筋と小頬骨筋は，頬骨から起こり内下方に斜走し，それぞれ口角および上唇に終わり，口角を上外方に引き上げ笑い，喜びの表情，笑顔をつくる．
- 笑筋は，咬筋筋膜から起こり前内方に走行し，口角に終わる．口角を外方に引き（嫌味）笑いの表情をつくる．よく発達している人では「えくぼ」として頬部にくぼみができる．

g. **頬筋**
- 他の顔面筋よりも深層にあり，上顎・下顎骨の後部から起こり前方へ向かい口輪筋の深層に終わり，頬の壁を緊張させ，ラッパを吹く時のような頬を膨らませ空気を吹き出す時に働く．

h. **口角下制筋**
- 下顎体の下縁と広頚筋から起こり口角に収束して終わり，口角を下げて「への字」口にし，恐怖や悲しみ，怒り，不満などの表情をつくる．

i. **オトガイ筋**
- 下顎骨の歯槽隆起でオトガイ孔付近から起こり上走し下唇に終わり，オトガイ唇溝を深くし，疑念や不満の表情をつくる．

2 顎関節の運動（咀嚼運動）

- 咀嚼筋は第1鰓弓の下顎突起から発生する**咬筋，側頭筋，外側および内側翼突筋**の4筋で構成され，下顎骨に停止して，主に下顎骨を引き上げる咀嚼運動を行う．
- すべて三叉神経の第3枝である**下顎神経**（V_3）に支配される．

a. **口の開閉（開口・閉口）運動**（図7，8）
- 開口は，下記の下制（顎関節下部における蝶番運動）と前進（顎関節上部における滑走運動）が同時に行われることで起こる．
- 閉口は，逆に，下記の挙上と後退が同時に行われることで起こる．
- 開閉運動は左右下顎枝中央（下顎孔）を結ぶ軸を中心として起こる回転運動である．

b. **下顎の上下（挙上・下制）運動**
- 関節円板と下顎骨の下顎頭との間，つまり関節腔の下部（下関節腔）で起こる蝶番関節での運動である．
- 挙上は咬筋，側頭筋，内側翼突筋が働く．
- 軽い下制は上記の筋群の弛緩と重力により，積極的な下制（開口）は舌骨上筋群が働く．

c. **下顎の前後（前進・後方復位）運動**
- 関節円板と下顎頭が一体となって側頭骨の下顎窩を前後に動く，つまり関節腔の上部（上関節腔）で起こる滑走（スライディング）運動である．

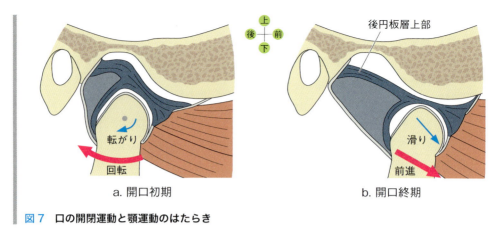

図7 口の開閉運動と顎運動のはたらき

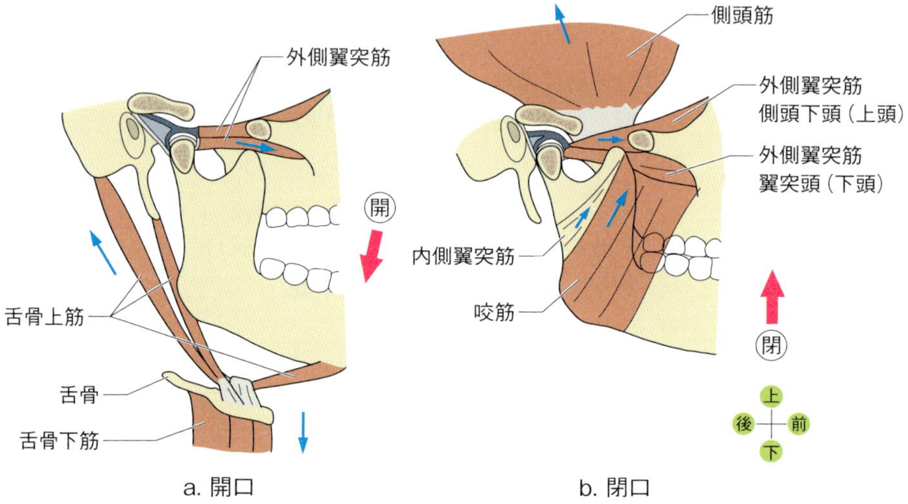

図8 咀嚼筋のはたらき

- 下顎の前進は両側の外側翼突筋と内側翼突筋が働く．
- 下顎の後方復位は側頭筋（後部）が働く．

d. 下顎の左右運動（磨臼運動）

- 一側の下顎頭が垂直軸を中心に回旋する，つまり左右の各関節で前後運動が交互に一側ずつ行われると磨臼運動が起こる．
- 下顎の磨臼運動（反対側に引く）は内側翼突筋と外側翼突筋が左右一側ずつ交互に働くことで起こる．

3 頭部の運動

- 後頭下筋は，大・小後頭直筋，上・下頭斜筋の総称で，後頭骨の後下方深部（半棘筋よりも深部）と環椎，軸椎を結ぶ（図9，「Ⅱ-B．筋系」も参照）．
- 後頭下筋は頭部のみのわずかな前後屈（屈曲伸展，うなずき運動）や側屈を起こす．とくに**眼球運動**に伴う素早く微妙な**頭位調節運動**に関与する．例えば居眠り時の頭部復位など

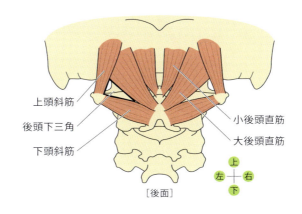

図9　後頭下筋

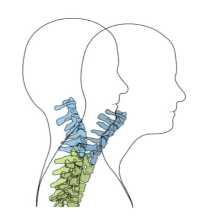

図10　頭部の前方突出と後退（顎を引く）運動

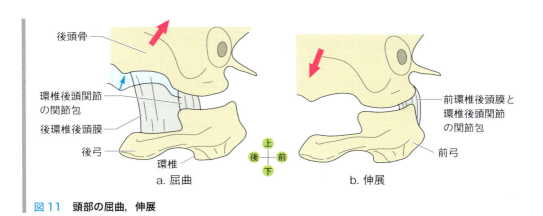

図11　頭部の屈曲，伸展

で働く．
- すべて**後頭下神経（C1後枝）**に支配される．
- 大後頭直筋と上・下頭斜筋は**後頭下三角（椎骨動脈三角）**を形成し，後頭下神経，および椎骨動脈が通る．また，大後頭神経（C2）は三角下縁をまわって上行する．
- 頭部の運動は環椎後頭関節で起こり，わずかな前後屈（図10）と，一側のみ筋収縮で側屈，

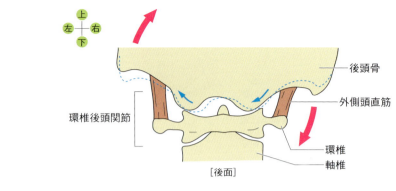

図12　頭部の側屈

回旋を起こす（「V-G．頸部」参照）．

a. **屈曲，伸展（前後屈）**（図11）
- 環椎後頭関節で後頭下筋が両側同時に働くと，頭部の後屈が起こり直立位に保つ．

b. **側屈，回旋**（図12）
- 後頭下筋が一側だけ働くと，回旋に側屈が起こる．

5．代表疾患

1　顔面神経麻痺（図4，13）

- 顔面神経麻痺は，中枢性と末梢性がある．
- **中枢性顔面神経麻痺** central facial paralysis は，橋にある顔面神経の運動核よりも上位で障害されることで起こる麻痺で，**核上性麻痺** supranuclear (facial) paralysis と呼ばれる．とくに内包などの脳血管障害による錐体路病変によって起こる．障害対側の顔面下半分の顔面筋（口輪筋など）に麻痺が生じ，口角の下制と流涎がみられるが，上半分の顔面筋は両側の大脳皮質運動野の支配を受けるため麻痺しない．
- **末梢性顔面神経麻痺** peripheral facial paralysis は，顔面神経運動核の高さまたはそれよ

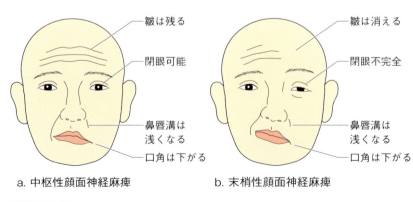

a. 中枢性顔面神経麻痺　　　　b. 末梢性顔面神経麻痺

図13　顔面神経麻痺

り下位で障害されることで，**核性麻痺** nuclear paralysis または**核下性麻痺** infranuclear (facial) paralysis が生じる．顔面神経管内など顔面神経の走行路のいずれかで障害されることによって起こる．

- 顔面筋麻痺以外の症状として，頭蓋底骨折などで**鼓索神経**（副交感性線維と味覚性線維を含む）を分岐するよりも上で障害されると，障害側の顔面筋麻痺のほかに，障害側の舌体部の味覚消失と涙・唾液の分泌障害が併発する．さらに顔面神経管よりも上位で障害されるとアブミ骨筋神経が麻痺し聴覚過敏が加わる．
- とくに多発する**ベル麻痺** Bell palsy は，特発性片側性の末梢性顔面神経麻痺で，顔面神経がヘルペスウイルスなどの感染による炎症で腫脹していると顔面神経管などで圧迫されて生じる．障害側の顔面筋の麻痺，唾液の分泌障害（口渇），涙の分泌障害（眼球乾燥），味覚障害，聴覚異常の顔面神経麻痺の典型的な5症状を呈する．

② 三叉神経痛

- **特発性三叉神経痛** idiopathic trigeminal neuralgia は**典型的三叉神経痛**と呼ばれることもあり，動脈硬化などで膨隆したり蛇行する血管によって，多くは三叉神経入口部で圧迫されることによって生じる耐えがたい激痛のことで，突発性に生じ，短時間（数秒から数分）で治まるものがほとんどである．とくに第2枝上顎神経領域（上顎，頬，側頭部の皮膚表面）や下顎神経領域（下顎の皮膚表面，口腔粘膜）に生じることが多い．
- **帯状疱疹後三叉神経痛**は，ヘルペスウイルス（水痘・帯状疱疹ウイルス）による初感染の水痘（みずぼうそう）罹患時に末梢神経節に潜伏したウイルス（潜在感染）が免疫低下，身体・情動・環境ストレスなどの種々要因により再活性化し，その知覚神経の支配領域に**帯状疱疹**を起こすと同時に，知覚神経が変性することで，**帯状疱疹後神経痛** postherpetic neuralgia として残る強い痛みのことである．帯状疱疹の好発部位である顔面では三叉神経痛として表れやすい．

③ 顎関節症，顎関節脱臼

- **顎関節症** temporomandibular arthrosis とは，口の開閉運動時の痛み，関節音（クリック音 clicking jaw やゴリゴリという音），開口障害などの顎運動異常を主症状とする総称のことである．
- 咀嚼筋の筋緊張やスパズム，筋炎など**筋性顎関節症**と，関節包，関節靱帯，関節円板の炎症や変性による**関節性顎関節症**がある（図14）．
- 顎関節前方脱臼は，過度の開口により下顎頭が下顎窩を前進し，関節結節を越えて前方に脱臼するもので，下顎頭が側頭筋に引っ張られ側頭窩に入り込む．整復には，いったん下顎を下方に引き下げ，下顎頭を関節結節よりも後方に戻す．

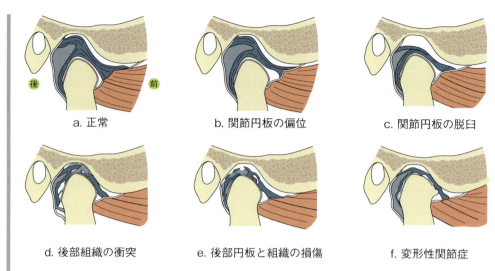

図14 関節性顎関節症（顎関節内障）の分類
(Farrar WB, McCarty WL：A Clinical Outline of Temporomandibular Joint Diagnosis and Treatment, 7th ed. Montgomery, AL. Normandic Publicatuins, 1983 より改変)

第Ⅵ部
体表・触診解剖学

A　体表解剖学　　442
B　触診解剖学　　451

A 体表解剖学

1. 人体の区分（小区分）（図1）

1 体区分の総論

- 人体は**頭部**，**頸部**，**体幹** trunk，**体肢** extremities の4部に大きく区分され，体幹はさらに**胸部**，**腹部**の2部に，体肢は**上肢**と**下肢**に区分される．なお，頸部，胸部，腹部の後面を**背部**と呼ぶ（大区分については「Ⅰ-F．人体の区分（大区分）」参照）．

a. **頭部**【1-11：番号は図1の区分に対応する】

- **頭部** head は，下顎下縁—下顎角—乳様突起—外後頭隆起を結ぶ線で，頸部と区分される．頭部はさらに鼻根—眉—外耳孔を結ぶ線によって顔と狭義の頭に区分される．

> 1. 前頭部，2. 頭頂部，3. 側頭部，4. 後頭部，5. 鼻部，6. 口部，7. オトガイ部，8. 眼窩部，9. 眼窩下部，10. 頬骨部，11. 頬部

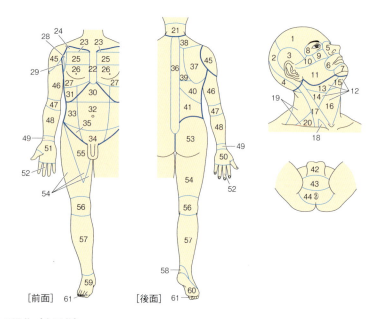

図1　人体の区分（小区分）
番号の付いた部位の名称については本文を参照．

b. 頸部【12-21】

- **頸部** neck は，胸骨上縁（頸切痕）―鎖骨上縁―肩甲骨の肩峰―第7頸椎棘突起を結ぶ線で，胸部と区分される．頸部はさらに，後部の項と前部の狭義の頸に区分される．
- 下顎底，胸鎖乳突筋内側縁，正中線に囲まれた三角を**前頸三角**といい，さらに**顎下三角，オトガイ下三角，頸動脈三角，筋三角**に細区分される．
- 下顎体および顎二腹筋の前・後腹で囲まれる三角を**顎下三角**，両側の顎二腹筋前腹と舌骨で囲まれる三角を**オトガイ下三角**，顎二腹筋の後腹・肩甲舌骨筋・胸鎖乳突筋で囲まれる三角を**頸動脈三角**，胸鎖乳突筋前縁・肩甲舌骨筋・正中線で囲まれる三角を**筋三角**という．顎下三角では顎下腺を触れる．頸動脈三角の後上方で総頸動脈が内・外頸動脈に分岐する．
- 胸鎖乳突筋後縁・僧帽筋前縁・鎖骨で囲まれる三角を**外側頸三角部（後頸三角）**といい，下方を横切る肩甲舌骨筋によって，上方の後頸三角（狭義）と下方の**大鎖骨上窩（肩甲鎖骨三角）**に細区分される．大鎖骨上窩（肩甲鎖骨三角）に対し，胸鎖乳突筋の鎖骨頭・胸骨頭の間のくぼみを**小鎖骨上窩**というが，前・後頸三角には含まれない．

> 12. 前頸部（前頸三角）：13～16に細分される，13. 顎下三角，14. 頸動脈三角，15. オトガイ下三角，16. 筋三角，17. 胸鎖乳突筋部，18. 小鎖骨上窩，19. 外側頸三角部（後頸三角），20. 大鎖骨上窩（肩甲鎖骨三角），21. 後頸部（項部）

c. 胸部【22-29】

- **胸部** breast は，胸骨下端（剣状突起）―肋骨弓―第12胸椎棘突起を結ぶ線で，腹部と区分される．
- 三角筋・大胸筋・鎖骨に囲まれた三角を**鎖骨胸筋三角（鎖骨下窩）**といい，**三角筋胸筋溝**を上がってきた**橈側皮静脈**が通常，この部で腋窩静脈に流入する．

> 22. 胸骨前部，23. 鎖骨下部，24. 三角筋胸筋溝（鎖胸三角），25. 胸筋部，26. 乳房部，27. 乳房下部，28. 腋窩部，29. 腋窩

d. 腹部【30-35】

- **腹部** abdomen は鼠径溝―上前腸骨棘―腸骨稜―尾骨―殿裂―陰部大腿溝を結ぶ線で，下肢と区分される．
- 腹部は剣状突起の上端を通る横線，左右の肋骨弓の最低線を結ぶ横線，および左右の上前腸骨棘を結ぶ横線により，上・中・下腹部の3つの領域に分かれる．
- 腹部中央に**臍**があり，ここを通る線を**臍線（臍平面）**といい第4腰椎の高さである（「Ⅰ-G. 体表の方向線」の図5参照）．
- 上・中・下腹部は，鼠径靱帯の中点を通る垂線により上腹部は**上胃部**（旧名：心窩部），左右**下肋部**（旧名：季肋部．右下肋部には肝臓，胆嚢などがあり，左下肋部には胃，脾などがある），中腹部は**臍部**，左右**側腹部**，下腹部は**恥骨部**，左右**鼠径部**の各3部に区分される．

> 30. 上胃部（旧名：心窩部），31. 下肋部（旧名：季肋部），32. 臍部，33. 側腹部，34. 恥骨部，35. 鼠径部

e. 背部【36-41】

- 背部 back のうち僧帽筋の下外側縁・広背筋上縁・肩甲骨内側縁で囲まれた三角を**聴診三角**といい，筋の厚みが少なく肺音を聴診しやすいのでこの名が付いた（「Ⅱ-B．筋系」の図29参照）．また背面からの肺手術の進入点ともなる．
- 腰部下方で，広背筋の下縁，外腹斜筋の後下縁，腸骨稜で囲まれた三角を**腰三角（プチ三角）**といい，ヘルニアの好発部位となる．腰三角（プチ三角）の少し下内側に上後腸骨棘と皮膚が固く結合するためにできる皮膚のくぼみの**腰小窩**（上後腸骨棘の位置に相当）がみえる．

> 36. 脊柱部，37. 肩甲部，38. 肩甲上部，39. 肩甲間部，40. 肩甲下部，41. 腰部

f. 会陰部【42-44】

- 会陰は恥骨結合，（左右）坐骨結節，尾骨先端により囲まれた部位．
- 肛門部と泌尿生殖部を含む骨盤下口をおおう部分を**会陰**といい，前方の**尿生殖三角**，後方の**肛門三角**に区分する．
- 尿生殖三角は，前方を**恥骨**，外側方を**坐骨結節**で囲まれる三角で，その正中線上に男性では尿道が，女性では尿道と腟が貫通する．
- 肛門三角は，後方を**尾骨**先端，両側方を**坐骨結節**に囲まれる三角である．肛門が正中線上に存在し，その両側に坐骨直腸窩がある．

> 42. 外陰部，43. 会陰部（尿生殖部），44. 肛門部

g. 上肢【45-52】

- 上肢 upper extremity は，三角筋胸筋溝—三角筋の起始縁—腋窩を結ぶ線で，体幹と区分される．腋窩は，前壁が大胸筋，後壁が広背筋，内側壁が側胸壁，外側壁が上腕で囲まれたくぼみで，深部には腕神経叢，腋窩動脈・静脈，腋窩リンパ節などが存在する．
- 上肢は**肩** shoulder，**上腕** upper arm，**前腕** fore arm，**手** hand の4部に分かれる．
- 三角筋が肩関節をおおい盛り上がった部位を肩（肩甲帯）という．上腕と前腕の境を肘といい，前面のくぼみを**肘窩** axilla（armpit）という．手根の関節より先を手といい，前面の**手掌** palm of hand と後面の**手背** dorsum of hand に分かれる．
- 上腕伸側には腋窩からの出口となる**外側腋窩隙（四角隙）**と**内側腋窩隙（三角隙）**という2つの腋窩隙がある（「Ⅱ-B．筋系」の図44参照）．さらに3番目の間隙として，三頭筋裂孔（上腕三頭筋隙）がある．
- 外側腋窩隙（四角隙）は，上腕三頭筋長頭・上腕骨・大円筋・小円筋で囲まれる間隙をいい，後上腕回旋動脈と腋窩神経はここから伸側に出現する．
- 内側腋窩隙（三角隙）は，上腕三頭筋長頭・大円筋・小円筋で囲まれる間隙をいい，**肩甲回旋動脈**がここから出てくる．
- 三頭筋裂孔（上腕三角隙）は上腕三頭筋の長頭と外側頭に挟まれた広い間隙で**橈骨神経**と**上腕深動脈**が通る．
- 肘関節の前面にある三角形のくぼみを**肘窩**という．外側は腕橈骨筋・内側は円回内筋・上は上腕骨の内側と外側上顆を結ぶ線である．深部は上腕動脈・静脈と正中神経が通り表層には**肘正中皮静脈**が位置する．

> 45. 三角筋部，46. 上腕部，47. 肘部（前肘部のくぼみ：肘窩），48. 前腕部：前・後前腕部，
> 49. 手根部：前・後手根部，50. 手背，51. 手掌，52. 手の指

h. 下肢【53-61】

- **下肢** lower extremity は**殿部** gluteal region，**大腿** thigh，**下腿** leg，**足** foot の4部に分かれる．
- 骨盤後部を殿部といい，殿溝により後大腿部と区分される．大腿と下腿の境を膝といい，後面のくぼみを**膝窩** popliteal fossa という．足根の関節より先を足といい，上面の**足背** dorsal of foot と下面の**足底** sole of foot に分かれる．
- 膝窩は上部内側を半膜様筋・半腱様筋，上部外側を大腿二頭筋，下部内側を腓腹筋内側頭，下部外側を腓腹筋外側頭で菱形に囲まれ，深部には膝窩動脈・静脈，坐骨神経，脛骨神経，総腓骨神経などが位置する．
- 鼠径靱帯・長内転筋の外側縁・縫工筋の内側縁で囲まれた三角を**大腿三角（スカルパ三角）**といい，大腿神経，大腿動脈・静脈，鼠径リンパ節などがある．

> 53. 殿部，54. 大腿部，55. 大腿三角（スカルパ三角），56. 膝部（後膝部のくぼみ：膝窩），
> 57. 下腿部，58. 踵部，59. 足背，60. 足底，61. 足の趾

2 筋肉注射部位

- 三角筋に**筋肉注射** muscle injection する場合は，**腋窩神経**，**橈骨**神経，および**後上腕回旋動脈・静脈**の走行に注意しなくてはならない．そのため，肩峰から3横指下にするのが安全である．
- 三角筋の下部の後内側（停止に近いところ）は，**橈骨神経**が後内側上方から前外側下方に向けて通るので注射の際には注意を要する．
- 殿筋の注射部位で問題となるのは，**坐骨神経**と**下殿動脈・静脈**を損傷することである．殿部を4等分（上外側，上内側，下外側，下内側）し，上外側の1/4に注射するが，この際は**上殿神経**，**上殿動脈・静脈**の損傷に留意すべきである．

3 拍動の触れる動脈

- **総頸動脈**は**頸動脈三角**（顎二腹筋後腹，肩甲舌骨筋上腹，胸鎖乳突筋で囲まれる部分），**小鎖骨上窩**（胸鎖乳突筋の胸骨頭と鎖骨頭の間）で拍動を触れる．
- **顔面動脈**は下顎角の前方約2cmから下顎底の上前方約2〜3cmで拍動を触れる．
- **浅側頭動脈**は外耳孔の前上部（コメカミの部）で拍動を触れる．
- **後頭動脈**は外後頭隆起の約1〜2横指外側で拍動を触れる．
- **鎖骨下動脈**は鎖骨前凸部（内側1/3の点）より約1cm上方で拍動を触れる．
- **腋窩動脈**は上腕の腋窩側で拍動を触れる．
- **上腕動脈**は**内側二頭筋溝**および肘窩内側で拍動を触れる．
- **橈骨動脈**は橈骨下端外側部のすぐ内側で橈側手根屈筋腱と腕橈骨筋腱の間，第1中手骨と第2中手骨の間の近位端で拍動を触れる．
- **尺骨動脈**は手関節のやや上方で尺側手根屈筋腱と浅指屈筋腱との間で拍動を触れる．

- 大腿動脈は大腿三角（スカルパ三角）（鼡径靱帯，縫工筋，長内転筋）内で鼡径靱帯から2〜3cm下方までで拍動を触れる．
- 後脛骨動脈は内果の後下方約2cmで拍動を触れる．
- 足背動脈は足背の足関節部前方で長母趾伸筋腱と長趾伸筋腱との間で拍動を触れる．
- 心音のもっともよく採取される部位は**心尖**で，心尖拍動は左第5肋間隙と左乳頭線（左鎖骨中線）の交点より1横指内側で触知される（「Ⅵ-B. 触診解剖学」の図124参照）．

4 器官と椎骨位

- 口峡の高さは**第1頸椎（環椎）**の高さに相当し，**第2頸椎（軸椎）**歯突起のX線撮影の際には開口し撮影する．
- 輪状軟骨，気管上端，食道起始部などは**第6頸椎**の高さにある．
- 肺尖は鎖骨より2〜3cm上方に位置し，後方では**第1胸椎**の高さとなる．
- 胸骨角と**第4胸椎**下部を結ぶ面を**胸骨角平面**という．これにより縦隔は上部と下部に分かれる．また気管分岐部，大動脈（上行大動脈と大動脈弓の境），食道の第2狭窄部などがこの平面に含まれる．
- 左静脈角は**第5胸椎**の高さにある．
- 肺門は**第5〜7胸椎**の高さにある．
- 横隔膜の**大静脈孔**は**第8胸椎**の高さにある．
- 横隔膜の**食道裂孔**は**第10胸椎**の高さにある．
- 横隔膜の**大動脈裂孔**は**第12胸椎**の高さにある．
- 胃の噴門は**第10〜12胸椎**の高さにある．
- 胃の幽門を通過する平面を**幽門平面**といい**第1腰椎**の高さである．この平面には腎門，十二指腸上部，胆囊，上腸間膜動脈基部などが含まれる．
- 膵臓は**第1〜2腰椎**の高さにある．
- 十二指腸空腸曲，乳ビ槽は**第2腰椎**の高さにある．
- 脊髄の下端は**脊髄円錐**と呼ばれ**第1〜2腰椎**の高さに相当する．**腰椎穿刺**は一般的に**第3〜4腰椎間**で行われる．
- 臍は**第4腰椎**の高さに相当し，この高さで腹大動脈は左右の総腸骨動脈に分岐する．
- S状結腸は**第3仙椎**の高さで直腸と区分される．

2. 人体の前面・後面 (図2)

- 解剖学は構造を記述する際には基準となる姿勢が重要であり，**解剖学的正常位** anatomical position を基準とする．
- 解剖学的正常位は直立位で，頭部は前面を向き，足底は全面を床に接し，つま先は前方を向き，上肢は体幹に沿って下垂し，手掌は前面を向けている．
- 人体は体表からみて頭部，頸部，体幹，体肢（上肢・下肢）に区別される．
- 頭部は頭蓋と顔面からなる．
- 頭蓋は脳を取り囲んで保護する．
- 顔面は頭部の前面で眼，口，鼻，頰，顎などがある．

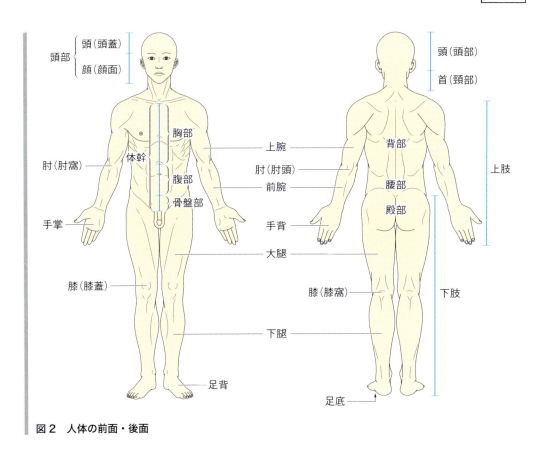

図2 人体の前面・後面

- 頸部は頭部を支え，体幹と結合している．
- 体幹は胸，腹（骨盤を含む）からなる．
- 体肢（上肢・下肢）は体幹に接続している．
- 上肢は肩，上腕，前腕，手からなる．
- 下肢は殿部，大腿，下腿，足からなる．下肢が体幹から大腿に移行する部位を**鼠径部**という．

3. 人体の内腔 (表1，図3〜6)

- **体腔** body cavity は体の内部にある空間で，大きく**頭蓋腔** cranial cavity，**脊柱管** vertebral (spinal) canal，**胸腔** thoracic cavity，**腹骨盤腔** abdominopelvic cavity に分けられる．
- 腹骨盤腔は**腹腔** abdominal cavity，**骨盤腔** pelvic cavity に分けられる．
- 胸腔の中には胸膜腔，心膜腔，縦隔の3つの小さな腔がある．これら3つの腔については，「Ⅱ-E. 循環器系」「Ⅱ-G. 呼吸器系」を参照．

表1　人体の内腔

体腔	内容
頭蓋腔	頭蓋骨によってつくられる．脳を容れる
脊柱管	脊柱によってつくられる．脊髄を容れ，脊髄神経が起こる
胸腔	肋骨，胸部の筋，胸骨，脊柱（胸椎），横隔膜で囲まれ，胸膜腔，心膜腔，縦隔からなる
胸膜腔	肺を取り囲む
心膜腔	心臓を取り囲む
縦隔	左右の胸膜腔の間によって囲まれた胸腔の中央部．心臓，食道，気管など肺以外のすべての胸部内臓が存在する
腹骨盤腔	横隔膜から鼠径部にわたり，腹壁の筋と骨盤の筋と骨によって囲まれる．上方部を腹腔，下方部を骨盤腔という
腹腔	肝臓，胆嚢，膵臓，胃，脾臓，小腸，大腸の大部分
骨盤腔	膀胱，子宮，前立腺，大腸の一部（直腸）

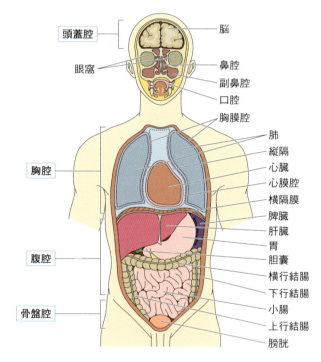

図3　人体の内腔（前面像）

3. 人体の内腔

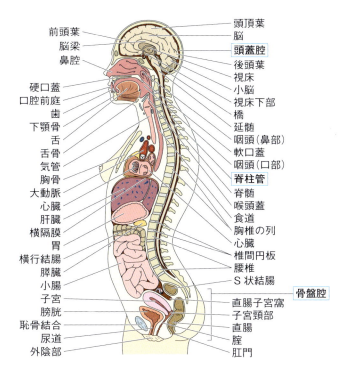

図4 人体の内腔（側面像）

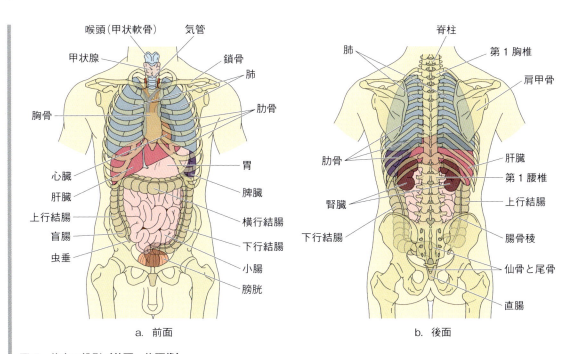

a. 前面　　　　　　　　　　　　b. 後面

図5 体表の投影（前面・後面像）

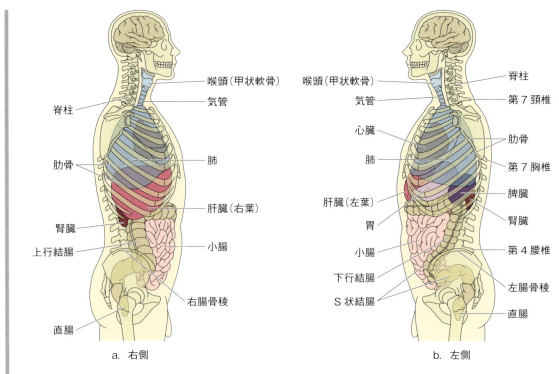

図6　人体の投影（側面像）

B 触診解剖学

1. はじめに

触診 palpation とは，手または指を用いて，皮下にある組織の形，大きさ，硬さ，位置，固有の運動性などを識別することで，皮下に存在する器官の異常を明らかにすることである．触れる部分の組織の解剖学的構造をよく理解したうえで，目でみて，手で診て感じて，触知した組織や構造にどのような変化が生じていたかを評価することが大切となる．

触診方法には**静的触診** static palpation と**動的触診** dynamic palpation とがある．静的触診は，組織を表層から深層へと触診し，皮膚の湿潤，体温，緊張，弾性，組織間の可動性など質的なものを評価する．一方，動的触診は，患者を動かすことで，量（関節可動域），質（関節運動の軌跡），最終域感 end feel（他動的に関節を動かし，運動の最初の停止から最終の停止までに感じられる抵抗感），症状（動かしたときの痛みの増加・軽減・局在性など）を評価する．

触診では，①指輪，時計など不必要なものを外す，②可能な限り皮膚の上から直接触る，③患者がリラックスできる姿勢をとる，④患者のからだにできるだけ近づき安定した姿勢を保つ，⑤患者に不安を抱かせたり疲労させたりしない，⑥普段から手や手指のケアを心がける，などに留意することが大切である．

触診で対象となる組織は，①表皮，②真皮，③皮下の脂肪層（浅筋膜），④血管：動脈，静脈，⑤深筋膜，⑥筋，⑦筋腱移行部，⑧腱，⑨腱骨移行部，⑩靱帯，⑪骨，⑫関節空間などである．

本章では，骨，靱帯，筋，血管，神経を中心に，基本的かつ主要な部位の触診方法を概説する．

2. 骨

代表的な骨の**指標点** landmark を表１に示す．この中で，靱帯や筋の触診時に重要な指標点について述べる（図１〜36）．

表1　代表的な骨の指標点（ランドマーク）

骨	指標点（ランドマーク）
頭蓋	矢状縫合，冠状縫合，蝶頭頂縫合，鱗状縫合，後頭乳突縫合，ラムダ縫合，ブレグマ，プテリオン，アステリオン，ラムダ，外後頭隆起（イニオン），乳様突起，最上項線，上項線，下項線，茎状突起，頬骨弓
下顎骨	関節突起，筋突起，下顎角，オトガイ隆起
椎骨	棘突起，後結節，横突起，肋骨突起，関節突起
胸骨	胸骨柄，胸骨角，胸骨体，剣状突起
肋骨	肋骨角
鎖骨	肩峰端，鎖骨体，胸骨端
肩甲骨	肩峰，肩峰角，肩甲棘，上角，下角，内側縁，外側縁，外側角，関節下結節，烏口突起
上腕骨	大結節，小結節，結節間溝，内側上顆，外側上顆，尺骨神経溝
橈骨	橈骨頭，茎状突起，背側結節（リスター結節）
尺骨	肘頭，鉤状突起，尺骨頭，茎状突起
手根骨	各手根骨，大菱形骨結節，舟状骨結節，有鉤骨鉤
寛骨	上前腸骨棘，上後腸骨棘，下前腸骨棘，下後腸骨棘，腸骨稜，腸骨結節，坐骨結節，恥骨結合，坐骨棘
大腿骨	大転子，小転子，内側上顆，外側上顆，内転筋結節
脛骨	内側顆，外側顆，脛骨粗面，前縁，内果
腓骨	腓骨頭尖，腓骨頭，腓骨体，外果
足根骨	各足根骨，舟状骨結節，載距突起

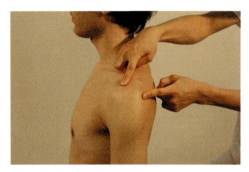

図1　肩峰 acromion
肩甲棘下縁の外側で，上外方に輪郭が変わる角が，肩峰後下端に位置する**肩峰角 acromial angle** である．肩峰角を越えてさらに肩峰の外側縁をたどると，前面の肩峰尖端が触れられる．肩峰角を左示指，肩峰尖端を右示指で触れている．

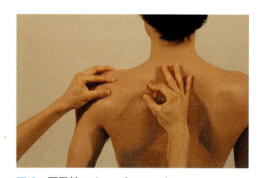

図2　肩甲棘 spine of scapula
肩甲骨背側面4/5の高さで，棘上窩と棘下窩に二分する棒状の骨隆起を触れる．肩甲棘基部（棘三角部）は扁平な三角形である．

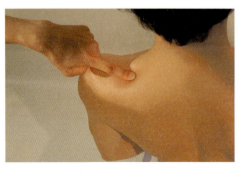

図3　肩甲骨上角 superior angle
内側縁を頭側にたどり，上縁に形成される三角の部分を，腹側に倒れ込むように触れる．

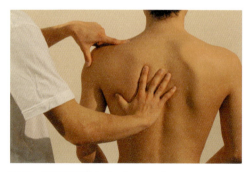

図4　肩甲骨下角 inferior angle
内側縁と外側縁で構成される肩甲骨最下部の三角部分を触れる．右手で下角を包み，左示指で上角を触れている．

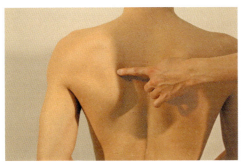

図5　肩甲骨内側縁 medial border
内側縁は脊柱棘突起とほぼ平行に位置し，肩甲棘基部（棘三角部）から上方では少し内方に凸の曲線を描く．

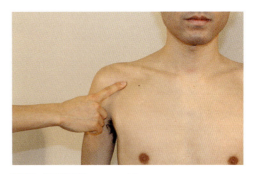

図6　烏口突起 coracoid process
鎖胸三角 clavipectoral triangle（鎖骨下窩すなわち大胸筋と三角筋前縁の間にみられる陥凹）のやや外方（鎖骨外側1/3と中間1/3の境界より下方約2cm）に位置する骨性の突起を触れる．

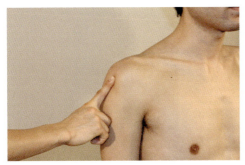

図7　大結節 greater tubercle
肩関節内外旋中間位にて，肩峰外側の1横指下で触れる．

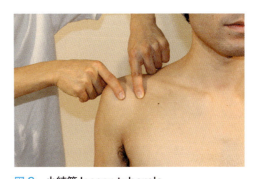

図8　小結節 lesser tubercle
小結節は烏口突起とほぼ同じ高さにあり，烏口突起の約1横指外側で，結節間溝の内側の隆起を触れる．左示指で烏口突起を，右示指で小結節を触れている．

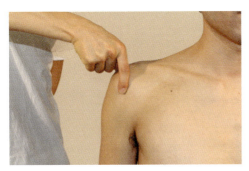

図9　結節間溝 intertubercular sulcus/bicipital groove
大結節の内側のくぼんだ陥凹を触れる．

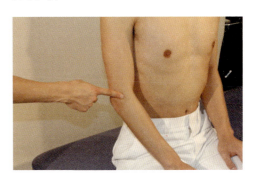

図10　上腕骨外側上顆 lateral epicondyle
上腕骨外側下端の前後で，平たく広くなって外側に突出する上顆を触れる．

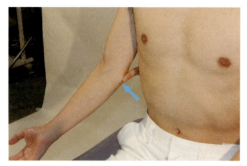

図11　上腕骨内側上顆 medial epicondyle
上腕骨下端の前後で，平たく広くなって周囲の組織から突出する比較的大きな内側上顆を触れる．

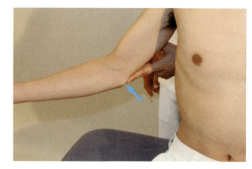

図12　尺骨神経溝 groove for ulnar nerve
内側上顆後方と肘頭の内側縁との間のくぼみを触れる．

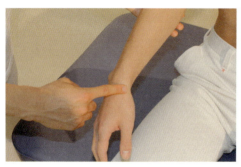

図13　橈骨茎状突起 radial styloid process
手関節尺屈位にて，橈骨尖端部と舟状骨との関節裂隙の近位にある円錐状の骨性膨隆を触れる．手関節橈屈運動で移動しなければ，橈骨茎状突起であると確認できる．

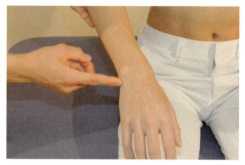

図14　尺骨茎状突起 ulnar styloid process
尺骨尖端部の細く突出した骨性隆起を触れる．回内位では尺骨外側で触れられるが，回外位では尺骨背側で触れられる．尺骨頭と間違えないように注意する．

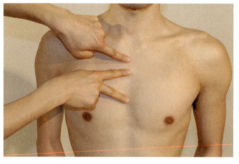

図15　胸骨 sternum
胸骨柄 manubrium of sternum は胸骨の上方1/3（約5 cm）を占める部分にある．上部は幅広く厚いが，下部の胸骨体との結合部は細い．胸骨頸切痕の約5 cm下で，胸骨柄と胸骨体の接合部である **胸骨角 sternal angle**（ルイ角）を触れ，さらにその尾側の **胸骨体 body of sternum** を触れる．胸骨角には第2肋骨が位置する．左示指は胸骨柄，右示指は胸骨角，右中指は胸骨体を触れている．

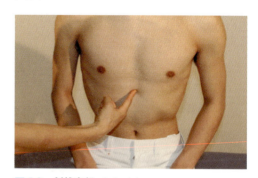

図16　剣状突起 xiphoid process
胸骨下角の下部の三角形を呈する陥凹部（ミズオチ）のやや深層で触れる．剣状突起の最下端は深層にあり，背尾側より頭側方向へと指を潜り込ませることで触れられる．胸部をやや屈曲すると触れやすい．

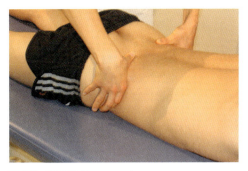

図17 腸骨稜 iliac crest
腸骨稜のやや頭側から尾側へと手を滑らせ，腸骨稜のカーブを触れる．

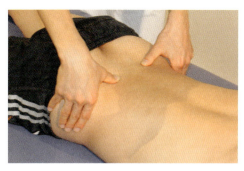

図18 上後腸骨棘 posterior superior iliac spine
腸骨後縁にある2つの突出のうち上方の突出を触れる．この内側上方にえくぼ（dimple of venus）がみられる．左右の上後腸骨棘を結ぶ線上に第2仙椎棘突起がある．

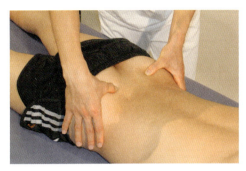

図19 下後腸骨棘 posterior inferior iliac spine
上後腸骨棘の約2横指尾側，1横指外側で触れる．左右の下後腸骨棘を結ぶ線上に第3仙椎棘突起がある．

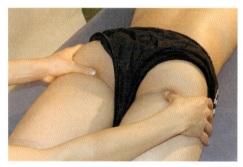

図20 坐骨結節 ischial tuberosity
殿部下方から上内方に向かって，手掌あるいは母指で圧迫して触れる．

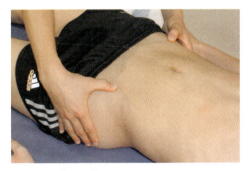

図21 上前腸骨棘 anterior superior iliac spine
腸骨稜の前縁にある2つの突出のうち，上方で前方に大きく突出した突起を触れる．

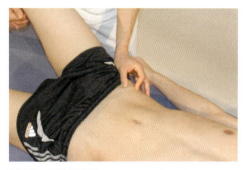

図22 下前腸骨棘 anterior inferior iliac spine
股・膝関節を屈曲して股関節前面の筋を弛緩させた状態で，上前腸骨棘の約2横指尾側かつやや内側で触れる．左示指は上前腸骨棘，左母指は下前腸骨棘を触れている．

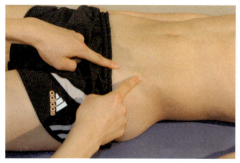

図23　腸骨結節 tuberculum of iliac crest
上前腸骨棘から 5 cm 後方で，外唇の著明な隆起を触れる．

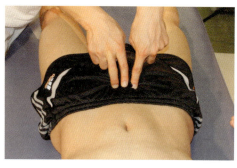

図24　恥骨結節 pubic tubercle
手掌部を上前腸骨棘の高さ付近で腹部中央部に当て，尾側方向に滑らせると恥骨の上縁にぶつかる．恥骨体上縁の前端付近で上方に突出する左右の恥骨結節を触れる．その正中には**恥骨結合 pubic symphysis** がある．左示指は左恥骨結節，右示指は恥骨結合，右中指は右恥骨結節を触れている．

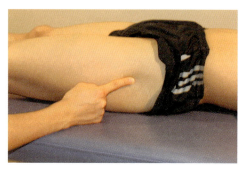

図25　大転子 greater trochanter
股関節中間位にて大腿外側の突出部を触れる．股関節を内旋/外旋させることで大転子の移動を確認する．

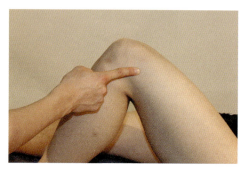

図26　大腿骨外側上顆 lateral epicondyle
膝 90°屈曲位で，大腿骨外側顆の外側面の後ろから 1/3 ほどの突出部を触れる．

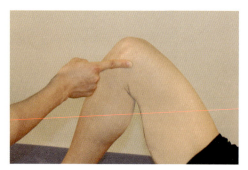

図27　大腿骨内側上顆 medial epicondyle
膝 90°屈曲位で，大腿骨内側顆の内側面の後ろから 1/3 ほどの突出部を触れる．大腿骨内側上顆の約 1 横指後上方には，**内転筋結節 adductor tubercle** がある．

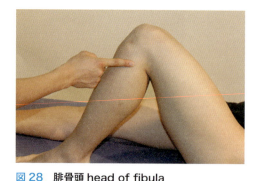

図28　腓骨頭 head of fibula
脛骨粗面とほぼ同じ高さで，下腿外側後方の腓骨頭を触れる．

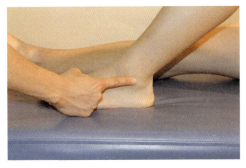

図29　外果 lateral malleolus
腓骨下部の外側突出部を触れる．外果は内果よりも背側かつ尾側に位置する．

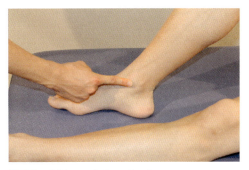

図30　内果 medial malleolus
脛骨下部の内側突出部を触れる．内果は，外果よりも腹側かつ頭側に位置する．

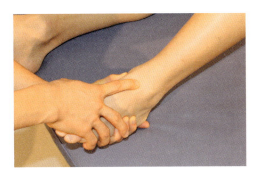

図31　距骨 talus
距骨頸 neck of talus を，距骨体と距骨頭の間のくびれで触れる．距骨滑車 trochlea of talus は，底屈内反位にて，内果と外果を結ぶ線の中心から下で触れる．

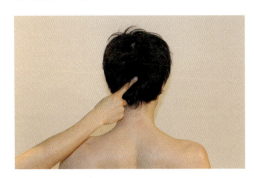

図32　外後頭隆起 external occipital protuberance
後頭骨の正中かつ，左右の耳の耳介結節（耳輪の後上部の鈍い突起）を結ぶ線上で触れる．

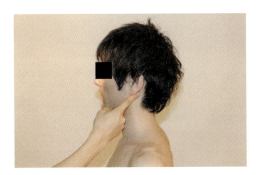

図33　乳様突起 mastoid process
耳介の背側かつ耳垂の高さで，尾側から触れる．

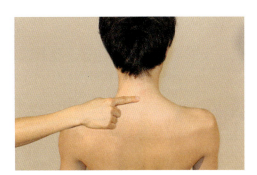

図34　隆椎（C7）棘突起 spinous process of vertebra prominens
頸部を屈曲して，著しく突出する突起を触れる．

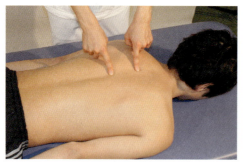

図35　胸椎棘突起 spinous process of thoracic vertebrae
左示指は第3胸椎（T3）棘突起，右示指は第7胸椎（T7）棘突起を触れている．T3棘突起は，上肢を体側に置いたときの左右の肩甲棘基部を結んだ高さに相当し，T7棘突起は，上肢を体側に置いたときの左右の肩甲骨下角を結んだ高さに相当する．

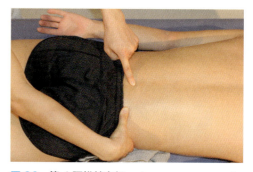

図36　第4腰椎棘突起 spinous process of 4th lumbar vertebrae
腹臥位で腹部の下にタオルを入れ，左右の腸骨稜頂点を結ぶヤコビー線 Jacoby line を確認する．ヤコビー線は，L4棘突起とL5棘突起の間を通る．L4棘突起はL5棘突起より大きい．左示指はL4棘突起，右母指はヤコビー線を触れている．

3. 靱　帯

靱帯の触診について述べる（図37～47）．

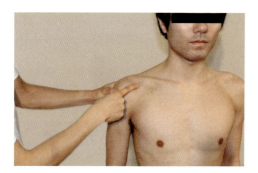

図37　烏口肩峰靱帯 coraco-acromial ligament
烏口突起と肩峰前縁の間のくぼみで，深部に指を押し込んで触れる．上腕骨頭の上をおおうアーチを成し，第2肩関節とも呼ばれる．

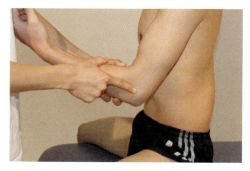

図38　肘外側側副靱帯 radial collateral ligament
肘関節を90°屈曲位に保持し，上腕骨外側上顆と腕橈関節を確認した後，外側側副靱帯を線維の走行に直行して触れる．

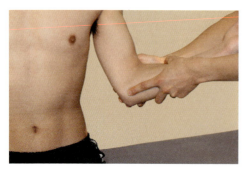

図39　肘内側側副靱帯 ulnar collateral ligament
肘軽度屈曲位で外反ストレスをかけ，内側側副靱帯の前部線維を線維の走行に直交して触れる．

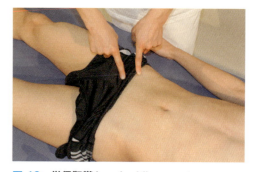

図40　鼠径靱帯 inguinal ligament
上前腸骨棘から恥骨結節にかけて，頭側から尾側に指を引くように触れる．左示指は上前腸骨棘内側を，右示指は鼠径靱帯中央を触れている．

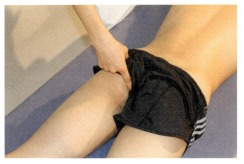

図41　仙結節靱帯 sacrotuberous ligament
坐骨結節から斜め頭内側の仙骨に走行する硬い靱帯を，坐骨結節の内側でその線維の走行に直交して触れる．

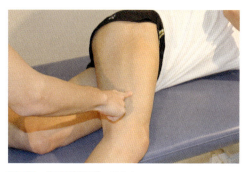

図42　腸脛靱帯 iliotibial tract
側臥位にて，股関節内転位・膝関節伸展位にて大腿外側面に硬く浮き上がってくる幅の広い靱帯を触れる．停止部は，**膝蓋骨外側面と脛骨外側結節 lateral tubercle of tibia（ガーディ結節 Gerdy's tubercle）**に分かれる．

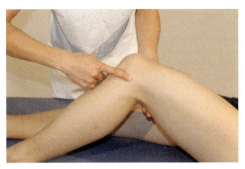

図43　膝外側側副靱帯 fibular collateral ligament
膝屈曲位にて，鉛筆のような太さの靱帯を線維に直交して触れる．

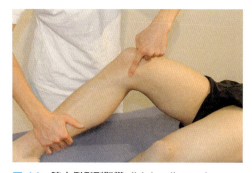

図44　膝内側側副靱帯 tibial collateral ligament
膝屈曲位にて，大腿骨内側上顆から前斜下方に向けて指を置き，脛骨内側顆の間に張る線維に直交するように触れる．外反ストレスをかけると靱帯が緊張して触れやすい．

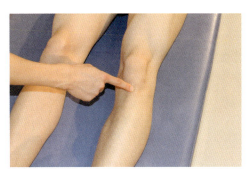

図45　膝蓋靱帯 patellar ligament
膝伸展に力を入れさせ，膝蓋骨尖と脛骨粗面の間で触れる．

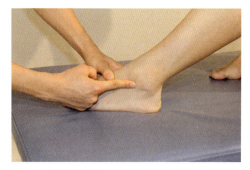

図46　前距腓靱帯 anterior talofibular ligament
足関節底屈位で，足部を回外（踵骨を内反）させて靱帯を緊張させ，外果前縁と距骨頸（距骨の外果面の前）を結ぶ線維に直交して触れる．

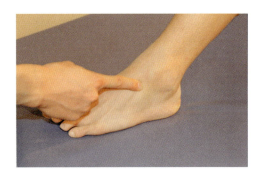

図47　二分靱帯 bifurcate ligament（踵舟靱帯 calcaneonavicular ligament，踵立方靱帯 calcaneocuboid ligament）
立方骨内側縁と舟状骨外側縁との間の陥凹（足根洞）を触れ，立方舟関節の関節裂隙にて触れる．

4．筋

　表2に，主要な筋とその作用を示す．この作用に関する運動の開始肢位は，原則として解剖学的肢位である．しかし，実際の筋の活動では，**逆作用** reversed action や**習慣的機能の逆転** reverse of customary function も考慮に入れる必要がある．

　通常の求心性収縮によって生じる運動は，遠位部（または停止部）が近位部（または起始部）に近づく．逆作用では，近位部が遠位部に近づく．

　また，梨状筋は解剖学的肢位では股関節の外旋，外転に作用するが，股関節を90°以上屈曲させると内旋に作用する．このような作用の変化を，習慣的機能の逆転という．

　本項では，各関節運動において主要な動筋として働く筋の触診について述べる（図48～109）．すべての筋において，起始部と停止部を確認して骨指標を触診してから筋を触れるようにする．当該筋の収縮の確認は，動的触診を用いて，軽い適度な等尺性収縮にて確認する．

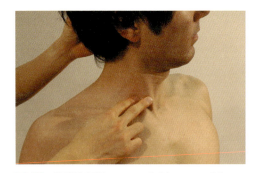

図48　胸鎖乳突筋 sternocleidomastoid
頸部を触診側に側屈かつ反対側に回旋させ，鎖骨部と胸骨部を分けて触れる．右示指が鎖骨部を，右中指が胸骨部を触れている．

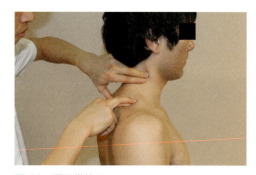

図49　肩甲挙筋 levator scapulae
肩甲骨側では上角の内側で触れ，横突起部では胸鎖乳突筋と僧帽筋上部線維との間，かつ板状筋と中・後斜角筋との間で触れる．

表2 主要な筋の作用

作用	主要な動筋
上肢帯の挙上	僧帽筋下行部（上部線維），肩甲挙筋，大・小菱形筋
上肢帯の下制	鎖骨下筋，小胸筋，僧帽筋上行部（下部線維）
上肢帯の外転	前鋸筋，小胸筋
上肢帯の内転	僧帽筋水平部（中部線維），大・小菱形筋
上肢帯の上方回旋	僧帽筋下行部（上部線維），僧帽筋上行部（下部線維），前鋸筋
上肢帯の下方回旋	大・小菱形筋，小胸筋，肩甲挙筋
肩関節の屈曲	三角筋鎖骨部，大胸筋鎖骨部
肩関節の伸展	三角筋肩甲棘部，大円筋，広背筋
肩関節の外転	三角筋肩峰部，棘上筋
肩関節の内転	大胸筋腹部，大円筋，広背筋
肩関節の外旋	棘下筋，小円筋
肩関節の内旋	肩甲下筋，大円筋
肩関節の水平屈曲	三角筋鎖骨部，大胸筋，烏口腕筋，肩甲下筋
肩関節の水平伸展	三角筋肩峰部，三角筋肩甲棘部，棘下筋，小円筋
肘関節の屈曲	上腕二頭筋，上腕筋，腕橈骨筋
肘関節の伸展	上腕三頭筋，肘筋
前腕の回内	方形回内筋，円回内筋
前腕の回外	回外筋，上腕二頭筋
手関節の掌屈	橈側手根屈筋，尺側手根屈筋，長掌筋
手関節の背屈	長橈側手根伸筋，短橈側手根伸筋，尺側手根伸筋
手関節の橈屈	橈側手根屈筋，長橈側手根伸筋，短橈側手根伸筋
手関節の尺屈	尺側手根屈筋，尺側手根伸筋
手指の屈曲	浅指屈筋，深指屈筋
手指の伸展	指伸筋，示指伸筋，小指伸筋
股関節の屈曲	腸腰筋，大腿筋膜張筋，大腿直筋，縫工筋，恥骨筋
股関節の伸展	大殿筋，大腿二頭筋長頭，半腱様筋，半膜様筋
股関節の外転	大腿筋膜張筋，中殿筋
股関節の内転	大内転筋，長内転筋，短内転筋，薄筋，恥骨筋
股関節の外旋	梨状筋，上双子筋，下双子筋，内閉鎖筋，外閉鎖筋，大腿方形筋，大殿筋
股関節の内旋	小殿筋
膝関節の伸展	大腿四頭筋（大腿直筋，中間広筋，内側広筋，外側広筋），大腿筋膜張筋
膝関節の屈曲	ハムストリングス（大腿二頭筋長頭，大腿二頭筋短頭，半腱様筋，半膜様筋），膝窩筋
膝関節の外旋	大腿二頭筋長頭，大腿二頭筋短頭
膝関節の内旋	半腱様筋，半膜様筋，膝窩筋
足関節の背屈	前脛骨筋，長趾伸筋，第三腓骨筋
足関節の底屈	長腓骨筋，腓腹筋，ヒラメ筋，足底筋
足の内がえし	後脛骨筋，長趾屈筋
足の外がえし	長腓骨筋，短腓骨筋
足趾の屈曲	長趾屈筋，長母趾屈筋
足趾の伸展	長趾伸筋，長母趾伸筋
頸部の屈曲	胸鎖乳突筋，椎前筋群，前斜角筋，中斜角筋
頸部の伸展	板状筋群，脊柱起立筋群，後頭下筋群，短背筋群
頸部の側屈と回旋	椎前筋群，斜角筋群，胸鎖乳突筋，板状筋群，後頭下筋群，脊柱起立筋群，短背筋群
体幹の屈曲	腹直筋，外腹斜筋，内腹斜筋
体幹の伸展	脊柱起立筋群
体幹の側屈と回旋	外腹斜筋，内腹斜筋，腰方形筋，脊柱起立筋群，短背筋群
顎関節の開口	顎二腹筋，顎舌骨筋，オトガイ舌骨筋，外側翼突筋
顎関節の閉口	咬筋，内側翼突筋，側頭筋

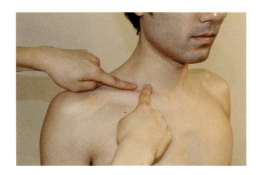

図50　斜角筋
前斜角筋 scalenus anterior/anterior scalene
頸部を軽く屈曲させ，胸鎖乳突筋鎖骨部と僧帽筋上部線維の間で頸椎横突起の前方にて触れる（右示指）．
中斜角筋 scalenus medius/middle scalene
頸部を軽く屈曲させ，前斜角筋と僧帽筋上部線維の間で触れる（左示指）．前斜角筋と中斜角筋との間に生じる**斜角筋隙 interscalene** を腕神経叢と鎖骨下動脈が走るので，鎖骨下動脈の拍動を目安にすると探しやすい．

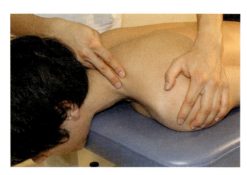

図51　僧帽筋 trapezius 下行部 descending part
下行部（上部線維）は，肩甲骨挙上へ軽い抵抗を通して触れる．

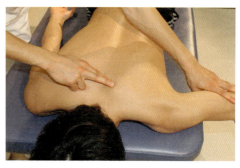

図52　僧帽筋 trapezius 中部 transverse part
水平部（中部線維）は，肩関節90°外転位からの水平伸展への軽い抵抗を通して触れる．

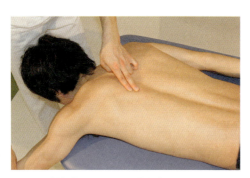

図53　僧帽筋 trapezius 上行部 ascending part
上行部（下部線維）は，肩関節140°外転位からの挙上運動への軽い抵抗を通して触れる．

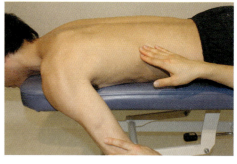

図54　広背筋 latissimus dorsi
肩関節の伸展・内転を強調した等尺性の内旋運動に軽い抵抗を加え，広背筋の走行を追いながら触れる．

図55　菱形筋
小菱形筋 rhomboid minor
C7・T1棘突起と肩甲棘基部を指標に，約2横指幅の小菱形筋を触れる．左示指と中指で小菱形筋を挟んで触れている．収縮の確認は，肩関節伸展・内転・内旋位から，肩甲骨の内転運動に軽い抵抗を加えて行う．
大菱形筋 rhomboid major
T2～5棘突起と肩甲骨内側縁を指標に触れる．右示指で大菱形筋下縁を触れている．収縮の確認は，小菱形筋と同様に行う．

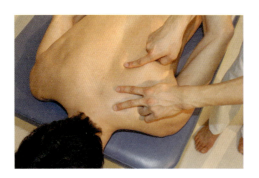

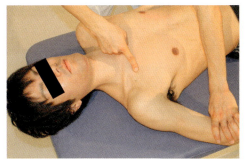

図 56　大胸筋 pectoralis major 鎖骨部
鎖骨部 clavicular head は，肩関節約 45°外転位からの水平屈曲運動に軽い抵抗を加えて触れる．

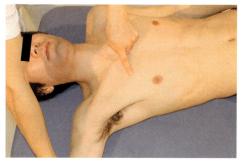

図 57　大胸筋 pectoralis major 胸肋部
胸肋部 sternocostal head は，肩関節約 100°外転位から上肢を胸骨へ近づける運動に，軽い抵抗を加えて触れる．

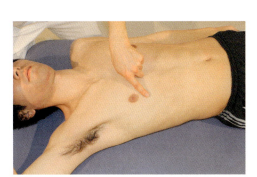

図 58　大胸筋 pectoralis major 腹部
腹部 abdominal part は，肩関節約 130°外転位から上肢を腹直筋鞘に近づける運動に軽い抵抗を加えて触れる．

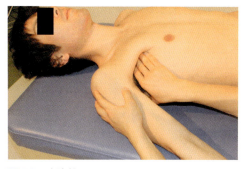

図 59　小胸筋 pectoralis minor
第 3 肋骨の位置で，大胸筋の下に指を滑り込ませて烏口突起へ向かって触れる．肩甲骨前傾運動を軽く行わせ，小胸筋の収縮を確認する．

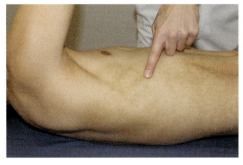

図 60　前鋸筋 serratus anterior
肩関節 90°屈曲した肢位から，前方突出に軽い抵抗を加えて視認した後に，大胸筋と広背筋との間で筋腹を触れる．下方 4 つの筋尖は，その起始部で，外腹斜筋の 5 つの筋尖と互いにかみ合う．

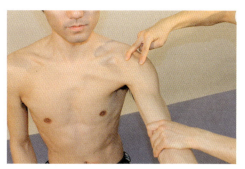

図 61　三角筋 deltoid 鎖骨部
鎖骨部 clavicular part は，肩関節屈曲あるいは水平屈曲に軽い抵抗を加えて触れる．

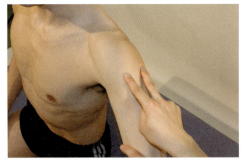

図 62　三角筋 deltoid 肩峰部
肩峰部 acromial part は，肩関節外転運動に軽い抵抗を加え，肩峰部前縁と後縁を触れる．

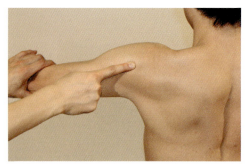

図 63　三角筋 deltoid 肩甲棘部
肩甲棘部 spinal part は，肩関節90°外転位から水平伸展に軽い抵抗を加えて触れる．

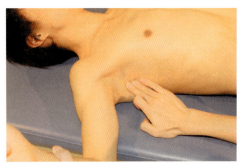

図 64　肩甲下筋 subscapularis
肩甲骨外側縁と胸郭の間に指を押し込み，肩関節内旋運動に軽い抵抗を加えて触れる．

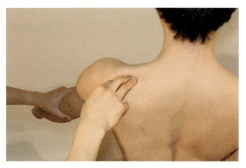

図 65　棘上筋 supraspinatus
肩甲棘上方の棘上窩で，僧帽筋を介して触れる．肩甲骨面（前額面より30〜45°前方）でのわずかな外転運動に軽い抵抗を加え，肩甲棘上方に沿って筋に直行するように指腹を置き触れる．大結節付着部でも収縮を確認する．

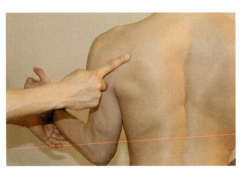

図 66　棘下筋 infraspinatus
腹臥位あるいは座位にて，肩甲棘下縁に指腹を置き，肩関節外旋運動に軽い抵抗を加えて触れる．

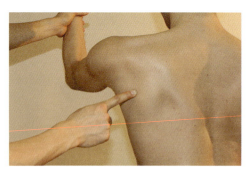

図 67　小円筋 teres minor
座位あるいは腹臥位にて，肩関節90°屈曲位・肘関節屈曲位から肩関節外旋運動に軽い抵抗を加え，肩甲骨外側縁の近位2/3領域から停止部にかけての筋腹を触れる．

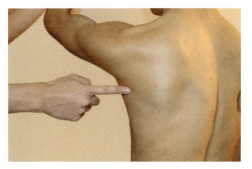

図 68　大円筋 teres major
座位あるいは腹臥位で，肩関節 90°屈曲位からの肩関節内旋運動に軽い抵抗を加え，肩甲骨下角後面（肩甲骨外側縁遠位 1/3）から停止部にかけての筋腹を触れる．

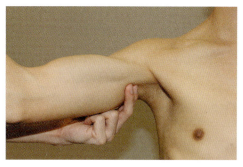

図 69　烏口腕筋 coracobrachialis
肩関節外転・外旋位で，上腕二頭筋短頭を十分弛緩させるために肘関節を屈曲し，肩関節内転と軽度屈曲運動に軽い抵抗を加えて触れる．

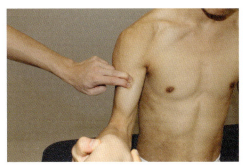

図 70　上腕二頭筋 biceps brachii
2 つの筋腹は互いに密に付着しているが，起始から肘関節の約 7.5 cm 近位の範囲までは分離できる．外側に **長頭 long head**，内側に **短頭 short head** がある．上腕近位 1/3（大胸筋付着部の遠位）の上腕正中よりやや内側で，長頭と短頭の筋腹が分かれる溝を触れる．肘関節屈曲と回外に抵抗を加えると，筋の膨隆を確認できる．

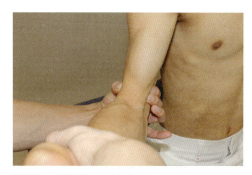

図 71　上腕筋 brachialis
検者の両側の母指を，上腕二頭筋の外側かつ腕橈骨筋内側と，上腕二頭筋内側かつ円回内筋外側に置き，肘関節屈曲に軽い抵抗を加えて触れる．

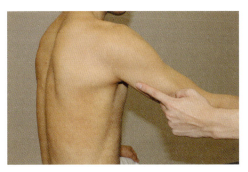

図 72　上腕三頭筋 triceps brachii 長頭
長頭 long head は，肩関節を約 45°屈曲し，上腕遠位を保持し，肘関節を重力で伸展したままで前腕は回外した位置から，肩関節伸展運動に軽い抵抗を加えて触れる．

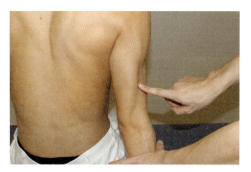

図 73　上腕三頭筋 triceps brachii 外側頭
外側頭 lateral head は，長頭の活動を抑制するために，肩関節伸展位での肘関節伸展に軽い抵抗を加え，長頭筋腹の外側面で触れる．

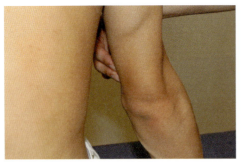

図74 　上腕三頭筋 triceps brachii 内側頭
内側頭 medial head（深頭 deep head）も外側頭と同様に行い、上腕骨下方（長頭筋腹の内下方）から肘頭内側に指を当てて触れる．

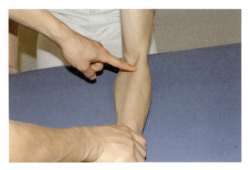

図75 　腕橈骨筋 brachioradialis
肘関節を約90°屈曲位・前腕回旋中間位にて、肘関節屈曲に対して、長・短橈側手根伸筋が働かないように手関節より近位に軽い抵抗を加えて触れる．

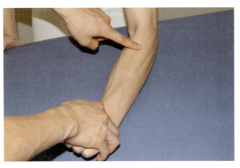

図76 　長橈側手根伸筋 extensor carpi radialis longus
腕橈骨筋の背側にある．肘関節屈曲位・前腕回内位にて、示〜小指までを自動で屈曲させて（総）指伸筋を抑制した状態で、手関節の背屈および橈屈運動（第2中手骨底背側を上腕骨外側上顆やや近位に最短距離で近づく方向）に軽い抵抗を加えて触れる．

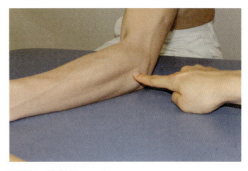

図77 　回外筋 supinator
肩関節屈曲位・肘関節屈曲位・手関節最大背屈位にて、上腕二頭筋と長母指外転筋が収縮しないようにし、さらに短橈側手根伸筋や（総）指伸筋をゆるめた状態で、回外運動に軽い抵抗を加え、尺骨回外筋稜にて触れる．

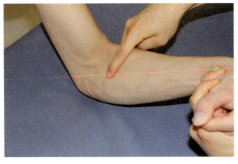

図78 　円回内筋 pronator teres
肘関節屈曲位・手関節完全掌屈位にて、上腕二頭筋が収縮しないようにし、さらに橈側手根屈筋・長掌筋・指屈筋などをゆるめた状態で、回内運動に軽い抵抗を加えて触れる．

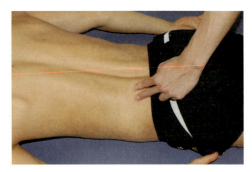

図79 　腰腸肋筋 iliocostalis lumborum
体幹を軽度伸展させ、肋骨角下縁にて下外側から触れる．なお、腰腸肋筋と胸最長筋の起始部は共同腱であり、分離しては触れられない．

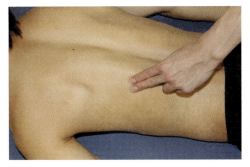

図80　胸腸肋筋 iliocostalis thoracis
体幹を軽度伸展させ，肋骨角下外側から触れる．

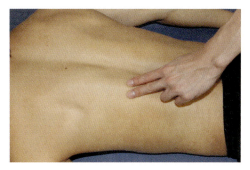

図81　胸最長筋 longissimus thoracis
体幹を軽度伸展させ，胸腸肋筋の内側で触れる．

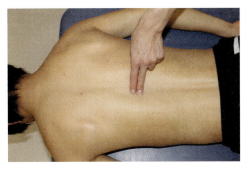

図82　胸棘筋 spinalis thoracis
ベッドから頭を出し，頸部を屈曲させると胸棘筋に緊張が伝わる．胸最長筋と棘突起との間に指を当てて触れる．

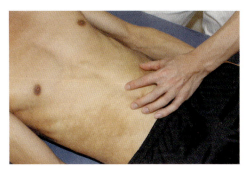

図83　腹直筋 rectus abdominis
肋軟骨部から恥骨結節まで1対の同筋を触れる．

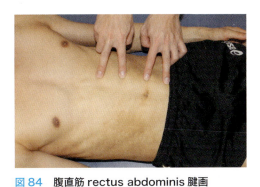

図84　腹直筋 rectus abdominis 腱画
収縮をさせる場合は，回旋を伴わない屈曲運動を行わせる．腹直筋の3～4つの**腱画 tendinous intersections** を触れる．腱画は，普通は臍の高さと剣状突起下端の高さおよび剣状突起と臍との中間の高さにある．時には1～2つの腱画が臍よりも下方でみられるが，一般には不完全である．

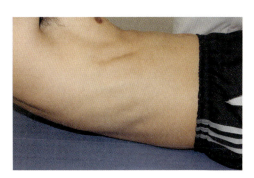

図85　外腹斜筋 external oblique
体幹の反対側への回旋と屈曲を軽く行わせて触れる．前鋸筋との筋尖のかみ合いも確認する．

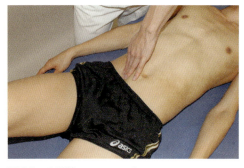

図86　大腰筋 psoas major
剣状突起・鼡径靱帯中央・小転子を結ぶ線を筋の走行の目安とする．腹部前面の腹筋群の緊張を除くため膝関節を屈曲位とし，腸骨稜の高さで腹直筋の外側から尾背内方の椎体に向かいゆっくりと手を押し込み，踵が浮く程度のわずかな股関節屈曲運動を行わせて触れる．

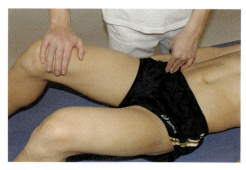

図87　腸骨筋 iliacus
背臥位で両膝立て位とし，上前腸骨棘の上方の腸骨の内面に指を潜り込ませるように当て，踵が浮く程度のわずかな股関節屈曲運動を行わせて腸骨内面で触れる．

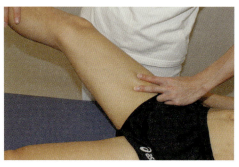

図88　縫工筋 sartorius
膝屈曲位で股関節屈曲・外転・外旋運動を行わせて触れる．左の示指と中指で筋膜を挟んでいる．股関節外旋の強調では縫工筋が働きやすく，屈曲の強調では大腿直筋が，外転の強調では大腿筋膜張筋が働きやすい．

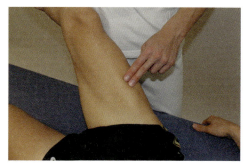

図89　大腿直筋 rectus femoris
背臥位で，膝関節を軽度屈曲位にして内側・外側広筋をゆるめ，股関節屈曲と膝関節伸展運動に軽い抵抗を加えて触れる．

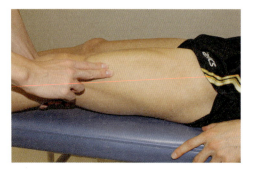

図90　外側広筋 vastus lateralis
股関節を外転位にして大腿筋膜張筋をゆるめ，膝関節伸展に力を入れた状態で，大腿外側にて大転子基部から膝蓋骨上方まで全体的に触れる．

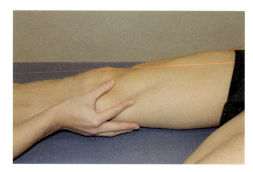

図91　内側広筋 vastus medialis
内側広筋は大腿直筋と縫工筋に囲まれた部分にある．背臥位にて膝関節伸展に力を入れた状態で，膝蓋骨上内側の筋の膨隆を触れる．

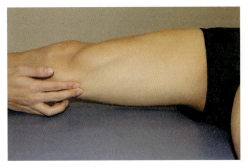

図92　薄筋 gracilis
背臥位にて，股関節軽度内旋位（半腱様筋をゆるめる）・膝関節伸展位にし，股関節内転運動に軽い抵抗を加え，大腿内側で弦のようにピンと張る筋肉を触れる．

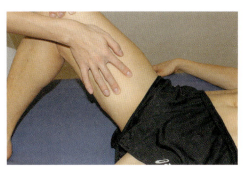

図93　長内転筋 adductor longus
股関節屈曲位・膝関節屈曲位にて股関節を開排させ，水平内転運動に軽い抵抗を加える．運動に伴って恥骨結合のやや遠位外側に視覚的にもはっきりとした長内転筋腱を触れる．右の示指と中指で筋腹を挟んでいる．

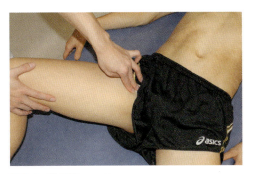

図94　恥骨筋 pectineus
長内転筋と鼡径靭帯と縫工筋によって囲まれた**大腿三角** femoral triangle/Scarpa's triangle の内側かつ長内転筋の外側にて，恥骨結合上縁の5cm外側，2cm尾側の筋腹を，股関節内転運動に軽い抵抗を加えて触れる．

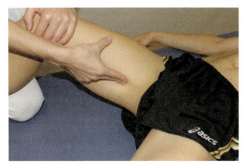

図95　大内転筋 adductor magnus
背臥位にて膝関節軽度屈曲位にて，股関節屈曲・外転・外旋し，大腿近位の長内転筋と薄筋の間に指を入れ，股関節内転運動に軽い抵抗を加えて触れる．

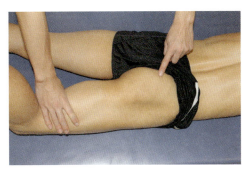

図96　大殿筋 gluteus maximus
他動的に膝関節を屈曲させてハムストリングスをゆるめ，股関節伸展運動に軽い抵抗を加え，筋の膨隆を触れる．

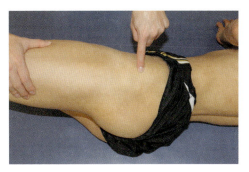

図97　中殿筋 gluteus medius
側臥位にて，股関節屈伸0°にて股関節外転運動に軽い抵抗を加え，大転子の上方のくぼみに指を当てて触れる．

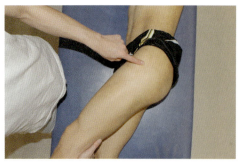

図 98　大腿筋膜張筋 tensor fasciae latae
側臥位にて，股関節屈曲位から股関節外転運動に軽い抵抗を加え，筋の膨隆を触れる．

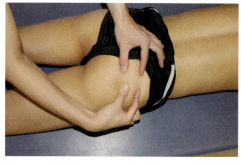

図 99　梨状筋 piriformis
腹臥位にて下後腸骨棘と大転子上縁を探し，これを結ぶ線が梨状筋上縁と中殿筋後縁との境になる．これを指標に，股関節外旋運動に軽い抵抗を加えて触れる．写真は梨状筋の上縁と下縁を挟んでいる．

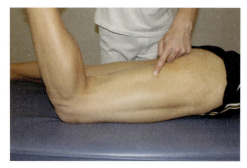

図 100　大腿二頭筋 biceps femoris 長頭
長頭 long head は，膝関節屈曲と下腿の外旋運動に軽い抵抗を加えて触れる．

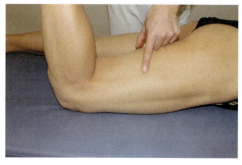

図 101　大腿二頭筋 biceps femoris 短頭
短頭 short head は，膝関節を 90°以上屈曲して長頭をゆるめ，膝関節の屈曲と下腿の外旋運動に軽い抵抗を加え，大腿骨後面外側部で触れる．

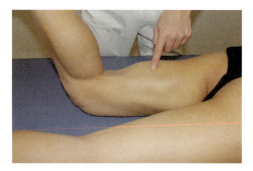

図 102　半腱様筋 semitendinosus
腹臥位で膝関節を軽度屈曲させ，下腿の内旋を引き出すように膝関節屈曲運動に軽い抵抗を加えて触れる．

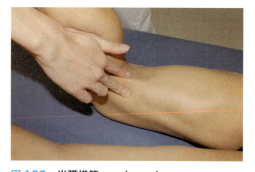

図 103　半膜様筋 semimembranosus
腹臥位で膝関節を軽度屈曲させ，下腿の内旋を引き出すように膝関節屈曲運動に軽い抵抗を加え，右の示指と中指で半腱様筋遠位を挟み込み，その深部にある幅広い半膜様筋を各指腹にて触れる．

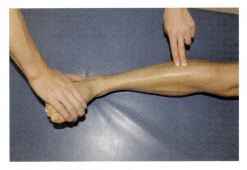

図 104　**前脛骨筋 tibialis anterior**
足趾を自動で屈曲させることで長母趾伸筋と長趾伸筋を抑制し，足部の回外を伴う足関節背屈運動に軽い抵抗を加え，筋腹および足関節背側の最内側に浮き出てくる腱を触れる．

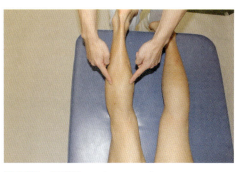

図 105　**腓腹筋 gastrocnemius**
膝関節を軽度屈曲位にし，底屈運動に軽い抵抗を加え，**内側頭 medial head** と **外側頭 lateral head** を触れる．

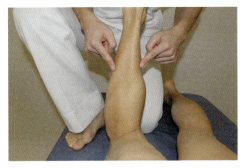

図 106　**ヒラメ筋 soleus**
腹臥位で，腓腹筋の収縮の影響を除くために他動的に膝関節を90°屈曲し，足関節を軽度底屈位に保持する．下腿遠位1/3の領域で，底屈運動に軽い抵抗を加え，腓腹筋の側方深部で触れる．

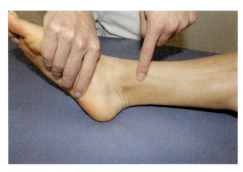

図 107　**後脛骨筋 tibialis posterior**
足関節を底屈位にし，足部の回外運動に軽い抵抗を加え，内果後方で触れる．

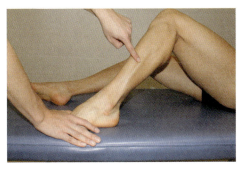

図 108　**長腓骨筋 fibularis longus/ peroneus longus**
背臥位で，膝関節屈曲位にて踵を台につける．足関節を軽度底屈位にし，足部の回内運動に軽い抵抗を加え，腓骨やや後方と外果の後方で触れる．

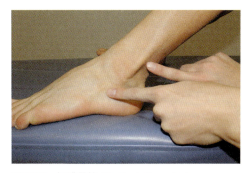

図 109　**短腓骨筋 fibularis brevis/peroneus brevis**
背臥位で，膝関節軽度屈曲位にて踵を台につける．足関節を軽度底屈位にし，外転運動を強調した足部の回内運動に軽い抵抗を加え，下腿遠位で長腓骨筋の後方にある短腓骨筋の筋腹（右示指）と，腓骨筋滑車の上を通り第5中足骨粗面に付着する部位（左示指）を触れる．

5. 血管

血管の触診について述べる（図110〜124）.

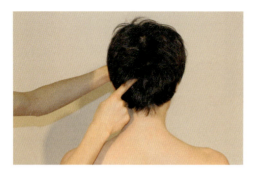

図110　後頭動脈 occipital artery
外頸動脈からの分枝．外後頭隆起の約1〜2横指外側で触れる．

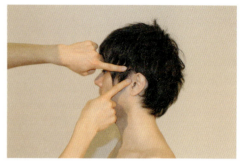

図111　浅側頭動脈 superficial temporal artery
外頸動脈からの分枝．外耳孔の前上部（コメカミの部分）（左示指），あるいは外耳孔と下顎頭の間で触れる（右示指）．

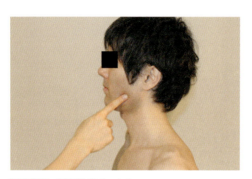

図112　顔面動脈 facial artery
外頸動脈からの分枝．顎下三角 submandibular triangle（下顎下縁と顎二腹筋の前腹および後腹で囲まれた三角）から下顎骨下縁を回って下顎底外側に現れた顔面動脈を，咬筋の停止部前縁に沿って頬部に向かって上行する部位（下顎角の前方約2cmから下顎底の上前方約2〜3cm）で触れる．

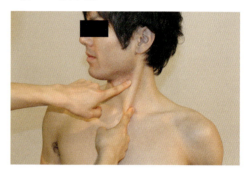

図113　総頸動脈 common carotid artery
頸動脈三角 carotid triangle（顎二腹筋後腹，肩甲舌骨筋上腹，胸鎖乳突筋前縁で囲まれた三角（検者の左示指）），または小鎖骨上窩 lesser supraclavicular fossa（胸鎖乳突筋の胸骨頭と鎖骨頭の間）で触れる（検者の右示指）．総頸動脈は甲状軟骨上縁の位置で外頸動脈と内頸動脈に分岐する．

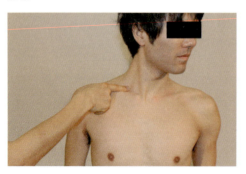

図114　鎖骨下動脈 subclavian artery
鎖骨の内側1/3の斜角筋隙より約1cm上方に2本の指を置き，第1肋骨に向かって尾背内側に押しつけて拍動を触れる．

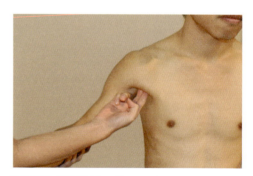

図115　腋窩動脈 axillary artery
肩関節軽度外転位にて，腋窩前縁の裏側にて拍動を触れる．

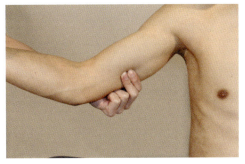

図116　上腕動脈 brachial artery
内側上腕筋間中隔の表層の皮膚溝の**内側二頭筋溝 medial bicipital groove**（上腕二頭筋・上腕筋と上腕三頭筋の間で上腕二頭筋の内側縁）に指を置き触れる．

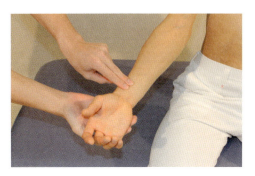

図117　橈骨動脈 radial artery
橈骨茎状突起と橈側手根屈筋の間で触れる．

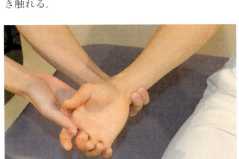

図118　尺骨動脈 ulnar artery
尺側手根屈筋腱と浅指屈筋腱との間，すなわち有鈎骨鈎と豆状骨との間の**尺骨神経管（ギヨン Guyon 管）**の位置で触れる．

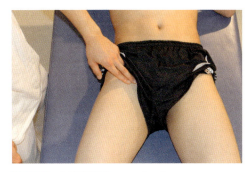

図119　大腿動脈 femoral artery
大腿三角（スカルパ三角）の鼡径靱帯内側の**血管裂孔**にて，鼡径靱帯から2〜3 cm下方までで動脈の拍動を触れる．この部分は大腿骨頭のやや内側で，恥骨筋の上にあたる．

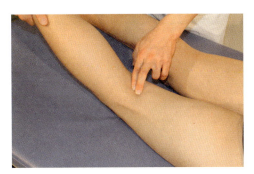

図120　膝窩動脈 popliteal artery
膝窩部の半膜様筋の深部にて拍動を触れる．

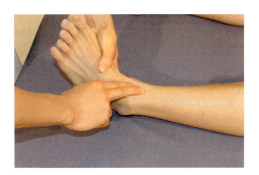

図121　前脛骨動脈 anterior tibial artery
前脛骨動脈は，前面下部で表在性になる．前脛骨筋と長母趾伸筋の間の深部で触れる．

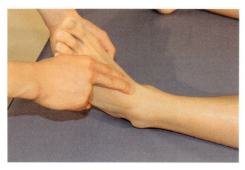

図122　足背動脈 dorsalis pedis artery/dorsal artery of foot
前脛骨動脈が足背まで延びる．足背部の長母趾伸筋腱と長趾伸筋腱の間で拍動を触れる．

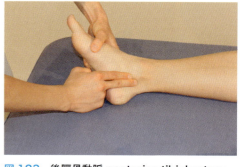

図123　後脛骨動脈 posterior tibial artery
脛骨の後部下端近くで明瞭になり，内果後下方約2cmで拍動を触れる．この内果後方にある屈筋支帯の下の部分を，**足根管** tarsal tunnel とも呼ぶ．この部分を腹側から背側に向かって，後脛骨筋，長趾屈筋，後脛骨動脈，脛骨神経，長母趾屈筋（載距突起の下）が通過する．

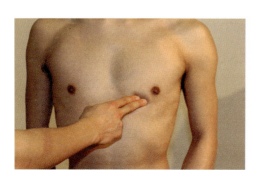

図124　心尖拍動 apex beat
座位で，左鎖骨中線の内側で第5〜6肋間（第5肋間隙）にて，心収縮に伴う心尖付近の収縮早期の衝撃を触れる．または視認できることもある．若年者や胸壁の薄い人では触れやすい．その他の成人でも前屈位または左側臥位をとると触知しやすくなるが，左側臥位ではこれよりやや左方に偏り持続が多少長くなる．

6. 神 経

神経の触診について述べる（図125〜145）．

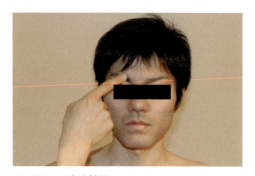

図125　眼窩上神経 supra-orbital nerve
三叉神経 trigeminal nerve［V］は，中頭蓋窩内で眼神経［V_1］，上顎神経［V_2］，下顎神経［V_3］の3枝に分かれる．眼神経からの分枝の1つに眼窩上神経がある．眉間正中より外側2.5cmで眼窩上縁を触れる．

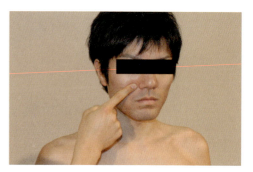

図126　眼窩下神経 infra-orbital nerve
上顎神経からの分枝の1つに眼窩下神経がある．鼻翼外側5mmの部位を触れる．

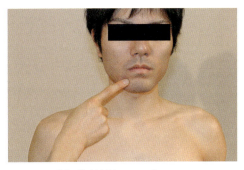

図127　オトガイ神経 mental nerve
下顎神経からの分枝の1つにオトガイ孔から出るオトガイ神経がある．オトガイ孔は第2小臼歯の尾側で下顎骨の中央部（下顎骨歯槽部と下顎底の中間）にあり，その部位で触れる．

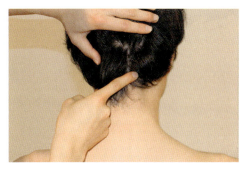

図128　後頭下神経 suboccipital nerve
後頭下三角 suboccipital triangle（大後頭直筋・上頭斜筋・下頭斜筋で囲まれた三角）で触れる．

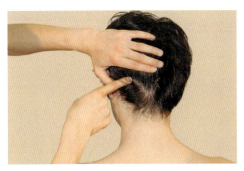

図129　大後頭神経 greater occipital nerve
上項線付近で，僧帽筋下行部（上部線維）と胸鎖乳突筋との間で触れる．

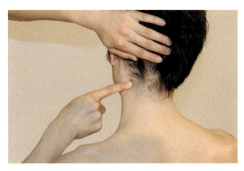

図130　小後頭神経 lesser occipital nerve
胸鎖乳突筋近位1/3の後縁で触れる．

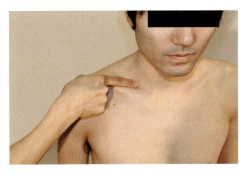

図131　腕神経叢 brachial plexus
斜角筋隙にて，輪状軟骨と鎖骨中点を結ぶ線上より尾側で触れる．

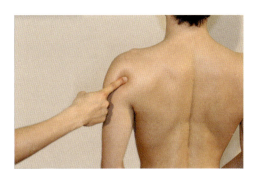

図132　腋窩神経 axillary nerve
外側腋窩隙（四角隙） quadrangular space（小円筋・大円筋・上腕三頭筋長頭・上腕三頭筋外側頭で囲まれる部位）にて，外側腋窩隙を通り抜ける腋窩神経を三角筋を介して触れる．**内側腋窩隙（三角隙）** triangular space（小円筋・大円筋・上腕三頭筋長頭で囲まれる部位）は肩甲回旋動脈・静脈が通り抜けて肩甲下神経も位置するが，肩甲下神経は内側腋窩隙を通り抜けない．

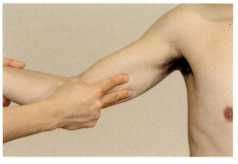

図133　正中神経 median nerve・尺骨神経 ulnar nerve
上腕二頭筋の尺側縁で触れる．右示指が正中神経，右中指が尺骨神経．

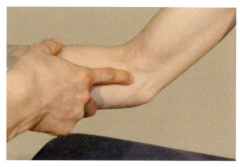

図134　正中神経 median nerve
肘関節部では，円回内筋の上腕頭と尺骨頭の間で触れる．他にも，手根管において橈側手根屈筋と長掌筋との間の深側，あるいは手掌部において短母指屈筋起始部の遠位でも触れる．

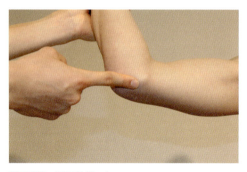

図135　尺骨神経 ulnar nerve
上腕の後尺側（正中神経と上腕背側の中間）で触れる（検者の右中指）．肘関節部では，上腕骨尺骨神経溝で触れる．他にも，尺骨神経管（ギヨン管）の尺骨動脈の尺側で触れられる．

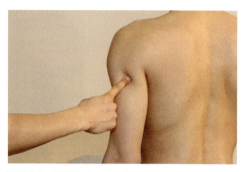

図136　橈骨神経 radial nerve
上腕背側を外側に向けて斜めに走る橈骨神経を，三角筋粗面の後方で上腕三頭筋の内外側頭の間（三頭筋裂孔：三角筋停止部の2～3cm下方）にて触れる．

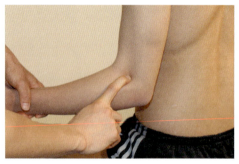

図137　橈骨神経 radial nerve
肘関節部では，上腕骨外側上顆の前面（上腕二頭筋の外側）で深枝を触れる．他には，橈骨茎状突起の先で浅枝を触れられる．

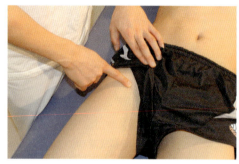

図138　大腿神経 femoral nerve
大腿三角の鼠径靱帯下外側にある筋裂孔にて，大腿動脈の外側で触れる．神経は鼠径靱帯から出た後，各筋に筋枝を出すため，急激に細くなる．

6. 神経　477

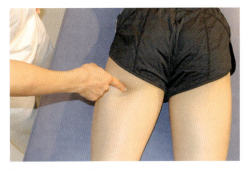

図139　坐骨神経 sciatic nerve
坐骨結節と大転子を結ぶ線の，坐骨結節から1/3のところで，小指の太さほどの人体中で最大の神経を触れる．

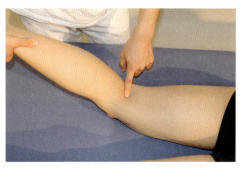

図140　脛骨神経 tibial nerve
腹臥位・膝関節軽度屈曲位にて，坐骨神経を殿部から追い，内外側ハムストリングスの腱の中央で内外側腓腹筋の間に滑り込む脛骨神経を触れる．

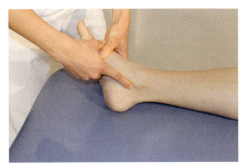

図141　脛骨神経 tibial nerve
足部では，内果後方にある足根管において，後脛骨動脈の背側で触れる．脛骨神経は，その後，**内側足底神経** medial plantar nerve と**外側足底神経** lateral plantar nerve に分かれる．

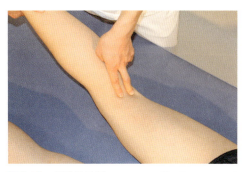

図142　総腓骨神経 common fibular nerve/ common peroneal nerve
坐骨神経は，膝窩の菱形の上角あたりで，脛骨神経と総腓骨神経に分かれる．腹臥位にて，大腿二頭筋の内側縁で膝窩の上外側縁に沿って走る総腓骨神経を触れる．写真は左示指が脛骨神経，左中指が総腓骨神経を触れている．

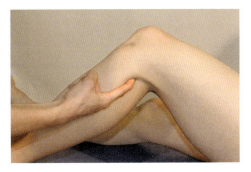

図143　総腓骨神経 common fibular nerve/ common peroneal nerve
膝関節軽度屈曲位にて，腓骨頭の後方で触れる．

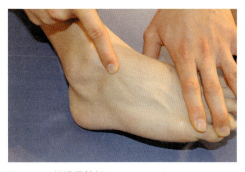

図144　総腓骨神経 common fibular nerve/ common peroneal nerve
その後，総腓骨神経は，**深腓骨神経** deep fibular nerve と**浅腓骨神経** superficial fibular nerve に分かれる．深腓骨神経は，第1水掻き部の4cmほど近位の第1中足骨と第2中足骨の間で触れられる．浅腓骨神経は，**内側足背皮神経** medial dorsal cutaneous nerve と**中間足背皮神経** intermediate dorsal cutaneous nerve になる．足部底屈・回外位にて，足背部に浮き出てくる神経を触れる．ただし，浮き出ない人もいるので，長趾伸筋腱と間違えないように注意する．

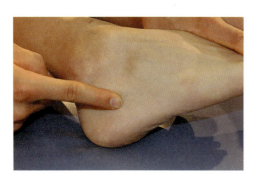

図 145　腓腹神経 sural nerve
脛骨神経と総腓骨神経の交通枝が合わさってできる．足部の外側で外果の後方をアキレス腱に沿って走り，終枝は**外側足背皮神経** lateral dorsal cutaneous nerve になる．足部背屈・回外位にて，外果後方から足背外側に浮き出てくる神経を触れる．ただし，浮き出ない人の方が多い．

参考文献

- 五味敏昭，岸清（編）：コメディカルのための専門基礎分野テキスト解剖学，中外医学社，2007
- 岸清，石塚寛（編）：解剖学，第2版，医歯薬出版，2008
- 野村嶬（編）：標準理学療法学・作業療法学 専門基礎分野解剖学，第3版，医学書院，2010
- Ken Nishihara, Takuya Isho：EMG Methods for evaluating muscle and nerve function, ed. By Mark Schwartz, INTECH, 2012
- 吉川文雄：人体系統解剖学，南山堂，1996
- 金子丑之助：日本人体解剖学上巻，南山堂，2005
- 横田崇（編）：再生医学がわかる，羊土社，2002
- 根来英雄，貴邑冨久子：生理学，第3版，南江堂，2006
- 坂井建雄：系統看護学講座専門基礎分野解剖生理学人体の構造と機能1，第9版，医学書院，2014
- 伊藤隆（著），高野廣子（改訂）：解剖学講義，改訂2版，南山堂，2001
- Neumann, D.A.（著），嶋田智明，平田総一郎（監訳）：筋骨格系のキネシオロジー，医歯薬出版，2005
- Mansfield, P.J. ほか（著），弓岡光徳ほか（監訳）：エッセンシャル・キネシオロジー 機能的運動学の基礎と臨床，南江堂，2010
- Frick, H.D. ほか（著），大谷修（監訳）：人体解剖学ハンドブック1，西村書店，2000
- 石井清一，平澤泰介（監修）：標準整形外科学，第8版，医学書院，2002
- 平井俊策（編）：目でみる神経学的診察法，医歯薬出版，1993
- 落合慈之（監修）：脳神経疾患ビジュアルブック，学研メディカル秀潤社，2009
- 松下隆ほか（編）：整形外科学，第3版，南江堂，2007
- 藤田恒夫：入門人体解剖学，第5版，南江堂，2012
- 藤田恒太郎：人体解剖学，第42版，南江堂，2003
- 牛木辰男：入門組織学，第2版，南江堂，2013
- Netter, F.H.（著），相磯貞和（訳）：ネッター解剖学アトラス，原書第5版，南江堂，2011
- Schunke, M. ほか（著），坂井建雄ほか（監訳）：プロメテウス解剖学アトラス 解剖学総論／運動器系，第2版，医学書院，2011
- Drake, R.L. ほか（著），塩田浩平ほか（監訳）：グレイ解剖学，原書第2版，エルゼビア・ジャパン，2011

索引

*主要解説頁を太字で示し，図表中への掲載頁を斜体で示した．

和文索引

あ

アウターマッスル　345
アキレス腱　**131**
アクチン　74, *75*, 77
アクチンフィラメント　*307*
足→「そ」の項も見よ　55, 132
　　──の筋　**132**
　　──の骨　**55**
　　──の趾　*445*
足アーチ→足弓
アジソン病　303
アスベスト肺　266
アセチルコリン　77, **190**
頭（頭蓋，頭部）　*447*
圧迫骨折　397
アデノイド　243
アデノシン三リン酸　78
アドレナリン　**301**
アブミ骨　205, *205*, *206*
アブミ骨筋　**183**
　　──支配　*185*
アブミ骨筋神経　*184*, *432*, *433*
アポクリン汗腺　*197*, *198*
アポクリン分泌　310
アミラーゼ　251, 254
アミン型ホルモン　295
アランチウス管→静脈管
アルコック管（陰部神経管）　**293**
アルチュール・ステインドラー　6
アルドステロン　300
鞍関節　26, *26*, *27*, *47*, *360*
安静時呼吸　95
安定筋　74

い

胃　238, **244**, *447*, *449*, *450*
　　──の仮想内視鏡　*331*
　　──の噴門　*446*
胃液　302
異型等皮質　156
移行上皮　309
胃十二指腸動脈　223, *224*
胃小窩　244, *245*, *247*
胃神経叢　*401*
胃腺　302
胃体　244, *244*

痛み　165
Ia群求心性線維　79, *79*
一軸性関節　26
一次性徴　278
一次精母細胞（精母細胞）　279, *280*, *317*
一次性リンパ性器官　236
一次脳胞　141, *142*
一次毛細血管網　297
一次卵胞　286, *286*
一次卵母細胞　*317*
一次弯曲　36
胃底　244, *244*
遺伝情報の伝達と保存　*307*
遺伝情報の発現　*307*
伊東細胞　253
胃泡　244
イレウス　250
陰核　**285**, 290
陰核海綿体　289, 290
陰核亀頭　289, 290
陰核背神経　176
陰核包皮　289
陰茎　**282**, *283*
陰茎海綿体　279, 282, *283*
陰茎亀頭　276, 279, 282, *283*
陰茎根　282, *283*
陰茎深動脈　*283*
陰茎体　282, *283*
陰茎中隔　*283*
陰茎背　282
陰茎背静脈　*283*
陰茎背神経　176, *179*, *283*
陰茎背動脈　*283*
陰茎縫線　*283*
陰茎ワナ靱帯　282
インスリン　254, **301**
インスリン様成長ホルモン（IGF）　303
陰性造影剤　326
咽頭　238, **242**, *242*, *257*
咽頭円蓋　242
咽頭喉頭部　242, **243**, *259*
咽頭口部　242, **243**, *449*
咽頭鼻部　242, **242**, *258*, *449*
咽頭扁桃　242, *242*
インナーマッスル　345
陰嚢　279, *279*, **283**, *283*
陰嚢中隔　*283*
陰嚢縫線　*283*, *283*

インピンジメントサイン　350, *351*
陰部神経　176, *177*, *179*, 250
陰部神経管（アルコック管）　**293**
陰部神経叢　*170*, *179*
陰部大腿神経　172, *177*
陰毛　290

う

右胃静脈　228
右胃大網静脈　229
右胃大網動脈　*224*
右胃動脈　223, *224*
ウィリアム・クローネ　6
ウィリス動脈輪　168, **219**
右胃リンパ節　234
ウィルヒョウリンパ節　**234**
ウィンスロー孔　255
ウインドラス機構　394, *395*
ヴェサリウス　3
ウェルニッケ野　156, *156*
右横隔神経　*401*
右下肺静脈　*212*
右冠状動脈　*212*, 214, *215*
右肝動脈　*224*
右結腸曲　248
右結腸静脈　229
右結腸動脈　*224*
烏口下包　*342*
烏口肩峰靱帯　*45*, *46*, 341, *341*, *342*, *458*
烏口鎖骨靱帯　*45*, *45*, 341, *341*
烏口上腕靱帯　*45*, *45*, 341, *341*
烏口突起　*39*, *39*, *45*, *107*, 340, *341*, *453*
烏口腕筋　**105**, *109*, *465*
右鎖骨下静脈　*212*, 228
右鎖骨下動脈　217, 218, *218*, 220, *222*, *401*
羽状筋　72
右上肺静脈　*212*
右静脈角　233
右心耳　*212*
右心室　211, *212*, *213*
右心室肥大　232
右腎静脈　228
右心房　211, *212*, *213*
右精巣静脈　227
右総頸動脈　217, 218, *218*, *222*, *401*, *403*
右腸骨稜　*450*

右内頸静脈　212, 228
右肺動脈　212
右反回神経　187, 401
右副腎　269
右副腎静脈　227, 228
右房室弁（三尖弁）　211, 213, 214, 214
右迷走神経　401
右卵巣静脈　227
右リンパ本幹　233, 234
右腕頭静脈　212
運動終板　169
運動神経線維　169
運動性言語野　156, 156
運動性線維（運動線維）　169, 433
運動単位　76
運動野　156, 156, 157

え

永久歯　240
映像解剖学　10, 324
栄養孔　21, 22
栄養膜　320
会陰　290
　――の三角　290
会陰筋　291
会陰筋中心　292
会陰腱中心（会陰体）　290
会陰神経　176, 179
会陰動脈　225
会陰部（尿生殖部）　444, 444
　――の筋（女性）　292
　――の筋（男性）　291
会陰縫線　283
腋窩　443
腋窩静脈　228, 230
腋窩神経　41, 105, 172, 173, 174, 176, 342, 343, 354, 444, 475
腋窩神経麻痺　343
腋窩線　13, 14
腋窩動脈　217, 218, 220, 221, 221, 344, 344, 345, 413, 445, 472
腋窩部　443
腋窩リンパ節　233, 234, 234
液性成分　312
エクソサイトーシス　310
エクリン汗腺　197, 198
エストロゲン　289, 302, 321
エディンガー・ウェストファール核　163, 180, 191
エナメル質　239, 240
エネルギー（ATP）産生　306
エラシストラトス　3
エリスロポエチン　302
遠位　11
遠位曲尿細管　272
遠位曲部（尿細管）　272
遠位指節間関節　47

遠位直部（尿細管）　272
遠位尿細管
　――の曲部　272
　――の直部　272
円回内筋　108, 111, 112, 112, 466
円回内筋症候群　355
塩基好性細胞　295, 296
嚥下　242
嚥下運動
　――第1相（口腔相）　239
　――第3相（食道相）　244
　――第2相（咽頭相）　242
嚥下反射　242
塩酸分泌（胃腺）　245
遠視　201
炎症性斜頸　408
遠心性骨盤神経　250
遠心性収縮　80
延髄　142, 142, 147, 148, 449
円錐靱帯　45, 45, 341, 341
　――結節　39, 40
延髄網様体脊髄路　160
円背　416

お

横隔胸膜　266
横隔神経　91, 95, 170, 173, 400, 401, 412
　――の横隔腹枝　401
　――の筋枝　401
　――の心膜枝　401
横隔膜　15, 15, 91, 212, 243, 252, 257, 267, 400, 401, 412, 413, 414, 447, 449
　――貫通部（食道の）　243, 243
　――胸骨部　413
　――の移動　414
　――腰椎部　413
　――肋骨部　413
横隔膜ヘルニア　250
横隔面
　肝臓の――　251
　肺の――　264
横行結腸　238, 247, 248, 248, 255, 447, 449
横行結腸間膜　248
横静脈洞　166, 231
黄色骨髄　21
黄色靱帯　35, 36, 399, 400, 410, 411, 419
黄色靱帯骨化症　407
横線　33, 34
横足弓　394
横側頭回　155
横足根関節　59, 389
黄体　286, 286, 289, 302
黄体形成　288
黄体形成ホルモン（LH）　296, 296, 302

黄体形成ホルモン放出ホルモン（LHRH）　297
黄体退化　288
黄体ホルモン（プロゲステロン）　289, 302, 321
横突間筋　100, 101, 102, 104
横突間靱帯　35, 400, 411, 419, 419, 425
横突起　31, 31, 399
横突棘筋　100
横突棘筋群　102
横突孔　32, 32, 218, 220, 399
横突肋骨窩　33, 33, 410, 416
黄斑（中心窩）　199, 200, 201
横披裂筋　261, 262
横紋　314
横紋筋　70
大槻玄沢　4
オキシトシン　295, 296, 302
オスグッド・シュラッター病　54, 386, 386
オズボーン靱帯　355
おたふくかぜ　250
オッディ括約筋　246, 254, 302
オトガイ（頤）　64
オトガイ下三角　443
オトガイ下動脈　433
オトガイ筋　83, 84, 434, 435
オトガイ結節　64, 65
オトガイ孔　64, 65, 183
オトガイ神経　183, 184, 475
オトガイ舌骨筋　85, 86
オトガイ動脈　218
オトガイ部　442
オトガイ隆起　64, 65
オリーブ　147, 148, 185

か

窩　21
ガーディ結節　459
ガーデンの分類　375, 375
外陰部　282, 444, 449
　女性の――　289
外陰部静脈　230
外陰部動脈　226, 423
外果　54, 54, 457
回外　73, 356
回外筋　111, 113, 114, 466
回外筋稜　42
外果窩　54, 54
外果関節面　54, 54
外眼筋（眼筋）　82, 202, 203
外寛骨筋　120
外頸静脈　227, 228
下位頸椎　404
外頸動脈　217, 218, 218, 433, 433
外結合線　50, 51
回結腸静脈　229

和文索引

回結腸動脈　*224*
外後頭隆起　*62*, *98*, *430*, *457*
開口分泌（エクソサイトーシス）
　　310, *310*
外肛門括約筋　*249*, *250*, *285*, *289*, *291*,
　　291, *292*
外呼吸（肺呼吸）　*257*
外在筋　**363**
介在板　*314*
外耳　**204**, *205*
外耳孔　*61*, *61*, *205*, *430*
外耳道　*205*, *205*
　　――の知覚　*185*
解屍篇　*4*
外縦筋層　*275*, *276*
外傷性股関節脱臼　*370*
外精筋膜　*283*, *284*
外生殖器　*278*
外舌筋　*242*
外旋　*73*
外腺　*281*, *282*
回旋位固定　*408*
回旋筋　*73*, *101*, *102*
回旋筋腱板　*46*, *105*, *345*
回旋枝　*215*
　　左冠状動脈の――　*212*
外旋6筋　*121*
外側　*11*
外側腋窩裂隙（四角隙）　*105*, *108*, *342*,
　　343, *444*, *475*
外側顆
　　脛骨の――　*53*, *54*
　　大腿骨の――　*52*, *52*
外側塊　*32*
外側顆間結節　*53*, *54*
外側下膝動脈　*226*, *227*
外側環軸関節　*34*, *399*, *400*, *404*, *405*
外側関節包　*381*
外側胸筋神経　*173*
外側胸動脈　*221*, *221*, *344*, *345*, *413*
外側頸筋　*82*
外側頸三角部（後頸三角）　*443*
外側楔状骨　*55*, *390*
外側溝　*154*, *154*
外側広筋　*124*, *125*, *468*
外側膝蓋支帯　*58*
外側膝状体　*163*, *163*, *164*, *180*
外側縦足弓　*60*, *394*
外側種子骨　*134*
外側上顆　*41*, *52*
　　上腕骨の――　*40*
　　大腿骨の――　*52*
外側上膝動脈　*226*, *227*
外側小趾底側動脈　*227*
外側神経束　*173*, *174*, *175*, *343*
外側靱帯　*66*, *429*
　　顎関節の――　*66*, *431*
外側仙骨動脈　*224*, *225*

外側仙骨稜　*33*, *34*
外側前庭脊髄路　*160*
外側足根動脈　*226*
外側足底神経　*132*, *178*, *381*, *391*, **392**,
　　421, *477*
外側足底動脈　*217*, *226*, *227*, *392*
外側足背皮神経　*478*
外側側副靱帯　*47*, *57*, *353*, *353*, *381*
　　足の――　*59*
　　膝の――　*380*
　　肘の――　**46**
外側側副靱帯損傷　*58*
外側大腿回旋動脈　*226*, *226*, *373*, *373*,
　　423
外側大腿皮神経　*172*, *177*, **371**, *371*,
　　420
外側直筋　*182*, *202*, *203*, *203*
外側頭直筋　*87*, *88*, *438*
外側乳頭核　*153*
外側半規管　*206*, *206*
外側半月　*57*, *379*, *380*, *381*
外側皮枝　*171*
外側皮質脊髄路　*158*
外側腓腹皮神経　*381*, *421*, *422*
外側毛帯　*163*, *164*
外側毛帯核　*164*
外側翼突筋　*82*, *84*, *85*, *432*, *435*, *436*,
　　436
　　――下頭　*431*, *436*
　　――上頭　*431*
外側翼突板　*431*
外側輪状披裂筋　*261*, *262*
外側肋横突靱帯　*410*
解体新書　*4*
外弾性板　*210*
回腸　*238*, *246*, *247*
外腸骨静脈　*228*, *229*, *269*, *369*
外腸骨動脈　*217*, **225**, *225*, *226*, *269*,
　　369, *372*, *373*, *422*
外転　*73*
外転筋　*73*
外転神経（Ⅵ）　*148*, *149*, *180*, *181*,
　　182, *182*, *184*, *203*
外転神経核　*147*, *149*, *182*, *184*
外頭蓋底　*67*, *67*
回内　*73*, *356*
外尿道口　*275*, *276*, *276*, *277*, *279*, *283*,
　　289, *290*, *292*
海馬　*158*
外胚葉　*320*
灰白交通枝　*169*, *171*, *189*
灰白質　*141*, *144*
　　――の構造　*146*
海馬傍回　*154*
外反股　*369*
外反ストレステスト　*387*
外反母趾　*397*, *398*
角　*398*

外皮　*194*
外鼻　*257*
外鼻孔　*258*, *258*
外腹斜筋　*95*, **96**, *96*, *97*, *420*, *424*, *424*,
　　467
　　――腱膜　*283*, *420*
　　――筋膜　*284*
外分泌腺　*309*, *309*
外分泌部　*301*
　　膵臓の――　*301*
外閉鎖筋　*124*, *126*, *375*
解剖学
　　――の分類　*10*
　　――の歴史　*3*
解剖学的死腔　*263*
解剖学的正常位　*11*, *446*
解剖学用語　*11*
解剖頸　*40*, *40*
外方脱臼　*395*
解剖攬要　*4*
蓋膜　*207*, *399*
外膜
　　眼球線維膜　*199*
　　血管壁　*210*
　　静脈の血管壁　*210*
　　食道壁　*243*
　　動脈の血管壁　*210*
海綿質　*21*
海綿静脈洞　*166*, *230*
海綿体部（男性尿道の）　*276*
回盲部　*246*
回盲弁　*247*, *248*
外有毛細胞　*207*
外リンパ　*206*
外肋間筋　*90*, *92*, *93*, *257*, *411*, *414*
カウパー腺　*282*, *290*
顔（顔面）　*12*, *447*
下横隔動脈　*222*, *223*, *223*
下オリーブ核　*149*
下外側上腕皮神経　*354*
過外転症候群　*37*, *90*
下顎窩　*61*, *66*, *66*
下顎角　*64*, *65*
下顎管　*64*, *65*
下顎頸　*65*
下顎孔　*64*, *65*
下顎骨　**64**, *64*, *429*, *430*, *431*, *449*
下顎枝　*64*, *64*
下顎神経（V₃）　*82*, *181*, *184*, *183*,
　　185, *186*, *191*, *240*, *242*, *431*, *432*, *435*
下顎切痕　*64*, *65*
下顎体　*64*, *64*
下顎底　*64*
下顎頭　*65*, *66*, *66*
下下腹神経　*276*
顆間窩　*52*, *52*
下眼瞼　*203*

下関節腔
　　顎関節の—— *431*
下関節上腕靱帯　*342*
下関節突起　31, *31*, 416
下関節面　53
顆間隆起　53, *54*
過期産　322
嗅ぎ煙草入れ　112
下気道　257, *257*
下丘　*148*, *150*, *164*
蝸牛（聴覚器）　*185*, *205*, *206*, 207, *207*
蝸牛管　163, *206*, *207*, *207*
蝸牛神経　163, *164*, *186*, *205*, 207, *207*
蝸牛神経核　147, *164*, *185*, 186
蝸牛神経節（ラセン神経節）　185, *185*
蝸牛窓（正円窓）　*205*, *206*, 207
蝸牛頂　*206*, 207
核　74, *306*, 307
核医学　328
核医学的検査法（PET）　*324*, 338
顎下三角　*250*, *433*, *443*, *472*
顎下神経節　*183*, *184*, *185*, *190*, 191, *191*, *433*
核下性麻痺　439
顎下腺　191, *238*, *240*, *250*, *251*
顎下腺管　*251*
顎下腺分泌　185
顎下リンパ節　233
顎関節　65, *66*, *429*, *431*
　　——の運動　435
　　——の関節包　*431*
顎関節症　439
顎関節脱臼　*66*, 439
核磁気共鳴現象　331
角質層　*194*, 195
核上性麻痺　438
核小体　*306*, 307
核性麻痺　439
顎舌骨筋　85, *86*, *432*
顎舌骨筋神経　*183*
角切痕　244, *244*
顎動脈　218, *218*, *219*, *433*, 433
顎二腹筋　85, *86*
　　——前腹　*86*
核膜　307
角膜　199, *199*, *202*
核膜孔　307
隔膜部
　　女性尿道の——　*276*
　　男性尿道の——　*276*
下頸神経節　*402*
下頸心臓神経　*403*
下結膜円蓋　*202*, *204*
下肩甲横靱帯　*343*
下瞼板　*202*
下後鋸筋　99, *100*, *100*, *420*

下行結腸　*238*, 247, 248, *248*, *447*, *449*, *450*
下行膝動脈　*226*, *226*, 423
下甲状腺動脈　*218*, 221
下行性伝導路　*158*, 160
　　錐体路以外の——　160
下行大動脈　217, *412*
　　胸大動脈　*212*
　　腹大動脈　*212*
下後腸骨棘　*419*, *455*
下行部　*246*
下肢　12, *12*, 120, *445*, *447*
　　——の筋　120, *121*, *122*
　　——の静脈　*383*, 383
　　——の神経　*381*
　　——の動脈　*225*, *382*
　　——の皮静脈　*230*
下肢骨　*48*
下矢状静脈洞　*166*, 231
下歯槽神経　*183*, *184*
下歯槽動脈　*218*
下肢帯　*48*
　　——の筋　120
下肢長の計測　55
下肢動脈の造影MRA　*337*
下斜筋　*182*, *202*, *203*, 203
下尺側側副動脈　*221*, 222
荷重関節　*341*
仮肋（第8〜12肋骨）　*409*
顆状関節　27
下小脳脚　*148*, *149*, *151*
下唇下制筋　83, *84*, *434*
下伸筋支帯　*129*, *130*, *392*
下神経幹　*172*, 173
下神経節　*186*
下唇動脈　*433*
下垂指　*172*
下垂手　111, *172*, *174*, 354, *362*
下垂足　*176*, *391*
下垂体　*153*, *154*, *294*, *295*, *298*
下垂体窩（トルコ鞍）　*63*, *259*, 295
下垂体機能亢進症　303
下垂体後葉　*295*, 296
下錐体静脈洞　*230*
下垂体性小人症　303
下垂体前葉　*295*, *297*
下垂体前葉ホルモン　*296*
下垂体門脈　*297*
下垂体門脈系　297
下垂体隆起部　295
ガス交換　263
ガストリン　302
ガス分圧　263
下前腸骨棘　*48*, 49, *124*, *419*, *455*
下双子筋　120, *123*, *374*, *375*
下爪皮　*198*
鵞足　127, *127*
下側頭線　*430*

肩　*444*
下腿　128, *445*, *447*
　　——の筋　*128*
　　——の屈筋群　131
　　——の骨　53, *54*
下腿筋膜　*131*, *132*
下腿骨間膜　59, *226*
下腿三頭筋　131
下大静脈　*212*, 215, *227*, *228*, *229*, 231, *231*, *252*, *269*
下唾液核　147, *186*, *186*, 191
肩関節　45, *46*, 340
　　——の動き　346
　　——MRI　*336*
肩関節周囲炎（五十肩）　*46*, 348
肩関節脱臼　*348*, *349*
肩こり　90
下腸間膜静脈　*228*, *229*, *229*
下腸間膜動脈　*223*, *224*, 224
下腸間膜動脈神経節　*190*
下直筋　*182*, *202*, *203*, 203
下直腸神経　*176*, *179*
下直腸動脈　*224*, 225
滑液　25, *29*
滑液包　75, *76*, *342*
　　肩関節の——　*341*
割球　319
滑車　75, *76*, *202*
滑車上神経　*183*
滑車神経（Ⅳ）　*148*, *180*, *181*, *181*, *182*, 203
滑車神経核　*147*, 181
滑車切痕　*42*
滑膜　25, *29*
　　膝関節の——　*381*, 381
滑膜細胞　29
滑膜性関節　26
滑膜性の連結　24
滑膜ヒダ　*57*, *58*
滑膜ヒダ障害（タナ障害）　386
滑面小胞体　*306*, 307
桂川甫周　4
下殿筋線　*419*
下殿神経　120, *176*, *177*, *371*, *372*, 421
下殿動脈　*225*, *225*, *226*, 372, *373*, 422
可動関節　26
下頭斜筋　89, *89*, *90*, *436*, *437*
下橈尺関節　*41*, 47, *352*, 353
下尿生殖隔膜筋膜　*291*
下鼻甲介　64, *68*, *69*, *258*, *258*, *429*
下腓骨筋支帯　131, *131*
下鼻道　*204*, *204*, *258*, *258*, 259
下腹神経　*250*
下副腎動脈　*223*
下腹壁動脈　220, *225*, *225*
下膀胱動脈　*225*, 225
下葉（肺）　264, *264*
下葉気管支　265

顆粒層　151, 194, *195*
顆粒白血球　313
カルシトニン　298, **299**
カルバミノ化合物　265
ガレノス　3, 6
仮肋　37
下肋部　443
下肋骨窩　*33*, 416
河口信任　4
肝胃間膜　255, *255*
肝円索　*231*, 232, 252
眼窩　68, *69*, 447
眼窩下孔　*61*, 64, *183*
眼窩下神経　*183*, 474
眼窩下部　442
感覚器系　193
感覚性言語野　156, *156*
感覚線維　169
眼角動脈　433
感覚ニューロン（偽単極細胞）　169
感覚野　157
眼窩上孔（切痕）　*61*, 62
眼窩上神経　*183*, 474
眼窩板（面）　63
眼窩部　442
肝鎌状間膜　251, 252
肝管　252, 253
含気骨　19
含気洞　259
眼球　199, *202*
眼球運動　436
眼球陥没　402
眼球血管膜　200
眼球結膜　*202*, 204
眼球軸　199
眼筋　203
間欠性跛行　32, 427
眼瞼　203
眼瞼下垂　402
眼瞼結膜　*202*, 204
眼瞼裂　203
肝硬変　253
寛骨　48, *48*, 49, 368, 418
寛骨臼　48, 49, *57*, *419*, *420*
　　　──の関節唇　368
寛骨臼横靱帯　49, 370
寛骨臼窩　*48*, 49, *368*
寛骨臼切痕　*48*, 49, *419*
寛骨筋　120
幹細胞　317
間細胞（ライディッヒ細胞）　301
肝細胞板（索）　252, *252*
環軸関節　399
　　　──亜脱臼　406
　　　──複合体　404
間質　279
肝十二指腸間膜　255, *255*
冠状溝（心臓）　211

冠状静脈洞　211, 215, 216
冠状動脈　211, *214*, **215**, 217, *222*, 412
冠状動脈洞　214
冠状縫合　24, *24*, 66, 67, 429, *430*
肝静脈　227, *228*, *229*
肝小葉　252
眼神経（V_1）　*181*, 183, *185*, 191, *431*, 432
幹神経節　188, *190*
関節　25
　　　──の分類　26
関節円板　25, **30**, 45, *45*, 66, *66*, 429, *431*, 435, 439
関節窩　25, *25*
　　　肩甲骨の──　39
関節下結節
　　　肩甲骨の──　39
関節環状面　42, *42*
関節腔　25, *25*
　　　膝関節の──　381
関節結節　61
関節上結節
　　　肩甲骨の──　39
関節上腕靱帯　45, *45*, 341, *341*
関節唇　26, *45*, 46, *342*
　　　股関節の──　370
　　　肩関節の──　341, *342*
関節性顎関節症　439, *440*
関節体　25
関節頭　25, *25*
関節突起
　　　下顎骨の──　*431*
関節内胸肋靱帯　410
関節軟骨　21, 25, *25*, 27
関節半月（半月板）　25, *25*, **30**, 57, *57*, 379, *380*
　　　──をおおう関節包　381
関節半月損傷　388
　　　──の形態　388
関節包　25, *25*, 29, 56, *57*
　　　肩関節の──　341, *342*
　　　股関節の──　370, *368*
　　　膝関節の──　380, *381*
　　　肘関節と前腕の──　354
　　　──外靱帯　30
　　　──内靱帯　30, **56**
関節面　25
関節リウマチ　**28**, 366, 406
汗腺　*195*, **197**
肝臓　238, *251*, 252, 447, *449*, 450
杆体　163, *180*, 200, 201
回腸静脈　229
環椎　32, *32*, 399
　　　──の後結節　399
　　　──の骨折　406
　　　──の前結節　399
環椎横靱帯　399, 400
環椎後弓　399

環椎後頭関節　34, 90, 399, *399*, 429, **438**, *438*
　　　──の関節包　437
環椎十字靱帯　399, 400
環椎前弓　399
貫通動脈　226, *226*, 271, 423
眼底　200
眼動脈　*182*, 218, 219
カントリー線　252
門　148
間脳　142, *142*, 152, *154*
間脳胞　141, *142*
癌のリンパ節転移　234
眼房　201, *202*
眼房水　201, *202*
ガンマアミノ酪酸　150
間膜　254
間膜ヒモ　248, *249*
ガンマネイル　376
顔面　429
顔面横動脈　433
顔面筋（表情筋）　82, *84*, 434
　　　──と表情　434
顔面筋麻痺　433
顔面神経（第VII脳神経）　82, 148, *149*, *180*, *181*, *182*, *184*, *185*, 191, 203, 204, *205*, 208, 242, **432**
　　　──の支配領域　433
顔面神経核　82, *147*, *149*, 182, *185*, *433*
顔面神経管　184
顔面神経膝　432, *433*
顔面神経麻痺　*183*, 432, **438**, *438*
顔面頭蓋　429
顔面動脈　218, 219, 433, *433*, 445, *472*
肝門　252, *252*
岩様部　60
眼輪筋　*83*, *84*, *202*, **434**, *434*
肝リンパ節　234
関連痛（連関痛）　165, *166*, 196

き

キース・フラック結節→洞房結節　216
キーゼルバッハ部位　258
キーンベック病　44
疑核　*147*, *149*, 186, *186*, *187*, 188
器官　16, 316
　　　──と椎骨位　446
気管　*257*, 262, *262*, 449, 450
器官系　16, 316
器官形成期　321
気管支　*243*, *257*, 262, *262*
気管軸　*262*, 263
気管支枝　262
気管支樹　263
気管支縦隔リンパ本幹　233, *234*
気管支喘息　263

気管支動脈　222, 223, 265, 412
気管支肺リンパ節　233, 266
気管切開　263
気管腺　262
気管軟骨　260, 262, 262
気管分岐部　243, 243, 262
気管傍リンパ節　233
気管竜骨（気管カリナ）　262, 262
気胸　266
奇静脈　228, 228, 229
奇静脈系　228
基節骨　43, 55
　足の——　56
　手の——　44, 359
偽足　271
基礎体温　288
偽単極神経細胞　140
拮抗筋　73
基底層　194, 195
基底脱落膜　320
基底膜　207, 207, 306
気道　263
　——の疾病　263
亀頭冠　283
希突起膠細胞（オリゴデンドロサイト）
　140, 140, 315, 315
キヌタ骨　205, 205, 206
機能的イレウス　250
機能的関節　340
機能的終動脈　210
亀背　417
基板　143, 143
逆作用　460
逆流性食道炎　244
ギャップ結合　310, 311
臼蓋角　377
臼蓋形成不全　376
臼蓋上腕リズム　346, 347
球海綿体筋　283, 289, 291, 292, 293
嗅覚　207
嗅覚器　208, 208
球関節　26, 27, 45, 46
吸気　414
嗅球　208, 258
球形嚢　206, 206
嗅細胞　208, 208, 258
嗅索　208
臼状関節　27
弓状核　153
弓状膝窩靱帯　381
弓状静脈　271, 272, 273
弓状線　48, 49, 292
球状帯　300, 300
弓状動脈　226, 271, 272, 273, 392
嗅上皮　208, 208
嗅小毛　208
嗅神経（第Ⅰ脳神経）　63, 179, 180,
　181, 208, 208, 258

求心性骨盤神経　250
求心性収縮　80
吸息　95, 257
嗅粘膜　208, 208
9 の法則　194, 195
橋　82, 142, 142, 148, 149, 449
胸　12, 12
胸横筋　91, 92, 93
胸回旋筋　102, 104
橋核　149
胸郭　36, 38, 409, 409, 412
　——下口　37
　——上口　37, 266
　——出口　402
　——の拡張　414
　——の復元　415
胸郭出口症候群　37, 89, 402
胸管　233, 234
胸棘筋　99, 101, 102, 103, 467
頬筋　83, 84, 434, 435
胸筋部　443
胸腔　15, 15, 409, 409, 447, 447
胸肩峰動脈　221, 221, 344, 345, 413
胸骨　36, 37, 45, 341, 409, 410, 449,
　454
　——関節面　39, 40
　——前部　443
頬骨　61, 64, 69, 429, 430, 442
胸骨下角　37
胸骨角　13, 14, 36, 37, 267, 267, 409,
　410, 454
　——平面　446
頬骨弓　61, 64, 430
胸骨剣状突起　13, 14
胸骨甲状筋　85, 86, 87
頬骨神経　191
　——への交通枝　183
胸骨舌骨筋　85, 86, 87
胸骨線　13, 14
胸骨体　36, 37, 409, 410, 410, 454
胸骨端　39, 40
頬骨突起　64
狭骨盤　51
胸骨柄　36, 37, 409, 410, 410, 454
胸骨傍線　13, 14
胸骨肋軟骨結合　410
胸最長筋　99, 101, 102, 103, 467
胸鎖関節　44, 45, 94, 340, 340
胸鎖乳突筋　82, 84, 87, 405, 443, 460
橋枝　219, 219
橋縦束　149
胸神経　143, 169, 170
頬神経　183
胸神経後枝　171
胸神経節　403
強靱結合組織　312
狭心症　215
胸髄　143

胸腺　236, 236, 302
頬腺　250
胸腺由来リンパ球　236
胸大動脈　217, 222, 222, 412
胸腸肋筋　99, 101, 102, 103, 467
胸椎　31, 33, 33, 36, 410, 415
　——の動き　415, 416, 417
胸椎棘突起　458
胸椎椎間関節　410
橋底部　149, 149
共同筋（協力筋）　73
胸内筋膜　411
胸背神経　173
胸背動脈　221, 345
胸半棘筋　99, 101, 101, 102, 104
橋被蓋　149
峡部　298, 299
胸部　90, 409, 443, 447
　——の筋　90
頬部　442
胸部 CT　329
胸部単純 X 線写真　326
強膜　199, 200, 202
胸膜　266
胸膜液　266
胸膜腔　266, 266, 447
　——内圧　266
強膜静脈洞　200, 201, 202
胸膜頂　266
胸膜洞　266
橋網様体脊髄路　160
胸腰筋膜　419, 420
　後葉　420
　前葉　420
胸腰椎の関節面　416
胸肋関節　409, 410, 414
胸肋靱帯　410
胸肋部　463
ギヨーム・ベンジャミン・アマンド・
　デュシェンヌ　6
巨核球　314
棘下窩　39, 39
棘下筋　105, 107, 342, 345, 464
棘果長　55
棘間筋　100, 101, 102
棘間径　50
棘間靱帯　35, 35, 400, 411, 419, 425
棘筋　100, 102, 415, 424
棘孔　63, 63
棘ト窩　39, 39
棘上筋　105, 107, 342, 345, 464
棘上靱帯　35, 35, 98, 400, 411, 418,
　419, 425
局所解剖学　10
曲精細管　280
極体　318
棘突起　31, 31, 32
棘肋筋　99, 100

挙睾反射　284
距骨　55, 55, 389, 390, 390, 457
　　──関節面　56
距骨下関節　59, 389, 389
　　──の運動軸　394, 394
距骨滑車　55, 55, 393, 457
距骨頸　55, 457
距骨傾斜角　395, 396
距骨体　55
距骨頭　55
鋸状縫合　24, 66
巨人症　303
距腿関節　59, 59, 389, 389, 393
　　──の運動軸　393, 393
　　──のほぞ穴構造　393
ギヨン管　362, 473
筋　70
近位　11
近位曲尿細管　272
近位曲部（尿細管）　272
近位指節間関節（PIP 関節）　47, 360, 365
近位直部（尿細管）
近位尿細管　272
　　──の曲部　272
　　──の直部　272
筋衛星細胞　81, 81
筋横隔動脈　220, 413
筋管細胞　81, 81
筋間中隔　75
筋痙攣　81
筋原線維　74, 74
筋再生の機構　81
筋三角　443
筋枝　169
　　脊髄神経の──　169
近視　201
筋支帯　75
筋収縮
　　──の機序　78
　　──の種類　80
筋周膜　74, 74
筋鞘　74
筋性顎関節症　439
筋性動脈　210
筋線維　74, 74
筋線維鞘　74
筋前駆細胞　81, 81
筋層　237, 237
　　胃壁の──　244
　　小腸の──　246
　　食道壁の──　243
筋層間神経叢（アウエルバッハ神経叢）　238
筋層内筋腫　288
筋組織　314
筋肉注射　445
　　──部位　445

筋の習慣的機能の逆転　85
筋皮神経　105, 172, 173, 174, 176, 343, 354, 354
筋腹　75
筋紡錘　78, 145, 193
筋膜　75
筋裂孔　120, 420, 420

く

区域気管支　263, 264, 265
区域動脈　273
空腸　238, 246
空腸静脈　229
グールマーティ細胞　273
クスマウル呼吸　268
口の開閉運動　436
屈曲　73, 116
屈筋　72
屈筋群（大腿）　127
屈筋腱　361
屈筋支帯　43, 44, 132, 133
クッシング症候群　303
クッパー（クッペル）の星細胞　253
首（頸部）　447
クモ膜　166, 166
クモ膜下腔　166, 166, 167
クモ膜顆粒　166, 167
グラーフ卵胞（成熟卵胞）　286, 286
グリア細胞（神経膠細胞）　138, 140, 140, 298, 315
グリソン鞘　252
クリック　3
グルカゴン　254, 301
グルクロン酸抱合　253
グレーブス病　303
クレチン病　303

け

毛　196
頸　12, 12
頸横神経　173
頸横動脈　218
頸回旋筋　102
頸肋症候群　90
鶏冠　63, 63
頸胸神経節　402, 403
頸棘間筋　101
頸棘筋　102
頸筋膜　87
　　──の浅葉　88
脛骨　53, 54, 378, 379, 389, 390
脛骨外側結節　459
脛骨後方落ち込み徴候　58, 388, 388
脛骨神経　128, 176, 177, 178, 179, 372, 381, 383, 391, 421, 422, 477
脛骨神経麻痺　132
脛骨粗面　53, 54, 381
脛骨大腿関節　378, 378

　　──の屈曲・伸展運動　383
頸最長筋　101, 102, 103
憩室　250
憩室炎　250
形質細胞　311, 312
形質人類学　10
脛舟部　59
茎状突起
　　橈骨の──　41, 42
　　尺骨の──　42, 42
　　側頭骨の──　60, 61
脛踵部　59
頸静脈孔　68, 68, 186, 188
頸神経　143, 169, 170
頸神経後枝　171
頸神経節　190
頸神経叢　170, 170, 173, 402
頸神経ワナ　170, 189
頸髄　143, 431
痙性斜頸　408
痙性麻痺　159
頸切痕　13, 14, 36, 37
鶏足　391
形態　2
頸体角　52, 53, 369, 369
頸長筋　88, 89
頸腸肋筋　99, 101, 102, 103
頸椎　31, 32, 400
　　──の動き　404, 404, 405
頸椎骨折　406
頸椎症（変形性頸椎症）　406
頸椎症性神経根症　407
頸椎症性脊髄症　407
頸椎脱臼　406
頸椎椎間関節　400
系統　316
系統解剖学　2, 10
系統発生学　10
頸動脈管　60, 218, 403
頸動脈三角　403, 443, 445, 472
頸動脈小体　218, 267
頸動脈洞　218
茎突下顎靱帯　66, 66, 429, 431
茎突舌骨筋　85, 86
茎乳突孔　60, 184, 185, 432, 433
珪肺　266
頸半棘筋　101, 101, 102, 104
頸板状筋　99, 100, 102, 103
脛腓関節　59
脛腓靱帯結合　59, 389
頸部　82, 399, 443
　　──CT　328
　　──MRA　333
　　──MRI　333
　　──の筋　82
頸部筋腫　288
頸部交感神経幹　402
頸膨大　143

頸リンパ節　234
頸リンパ本幹　233
外科頸　40, 41
下駄骨折　56, 131
血液　313
　　——の貯蔵（肝臓の）　253
血液凝固　314
血液胎盤関門　320
血液脳関門　315
結核性頸部リンパ節炎（るいれき）　234
結核性リンパ節炎　234
血管
　　肩関節の——　344
　　顔面，頭部の——　432
　　頸部の——　403
　　股関節の——　372
　　膝関節の——　382
　　手関節と手指の——　363
　　肘関節と前腕の——　355
　　腰部，骨盤の——　422
血管壁　209
血管裂孔　120, 225, 420, 420, 423, 473
血球　313, 313
月経期　288, 289
月経周期（子宮周期）　286, 289
結合組織　311, 311
　　——の種類　312
血漿　313
楔状骨　55, 390
月状骨　43, 43, 359, 360
月状骨軟化症　44
楔状束　148, 162
楔状束核　148, 162
楔状束結節　148, 148
血小板　313, 314
楔状変形　31
月状面（寛骨臼）　48, 49
結節間溝　40, 41, 453
結腸　248, 249
結腸間膜　249
結腸半月ヒダ　248
結腸ヒモ　248, 248
結腸膨起　248, 249
結膜　204
結膜円蓋　202
解毒作用（肝臓の）　253
ゲロータの筋膜　270, 270
腱　72
　　——の構造　75
牽引関節　341
腱画　96, 467
腱器官　78
腱弓　172, 291
肩甲回旋動脈　221, 344, 345, 444
肩甲下窩　39
肩甲下関節　94
肩甲下筋　105, 107, 342, 345, 464

肩甲骨上角　452
肩甲下神経　105, 173
肩甲下動脈　221, 221, 344, 344, 345
肩甲下部　444
肩甲下包　95, 341
肩甲間部　444
肩甲胸郭関節　94, 340, 340
肩甲挙筋　88, 92, 94, 98, 100, 460
肩甲棘　39, 39, 98, 452
肩甲棘部　464
肩甲骨　39, 341, 449
肩甲骨下角　452
肩甲骨下角位　13, 14
肩甲骨関節窩　108
肩甲骨関節下結節　108
肩甲骨関節上結節　108
肩甲骨内側縁　453
肩甲上神経　105, 173, 342, 343
肩甲上動脈　218, 221, 344, 344
肩甲上部　444
肩甲上腕関節　94, 340, 340
肩甲上腕リズム　346, 347
肩甲舌骨筋　85, 86, 87
肩甲切痕　39, 39, 344
肩甲線　13, 14
肩甲帯
　　——の動き　346, 347, 348
肩甲背神経　100, 173
肩甲部　444
肩鎖関節　45, 94, 340, 340
腱索　214, 214
肩鎖靱帯　45, 45, 341
犬歯　240
原子　16
原始腸管　320
腱鞘　75, 76, 361
剣状突起　36, 37, 409, 410, 410, 454
原始卵胞　286, 286
減数分裂　308, 317
腱中心　91, 94, 413
原尿　273
原発性アルドステロン症　303
腱板　342, 345
瞼板筋麻痺　189
瞼板腺　203
腱板疎部（ローテータインターバル）　346, 346
腱板損傷　350, 350
　　——の分類　350
顕微解剖学　2, 10
肩峰　45, 98, 340, 341, 452
肩峰外側端　44
肩峰下関節　340, 340
肩峰角　452
肩峰下包　341, 342
肩峰関節面　39, 40
腱紡錘　194
肩峰端　39, 40, 45

肩峰部　464
腱膜　72

こ

鉤　154
孔　21
溝　21
項　12, 12
後胃間膜　255
後会陰交連　290
後腋窩線　14
好塩基球　313, 314
後円板層　431
口蓋　239
口蓋咽頭弓　239
口蓋骨　64, 67, 69, 258, 429
口蓋上皮　295
口蓋神経　183
口蓋垂　239, 239, 242
口蓋舌弓　239
口蓋腺　250
口蓋腺分泌　185
後外側関節包　381
後外側裂　151
口蓋突起　64
口蓋帆　239
口蓋帆張筋　82
口蓋扁桃　239, 239, 241, 242, 243
後顆間区　53
後核　153
後角　144, 144
口角　239, 239
岬角　33, 34, 51, 292
口角下制筋　83, 84, 434, 435
口角挙筋　83, 84, 434
後下小脳動脈　168, 219, 219
交感神経　185, 188
交感神経幹　188, 190, 403
交感神経幹神経節　403
交感神経系　168, 188, 190
交感神経節　171
交感神経節節後ニューロン　169
後関節包　381
後環椎後頭膜　399, 437
後眼房　199, 201, 202
後弓　32, 32
口峡　239, 243, 446
後胸鎖靱帯　45
後距骨関節面　55, 56
後距腓靱帯　59, 59, 390, 391
咬筋　82, 84, 85, 432, 435, 436
咬筋筋膜　435
咬筋粗面　65
口腔　238, 239, 239, 243, 447
口腔腺　250
口腔前庭　239, 250, 449
後頸筋　87
広頸筋　82, 84, 434

後脛距部　59
後脛骨筋　131, *132*, *133*, 395, *471*
後脛骨動脈　217, *226*, **227**, *382*, **383**, *392*, *446*, *474*
後脛骨反回動脈　226, *227*
後頸三角　87, *87*
後頸部（項部）　443
後結節　32, *32*
　　環椎の——　399
膠原線維（コラーゲン線維）　22, 28, 311, *312*, *312*
抗原提示　312
硬口蓋　239, *449*
後交通動脈　168, *218*, 219, *219*
後骨間神経　354
　　——の絞扼性神経障害　354
後骨間神経症候群　172
後骨間動脈　221
後根　144, *144*, *168*, *171*
虹彩　199, 200, *202*
後索　144, 145
後索核　189
好酸球　313, *313*
高山病　268
後枝　169, *169*, *171*
後耳介筋　83
後耳介動脈　218, *219*, *433*
後室間溝　211
後室間枝
　　右冠状動脈　*212*
　　後下行枝　215
後シナプス膜　316
後斜角筋　88, *89*, 89, 405
後尺側反回動脈　221
後縦隔リンパ節　234
後十字靱帯　57, 379, *380*
　　——損傷　58, **388**
後縦靱帯　35, *35*, *399*, 400, *410*, 411, 418, 430
後縦靱帯骨化症（OPLL）　36, **407**, *407*
抗重力筋　104
抗重力筋群　415, 424
甲状頸動脈　218, 221, 344, *344*
後上歯槽枝　183
甲状舌骨筋　85, *86*, 87
甲状舌骨膜　65, 260, *260*
甲状腺　294, 298, *299*, 449
甲状腺機能低下症　303
甲状腺刺激ホルモン（TSH）　296, *296*, 299
甲状腺刺激ホルモン放出ホルモン（TRH）　297
甲状腺性小人症（クレチン病）　303
甲状腺ホルモン　296, **299**
甲状腺濾胞　299
鉤状突起　42, *42*
甲状軟骨　260, *260*, *261*, *449*, *450*

甲状軟骨位　13, *14*
甲状披裂筋　262
後上腕回旋動脈　221, *221*, 344, *344*, *345*, *444*
後上腕皮神経　354
口唇　239, *239*
後神経束　173, *174*, *343*
口唇腺　250
項靱帯　35, 98, *399*, 400, 411, 430
後正中溝　144, *148*
後正中線　14
後脊髄動脈　219, *219*
後前腕皮神経　354
後仙骨孔　33, *34*
後仙尾靱帯　419
構造　2
拘束性換気障害　265
後側頭泉門　65, *66*
後大腿皮神経　176, *372*, *421*
後大脳動脈　167, *168*, 219, *219*, 220, *404*
　　——の枝　220
後腟円蓋　285, *287*
好中球　311, 313, *313*
後腸　238
後殿筋線　*419*
喉頭　242, 257, **259**, *449*, *450*
後頭顆　62, *67*
喉頭蓋　241, *449*
後頭蓋窩　67
喉頭蓋軟骨　260, *260*
後頭下筋　89, 405, 436, *437*, 438
後頭下三角　89, *89*, 437, *437*, *475*
後頭下神経　431, 437, *475*
喉頭筋　83, 84, 434
喉頭筋　261, *261*
喉頭腔　243
喉頭口　260
後頭骨　61, *62*, *400*, 429, *430*
喉頭室　260, *261*
後頭静脈洞　230
後頭前切痕　*154*
喉頭前庭　260, *261*
後頭動脈　218, *219*, *433*, 445, *472*
喉頭軟骨　260
後頭部　442
後頭葉　154, *154*, 449
咽頭隆起（のど仏）　260
後頭鱗　62
後頭リンパ節　233
鉤突窩　40, *41*
後内側上顆病変　172
後脳胞　142, *142*
広背筋　97, *98*, 415, *420*, *462*
後半規管　206, *206*
後半月　380
後鼻孔　243, 258, *258*
後鼻枝　183

口部　442
後腹筋群　95, *96*
興奮性刺激　316
興奮の伝導　315
後方引き出しテスト　58
硬膜　166, *166*
硬膜枝　183
硬膜静脈洞　166, *166*, 230
肛門　249, *250*, *285*, 289, *292*, *449*
肛門管　249
肛門挙筋　249, 250, 291, *291*, 292
肛門挙筋腱弓　291, *292*
肛門挙筋神経　179
肛門三角（肛門部）　290, *290*, 291, *444*
肛門柱　249, *249*
肛門洞　249, *249*
肛門部　444
肛門部側副血路　229
後葉（小脳）　151
後葉ホルモン　296
口輪筋　83, *84*, *434*, **435**
後輪状披裂筋　261, 262
口裂　239
交連線維　156
後弯　36, 104
声変わり　261
コールラウシュヒダ（弁）　249
コーレス骨折　42, *43*
股関節　56, *57*, 120, 121, 368
　　——の動き　120, 121, *373*
　　——の筋　*374*
　　——の血管　*373*
　　——の神経　*371*
　　——の靱帯　*370*
呼気　414
呼吸　267
　　——の異常　267
呼吸運動　267, 412
　　——の調節　267
呼吸器系　257
呼吸筋　95, 412
呼吸細気管支　263
呼吸中枢　95, 267
呼吸調節中枢　267
呼吸補助筋　406
呼気量（1秒量）　263
黒質　149, *150*, 157
鼓索神経　183, *184*, *185*, 191, *191*, 242, 432, *433*, 439
腰→「よ」の項も見よ　12
鼓室　205, *205*, *206*
鼓室階　206, *207*, *207*
鼓室神経叢　186, *191*
鼓室部　60
五十肩　46
呼息　95, 257

孤束核　*147, 149,* 182, *184, 185,* 186, *186, 187, 187, 191, 433*
個体　16
個体発生学　10
骨化　23
骨格筋　70, *71,* 314
骨格系　18
骨芽細胞　22
骨間筋　364, *364*
骨間筋腱正中索　116
骨間仙腸靱帯　*419*
骨間膜　*352*
骨基質　22, 313
骨細胞　22, 313
骨質　21
骨髄　21, *22*
骨性外耳道　205, *205,* 206
骨性鼻腔　68
骨折治癒　24
骨組織　313
骨粗鬆症　21, 375
骨単位　21, *22*
骨端線　21
骨端軟骨　21
　　──結合　25
骨・軟骨移行部　28
骨盤　*12,* 49, *418, 419*
　　──の性差　51
　　──の連結　*419*
骨反回動脈　227
骨盤隔膜　249, 291
骨盤下口　50
骨半規管　206
骨盤筋　120
骨盤腔　*15,* 15, *418,* 447, *447, 449*
骨盤上口　50
骨盤神経叢　192
骨盤底筋　250
骨盤底部の筋　*292*
骨盤動脈の造影 MRA　*336*
骨盤内臓神経　190, 192, 276
骨盤部　*447*
骨膜　21, *22,* 23
骨迷路　206
骨梁構造　369, *369*
固定筋　74
5 の法則　194, *195*
鼓膜　205, *205,* 206
　　──の知覚　*185*
鼓膜張筋　82, *206*
固有胃腺（胃底腺）　244, *245,* 247
固有肝動脈　223, *224,* 252, 253
固有口腔　239
固有指動脈　363
固有掌側指動脈　*221*
固有背筋　*100,* 101, *415, 420,* 424
固有鼻腔　258
固有卵巣索　*285,* 286

コラーゲン線維（膠原線維）　22, 28, *312*
孤立リンパ小節　*247*
ゴルジ腱器官　194
ゴルジ装置　306, *307*
コルチ器　*184,* 207
コルチコステロン　300
コルチゾル　300
コルチゾン　300
コレシストキニン（CCK）　246, 302
転がり運動　383
混合腺　*250,* 251
コン症候群　303
コンピュータ断層装置（CT）　324, *328*
コンプレッションヒップスクリュー（CHS）　*376*

さ

サーファクタント　263
臍　14
細気管支　263
最終域感　451
最上胸動脈　*221, 221, 345, 413*
左胃静脈　228
臍静脈　231, *231,* 252
最上肋間動脈　*218, 221, 222,* 223
サイズの原理　78
再生　317
細静脈　209
臍線（臍平面）　*13, 14,* 443
臍帯　231
左胃大網静脈　228
左胃大網動脈　*224,* 224
最長筋　*100, 102, 415, 420,* 424
左胃動脈　*223, 223,* 224
細動脈　209
臍動脈　*225, 231,* 232
臍動脈索　*225, 231,* 232
最内肋間筋　*90, 92, 93, 411*
臍部　*443*
臍平面　14
臍ヘルニア　250
細胞　16, *245,* 306
細胞外マトリックス　28
細胞学　10
細胞基質　*312*
細胞骨格　*307*
細胞小器官　306
臍傍静脈　*228, 229*
細胞成分　*312*
細胞性免疫　236
細胞接着装置　310, *311*
細胞分裂　*307*
細胞膜　306
細網線維　*311, 312*
細網組織　*312*
左胃リンパ節　234

サイロキシン　299
サイログロブリン　298, 299
左横隔神経　*401*
左下肺静脈　*212*
左冠状動脈　*212, 214, 215*
左肝動脈　*224*
鎖胸三角　*453*
作業療法　6
サギング徴候→脛骨後方落ち込み兆候
左頸リンパ本幹　*234*
左結腸曲　248
左結腸静脈　229
左結腸動脈　*224*
鎖骨　39, *40, 45,* 98, *341, 341, 449*
坐骨　48, *48, 418*
坐骨海綿体筋　*283, 289, 291, 292,* 293
鎖骨下筋　*90,* 91, *92, 93, 94*
鎖骨下筋神経　173
鎖骨下静脈　227
鎖骨下動脈　*90, 168, 220, 221,* 344, *344, 345, 413, 445, 472*
鎖骨下部　*443*
鎖骨下リンパ本幹　*233*
鎖骨間靱帯　*45,* 45
鎖骨関節面　39
鎖骨胸筋三角（鎖骨下窩）　*443*
坐骨棘　*292, 419*
坐骨結節　*128, 290, 292, 419, 444, 455*
鎖骨骨折　*40,* 348, *349*
坐骨枝　*419*
鎖骨上神経　*173*
鎖骨上リンパ節　233, 234
坐骨神経　124, 132, 176, *177,* 371, *372, 372, 381, 421, 422, 422, 477*
　　──脛骨神経部　*177,* 179
　　──総腓骨神経部　*179*
　　──腓骨神経部　*177*
　　──と梨状筋の関係　*372*
鎖骨切痕　37, 44
坐骨体　*419*
坐骨大腿靱帯　*56, 57,* 370, *370*
鎖骨部　*463*
左最上肋間静脈　228
左鎖骨下動脈　*212,* 217, *220, 222,* 401, *412*
左鎖骨下リンパ本幹　*234*
左上肺静脈　*212*
左静脈角　233, 446
左心耳　*212*
左心室　211, *212, 213,* 214
左心室後静脈　*212,* 216
左腎静脈　*228,* 228
左心房　211, *212, 213,* 214
左心房斜静脈　*212,* 216
嗄声　262, 402
左精巣静脈（左卵巣静脈）　*228,* 228
左総頸動脈　*212,* 217, *222, 401, 403, 412*

和文索引

左大腿骨外側（転子部）骨折　376
左腸骨稜　450
左肺動脈　212
左反回神経　187, 401
左副腎静脈　228, 228
左房室弁（僧帽弁）　211, 213, 214, 214
サムエル・アレキサンダー・キナー・ウィルソン　6
左迷走神経（前迷走神経幹）　401
左卵巣静脈　228
猿手　120, 172, 175, 355, 362
左腕頭静脈　212, 228, 228
三角筋　105, 107, 345
三角筋下包　341
三角筋胸筋溝（鎖胸三角）　230, 443, 443
三角筋肩甲棘部　464
三角筋肩峰部　464
三角筋鎖骨部　463
三角筋粗面　40, 41
三角筋部　445
三角骨　43, 43, 359, 360
三角靭帯　59, 390, 391
三角線維軟骨複合体　362
残気量　265
酸好性細胞　295, 296, 299
三叉神経（第V脳神経）　82, 148, 180, 181, 181, 183, 242, 431, 432, 435, 474
三叉神経運動核　147, 162, 182
三叉神経主感覚核　147, 162
三叉神経脊髄路核　147, 149, 162, 184, 185, 186, 187
三叉神経節　181, 183
三叉神経中脳路核　147, 162
三叉神経痛　417, 439
三尖弁　211, 214
三層性胚盤　320
酸素化ヘモグロビン　265
三頭筋　444
三頭筋裂孔　105

し

ジェファーソン骨折　406, 406
耳介　204, 205
耳介後リンパ節　233, 234
耳介周囲の筋支配　185
視蓋脊髄路　159, 160
視蓋前域　164
耳介側頭神経　183, 186
耳介軟骨　205, 205
痔核　250
視覚器　199
視覚の伝導路　163, 163
視覚野　156, 156
耳下腺　191, 238, 250, 251
耳下腺管　251

耳下腺神経叢　433
歯冠　239, 240
耳管　205, 205, 206, 242
耳管咽頭口　205, 242, 242, 243
耳眼水平線　62
弛緩性麻痺　159
耳管扁桃　242, 243
磁気共鳴断層撮像装置（MRI）　324, 331
色素嫌性細胞　295, 296
子宮　287, 449
　　──の位置　287
子宮円索　285, 287
子宮癌　288
子宮峡管　285, 288
子宮峡部　285, 287
子宮筋腫　288
子宮腔　285, 288
子宮頸　287, 289
子宮頸横靭帯（基靭帯）　287
子宮頸管　285, 288
子宮頸癌　288
子宮頸部　287, 449
子宮口　285
子宮広間膜　285, 286, 287, 287
四丘体　148
子宮体　287, 287
糸球体　271, 272
糸球体外血管間膜細胞（グールマーティ細胞）　272, 273
子宮体癌　288
糸球体腔　272
糸球体嚢（ボーマン嚢）　271, 272
糸球体傍細胞　272, 273
糸球体傍装置　272, 273
子宮底　287, 287
子宮動脈　225, 225
子宮内膜基底層　288
子宮内膜機能層　288, 289
子宮内膜の変化　288
死腔　263
軸索　138, 139, 314, 315, 315
軸椎　32, 32, 399
　　──棘突起　399
　　──歯突起　399
　　──の骨折　406
歯頸　239, 240
刺激伝導系　216, 216
視交叉　153, 163, 163, 180
　　──上核　153
指骨　44
篩骨　63, 63, 69, 429
趾骨　56, 390
篩骨篩板　208, 258, 258
篩骨垂直板　68, 258
篩骨洞　259, 259
篩骨蜂巣　63
篩骨迷路　63, 64

歯根　239, 240
歯根膜　240, 240
視細胞　200
視索　163, 163, 180
　　──上核　153, 297
　　──前核　153
支持細胞　280
示指伸筋　111, 113, 114, 365
支持組織　311
視床　152, 158, 298, 449
　　──の核群　152
視床下核　157
視床下溝　153
視床下部　153, 153, 158, 188, 449
　　──外側野　153
視床下部─下垂体後葉系　297
視床下部─漏斗系　296
耳小骨　205, 205, 206
糸状乳頭　240, 241
茸状乳頭　208, 240, 241
矢状縫合　24, 24, 66, 67, 429, 430
矢状面　11, 11
指伸筋　365
指伸筋腱　364, 364
視神経（第Ⅱ脳神経）　163, 164, 180, 180, 181, 182, 199, 199, 202, 202
視神経円板　199, 200, 201
視神経管　63, 63, 182
耳神経節　186, 190, 191, 191
視神経乳頭　201
歯髄　240, 240
耳垂　205, 205
歯髄腔　240
姿勢を保つ筋　104
耳石器　185
趾節間関節　60
指節間関節（IP関節）　361
脂腺　195, 197, 197
　　──の開口部　197
歯尖靭帯　399, 400, 429
歯槽　239, 240
歯槽突起　64
持続性収縮　80
痔帯（痔輪）　249
膝横靭帯　57
膝窩　132, 445, 447
膝蓋下滑膜ヒダ　58
膝蓋下脂肪体　58, 381
膝蓋下皮下包　381
膝蓋腱反射　124, 145, 146
膝蓋骨　52, 53, 378, 379, 381
　　──外側面　459
　　──尖　52, 53
　　──底　52, 53
膝蓋上脂肪体　381
膝蓋上包　58, 381
膝蓋靭帯　57, 57, 380, 459
膝蓋前皮下（滑液）包　57, 58, 381

膝外側側副靱帯　*459*
膝蓋大腿関節　378, *378*
　　——の接触面　384, *384*
膝蓋大腿関節症　386
膝蓋大腿関節障害　386
膝蓋軟骨軟化症　386
膝蓋面（大腿骨の）　52, *52*
膝窩筋　131, *132*, *133*, 381, 385
膝窩静脈　*230*, 392
膝窩靱帯　381
膝窩動脈　217, 226, *226*, 382, *382*, 383, *473*
膝窩リンパ節　234
室間孔　167, *167*
膝関節　56, *57*, 378
　　——MRI　*335*
　　——単純X線写真　*334*
　　——動脈網　226, *227*
　　——の動き　385
　　——の運動　*384*
　　——の関節包　381
　　——の関節面　*379*
　　——の十字靱帯　*380*
膝関節筋　124
実質性器官　237, *237*
膝神経節　182, *184*, *185*, *191*, 433
膝靱帯損傷　387
室頂　151
膝内側側副靱帯　*459*
膝部　445
室傍核　153, 297
歯突起　32, *32*, 399
　　——の横断骨折　*406*
　　——の基部骨折　*406*
歯突起窩　399
シナプス　139, 140, 315, *315*, 316
シナプス間隙　*139*, 316, *316*
シナプス小胞　77, *139*, 315, *316*
シナプス前膜　77
シナプスボタン　315
歯肉　*239*, 240
　　——の固有層　*240*
歯肉上皮　240
指背腱膜　115, *116*
篩板　63, *63*
指標点（ランドマーク）　451
司法（法医）解剖学　2, 10
脂肪細胞　303, *311*, 312
視放線　163, *163*
脂肪被膜　270, *270*
シャーピー線維　21
シャープ角　376, *377*
斜角筋　89, 414, *462*
斜角筋群　405
斜角筋隙　220, 402, *402*, *462*
斜角筋症候群　37, 90, 406
尺骨　42, 352, *352*, 359
　　——の橈骨切痕　*42*

尺骨管　362
尺骨茎状突起　*454*
尺骨静脈　*230*
尺骨神経　109, 116, 117, 119, 172, *173*, *174*, *175*, *176*, 343, *354*, 355, 362, *476*
尺骨神経管　*473*
尺骨神経管症候群　172
尺骨神経溝　40, 41, *454*
尺骨神経麻痺　117, 355
尺骨切痕　41
尺骨粗面　42, *42*, 107
尺骨体　42
尺骨頭　42, *42*
尺骨動脈　217, 221, *222*, 355, 363, *363*, 445, *473*
尺側傾斜角　360
尺側手根屈筋　108, *111*, *112*, 364, 365
尺側手根伸筋　110, *113*, *114*, 365
尺側正中皮静脈　*230*
尺側反回動脈　222
尺側皮静脈　230, *230*
尺屈　116
斜頸　408
車軸関節　26, *27*, 46, *47*
射精　284
射精管　*276*, 279, *281*, 281
斜線維　244
斜台　68, *68*
斜披裂筋　261, *262*
斜裂　264, *264*
シャントマッスル　356
縦隔　211, *266*, 447
　　——後部　267
　　——前部　267
　　——中部　267
　　——の区分　*267*
縦隔胸膜　266
縦隔面（肺の）　264
自由下肢骨　48
習慣的機能の逆転　460
縦筋層　237
集合管　272, *272*
集合リンパ小節　247, *247*
舟状窩　276
舟状骨
　　足の——　55, *55*, 390, *390*
　　手の——　43, *43*, 359, 360
舟状骨結節　43, *43*
舟状骨骨折　366, *366*
舟状骨疲労骨折　397, *397*
自由上肢骨　38
自由神経終末　196
縦走筋　72, *244*
重層扁平上皮　194, 244, 309, *309*
縦束　399, 400
重炭酸イオン　265
終動脈　210, *211*

十二指腸　238, 244, *244*, 245, *246*
　　——下行部　246, *246*
　　——球部　245
　　——空腸曲　246, *246*, 446
　　——上行部　246, *246*
十二指腸腺（ブルンネル腺）　246
十二指腸提筋　246
終脳（大脳）　142, *142*
終脳胞　141, *142*
終板　77
自由ヒモ　248, *249*
終末強制回旋運動　383
終末細気管支　263
終末部　309
絨毛　247, *320*
絨毛膜　320
手関節　116, 359
　　——掌背屈運動　*367*
　　——の動き　*364*
　　——の運動と主動作筋　116
〔主〕気管支　262, *262*
縮瞳　189, 402
手根管　43, *44*, 109
手根管症候群　44, 109, 172
手根屈筋　364
手根溝　43
手根骨　43, *43*, 359
手根伸筋　365
手根中央関節　*47*, *48*, 359, *359*
手根中手関節（CM関節）　*359*, 360
　　母指の——　*48*
手根部　445
主細胞　244, *245*, 299
手指　359
　　——内外転　365
　　——の動き　365
種子骨　19, *43*, *44*, *52*, *134*, *359*
手掌　444, *445*, *447*
樹状突起　138, *139*, 314, *315*, *315*
手掌法　194
主膵管　246, *253*
受精　317, *318*
受精卵　317, *319*
受精齢　322
主動筋（主動作筋）　73
手背　444, *445*, *447*
主要姿勢筋群　105
受容体（レセプター）　*139*, 294, *316*
シュライデン　3
シュレム管　200, *201*, *202*
シュワン　3
シュワン細胞　315, *315*
循環器系　209
上衣細胞　141
小陰唇　*285*, 289, 290
漿液腺　250
小円筋　105, *107*, 342, 345, *464*

上横隔動脈　222, 223	小鎖骨上窩　443, 445, 472	小柱（梁柱）　232, 233
上オリーブ核　164	小坐骨切痕　48, 49, 419	小腸　245, 447, 449, 450
上外側上腕皮神経　343	上肢　12, 12, 105, 444, 447	上腸間膜静脈　228, 229, 229
消化管　237, 238, 250	──の筋　105, 106	上腸間膜動脈　223, 224, 224
──の疾病　250	──の動脈　220	上腸間膜動脈神経節　190
消化管ホルモン　302	──の皮静脈　230	小腸動脈　224
消化器系　237	上耳介筋　83, 84	上直筋　182, 202, 203, 203
小角　65, 65	小指外転筋　117, 118	上直腸静脈　229
上顎骨　61, 64, 69, 258, 429, 430	小趾外転筋　134, 136	上直腸動脈　224
上顎神経（V$_2$）　181, 183, 185, 191,	小指球筋　117	小殿筋　120, 123, 374, 375
240, 431, 432	小趾球筋　134	小転子　51, 52
上顎体　64	上肢骨　38	上殿神経　120, 176, 177, 371, 372, 421
上顎洞　64, 259, 259	小指尺側動脈　222	上殿動脈　225, 225, 226, 372, 373, 422
消化腺　237, 238	上矢状静脈洞　166, 167, 231	上殿皮神経　169
松果体　294, 298, 298	小指伸筋　110, 113, 114, 365	上頭斜筋　89, 89, 90, 436, 437
松果体細胞　298	硝子体　201, 202	上橈尺関節　41, 46, 352, 353
上眼窩裂　63, 63, 182, 183, 432	上肢帯　38, 91	小内臓神経　190, 403
上眼瞼　203	──の筋　105	小内転筋　126, 127
上眼瞼挙筋　82, 182, 202, 203, 435	上肢帯骨　105	上尿生殖隔膜筋膜　291
上関節腔　431	小指対立筋　117, 118	小脳　142, 142, 148, 150, 449
上関節上腕靱帯　342	小趾対立筋　134, 136	小脳脚　151
上関節突起（上関節面）　31, 31, 416	上肢長　44	小脳小葉　151
上関節面　399	硝子軟骨　21, 27, 312, 313	小脳髄質　151
上気道　257, 257	上斜筋　182, 202, 203, 203	小脳テント　166, 167
上丘　148, 149, 150	上尺側側副動脈　221, 222	小脳半球　150, 151
小臼歯　240	踵舟靱帯　59, 460	小脳皮質　151
小胸筋　90, 91, 91, 92, 93, 94, 463	小十二指腸乳頭　246, 246	小脳扁桃　151
小頬骨筋　83, 84, 434, 435	小循環→肺循環	小脳裂　151
笑筋　83, 84, 434, 435	上小脳脚　148, 151	掌背屈　359
上頸神経節　189, 191, 402, 403	上小脳動脈　168, 219, 219	上皮　308
上頸心臓神経　403	上唇挙筋　83, 84, 434	上鼻甲介　64, 258, 258
小結節　40, 40, 453	上伸筋支帯　129, 130, 392	上腓骨筋支帯　131, 131
小結節稜　41	上神経幹　172, 173	上皮小体（副甲状腺）　294, 299, 299
上結膜円蓋　202, 204	上神経節　186	──機能低下症　303
上肩甲横靱帯　39, 343	小心〔臓〕静脈　212, 216	──亢進症　303
上瞼板　202	上唇動脈　433	踵腓靱帯　59, 59, 390
上行咽頭動脈　218, 219, 433	上唇鼻翼挙筋　83, 84, 434, 435	上皮組織　308, 309
上後鋸筋　99, 100, 100	上膵十二指腸動脈　224	上鼻道　258, 258, 259
小口腔腺（小唾液腺）　250	上錐体静脈洞　230	踵部　445
上行頸動脈　221	小錐体神経　186, 191	小伏在静脈　230, 230, 383, 392
上行結腸　238, 247, 248, 248, 447, 449,	上髄帆　151	上副腎動脈　223, 223
450	小節　151	上腹部の造影CT像　331
小膠細胞（ミクログリア）　140, 315,	小舌　264, 264	上腹壁動脈　220, 412, 413
315	小舌下腺管　251	上部消化管造影検査　327
上甲状腺動脈　218, 219, 433	上前腸骨棘　48, 49, 50, 124, 419, 420,	上方関節唇　351
上行性伝導路　161	455	上膀胱動脈　225, 225
上項線　98, 430	小前庭腺　289	小胞体　307
上行大動脈　212, 213, 214, 215, 217,	小泉門　65, 66	漿膜　237, 237, 254
217, 222	上双子筋　120, 123, 374, 375	胃壁の──　244
上後腸骨棘　48, 419, 455	上爪皮　197, 198	小腸の──　246
小後頭神経　173, 430, 431, 475	踵足（鈎足）　132	漿膜下筋腫　288
小後頭直筋　89, 89, 90, 436, 437	掌側傾斜角　360	漿膜性心膜　213
上行腰静脈　228	掌側骨間筋　119, 119, 365	──の臓側板　213, 213
踵骨　55, 55, 389, 390, 390	掌側中手動脈　221	──の壁側板　213, 213
踵骨腱　131	上側頭線　430	静脈　209, 210, 227
踵骨骨折　397	上大静脈　212, 213, 215, 227, 228, 229,	静脈角　227, 232
踵骨隆起　55, 55	231, 232	静脈管（アランチウス管）　231, 231
小坐骨孔　49, 124, 419	上唾液核　147, 182, 184, 185, 191, 433	静脈管索　231, 232, 252

静脈血　232
静脈洞交会　231
静脈弁　210, *210*
小網　244, 255, *255*
上葉　264, *264*
小葉間結合組織　237, 238, 252, *252*
小葉間細気管支　263
小葉間静脈　252, 253, 271, 272, 273
小葉間胆管　252, 253
小葉間動脈　252, 253, 271, 272
小葉間の三ツ組（トライアッド）　253
上葉気管支　265
小腰筋　120, *122*
小翼　62, *63*
踵立方靱帯　59, *460*
小菱形筋　92, *94*, 98, 100, *462*
小菱形骨　43, *43, 359*, 360
上肋骨窩　33, *410*, 416
小弯　244, *244*
上腕　105, 444, *447*
　　——の筋　105
　　——の屈筋群　105
　　——の伸筋群　107
上腕筋　105, *109*, 465
上腕骨　40, *40*, 105, 341, *341*, 352, *353*
　　——外側上顆　453
　　——内側上顆　108, *454*
上腕骨外側上顆炎（テニス肘）　112, 357, *357*
上腕骨顆上骨折　357, *357*
上腕骨滑車　40, 41
上腕骨外科頸骨折　348, *348*
上腕骨小頭　40, 41
上腕骨頭　40, *40*
上腕骨内側上顆炎（野球肘）　357, *358*
上腕三頭筋　107, 110
　　——外側頭　465
　　——長頭　465
　　——内側頭　466
上腕静脈　228, 230, *230*
上腕深動脈　221, 222, 345, 444
上腕動脈　217, 221, *221*, 222, 355, *445, 473*
上腕二頭筋　105, *109*, 465
　　——長頭　342, *346*
　　——長頭腱　341, *341*, 342, 346
上腕二頭筋長頭腱炎　346, 350
上腕部　445
ジョーンズ型疲労骨折　397, *397*
食作用　313, 315
触診　451
食道　238, 242, *242*, 243, 449
　　——の生理的狭窄部　243
食道起始部　243, *243*
食道静脈瘤　244
食道神経叢　187, 401
食道動脈　222, 223, 412

食道噴門部側副路　229
食道裂孔　91, *94*, 243, *413*, 446
鋤骨　61, *65*, 68, *69*, 258, 429
女性生殖器　285, *285*
女性前核　319
女性尿道　276
女性ホルモン　300
ジョセフ・クレメント・ティソ　6
ショパール関節　59, 389, *390*
ジョン・ハンター　6
ジョン・ヒューリングス・ジャクソン　6
ジョン・ブイ・バスマジアン　6
尻上がり現象　124
自律神経　210
　　頭部の——　191
自律神経系　168, 188, *190*
自律神経節　188
シルビウス溝　154
歯列弓　239
心圧痕　264
深会陰横筋　277, 291, *291, 292*, 293
心外膜　211
深胸筋　90, *92*
伸筋　73
心筋　70, *71*, 314
伸筋群（下腿）　128
心筋梗塞　215
伸筋支帯　112, 115, *115*
　　——の6つの腱区画　115
心筋層　211, 213, *213*
腎筋膜（ゲロータの筋膜）　270, *270*
神経
　股関節の——　371
　膝関節の——　381
　手関節と手指の——　362
　肩関節の——　342
　肘関節と前腕の——　354
　顔面, 頭部の——　430
　頸部の——　400
　足関節, 足部, 足趾の——　391
　腰部, 骨盤の——　420
神経管　141, *141*
　　——内部の分化　143
　　——の発生　141
神経筋接合部　74, 77
　　——の構造　77
神経系　138
神経血管絞扼症候群　402
神経溝　141, *141*
神経膠細胞　138
神経細胞　138
神経細胞体　314, *315*
神経支配比　77
神経周膜　168
神経上膜　168
神経性下垂体　295
神経線維　138

神経叢　169
神経組織　314, *315*
神経堤　141, *141*
神経伝達物質　139, 315, 316
深頸動脈　221, *222*
神経内膜　168
神経板　141
神経ヒダ　141
神経分泌　297
真結合線（産科結合線）　50, *51*
唇紅　239
人工骨頭置換術　376
心耳　211
深耳下腺リンパ節　233
心軸　211
深指屈筋　108, *111*, 112, 364, 365
深指屈筋腱　109, *364, 364*
深膝蓋下包　381
心室中隔　211, 213, *213*
　　——欠損　232
心室壁　213
真肋（第1～7肋骨）　37, *409*
深掌枝　221, *222*
深掌動脈弓　221, *222*, 363, *363*
腎小体（マルピギー小体）　271, *272*
腎静脈　227, 271, 273
腎錐体　271
深錐体神経　185
新生児呼吸困難症候群（IRDS）　263
心切痕　264
心尖　211, *212*, 446
心尖拍動　211, *474*
心臓　211, *447, 449, 450*
　　——の血管系　215
　　——の弁膜　214
腎臓　269, *269, 270*, 302, *449, 450*
　　——の冠状断面　271
　　——の微細構造　271
心臓神経　187
心臓神経叢　187
心臓壁　211
心臓弁膜症　215
深足底動脈弓　392
深側頭神経　184
深鼡径リンパ節　234
靱帯　30
　股関節の——　370
　手関節と手指の——　361
　肘関節と前腕の——　353
　顔面, 頭部の——　429
　頸部の——　400
　足関節, 足部, 足趾の——　390
　腰部, 骨盤の——　418
人体解剖学　2
靱帯結合　24
靱帯性腱鞘　361, *361*
人体の区分　12, 442
人体の構造論　3

和文索引

腎単位（ネフロン） 271
腎柱 271, *271*, *272*
深腸骨回旋動脈 225
伸張性収縮 80
伸張反射 145, *146*
心底 211
伸展 *73*, 116
腎洞 270, *271*
腎動脈 223, *224*, 271, *273*
心内膜 211, *213*
腎乳頭 271, *271*, *272*
心嚢 213
塵肺 266
腎杯 271, *271*
深背筋 *97*, *99*
 ——第1層（棘肋筋） 100
 ——第2層（固有背筋） 100
腎盤（腎盂） 271, *271*, *274*
真皮 *195*, 196
深腓骨神経 128, 132, 176, *178*, *179*, 381, 382, 391, 421, *422*, *477*
真皮乳頭 *195*, 196
深部感覚 193, *193*
深部感覚線維 169
腎不全 273
心房 211
心房性ナトリウム利尿ペプチド（ANP） 302
心房中隔 211, *213*
心膜 213
心膜横洞 *213*
心膜腔 213, *213*, *447*
腎門 270
腎門部レベルの造影CT像 *331*
腎葉 271, *271*
深葉胸腰筋膜 419
人類学 10

す

随意筋 314
膵液 301, 302
 ——分泌 246
錘外筋線維 *79*, 79
膵外分泌腺 302
髄核 *34*, 34
膵管 246
髄質 233, 236, 271
 胸腺の—— 236
 腎臓の—— 270, *272*
 副腎の—— *300*
 卵巣の—— 286
 リンパ節の—— 232
膵十二指腸静脈 229
髄鞘（ミエリン鞘） *139*, 140, 315, *315*
水晶体 *199*, 201, *202*
膵静脈 229
膵臓 *238*, *246*, **254**, *294*, 301, *301*, *449*

 ——の位置 446
 ——の外分泌部 254
 ——の内分泌部 254
錐体 60, 147, *148*, 163, 180, 200
膵体 254
錐体筋 95, *96*, *97*
錐体交叉 148, *148*, 158
錐体葉 299
錐体路 149, 158
垂直板（篩骨） 63, *63*, 69
髄洞 233, *233*
膵島 254, 301
膵頭 254
錘内筋線維 *79*, 79
髄脳胞 142, *142*
膵尾 254
水平面 *11*, 11
水平裂（小脳） *151*, 264, *264*
髄膜 166, *166*
膵リンパ節 234
皺眉筋 *83*, *84*, *434*, 434
スカルパ三角→大腿三角
スキーン腺 277
杉田玄白 4
スクリュー・ホームムーブメント 383
ステロイドホルモン 295
スナッフボックス 112, *115*
スパートマッスル 356
スピードテスト 350
滑べり運動 383
スワンネック変形 366, *367*

せ

精液 281, 284
正円孔 63, *63*, 432
正円窓 205
精管 279, 280, *281*, *281*, 283, 284
精管膨大部 279, 281, *281*
正期産 322
精丘 281, *282*
精細管 279, *280*, *280*
星細胞 252, 253
精索 279, 283, *284*
精子 278, 279, 317
 ——の数 284
 ——発生 317
精子減少症（乏精子症） 284
精子細胞 279, *280*, 317
静止細胞層 23
静止性収縮 80
星状膠細胞（アストロサイト） 140, *140*, 315, *315*
星状細静脈 271
星状神経節 402, *403*
精上皮 279
 ——の基底膜 280
生殖管 278

生殖器系 278
生殖器の分化 *278*
生殖茎 278
生殖細胞 278, 317
生殖靱帯 *278*
生殖腺 278
生殖堤 *278*
生殖ヒダ *278*
性腺堤 278
精巣 249, *279*, 280, *283*, *294*
精巣挙筋 283, *284*
 ——反射（挙睾反射） 284
精巣上体 279, *279*, 280, *280*, 283, 284
精巣上体管 280, *280*
精巣小葉 *279*, 280
精巣中隔 *279*, 280
精巣停留 279
精巣導帯（ハンター導帯） 279
精巣動脈 223, 224
精巣網 280
精巣輸出管 280, *280*
精祖細胞 279, *280*, 317
声帯筋 260, *261*, 401
声帯靱帯 260
声帯ヒダ 260, *260*, *261*
正中環軸関節 34, 399, *399*, 404
正中環軸靱帯 399
正中溝 148
正中神経 *44*, 44, 109, 116, 119, 172, *173*, *175*, *176*, *343*, 354, 355, 362, *476*
正中神経麻痺 355
正中線 13
正中仙骨動脈 223, *223*, 226
正中仙骨稜 33, *34*
正中面 *11*, 11
成長ホルモン（GH） 295, *296*
成長ホルモン放出ホルモン（GHRH） 297
成長ホルモン抑制ホルモン（GHIH） 297
静的触診 451
精嚢 *279*, 281, *281*
性の決定 319
青斑 148
声門 261
声門下腔 *260*, 261
声門裂 261, *261*
生理的弯曲 104
精路 280
赤核 149, 150
赤核脊髄路 159, *160*
赤筋 78, 314
赤色骨髄 21
脊髄 138, *139*, *143*, *449*
 ——の発生 143
脊髄圧壊 *406*
脊髄円錐 446

脊髄灰白質の機能分化 145
脊髄小脳 151, 151
脊髄神経 34, 138, 139, 143, 144, 168, 170
──後枝 424
──節 144, 168, 169
──の後枝 101
──の根と枝 171
脊髄損傷 406, 406
脊髄反射 145
赤体 286
脊柱 449, 450
──の生理的弯曲 36, 104
脊柱管 15, 15, 35, 35, 447, 447, 449
──狭窄 407
脊柱管狭窄症 427
脊柱起立筋 100, 102, 103, 104, 405, 415, 424
──のタイプ 415
脊柱部 444
脊椎すべり症 427
脊椎分節 170
赤脾髄 235, 235
セクレチン 246, 302
舌 239, 240, 241, 251, 449
舌咽神経（第Ⅸ脳神経） 148, 180, 181, 186, 186, 191, 208, 242
石灰化 23
石灰化滑液包炎 348, 349
石灰化腱炎 348
石灰化層 23, 27, 27
舌下小丘 239, 240, 251
舌下神経（第Ⅻ脳神経） 148, 149, 180, 181, 187, 189, 242
舌下神経核 147, 149, 187, 189
舌下神経管 62, 68, 187, 189
舌下腺 191, 238, 239, 240, 251, 251
──分泌 185
舌下ヒダ 239, 240
舌筋 242
赤血球 313, 313
節後線維 169
舌骨 65, 65, 260, 260, 429, 436, 449
舌骨下筋 85, 436
舌骨上筋 85, 436
舌骨体 65
節後ニューロン 188, 190
切痕 21
舌根 240, 241
切歯 240
舌枝 191
舌小帯 240, 251
摂食中枢 303
舌神経 183, 184, 191
舌正中溝 240
舌尖 240, 241
舌腺 250
節前線維 169

節前ニューロン 169, 188, 190
舌体 240, 241
接着帯 306, 310, 311
舌動脈 218, 219, 433, 433
舌乳頭 240, 241
舌背 240
舌扁桃 241, 241, 242, 243
舌盲孔 240
セメント質 239, 240
セルトリ細胞 279, 280
線維芽細胞 311, 312
前胃間膜 255
線維性関節包 29
線維性心膜 213, 213
線維性成分 312
線維性の連結 24
線維軟骨 312, 313
──結合 25
線維被膜 270, 270, 271
線維膜 25, 29
線維輪 34, 34, 425
浅会陰横筋 289, 291, 292, 293
前会陰交連 290
前腋窩線 14
前外果動脈 226, 227, 392
前顆間区 53
前核 153
前角 144, 144
前額面 11
前下小脳動脈 168, 219, 219
前関節包 381
前環椎後頭膜 399
──と環椎後頭関節の関節包 437
潜函病 268
前眼房 199, 201, 202
前弓 32, 32
浅胸筋 90
前胸鎖靱帯 45, 45
浅胸壁皮静脈 229
前鋸筋 90, 91, 92, 93, 94, 343, 411, 463
仙棘靱帯 49, 292, 419, 419
前距骨関節面 55, 56
前距腓靱帯 59, 59, 390, 391, 459
浅筋膜 82
前脛距部 59
浅頸筋 82
前頸筋 85
前脛骨筋 128, 129, 395, 471
前脛骨動脈 217, 226, 227, 382, 383, 392, 473
前頸三角 87, 443
前結節 32, 32
　環椎の── 399
仙結節靱帯 49, 291, 292, 419, 419, 459
前交通動脈 168, 219, 219
仙骨 31, 33, 34, 49, 418, 419

──と尾骨 449
仙骨管 33, 34
前仙間動脈 221
仙骨頸靱帯 287
仙骨岬角 49
仙骨神経 143, 169, 170
──後枝 171
仙骨神経叢 170, 172, 177, 179, 422
──の枝 121
仙骨底 33, 34
前根 144, 144, 168, 171
腺細胞 295
前索 144, 145
前枝 169, 169, 171
前耳介筋 83
浅下顎腺リンパ節 233
浅指屈筋 108, 111, 112, 364, 365
浅指屈筋腱 109, 364
前篩骨神経 182
前室間溝 211
前室間枝 212, 215
前シナプス膜 316
前斜角筋 88, 89, 89, 401, 402, 405, 462
前尺側反回動脈 221
前縦隔リンパ節 234
前十字靱帯 57, 379, 380
──損傷 58, 386
前縦靱帯 35, 35, 399, 400, 404, 410, 411, 418, 419, 425, 430
前障 157, 158
浅掌枝 221, 222
線条体 157
浅掌動脈弓 221, 222, 355, 363, 363
腺上皮 309
前上腕回旋動脈 221, 221, 344, 344, 345
染色質 306, 307
染色体 307, 308, 317
全人工関節置換術（THA） 376
前心静脈 212
全身の筋 71
全身の血管系 209
全身の骨格 18
仙髄 143
腺性下垂体 295
前正中線 14
前正中裂 144, 148
前脊髄動脈 219, 219
前仙骨孔 33, 34
前仙腸靱帯 419
前仙尾靱帯 292, 419
前〔前腕〕骨間神経 109
前側索 161
前側索系 161, 161
前側頭泉門 65, 66
浅側頭動脈 218, 218, 219, 433, 433, 434, 445, 472

浅鼠径輪　283, 284, 420
浅鼠径リンパ節　234
前大脳動脈　168, 168, 218, 219, 219, 220, 403
──の枝　220
先体反応　318
選択的透過性　306
前腟円蓋　287
前腸　238
仙腸関節　56, 418, 419
浅腸骨回旋動脈　226, 226, 372, 423
前庭　205, 206, 206
前庭階　206, 207, 207
前庭球　285, 289, 290, 292
前庭小脳　151, 151
前庭神経　164, 165, 186, 205, 207
前庭神経核　147, 149, 165, 185, 186
前庭神経系の遠心路　165
前庭神経節　185, 186
前庭水管　206
前庭脊髄路　159
前庭窓（卵円窓）　205, 206, 207
前庭ヒダ（室ヒダ）　260, 261, 261
前庭膜　207, 207
前殿筋線　419
先天性筋性斜頸　408, 408
先天性骨性斜頸　408
蠕動運動　245
前頭蓋窩　67
前頭筋　83, 84, 434, 434
前頭骨　61, 62, 69, 429, 430
──眼窩部　62
──前頭鱗　62
──鼻部　62
前頭神経　182
前頭切痕（孔）　61, 62
前頭直筋　87, 88
前頭洞　62, 259, 259
前頭突起　64
前頭部　442
前頭面　11, 11
前頭葉　154, 154, 449
前内果動脈　226, 227
前捻角　369, 369
前脳胞　141, 142
浅背筋　97, 98
──第1層　97
──第2層　100
浅背筋膜　87, 88
前半規管　206, 206
前半月大腿靱帯　380
浅腓骨神経　128, 176, 178, 179, 381, 382, 391, 421, 422, 477
──の筋枝　422
前皮枝　171
前皮質脊髄路　158
浅腹壁静脈　230
前腹壁側副路　229

浅腹壁動脈　226, 226, 423
浅腹壁皮静脈　229
前腹筋群　96
全分泌（ホロクリン分泌）　310, 310
腺房　282
腺房細胞　302
前方引き出しテスト　58, 387, 395, 396
前脈絡叢動脈　218, 219, 219
線毛　306
線毛運動　287
泉門　65, 66
浅葉（頸筋膜）　87
前葉（小脳）　151
浅葉胸腰筋膜　419
前立腺　274, 276, 279, 281, 281, 282
前立腺癌　282
前立腺挙筋　291, 292
前立腺肥大　282
前立腺部（男性尿道の）　276
前腕　41, 108, 352, 444, 447
前弯　36
──の回旋運動と主動作筋　115
──の筋　108
──の屈筋群　108
──の骨　41
──の伸筋群　110
前腕骨間膜　41, 353, 353
前腕正中皮静脈　230, 230
前腕部　445

そ

造影剤　326
総肝管　252, 253
総肝動脈　223, 223, 224
双極神経細胞　140
造影X線写真　326
総頸動脈　168, 218, 221, 403, 445, 472
ゾウゲ質　239, 240
造血作用　18
総腱輪　182, 202, 203
総骨間動脈　221, 222
爪根　197, 198
早産　322
蔵志　4
〔総〕指伸筋　110, 113, 114
総指伸筋腱　115, 116
桑実胚　288, 320
総指動脈　363
爪床　197, 198
総掌側指動脈　221, 222
増殖期　288
　月経後期　289
　卵胞期　288
増殖層　23
臓側胸膜　266
臓側板　238

臓側腹膜　254, 255
臓側面（肝臓の）　251
爪体　197, 198
総胆管　246, 246, 252, 253
総腸骨静脈　227, 228, 274
総腸骨動脈　217, 223, 224, 225, 226, 274, 372, 373, 422, 423
相動性収縮　80
総腓骨神経　176, 177, 178, 372, 381, 383, 421, 422, 477
総鼻道　258
僧帽筋　91, 94, 97, 98
──下行部　462
──上行部　462
──中部　462
僧帽弁　211, 214
側角（中間外側核）　145, 190, 191
足関節　389
──の動き　395
足関節脱臼骨折　395, 396
足関節内反捻挫　390
足関節捻挫　395
足弓（足アーチ）　60, 394, 394
足根管　474
足根管症候群　382, 391
足根骨　55
足根中足関節　59, 389
足根洞　55
側索　144, 145, 364
足趾　389
束状帯　300, 300
足底　134, 445, 445, 447
──の筋　134
足底筋　131, 132, 133, 385, 395
足底腱膜　134
足底腱膜炎　135
足底動脈　392, 392
足底動脈弓　226, 227, 392
足底方形筋　134, 136, 137
側頭下顎関節包　431
側頭筋　82, 84, 85, 432, 435, 436, 436
側頭骨　60, 61, 429, 430
側頭耳介筋　83
側頭部　442
側頭葉　154, 154
側脳室　142, 158
──脈絡叢　167
足背　133, 445, 445, 447
──の筋　133
足背静脈弓　383, 392
足背動脈　217, 226, 227, 392, 392, 446, 474
足部　389
側腹筋　406, 414, 424
側腹筋群　95, 96
側副循環路　210, 229
側腹部　443
側弯症　416

鼠径管　279, 279, 280, 281, 281
鼠径靱帯　49, 127, 228, 230, 368, 369, 420, 420, 423, 458
鼠径部　443
鼠径部リンパ節の腫脹　234
鼠径ヘルニア　250
鼠径リンパ節　234
組織　16
組織学　10
咀嚼　429
咀嚼運動　435
咀嚼筋　82, 84, 432, 435
　　──のはたらき　436
疎性結合組織　312
粗線　51, 52
ソマトスタチン　254, 297, 301
粗面　21
粗面小胞体　306, 307

た
ダーウィン　3
ターヘル・アナトミア　4
大〔後頭〕孔　68
第一狭窄部（尿管起始部）　274
第1頸神経　148
第1胸椎　449
第一減数分裂　317
第一次毛細血管網　297
第1腰椎　449
第一裂　151
第1肋骨　402
大陰唇　285, 287, 289, 290
大円筋　105, 107, 465
対角結合線　50, 51
体幹　12, 442, 447
大臼歯　240
大胸筋　90, 92, 93
　　──胸肋部　463
　　──鎖骨部　463
　　──腹部　463
大頬骨筋　83, 84, 434, 435
体腔　447
台形体　164
台形体核　164
大結節　40, 40, 453
大結節稜　40, 41
大孔　188
大口腔腺（大唾液腺）　250
大〔後頭〕孔　62, 220
大後頭神経　169, 430, 431, 475
大後頭直筋　89, 89, 90, 436, 437
対光反射の経路　164
第5中足骨基底部裂離骨折　56
第5中足骨底骨折　131
大後頭孔　15
大坐骨孔　49, 292, 372, 419, 421
大鎖骨上窩（肩甲鎖骨三角）　443

大坐骨切痕　48, 49, 419
第三狭窄部（膀胱への貫通部）　274
第三脳室　142, 153, 158, 298
　　──脈絡叢　167
第三腓骨筋　128, 129, 395
体肢　12, 442
大耳介神経　173, 431, 431
胎児期　321
胎児循環　231, 231
大十二指腸乳頭　246, 246, 253
大循環→体循環
体循環（大循環）　209
帯状回　154, 155
帯状疱疹　417, 439
　　──後三叉神経痛　439
　　──後神経痛　417, 439
大静脈孔　91, 94, 227, 413, 446
大静脈溝　252
大静脈洞　212
大食細胞（マクロファージ）　232, 312, 314
大心〔臓〕静脈　212, 216
大錐体神経　183, 183, 184, 185, 191, 432, 433
体性感覚　193, 193
　　──の伝導路　161, 161
体性感覚野　156, 156
大前庭腺（バルトリン腺）　282, 285, 289, 289, 290, 292
　　──の開口部　289
大蠕動　247
大泉門　65, 66
大腿　124, 447
　　──の筋　124
　　──の伸筋群　124
大腿筋膜　123
大腿筋膜張筋　120, 123, 373, 374, 385, 470
大腿骨　51, 52, 368, 378, 379
　　──外側上顆　456
大腿骨頸　51, 52
大腿骨頸部骨折　375
大腿骨頭　51, 52, 57, 368, 368, 373
　　──の血管分布　373
大腿骨頭壊死　375
大腿骨頭窩　51, 52
大腿骨頭靱帯　56, 57, 368, 370, 370
大腿骨頭靱帯動脈　373
大腿骨内側上顆　456
大腿三角（スカルパ三角）　127, 127, 225, 368, 369, 445, 445, 446, 469
大腿四頭筋　124, 385
大腿静脈　228, 230, 368, 369, 392, 420
大腿神経　124, 125, 172, 176, 177, 368, 369, 371, 371, 381, 381, 420, 421, 476
　　──外側前皮枝　382
　　──前皮枝　177

　　──内側前皮枝　382
　　──の枝　120
大腿靱帯　380
大腿深動脈　226, 226, 372, 373, 423
大腿直筋　124, 125, 373, 374, 468
大腿動脈　217, 225, 225, 226, 368, 369, 372, 373, 382, 382, 420, 422, 423, 446, 473
大腿二頭筋　127, 128, 373, 385
　　──短頭　470
　　──長頭　374, 470
大腿部　445
大腿ヘルニア　250
大腿方形筋　120, 123, 374, 375
大腸　247, 248
大腸造影検査　327
大殿筋　120, 123, 291, 292, 373, 374, 375, 469
大殿筋麻痺　421
大転子　51, 52, 456
大動脈　212, 449
大動脈騎乗　232
大動脈弓　212, 213, 217, 217, 220, 222, 243, 401, 412
大動脈球　214, 217
大動脈口　214
大動脈小体　267
大動脈洞　217
大動脈弁　213, 214, 215
大動脈裂孔　91, 94, 223, 413, 446
タイト結合　310
タイドマーク　27, 27
大内臓神経　190, 403
大内転筋　124, 126, 374, 375, 469
第7胸椎　450
第7頸椎　450
　　──棘突起　98
第二狭窄部（腹部, 骨盤部の境界）　274
第二減数分裂　317
第二次毛細血管網　297
大脳　154
　　──の構造　154
大脳回　154
大脳鎌　166, 167
大脳基底核　154, 157, 158, 160
大脳脚　148, 149, 150, 158
大脳溝　154
大脳小脳（橋小脳）　151, 151
大脳動脈輪（ウィリス動脈輪）　168, 219, 219, 297
大脳半球　154
大脳皮質　154
　　──の機能局在　156
　　──の層構造　155
大脳辺縁系　155
大脳辺縁葉　154
胎盤　231, 231, 302, 320

体表解剖学　10, 442
体部位局在性　156
大伏在静脈　228, 230, 230, 383, 392
大網　244, 249, 255
大網ヒモ　248, 249
大腰筋　120, 122, 374, 420, 468
大翼　62, 63
第四脳室　142, 149, 151
第四脳室外側口（ルシュカ孔）　167
第四脳室正中口（マジャンディ孔）　167, 167
第四脳室脈絡叢　151, 167
第4腰椎　450
　――棘突起　458
対立運動　360
大菱形筋　92, 94, 98, 100, 462
大菱形骨　43, 43, 359, 360
大弯　244, 244
多羽状筋　72, 72
唾液　250
　――分泌障害　433
楕円関節　26, 27, 47
多極神経細胞　140
田口和美　4
ダグラス窩→直腸子宮窩
タコ足細胞　271, 272
多軸性関節　26
唾石　251
脱臼　406
タナ障害→滑膜ヒダ障害
タバチエール　112
多腹筋　72, 72, 96
多裂筋（棘筋）　101, 102, 104, 420, 424
多列上皮　309, 309
多列線毛円柱上皮　258, 262
田原結節→房室結節
短胃静脈　228
短胃動脈　224
単羽状筋　72, 72
単（核）球　313, 314
単極神経細胞　140
単屈折性部分（I 帯）　314
短後仙腸靱帯　419
短骨　19, 20
短趾屈筋　134, 136, 137
短趾伸筋　133, 134
胆汁　253
　――生成（肝臓の）　253
　――排出　246
短縮性収縮　80
単純 X 線写真　325
短掌筋　117, 118
短小趾屈筋　117, 118, 134, 136
胆膵管膨大部（ファーテル膨大部）　253
胆膵管膨大部括約筋　246
弾性線維　312, 312

男性前核　319
弾性動脈　210
弾性軟骨　312, 313
男性尿道　276
男性不妊　284
男性ホルモン　279, 296, 300
胆石　254
断層映像　328
単層円柱上皮　244, 246, 308, 309
淡蒼球　157, 158
単層線毛円柱上皮　287
単層扁平上皮　211, 308, 309
単層立方上皮　308, 309
短橈側手根伸筋　110, 113, 114, 365
短内転筋　124, 126, 375
胆嚢　238, 246, 252, 253, 447
　――の収縮　302
胆嚢窩　252, 253
胆嚢管　252, 253
胆嚢静脈　228
胆嚢動脈　224
短背筋群　415, 415
蛋白質合成　306
弾発現象（ばね現象）　366
短腓骨筋　129, 130, 395, 471
短母指外転筋　116, 117, 365
短母指屈筋　116, 117, 365
短母趾屈筋　134, 135
短母指伸筋　111, 113, 114, 365
短母趾伸筋　133, 134
淡明層　194, 195
短毛様体神経　182, 191

ち
チェーン・ストークス呼吸　267
知覚性線維　433
恥丘　289, 289
蓄膿症　259
恥骨　48, 48, 285, 289, 418, 444
　――下曲　276
　――下枝　419
　――上枝　419
　――前曲　276
恥骨間円板　56
恥骨筋　124, 126, 373, 374, 375, 420, 469
恥骨頸靱帯　287
恥骨結合　228, 290, 292, 418, 419, 449, 456
　――上縁　49
　――面　51
恥骨結節　419, 456
恥骨櫛　48, 49, 50
恥骨体　419
恥骨大腿靱帯　56, 57, 370, 370
恥骨腟筋　291, 292
恥骨直腸筋　291, 292
恥骨尾骨筋　291, 292

恥骨部　443
腟　285, 287, 288, 289, 292, 449
腟円蓋　285, 289
腟口　289, 289, 290, 292
腟前庭　276, 285, 289, 290
緻密質　21
緻密斑　273
緻密斑遠位尿細管　272
チミン　302
チャールズ・スコット・シェリントン　6
着床　288, 289, 320
中央索　364, 364
肘窩　444, 447
肘外側側副靱帯　458
肘角　352
中間径フィラメント　307
中間楔状骨　55, 390
中間腱　85
中間広筋　124, 125
中間質副交感神経核　190
中間神経　432, 433
肘関節　46, 47, 352
　――の動き　356
中関節上腕靱帯　342
肘関節脱臼　46, 357, 357
中間仙骨稜　33, 34
中間足背皮神経　381, 477
中間帯（脊髄）　144
中間洞　233, 233
中間部（下垂体の）　295, 296
中距骨関節面　55, 56
肘筋　107, 110
中腔性器官　237, 237
中頸神経節　402, 403
中頸心臓神経　403
中結腸静脈　229
中結腸動脈　224
中硬膜動脈　218
中耳（鼓室）　205, 205, 206, 242
中耳炎　205
中膝動脈　226, 227
中斜角筋　88, 89, 89, 402, 405, 462
中手骨　43, 44, 359, 360
中手指節関節（MP 関節）　47, 359, 360
　――の側副靱帯　361
中小脳脚　148, 149, 151
中心窩　200, 201
中心灰白質　149
中心管　142
中腎管（ヴォルフ管）　278, 279
中神経幹　172, 173
中心溝　154, 154
中心後回　154, 155, 156
中心小体　306, 307
中心静脈　212, 216, 252, 252, 253
中心前回　154, 154, 156

中心動脈　235
中腎傍管（ミュラー管）　278
虫垂　238, 248, *248*, 449
虫垂炎　248
虫垂間膜　248
虫垂動脈　224
中枢神経系　138, *139*, 143
中枢性化学受容器　267
中枢性顔面神経麻痺　432, 438, *438*
肘正中皮静脈　230, *230*, 444
中節骨
　　足の――　55, 56, *390*
　　手の――　43, 44, *359*
中足筋　134
中足骨　55, 56, 390, *390*
中足骨疲労骨折　397
中足趾節関節　60
中側副動脈　221
中大脳動脈　168, *168*, 218, 219, *219*, 220, 403
　　――の中心枝　220
中手筋　119
中腸　238
中直腸動脈　224, 225, *225*
中殿筋　120, *123*, 373, 374, *469*
中殿皮神経　169
肘頭　42, *42*, 353, *447*
肘頭窩　40, 41
中頭蓋窩　67
肘頭骨折　108
肘内障　47
肘内側側副靱帯　458
中脳　142, *142*, 148, 150
中脳蓋　149
中脳水道　142, *149*, 150, *167*
中脳被蓋　149
中脳胞　141, *142*
中胚葉　320
中鼻甲介　63, *64*, 258, *258*
中鼻道　258, *258*, 259
虫部　150, *151*
肘部　445
肘部管　175, 355
肘部管症候群　172, 355
中副腎動脈　223, 224
虫部垂　151
中膜　200
　　血管壁の――　210, *210*
中葉　264, *264*
中葉気管支　265
虫様筋　364, *364*, 365
　　足の――　134, *136*, 137
　　手の――　119, *119*
虫様筋腱　116
中輪筋層　275, *276*
腸陰窩　246, *247*
超音波断層法　324, *337*
蝶下顎靱帯　66, 429, *431*

聴覚過敏　433
聴覚の伝導路　163, *164*
聴覚野　156, *156*, 164
腸間膜　237, *255*
腸間膜根　254, *255*, 256
長胸神経　173, 343, *344*
長胸神経麻痺　343
鳥距溝　154, 155
蝶形骨　62, *63*, 429
　　――棘　431
　　――大翼　69, *430*
蝶形骨洞　63, 259, *259*
蝶形骨洞口　63
蝶形〔骨〕頭頂静脈洞　230
蝶形骨トルコ鞍（下垂体窩）　295
腸脛靱帯　123, 374, *380*, *459*
長後仙腸靱帯　419
腸骨　48, *48*, 418, 419
長骨　19, *20*
腸骨窩　48, 49, 419
腸骨下腹神経　172, *177*, 371
腸骨筋　120, *122*, 374, *420*, 468
腸骨結節　456
腸骨鼠径神経　172, *177*, 371
腸骨体　419
腸骨大腿靱帯　56, *57*, 370, *370*
腸骨尾骨筋　292
腸骨稜　419, *449*, 455
　　――上線　13, *14*
蝶篩陥凹　259
長趾屈筋　131, *132*, *133*, 395
長趾伸筋　128, *129*, 395
腸重積　247
腸絨毛　246
長掌筋　108, *111*, *112*, 364
聴診三角　444
腸腺　246
長足底靱帯　60
腸恥筋膜弓　120, *420*
重訂解体新書　4
長橈側手根伸筋　110, *113*, *114*, 365, *466*
長内転筋　124, *126*, *127*, 368, *369*, 374, 375, *469*
長背筋群　415, *415*
蝶番関節（ラセン関節）　26, *26*, 46, 56, 352, 360
長腓骨筋　129, *130*, 395, *471*
長母指外転筋　111, *113*, *114*, 365
長母指屈筋　108, *111*, *112*, 364, 365
長母趾屈筋　131, *132*, *133*, 395
長母指屈筋腱　109
長母趾屈筋腱溝　131
長母指伸筋　111, *113*, *114*, 365
長母趾伸筋　128, *129*, 395
跳躍伝導　315
腸腰筋　120, *122*, 373, *374*, 420
腸腰靱帯　419, *419*

腸腰動脈　224, *225*, 372
腸リンパ本幹　233, *234*
腸肋筋　100, *102*, 415, *420*, 424
直細静脈　272
直細動脈　272
直静脈洞　166, 231
直線縫合　24, 64, 66
直腸　238, 248, *249*, 285, *449*, 450
直腸横ヒダ　249, *249*
直腸子宮窩（ダグラス窩）　255, *256*, 285, 287, *287*, 289, 449
直腸静脈叢　249, *249*
直腸膀胱窩　255, 275
直腸膨大部　249
腸閉塞症（イレウス）　250
チン小帯　199, 200, *202*

つ

椎間円板（椎間板）　33, *34*, 400, 409, 410, *410*, 416, 418, *449*
　　――にかかる圧力　426
　　――変性　427
椎間関節　34, *34*, 404, 409, 416, 418, 424
　　――面　416
椎間孔　34, *34*, 416
椎間板ヘルニア　35, *35*, 427, *427*
椎弓　31, *31*
　　――の骨折　406
椎孔　31, *31*
椎骨　31
　　――の関節面　404
椎骨動脈　167, *168*, 218, 219, *219*, 220, 404
椎骨動脈三角　437
椎前筋　87
椎前神経節　188, *190*
椎前葉　87, 88
椎体　31, *31*
椎体圧迫骨折　31
椎傍神経節　190
ツチ骨　205, *205*, 206
土踏まず　60
爪　197

て

手→「し」の項も見よ　43, 116, 444
　　――の筋　116
　　――の巧緻運動　364
　　――の骨　43
　　――の指　445
釘植　24
低身長症　303
底側骨間筋　134, *136*, 137
底側中足動脈　226, 227
ディッセ腔　253
テストステロン　301
デスモゾーム　306, 310, *311*

和文索引

テタニー　303
テニス肘→上腕骨外側上顆炎
デヒドロエピアンドロステロン　300
電解質コルチコイド　300
殿筋粗面　52, *52*
殿筋跛行　421
殿筋面　48, *49*
転子果長　55
転子間線　51, *52*
転子間稜　51, *52*
殿部　*12*, 445, 447

と

ドイツ水平線　62
頭　*12*, *12*
頭位調節運動　436
頭蓋　60
　——の縫合　430
頭蓋冠　67, *67*
　——の外板　67
　——の内板　67
　——の板間層　67
頭蓋腔　*15*, *15*, 429, 447, 449
頭蓋骨　166
頭蓋底　67
導管　282, 309
動眼神経（第Ⅲ脳神経）　148, 149, *164*, 180, *180, 181, 182, 191*, 200, 203
動眼神経核　*147, 149*, 180
動眼神経副核　*147, 149*, 163, *164*, 180, *191*
頭棘筋　102
橈屈　116
同型等皮質　156
瞳孔　*199, 200, 202*
瞳孔括約筋　*164*, 180, 191, *199*, 200
瞳孔散大筋　188, *199*, 200
橈骨　41, 352, *352, 359*, 360
　——の尺骨切痕　*42*
橈骨遠位端骨折　366
橈骨窩　*40*, 41
橈骨茎状突起　44, *454*
橈骨手根関節　42, *47, 48*, 359, *359*, 360
橈骨静脈　*230*
橈骨神経　41, 107, 172, *173, 174, 176*, 343, *354*, 354, 362, 444, 476
橈骨神経溝　*40*, 41
橈骨神経支配　111
橈骨神経浅枝　*174*
橈骨神経麻痺　354
橈骨粗面　41, *42*, 107
橈骨体　*42*
橈骨頭　41, *42*
橈骨動脈　217, *221, 222*, 355, 363, *363*, 445, 473
橈骨輪状靱帯　46, *47*, 353, *353*
頭最長筋　*99, 101, 102, 103*

糖質コルチコイド　300, 303
等尺性収縮　80
投射線維　156
豆状骨　43, *43, 359*
橈側手根屈筋　108, *111, 112*, 364
等速性収縮　80
橈側正中皮静脈　*230*
橈側側副動脈　*221*
橈側反回動脈　*221, 222*
橈側皮静脈　230, *230*, 443
頭長筋　87, *88*
頭頂孔　430
頭頂後頭溝　154, *154*
頭頂骨　60, *61*, 429, *430*
等張性収縮　80
頭頂葉　154, *154*, 449
動的触診　451
糖尿病　254
頭半棘筋　*99*, 101, *101, 102, 104*
頭板状筋　*99*, 100, *102, 103*
等皮質（同種皮質）　155
頭部　82, *429*, 442, 447
　——の運動　436, *437, 438*
　——の筋　82
　——の重心　90
洞房結節　216, *216*
動脈　209, *210*, 217
動脈円錐　212
動脈管　231, *232*
動脈管索　212, 231, *232*
動脈弓　363
動脈血　232
透明帯　318
透明中隔　158
洞様毛細血管（類洞）　252, 253
篤志献体　7
特殊感覚　*193*, 194
特発性三叉神経痛　439
特発性側弯症　416, *417*
ド・ケルバン病　116
トライツ靱帯　246
トラス　395, *395*
トリプシン　254
トリヨードサイロニン　299
トルコ鞍　63, *63*, 219, 259
トレンデレンブルグ現象（徴候）　121, 373, *374*
ドロップアームサイン　350, *351*
トロポニン　77
トロポミオシン　77
トロンボプラスチン　314

な

内陰部動脈　225, *225*
内果　53, *54*, 457
内果関節面　53, *54*
内果骨折　397
内寛骨筋　120

内胸動脈　218, 220, 412, *413*
　——前肋間枝　*413*
内頸静脈　166, 227, 231
内頸動脈　60, 68, 167, *168*, *217*, 218, *218*, 219, *219*, 220, 403
内頸動脈神経　403
内肛門括約筋　249, *250*, 291
内在筋　82, 364
内細胞塊　320
内耳　205, *206*, 206
内耳孔　61, *184, 185*
内耳神経（第Ⅷ脳神経）　148, 180, 181, 184, *185*, 205, 207
内縦筋層　275, *276*
内精筋膜　283, *284*
内舌筋　242
内旋　73
内腺　281, *282*
内臓感覚　*193*, 194
内臓筋　314
内側　11
内側（三角）靱帯
　——の脛舟部　*59*
　——の脛踵部　*59*
　——の後脛距部　*59*
　——の前脛距部　*59*
内側腋窩隙（三角隙）　105, *108*, 444, *475*
内側顆
　脛骨の——　53, *54*
　大腿骨の——　52, *52*
内側顆間結節　53, *54*
内側下膝動脈　226
内側関節包　381
内側胸筋神経　173
内側楔状骨　55, *390*
内側広筋　124, *125*, 468
内側骨折　376
内側膝蓋支帯　58
内側膝状体　164
内側膝状体核　164
内側縦足弓　60, 394
内側種子骨　134
内側上顆　41, 52
　上腕骨の——　*40*
　大腿骨の——　*52*
内側上膝動脈　226, *227*
内側神経束　*173, 174, 175*, 343
内側前庭脊髄路　160
内側足根動脈　226, *392*
内側足底神経　132, *178*, 381, 391, **392**, 421, 477
内側足底動脈　217, 226, *227*, *392*
内側足背皮神経　381, *477*
内側側副靱帯　47, 57, 353, *353*, 358, 381
　膝の——　380
　肘の——　46

な

内側側副靱帯損傷　58, 387
内側大腿回旋動脈　226, 226, 373, 373
内側直筋　182, 202, 203, 203
内側二頭筋溝　445, 473
内側乳頭核　153
内側半月　57, 379, 380
内側腓腹皮神経　381, 421
内側毛帯　148, 149, 161, 162
内側毛帯系　161, 161
内側翼突筋　82, 84, 85, 432, 435, 436, 436
内側翼突板　431
内弾性板　210
内腸骨静脈　228, 229
内腸骨動脈　217, 224, 224, 225, 226, 372, 373, 422, 423
内転　73
内転筋　73
内転筋管　225, 226
内転筋群（大腿）　124
内転筋結節　52, 52, 456
内転筋腱裂孔　125, 126, 225, 382, 382
内頭蓋底　67, 68
内軟骨性骨化　23
内尿道口　269, 274, 275, 276, 279
内胚葉　320
内反股　369
内反ストレステスト　387, 395, 396
内反変形　386
内皮　308
内腹斜筋　95, 96, 96, 97, 283, 284, 420, 424, 424
内分泌器官　294
内分泌系　294
内分泌腺　309, 310
内分泌部　301
　　膵臓の——　301
内閉鎖筋　120, 123, 291, 292, 374, 375
内包　157, 158
内方脱臼　396
内膜
　　血管壁の——　210, 210
　　網膜の——　200
内有毛細胞　207
内リンパ　206
内肋間筋　90, 92, 93, 257, 411, 415
中川淳庵　4
涙分泌障害　433
軟口蓋　239, 242, 449
軟骨
　　鼻の——　258
軟骨間関節　410
軟骨基質　312
軟骨結合　25
軟骨細胞　28, 312, 312
軟骨質　21
軟骨性外耳道　205, 205
軟骨性の連結　24

軟骨組織　312, 312
軟膜　166, 166

に

ニールス・ステンセン　6
II型肺胞上皮細胞　263
二関節筋　107
肉眼解剖学　2, 10
肉離れ　81
肉様膜　283, 283
II群求心性線維　79, 79
二軸性関節　26
二次性徴　278
二次精母細胞　279, 280, 317
二次脳胞　142, 142
二次毛細血管網　297
二次卵胞　286, 286
二次卵母細胞　318
二次弯曲　36, 418
二尖弁　211, 214
二層性胚盤　320
日周リズム（サーカディアンリズム）　298
ニッスル小体　315, 315
二頭筋　72, 72
二腹筋　86
二分靱帯　60, 460
乳管　198, 198
乳管洞　198, 199
乳臼歯　240
乳犬歯　240
乳歯　240
乳切歯　240
乳腺　199
乳腺刺激ホルモン（LTH）　296
乳腺堤　199
乳腺葉　198
乳頭　14, 198, 198, 246
乳頭管　272, 273
乳頭筋　214, 215
乳頭視床束　153
乳頭線　13, 14
乳頭体　153
乳頭体核　153
乳頭突起　33, 33
乳突部　60
乳突蜂巣　60, 206
乳ビ槽　233, 234, 446
乳房　198, 198
　　——下部　443
乳房部　143
乳様突起　60, 61, 430, 457
乳輪　198, 198
乳輪腺　198, 199
ニューロン（神経細胞）　138, 139, 140, 314
尿　273
尿管　269, 271, 274, 274, 279, 281

尿管口　269, 274, 276
尿管壁　274
尿細管　271
尿〔細〕管極　271
尿失禁　277
尿生殖隔膜　276, 277, 281, 282, 283, 285, 291, 292
尿生殖三角（尿生殖部）　290, 290, 291, 444
尿生殖洞　278
尿道　269, 274, 275, 279, 281, 285, 292, 449
　　——の括約筋　277
尿道海綿体　279, 282, 283
尿道括約筋　276, 277, 291, 293
尿道球　276, 276, 279, 283
尿道球腺（カウパー腺）　276, 279, 281, 282, 283, 290
尿道精管　279
尿道傍管（スキーン腺）　277
尿道面　282
尿の生成　273
尿路結石　274
妊娠　288
妊娠黄体　288, 302
妊娠齢　322

ね

粘液水腫　303
粘液腺　250
捻挫　395
粘膜　237, 237
　　胃壁の——　244
　　小腸の——　246
　　食道壁の——　243
粘膜下筋腫　288
粘膜下神経叢（マイスネル神経叢）　238
粘膜下組織　237
粘膜筋板　237, 245
粘膜固有層　237, 245
粘膜上皮　237, 245
粘膜ヒダ　241

の

脳　138, 139, 447, 449
　　——の区分　142
　　——の血管　167
　　——の動脈　168, 219
　　——の発生　141
　　——MRI　332
脳幹　142, 145
　　——の構造　148, 149
脳幹網様体　150
脳弓　153
脳硬膜　167
脳砂　298
脳室　143

脳神経　138, 147, 168, **179**
　　脳底の――　*180*
　　――の線維分類　*147*
脳脊髄液　166, *167*
　　――の循環　*167*
脳底静脈洞　231
脳底動脈　167, *168*, 219, *219*, 220, 404
脳頭蓋　60, 429
脳梁　154, *154*, *158*, 449
ノルアドレナリン　*190*, **301**

は

歯　*239*, 449
ハーヴェイ　3
パーキンソン病　157, 161
背　12, *12*
肺　*257*, **264**, *447*, 449, 450
パイエル板　247
肺活量　263, 265
肺気腫　263
肺胸膜（臓側胸膜）　266, *266*
肺区域　264, *265*
配偶子　317
　　――の形成　317
肺根　264
胚子期　321
胚子前期　321
肺循環（小循環）　**209**
肺硝子膜症　263
肺静脈　213, 215
肺小葉　266
肺神経叢　187
肺尖　264, *264*, 446
肺線維症　265
背側　11
背側骨間筋　365
　　足の――　*134*, *136*, 137
　　手の――　*119*, 119
背側指神経　354
背側趾動脈　*226*, *392*
背側中足動脈　*226*, *392*
胚中心
　　脾臓の――　*235*
　　リンパ節の――　*232*, *233*
肺底　264
肺動脈　213, 215
肺動脈幹　212
肺動脈狭窄　232
肺動脈弁　213, *214*, **215**
梅毒　234
梅毒トレポネーマ　234
バイトブレヒト孔　342
背内側核　153
肺内リンパ節　233
排尿　275
排尿筋　275, *276*
排尿路　274
バイパス手術　220

胚盤胞　320
背部　97, **444**, *447*
　　――の筋　*97*
排便　250
排便中枢　250
肺胞　*257*, 263
肺胞管　263
肺胞上皮細胞　263
肺胞内圧　266
肺胞嚢　263
肺門　262, 264, 446
肺門リンパ節　266
排卵　286, *286*, *288*, 318
バウヒン弁　247
歯ぐき　*251*
白筋　78, 314
薄筋　124, *126*, 127, *374*, 375, 385, *469*
白交通枝　*169*, *171*, 188
白質　141
白線　97, *424*
薄束　*148*, 162
薄束核　*148*, 162
薄束結節　*148*, *148*
白体　*286*, 288
白内障　201
白脾髄　235, *235*
白膜　279, *280*
破骨細胞　**22**
バセドウ病　303
バソプレッシン（ADH）　273, *295*, 296
パチニ小体　195
白血球　313
ハッサル小体　236, *236*
発生　317
発声器　259
鼻→「ひ」の項も見よ　257
ばね指　366
ハバース管　21, *22*
ハバース層板　21
馬尾　144
ハムストリングス　105, 127
パラトルモン（上皮小体ホルモン）　299
バリウム　326
バルトリン腺　282, 289, 290
破裂孔　68, *68*
バンカート病変　348
反回神経　187, 262, *400*, *401*
反回神経麻痺　262
半関節　26
半規管　185, *205*, 206
半奇静脈　*228*, 228
半棘筋　101, *102*
ハングマン骨折　*406*, 406
半月（爪）　197, *198*
半月板→関節半月

半月ヒダ　*247*, 248, *249*
半月弁（大動脈弁）　212, *214*, **215**
半月弁結節　214, 215
半月弁半月　214
半腱様筋　127, *127*, *128*, 373, 374, *381*, 385, *470*
伴行静脈　210
反射減弱　422
板状筋　100, *102*, 405
ハンター導帯　279
半膜様筋　127, *128*, 373, 374, 385, *470*

ひ

鼻咽道　258, *258*
ビオー呼吸　268
被殻　157, *158*
比較解剖学　2, 10
比較発生学　2
皮下組織　195, **196**
皮筋　82, 434
鼻筋　*83*, *84*, 434
鼻腔　68, *69*, 257, *258*, 258, *447*, 449
尾骨　31, *33*, *34*, 49, 290, 418, *419*, 444
鼻骨　61, *64*, 258, 429, *430*
腓骨　54, *389*, 390
　　――関節面　53
尾骨筋　250, 291, *292*
尾骨肛門靱帯　292
尾骨神経　143, 169, *170*
腓骨切痕　54, *54*
腓骨頭　54, *54*, 456
　　――関節面　54
腓骨動脈　*217*, *226*, 227, *382*, 383
鼻根　257
鼻根筋　*83*, *84*, *434*, 434
膝→「し」の項も見よ　378
　　膝窩　*447*
　　膝蓋　*447*
脾索　235
膝くずれ　386
皮枝（脊髄神経の）　*169*, *169*
肘→「ち」の項も見よ　352
　　肘窩　*447*
　　肘頭　*447*
皮質　233, 271
　　胸腺の――　236, *236*
　　腎臓の――　270, *272*
　　副腎の――　*300*
　　卵巣の――　286
　　リンパ節　232
皮質核路　158, *159*
皮質髄条　271
皮質脊髄路　158, *159*
微絨毛　*306*
美術解剖学　10
尾状核　157, *158*
微小管　307

皮静脈　229
脾静脈　228, 229, 235
尾状葉　252
尾髄　143
脾髄　235
ヒス束→房室束
ヒスタミン　312, 314
皮節　169
非石灰化層　27, 27
鼻尖　257
鼻腺　191
鼻前庭　258
鼻腺分泌　185
脾臓　235, 235, 238, 246, 447, 449
非造影膵胆管造影法（MRCP）　336
肥大細胞層　23
左→「さ」の項を見よ
脾柱　235, 235
鼻中隔　258
鼻中隔下制筋　83
鼻中隔弯曲症　258
脾柱静脈　235
脾柱動脈　235
尾椎　33
筆毛動脈　235
脾洞　235
脾動脈　223, 223, 224, 224, 235
ヒト絨毛性性腺刺激ホルモン（hCG）　302, 321
ヒト絨毛性乳腺刺激ホルモン（hCS）　302
ヒト胎盤性ラクトゲン　321
ヒトパピローマウイルス感染　288
鼻軟骨　258
泌尿器系　269
鼻背　257
皮膚　194, 424
鼻部　442
腓腹筋　131, 132, 133, 385, 395, 471
　　――の外側腱下包　381
腓腹神経　178, 381, 478
腓腹動脈　226, 227
皮膚腺　196
皮膚分節（皮節, デルマトーム）　169, 171
ヒポクラテス　3, 5
被膜　233, 238
　　腎臓の――　272
　　膵臓の――　235
　　リンパ節の――　232
肥満細胞　311, 312
眉毛下制筋　83
鼻毛様体神経　182
ヒューター三角　352
ヒューター線　41, 44, 352
表在感覚　193, 193
表情筋　429, 434
表情筋支配　185

標的器官　294
表皮　194, 195
病理解剖学　2, 10
鼻翼　258
鼻翼呼吸　258
ヒラメ筋　131, 132, 133, 395, 471
ヒル・サックス病変　348
鼻涙管　204, 204, 259
披裂喉頭蓋筋　262
披裂軟骨　260, 260
疲労骨折　397

ふ

ファーター乳頭　246
ファーター・パチニ小体　196
ファーテル膨大部　253
ファロー四徴症　232
風疹　234
プーリー（滑車）　361
フォルクマン管　21, 22
不規則骨　19
腹　12, 12
腹圧性尿失禁　277
副横隔神経　95
腹横筋　95, 96, 97, 284, 420, 424, 424
　　――腱膜　283
複関節　46
腹腔　15, 15, 418, 447, 447
腹腔神経節　190
腹腔動脈　223, 223, 224
腹腔内器官　255
腹腔リンパ節　234
複屈折性部分（A帯）　314
副交感神経　188
副交感神経系　168, 189, 190
副交感神経線維　433
腹骨盤腔　447, 447
伏在神経　177, 381, 381, 421
伏在裂孔　230, 230
副細胞　245
副腎　270, 294, 299, 300
副神経（第XI脳神経）　85, 99, 148, 180, 181, 187, 188
副神経延髄根　188
副神経核　147
副神経脊髄核　188
副神経脊髄根　188
副腎髄質　299, 300, 300
副腎髄質ホルモン　301
副腎皮質　299, 300, 300
副腎皮質刺激ホルモン（ACTH）　296, 296, 300
副腎皮質刺激ホルモン放出ホルモン（CRH）　297
副腎皮質ホルモン　300
腹水　255
副膵管　246, 246
腹側　11

腹大動脈　217, 222, 222, 223, 223, 224, 226, 269, 412, 423
　　――の臓側枝　223
　　――の壁側枝　223
腹直筋　95, 96, 97, 423, 424, 467
腹直筋腱画　467
腹直筋鞘　97, 423, 424
　　――の後葉　424
　　――の前葉　424
副突起　33, 33
腹内側核　153
副乳　199
副半奇静脈　228, 228
副鼻腔　259, 447
　　――CT　328
副鼻腔炎　259
腹部　95, 443, 447, 463
　　――単純X線写真　326
　　――の筋　95
腹壁筋　415
腹膜　254, 255, 424
腹膜腔　254
腹膜後器官　254, 255
腹膜垂　248, 248, 249
腹膜水　248
付着弓肋　37
不動関節　26
不動結合　24
不等皮質（異種皮質）　155
舞踏病　157, 161
ブドウ膜　200
浮遊肋（第11, 12肋骨）　37, 409
フランクフルト水平線　62
振子運動　245
プルキンエ細胞層　151
プルキンエ線維　216, 216
ブルンネル腺　246
ブローカ野　156, 156
フローセ腱弓（フローセのアーケード）　174, 354
ブロードマンの皮質分類　156
フローマン徴候　117
プログネノロン　300
プロゲステロン　289, 302, 321
プロテオグリカン　28, 312
プロラクチン（PRL）　295, 296
プロラクチン抑制ホルモン（PIH）　297
分界孔　240
分界溝　241
分界線　49, 50
吻合（動脈）　210
吻合動脈　211
分子　16
分子層　151
分節運動　245, 247
分泌　309

分泌期（月経周期）
　黄体期　*288*
　月経前期　*288*, 289
分娩　317, 322
噴門　244, *244*
噴門腺　244
分裂間期　307
分裂期（M期）　308

へ

平滑筋　70, *71*, 314
平衡覚　164
　——の伝導路　164
平行筋　72, *72*
米国作業療法士協会　8
米国理学療法士協会　8
閉鎖管　49, *177*, 371, *419*, *420*, 423
閉鎖孔　48, 49, 371, *419*, 423
閉鎖静脈　*420*
閉鎖神経　124, 125, 172, *176*, *177*, 371, *371*, *420*
　——皮枝　*177*
閉塞性換気障害　263
閉鎖動脈　225, *225*, 226, 372, 373, *420*, 422, *423*
閉鎖膜　49, *368*, *419*, *420*
閉鎖卵胞　286, *286*
平面関節　26, 27, 34
ベーラー角　55, *56*
ヘーリング・ブロイエル反射　267
壁細胞（傍細胞）　244, *245*
壁側胸膜　266, *266*, *411*
壁側板　238
壁側腹膜　254, *255*
壁内部
　女性尿道の——　276
　男性尿道の——　276
ヘパリン　314
　——の生産　253
ペプシノーゲン分泌（胃腺）　245
ペプチドホルモン　295
ヘリング小体　297
ヘルペスウイルス　417, 439
ベル・マジャンディの法則　144, 168
ベル麻痺　183, 439
ヘロフィロス　3, 6
辺縁洞　233, *233*
辺縁葉　154
変形性関節症　28
変形性頸椎症→頸椎症
変形性股関節症　375, *377*
変形性膝関節症　385, *385*
変形性脊椎症　427, *427*
変形性腰椎症（変形性脊椎症）　427
片頭痛　432
変性側弯症　417
扁桃窩　239
扁桃体　157, *158*

扁平骨　19, *20*
扁平足　398, *398*
扁平足障害　398
片葉（小脳）　*151*
片葉小節葉　151
ヘンレのワナ
　——下行脚　272, *272*
　——上行脚　272, *272*

ほ

方形回内筋　108, *111*, 112, *112*
方形靱帯　353, *353*
方形葉　252
縫合　24, 65
膀胱　269, 274, *275*, 276, *279*, 281, 287, *447*, *449*
　——の筋層　275
　——の神経支配　275
膀胱炎　277
膀胱括約筋　275, 276, 277
縫工筋　124, *125*, 127, 368, 369, 374, 385, *468*
膀胱三角　274, 275, 276
膀胱子宮窩　255, *256*, 275, 285, 287, *287*
膀胱尖　275, *276*
膀胱体　275
膀胱直腸障害　428
膀胱底　275, *276*
膀胱壁　275
傍糸球体装置　302
房室結節　216, *216*
房室口　214
房室束（ヒス束）　216, *216*
房室弁　212
帽状腱膜　83, *84*, 434, *434*
紡錘状筋　72, *72*
乏精子症　284
縫線　85, *283*
放線冠　318
放線状胸肋靱帯　410
放線状肋骨頭靱帯　410, *410*
膨大部（半規管の）　206, *206*
膨大部括約筋（オッディ括約筋）　254
包皮　282, *283*
ホーキンスサイン　350, *351*
ボーマン腺（嗅腺）　208
ボーマン嚢　271
母指　116
　——の動き　365
　——の運動と主動作筋　116
　——の手根中手関節　47
母趾外転筋　134, *135*
母指球萎縮　175
母指球筋　116
母趾球筋　134
母指主動脈　221, *222*, 363
母指対立筋　116, *117*, 365

母指内転筋　116, *117*, 365
母趾内転筋　134, *135*
ほぞ穴構造　393
ボタロー管→動脈管
勃起　284
骨→「こ」の項も見よ　18
頬→「き」の項も見よ　239
ホルネル症候群　189, 402
ホルモン　294, 310
ホロクリン分泌　310

ま

マイスネル小体　195, 196
マイボーム腺　203
マイヤーディングの分類　428
前野良沢　4
磨臼運動　436
膜性骨化　23
膜性壁　262, *262*
膜迷路　206
マクロファージ　81, *311*, 312, 314
マジャンディ孔　167
マックバーニー点　248, *248*
末梢神経系　138, *139*, 168
末梢神経の構成要素　169
末梢性顔面神経麻痺　438, *438*
末節骨　43, 55
　足の——　56, *390*
　手の——　44, *359*
末端肥大症　303
マリー・マクミラン　7
マリオット盲点　201
マルピギー　3
マルピギー小体　271
慢性気管支炎　263
慢性副鼻腔炎（蓄膿症）　259

み

ミエリン鞘　140, 315
ミオシン　74, *75*, 77
味覚器　208
味覚障害　433
味覚線維　433
右→「う」の項を見よ
味孔　241
味細胞　241
密着帯　306, 310, *311*
ミトコンドリア　306, *306*
脈絡叢　167
脈絡膜　199, 200
味蕾　208, 241, *241*

む

無顆粒白血球　313
無気肺　266
無漿膜野　252
無髄神経線維　140, 315
無精子症　284

ムチン 251
無腐性壊死 366

め

迷走神経（第Ⅹ脳神経） 148, 149, 180, 181, 186, 187, 188, 208, 400, 401
　──胸心臓枝 401
　──背側核 147, 149, 186, 187
迷走神経節 189
迷路動脈 219, 219
メサンギウム細胞 271
メラトニン 298
メラニン細胞刺激ホルモン（MSH） 296
メラニン産生細胞 195
メルケル細胞 195, 196

も

毛幹 197, 197
毛球 197, 197
毛根 197, 197
毛細血管 209, 210
毛細胆管 252
毛細リンパ管 232
網状帯 300, 300
盲腸 238, 247, 248, 449
盲点 201
毛乳頭 197, 197
網囊 255
網囊孔 255
盲斑 201
毛包 195, 197, 197
網膜 199, 200
網膜中心静脈 199, 200
網膜中心動脈 199, 200
毛様体 199, 200, 202
網様体 149, 150
毛様体筋 180, 191, 200
毛様体小帯 199, 200, 202
毛様体神経節 164, 182, 190, 191, 191
網様体脊髄路 159
モデリング 23
モンディーノ 3
モントゴメリー腺 198, 199
門脈 228, 229, 231, 231, 252, 253
　──の主根 228
　──の副根 228
モンロー孔 167

や

ヤーガソンテスト 350
野球肘→上腕骨内側上顆炎
ヤコビー線 13, 14, 49, 377, 458
山脇東洋 4
ヤンセン父子 3

ゆ

有郭乳頭 208, 240, 241
有棘層 194, 195
有鉤骨 43, 43, 359, 360
有鉤骨鉤 43, 43
有糸分裂 307
有髄神経線維 140, 169, 315
遊走腎 273
有頭骨 43, 43, 359, 360
有毛細胞 207
幽門 244, 244
幽門括約筋 245
幽門線 13, 14
幽門腺 244
幽門平面 14, 446
輸出細動脈（輸出管） 271, 272, 273
輸出リンパ管 232, 233, 233
輸入細動脈（輸入管） 271, 272, 273
輸入リンパ管 232, 233, 233
指→「し」の項も見よ
　──の伸展機構 364
　──の把持動作 364

よ

葉 264
腰回旋筋 102
葉間結合 237
葉間結合組織 238
葉間静脈 271, 272, 273
葉間動脈 271, 272, 273
葉気管支 263, 264
腰棘間筋 101
腰三角（プチ三角） 444
腰小窩 444
葉状乳頭 208, 240, 241
腰静脈 228
腰神経 143, 169, 170
　──後枝 171
腰神経節 403
腰神経叢 120, 170, 172, 177, 421
　──の枝 176
腰髄 143
羊水 320
腰腸肋筋 99, 101, 102, 103, 449
腰椎 31, 33, 33, 418, 449
　──MRI 334
　──の動き 424, 425, 426
　──の関節面 425
腰椎すべり症 428, 428
腰椎穿刺 167, 446
腰椎椎間板ヘルニア 426
腰椎分離症 428
陽電子（ポジトロン） 338
腰動脈 223, 223, 422
腰部 418, 444, 447
腰部脊柱管狭窄症 32, 427, 428, 428
腰部椎間板ヘルニア 427
腰方形筋 95, 96, 97, 420
腰膨大 143
羊膜腔 320

腰リンパ本幹 233, 234, 234
ヨード 326
翼口蓋神経節 183, 185, 190, 191, 191, 433
翼状肩甲 343
翼状靱帯 399, 400, 429
翼状突起 62, 63
翼状ヒダ 58
抑制性刺激 316
翼突管 185, 191
翼突頭 436
翼板 143, 143

ら

ライディッヒ細胞（間細胞） 279, 301
ラセン関節 27
ラセン器 207, 207
ラセン神経節 185, 207
ラセン動脈 288, 289
ラックマンテスト 58, 387
ラトケ囊 295
ラムダ縫合 24, 24, 66, 67, 429, 430
卵円窩 214, 231, 232
卵円孔
　心房中隔の── 213, 231, 232
　頭蓋底の── 63, 63, 183, 185, 186, 432
卵円窓 205
卵黄囊 320
卵割 319
卵管 285, 286, 318
卵管間膜 285
卵管峡部 285, 287
卵管采 285, 287
卵管子宮口 285, 287
卵管子宮部 287
卵管腹腔口 285, 287
卵管膨大部 285, 286, 318
卵管漏斗 287
卵形関節 26, 26
卵形囊 206, 206
ランゲルハンス島（膵島） 254, 301
卵細胞 286
卵子 278, 317, 318, 319
　──発生 317
卵巣 285, 285, 286, 294, 302
卵巣窩 286
卵巣間膜 286, 286
卵巣采 285, 287
卵巣周期 286, 288
卵巣静脈 285, 286
卵巣提索 285, 286
卵巣動脈 223, 224, 285, 286
卵胞ホルモン（エストロゲン） 302
卵巣門 286, 286
卵祖細胞 286, 317
ランビエ絞輪 315, 315
卵胞 286

卵胞丘　286
卵胞腔　286, 286
卵胞刺激ホルモン（FSH）　296, 296, 302
卵胞成熟　288
卵胞膜（内卵胞膜）　302

り

リーベルキューン腺　246
離出分泌（アポクリン分泌）　310, 310
梨状筋　120, 123, 291, 292, 372, 373, 374, 375, 470
　――下孔　49, 121, 124, 372, 421
　――上孔　49, 121, 124, 372
梨状筋症候群　376
梨状口　68, 69
リスフラン関節　59, 389, 390
リソソーム（ライソゾーム）　306, 307
立方骨　55, 55, 390, 390
立毛筋　195, 197, 197
リパーゼ　254
リボソーム　306, 306
リボソーム RNA（rRNA）　307
リモデリング　23, 24
隆起核　153
流産　322
隆椎　13, 14, 32, 32
　――棘突起　457
稜　21
両羽状筋　72, 72
菱形窩　148
菱形筋　462
菱形靱帯　45, 45, 341, 341
菱形靱帯線　39, 40
菱脳胞　141, 142
緑内障　201
輪筋層　237
リン脂質　306
輪状甲状筋　261, 261
臨床推論　9
輪状軟骨　260, 260, 261
輪状軟骨板　260, 260
輪状ヒダ　246, 247
鱗状縫合　24, 66, 429, 430
輪走筋　244
輪帯　56, 57, 370, 370
リンパ　314
リンパ管　232
リンパ球　313, 314
リンパ系　232
リンパ叢　314
リンパ小節　235
リンパ節　232, 233
　――の腫脹　234

リンパ洞　233
リンパ嚢　206
リンパ本幹　232, 233
鱗部　60

る

涙骨　61, 64, 69, 429, 430
涙小管　204, 204
涙腺　191, 204, 204
　――分泌　185
涙腺神経　182
涙点　204, 204
頰洞　252, 253
頰洞周囲隙　252, 253
頰洞周囲脂肪細胞（伊東細胞）　252, 253
涙乳頭　204, 204
涙囊　204, 204
涙分泌障害　433
ルシュカ孔　167
ルテイン細胞　286
ルネ・デカルト　6
ルフィニ小体　195, 196

れ

レオナルド・ダ・ヴィンチ　3
裂　21
裂孔（上腕三頭筋隙）　444
レニン　273, 302
レニン―アンギオテンシン―アルドステロン系　300, 302
レバーアーム　374
レプチン　303
連合線維　156
レンズ　201
レンズ核　157
連絡橋　78

ろ

老化　317
老視（老眼）　201
老人性円背　417
老人性難聴　207
漏斗（卵管）　285
漏斗（第三脳室の突出）　295, 297
ローゼンミューラーのリンパ節　420
ローテーターカフ　46
ローテータインターバル　346
肋横突関節　38, 38, 409, 410, 414
肋横突靱帯　410, 410
肋硬骨　36, 36
肋鎖間隙　220
肋鎖症候群　37, 90
肋鎖靱帯　45, 45
肋椎関節　38, 409, 410

肋軟骨　36, 36, 409
肋下筋　91, 92, 93
肋下神経　420
肋下動脈　222, 223
肋間筋　406, 411
　――萎縮　175
肋間静脈　91, 228, 411
肋間神経　91, 100, 170, 172, 411, 411, 423, 424
肋間神経筋枝　411
肋間神経痛　411, 417
肋間神経皮枝　411
肋間動脈　91, 221, 222, 223, 411, 412, 413, 422
肋間リンパ節　234
肋頸動脈（鎖骨下動脈）　221, 222, 412
肋骨　36, 36, 409, 409, 410, 449, 450
　――の運動　414
　――の下制　415
　――の挙上　414
肋骨横隔洞　266
肋骨窩　33, 38
肋骨下線　13, 14
肋骨下平面　14
肋骨胸膜　266
肋骨挙筋　91, 92, 93, 104
肋骨頸　36, 37
肋骨溝　37, 37
肋骨縦隔洞　266
肋骨切痕　37
肋骨体　36, 37
肋骨頭　36, 37, 38, 410
肋骨頭関節　37, 38, 409, 410, 414
肋骨突起　33, 33
肋骨面（肺の）　264
肋骨肋軟骨結合　410
濾胞　298, 299
濾胞腔　298
濾胞上皮　299
濾胞傍細胞　298, 299

わ

鷲手　120, 172, 175, 355, 362
ワトソン　3
ワルダイエルの咽頭輪　243
腕尺関節　41, 46, 352, 352
腕神経叢　90, 170, 172, 173, 402, 402, 475
　――の枝　176
腕橈関節　41, 46, 352, 353
腕橈骨筋　110, 113, 114, 466
腕頭静脈　227
腕頭動脈　212, 217, 217, 218, 220, 221, 222, 344, 401, 412

欧文索引

A

α 運動ニューロン　169
α（A）細胞　296, 301, 301
A 帯　75
A1 プーリー　361
　──の肥厚　366
A2 プーリー　361
A3 プーリー　361
A4 プーリー　361
A5 プーリー　361
abdomen　12, 443
abdominal aorta　223
abdominal cavity　447
abdominal part　463
abdominopelvic cavity　447
abducens nerve　182
abductor digiti minimi　117, 118, 134, 136
abductor hallucis　134, 135
abductor muscle　73
abductor pollicis brevis　116, 117
abductor pollicis longus　111, 114
accessory hemi-azygos vein　228
accessory nerve　187
acetylcholine（ACh）　77
acromial angle　452
acromial part　464
acromioclavicular joint　45, 94
acromioclavicular ligament　45
acromion　98, 452
acrosome　317
ACTH　295
actin　74, 77
actin filament　307
Addison 病　303
adductor brevis　124, 126
adductor hallucis　134, 135
adductor longus　124, 126, 469
adductor magnus　124, 126, 469
adductor minimus　126
adductor muscle　73
adductor pollicis　116, 117
adductor tubercle　456
adenoid　243
adenosine triphosphate（ATP）　78
adipose cell　312
adrenal gland　299
adrenaline　301
afferent arteriole　271
aggregated lymphoid follicle　247
agonist muscle　73
airway　263
alar folds　58
alar plate　143

Alcock's canal　293
aldosterone　300
alimentary system　237
allocortex　155
American Occupational Therapy
　Association（AOTA）　8
American Physiotherapy
　Association（APTA）　8
amniotic cavity　320
amniotic fluid　320
ampulla of uterine tube　318
amygdala　157
anal triangle　291
anatomical neck　40
anatomical position　446
anatomy　2
anconeus　107, 110
androgen　279
ankle joint　59
antagonist muscle　73
anterior abdominal muscles　95
anterior cerebral artery　219
anterior cervical muscle　85
anterior chamber　201
anterior circumflex humeral artery　221
anterior communicating artery　219
anterior cruciate ligament　57
anterior cruciate ligament injury　386
anterior fontanelle　65
anterior inferior iliac spine　455
anterior longitudinal ligament　35
anterior scalene　462
anterior scalene muscle　89
anterior sternoclavicular ligament　45
anterior superior iliac spine　455
anterior talofibular ligament　59, 459
anterior tibial artery　227, 473
anterior tibiotalar part　59
anterior vertebral muscle　87
anterolateral system　161
anteversion angle　369
anthropology　10
anular ligament of radius　46
anulus fibrosus　34
anus　250
aortic hiatus　91
aortic valve　215
ape hand　172, 355, 362
apex beat　474
apex of heart　211
apocrine gland　197
apocrine secretion　310
aqueous humor　201
arachnoidea　166
arch of aorta/aortic arch　217

arteria profunda femoris　226
arteriole　209
artery　209
Arthur Steindler　6
articular cartilage　21
articular cavity　25
articular disk　25
articular fossa　25
articular head　25
articular labrum　26
articular meniscus　25
articulated body　25
ascending aorta　217
ascending colon　248
associate fibers　156
astro glia　315
astrocyte　140
atlanto-occipital joint　34, 90
atom　16
atrioventricular bundle　216
atrioventricular node　216
atrium　211
auditory tube　205
Auerbach 神経叢　238
auricle　211
autonomic ganglion　188
autonomic nervous system　168, 188
axilla（armpit）　444
axillary artery　221, 472
axillary nerve　172, 475
axon　138, 315
azygos vein　228

B

β（B）細胞　296, 301, 301
B リンパ球　312, 314
back　12, 444
Bankart lesion　348
bare area　252
Bartholin's gland　290
basal ganglia　154, 157
basal plate　143
base of heart　211
Basedow 病　303
basilar artery　219
basilic vein　230
basophil　314
Bell palsy　183, 439
Bell-Magendie's law　168
biaxial joint　26
biceps brachii　105, 109, 465
biceps femoris　127, 128, 470
bicipital groove　453
bifurcate ligament　60, 460
Biot 呼吸　268
blastocyst　320
blood cell　313
blood plasma　313

blood-placenta barrier　321
body cavity　447
body of sternum　*454*
body of uterus　287
Böhler 角　55
bone tissue　313
bony labyrinth　206
bony nasal cavity　68
Bowman's capsule　271
brachial artery　222, *473*
brachial plexus　172, *475*
brachialis　105, *109, 465*
brachiocephalic trunk　217
brachiocephalic vein　227
brachioradialis　110, *114, 466*
brain　138
brainstem　142, **145**
breast　12, **198**, *443*
breath　267
breath movement　267
broad ligament of uterus　287
Broadmann の皮質分類　156
bronchial asthma　263
bronchial branches　223
bronchomediastinal trunk　233
bronchus　262
bulb of vestibule　290
bulbo-urethral gland　282
bursa synovialis　75

C

C1 プーリー　*361*
C2 プーリー　*361*
C3 プーリー　*361*
calcaneal tendon　**131**
calcaneocuboid ligament　59, *460*
calcaneofibular ligament　59
calcaneonavicular ligament　59, *460*
calcaneum　55
calcarine sulcus　155
calcification　23
calcified zone　27
calcitonin　299
calices　271
calvaria　67
canine　240
caopometacarpal joint of thumb　47
capillary　209
capitate　43
cardia　244
cardiac muscle　70, 314
carotid triangle　*472*
carpal bones　43
carpometacarpal joint　47
carrying angle　352
cartilage　21
cartilage tissue　312
cartilaginous joint　24

cataract　201
caudate nucleus　157
caval foramen　91
CE 角　376, *377*
cecum　247
cell　16, 306
cell division　307
cell membrane　306
cell organelle　306
cement　240
central canal　142
central facial paralysis　438
central nervous system　138
central sulcus　154
central tendon　91
centriol　307
cephalic vein　230
cerebellar cortex　151
cerebellar peduncle　151
cerebellum　142, **150**
cerebral aqueduct　142, 150
cerebral arterial circle　219
cerebral cortex　154
cerebral crus　150
cerebral hemisphere　154
cerebrospinal fluid　166
cerebrum　154
cervical anterior triangle　87
cervical fascia　87
cervical nerve　169
cervical plexus　170
cervical posterior triangle　87
cervical spondylosis　406
cervical spondylosis deformans　406
cervical spondylotic myelopathy　407
cervical spondylotic radiculopathy　407
cervical vertebrae　32
cervix of uterus　287
Charles Scott Sherrington　6
Cheyne-Stokes 呼吸　267
chief cell　244
chondrocyte　28
Chopart's joint　59, **389**
chordae tendineae　214
choroid　200
chromatin　307
CHS（commpression hip screw）　*376*
ciliary body　200
ciliary muscle　200
cingulate gyrus　155
circadian rhythm　298
circle of Willis　219
circumflex scapular artery　221
cisterna chyli　233
Claudius Galen　6
claustrum　157

clavicle　39, 98
clavicular head　*463*
clavipectoral triangle　*453*
claw hand　172, 355, 362
cleavage　319
clitoris　290
CM 関節　360
coccygeal nerve　169
coccygeal vertebrae　31
coccygeus muscle　291
coccyx　33
cochlea　206
cochlear duct　206, 207
cochlear joint　27
coeliac trunk　223
Cohn 症候群　303
collagen　22
collagen fiber　312
collecting tubule　272
Colles 骨折　42, *43*
colon　248
commissural fibers　156
common bile duct　253
common carotid artery　218, *472*
common fibular nerve　*477*
common hepatic　253
common hepatic artery　223
common iliac artery　224
common interosseous artery　222
common peroneal nerve　176, *477*
comparative anatomy　10
computed tomography（CT）　324
concentric contraction　80
conducting system of heart　216
condylar joint　27
cones　200
confluence of sinuses　231
congenital muscular torticollis　408
conjunctiva　202, **204**
connective tissue　311
conoid ligament　45
coraco-acromial ligament　46, *458*
coracobrachialis　105, *109, 465*
coracoclavicular ligament　45
coracohumeral ligament　45
coracoid process　*453*
cord of umbilical artery　232
cornea　199
corona radiata　318
coronal suture　24, 66
coronary artery　215
coronary sinus　216
corpus callosum　154
corpus luteum　286
Corti 器　207
corticonuclear tract　158
corticospinal tract　158
corticosterone　300

cortisol 300
cortisone 300
costocervical trunk 221
costoclavicular ligament 45
costotransverse joint 38
cotyloid joint 27
Cowper's gland 282
cranial base 67
cranial cavity 447
cranial nerve 138, 168, 179
cranium 60
Crick 3
crista 21
cross-bridge 78
cubitaltunnel syndrome 355
cuboid 55
cuneate nucleus 148
Cushing 症候群 303
cutaneous gland 196
cystic duct 253
cytology 10
cytoskeleton 307

D

δ（D）細胞 296, 301, *301*
Darwin 3
de Quervain 病 116
deep 11
deep dorsal muscle 97
deep fibular nerve 477
deep palmar arch 222
deep thoracic muscle 90
deep transverse perineal muscle 293
dehydroepiandrosterone 300
delivery 317
deltoid 105, *463*, *464*
deltoid ligament 59
deltoideus *107*
dendrite 138, 315
dense connective tissue 312
dental pulp 240
dermatome 169
dermis 194
descending aorta 217
descending colon 248
desmosome 310
development 317
diabetes mellitus（DM） 254
diencephalon 141, **152**
digastric muscle 85
digestive tract 250
dilator pupillae 200
DIP 関節 47, 365
disk herniation 427
distal 11
distal interphalangeal joint 47
distal phalanx 44, 56

distal radio-ulnar joint 47
DNA 307
DNA 合成期（S 期） 308
　　──前期（G1 期） 307
　　──後期（G2 期） 308
dorsal 11
dorsal artery of foot 474
dorsal funiculus 145
dorsal horn 144
dorsal interossei 119, 134
dorsal interosseouss *119*, *137*
dorsal of foot 445
dorsal root 144, 168
dorsal superficial fascia 87
dorsalis pedis artery 227, *474*
dorsum of hand 444
drop arm sign 350
drop finger 172
drop hand 172, 354, 362
ductus arteriosus（Botallo's duct） 232
ductus deferens 281
ductus venosus（Arantius's duct） 231
duodenum 245
dura mater 166
dural sinus 166
dural venous sinuses 230
dynamic palpation 451

E

ε 細胞 *296*
ear auricle 204
ear canal 204
eccentric contraction 80
eccrine gland 197
ectoderm 320
Edinger-Westphal 核 163
efferent arteriole 271
ejaculatory duct 281
elastic cartilage 313
elastic fiber 312
elbow joint 46
enamel 239
enarthrosis 27
enbhondral ossification 23
end feel 451
end-plate 77
endocrine gland 310
endocrine organ 294
endoderm 320
endolymph 206
endoplasmic reticulum（ER） 307
endothelium 308
eosinophil 313
epidermis 194
epididymis 280
epiphysial cartilage 21

epiphysial line 21
epiploic foramen 255
epithelial tissue 308
epithelium 308
Erasistratos 3
erector supinae muscle 100
erythrocyte 313
erythropoietin 302
esophageal hiatus 91
esophagus 243
estrogen 302
ethmoidal bone *63*
exocrine gland 309
exocytosis 310
expiration 95
extensor carpi *466*
extensor carpi radialis brevis 110, *114*
extensor carpi radialis longus 110, *114*
extensor carpi ulnaris 110, *114*
extensor digiti minimi 110, *114*
extensor digitorum 110, *114*
extensor digitorum brevis 133, *134*
extensor digitorum longus 128, *129*
extensor hallucis brevis 133, *134*
extensor hallucis longus 128, *129*
extensor indicis 111, *114*
extensor muscle 73
extensor pollicis brevis 111, *114*
extensor pollicis longus 111, *114*
external acoustic meatus 205
external anal sphincter muscle 291
external carotid artery 218
external ear（outer ear） 204
external iliac artery 225
external intercostal muscle 90
external jugular vein 227
external nose 257
external oblique *467*
external oblique muscle 95
external occipital protuberance 98, *457*
external surface of cranial base 67
external urethral orifice 275
extra-ocular muscle 202
extracapsular ligament 30
extracellular matrix 28
extremities 12, 442
eyeball 199
eyelids 202
eyerid 203

F

face muscle 82
facial artery *472*
facial nerve 82, 182
facial palsy 432

Fallot 四徴症　232
falx cerebri　167
fascia　75
FDG（¹⁸F-fluorodeoxy glucose）　338
femoral artery　225, 473
femoral nerve　172, 476
femoral triangle　469
femur　51
fertilization　317
fertilized ovum　317
FG 線維　78, 79
fibrocartilage　313
fibrous articular capsule　29
fibrous joint　24
fibrous membrane　29
fibrous membrane of joint capsule　25
fibula　54
fibular artery　227
fibular collateral ligament　57, 459
fibularis brevis　129, 130, 471
fibularis longus　129, 130, 471
fibularis tertius　128, 129
fissurae　21
fissure　151
fixator muscle　74
flat bone　19
flexor carpi radialis　108, 112
flexor carpi ulnaris　108, 112
flexor digiti minimi brevis　117, 118, 134, 136
flexor digitorum　112
flexor digitorum brevis　134, 137
flexor digitorum longus　131, 133
flexor digitorum profundus　108
flexor digitorum superficialis　108
flexor hallucis brevis　134, 135
flexor hallucis longus　131, 133
flexor muscle　72
flexor pollicis brevis　116, 117
flexor pollicis longus　108, 112
FOG 線維　78, 79
fontanelles　65
foot　445
foot drop　176
foramen　21
foramen ovale　232
fore arm　444
form　2
fossa　21
fossa ovalis　232
fourth ventricle　142
fovea centralis　201
Frohse のアーケード（腱弓）　354
Froment 徴候　117
frontal bone　62
frontal lobe　154
frontal plane　11

FSH　295
fundus of uterus　287

G

γ 運動神経　79
γ 運動ニューロン　169
γ 細胞　296
G 細胞　302
G1 期　308
G2 期　308
GABA　150
Galenus　3
gall bladder　253
gamate　317
gap junction　310
Garden の分類　375
gastrin　302
gastrocnemius　131, 133, 471
gastrointestinal hormone　302
gemellus inferior　120, 123
gemellus superior　120, 123
geniohyoid muscle　85
Gerdy's tubercle　459
GH（growth hormone）　295
giving way　386
glaucoma　201
glenohumeral joint　45, 94
glenohumeral ligament　45
glenohumeral rhythm　347
Glisson's sheath　252
globus pallidus　157
glomerular capsule　271
glometulus　271
glossopharyngeal nerve　186
glottis　261
glucagon　301
glucocorticoid　300
gluteal region　445
gluteus maximus　120, 123, 469
gluteus medius　120, 123, 469
gluteus minimus　120, 123
gmma nail　376
Golgi apparatus　307
Golgi tendon organ　194
gomphosis　24
Graafian follicle　286
gracile nucleus　148
gracilis　124, 126, 469
granular layer　152
Graves 病　303
gray matter　141
great saphenous vein　230
greater curvature　244
greater duodenal papilla　246
greater occipital nerve　475
greater trochanter　51, 456
greater tubercle　40, 453
greater vestibular gland　290

groove for ulnar nerve　454
gross anatomy　10
Guillaume Benjamin Amand Duchenne　6
Guyon 管　362, 473
gyrus　154

H

H 帯　75
hair　196
hallux valgus angle（HVA）　398
hamate　43
hand　444
Harvey　3
Hassall's corpuscle　236
Haversian canal　21
Haversian lamellae　21
Hawkins sign　350
head　12, 442
head of femur　51
head of fibula　456
head of humerus　40
heart　211
hemi-azygos vein　228
hemisphere　150
heparin　314
hepatic artery proper　223
hepatic cord　252
hepatic duct　253
hepatic lobule　252
hepatic sinusoid　252
hepatic veins　227
hepatopancreatic ampulla sphincter　246
Hering-Breuer 反射　267
Herophilos　3, 6
herpesvirus　417
Herring's body　297
heterotypic isocortex　156
Hill-Sachs lesion　348
hilum of kidney　270
hilum of lung　262
hinge joint　26
hip bone　48
hip joint　56
Hippocrates　3, 5
His 束　216
histamine　312, 314
histology　10
hoarseness　402
holocrine secretion　310
homotypic isocortex　156
horizontal plane　11
hormone　294, 310
Horner 症候群　189, 402
human anatomy　2
humero-ulnar joint　46
humeroradial joint　46

humerus　40
Humphry　*380*
Hüter 線　41, **44**, 352
hyaline cartilage　313
hyoid bone　65
hypoglossal nerve　187
hypophysis　154, **295**
hypothalamus　153, 188

I

I 細胞　302
I 帯　*75*
idiopathic scoliosis　416
idiopathic trigeminal neuralgia　439
ileum　246
iliac crest　*455*
iliacus　**120**, *468*
iliocostalis lumborum　*466*
iliocostalis muscle　100
iliocostalis thoracis　*467*
iliofemoral ligament　56
iliopsoas　120
iliotibial tract　*459*
ilium　48
imaging anatomy　10
impingement sign　350
implantation　320
incisor　240
incisura　**21**
incus　205
inferior　11
inferior angle　*452*
inferior colliculus　150
inferior gluteal artery　225
inferior mesenteric artery　224
inferior mesenteric vein　229
inferior nasal concha　64
inferior phrenic artery　223
inferior rectus　203
inferior sagittal sinus　231
inferior vena cava　227
infra-orbital nerve　474
infrahyoid muscle　85
infranuclear（facial）paralysis　439
infrapatellar fat pad　58
infrapatellar synovial fold　58
infraspinatus　105, *107*, *464*
inguinal canal　281
inguinal ligament　*458*
inner cell mass　320
inner ear　206
innermost intercostal muscle　90
innervation ratio　77
inspiration　95
insulae of Langerhans　254
insulin　301
intercalated disk　314
interclavicular ligament　45

intercostal nerve　172
intercostal neuralgia　411, 417
interlobular connective tissue　252
intermediate cuneiform　55
intermediate dorsal cutaneous nerve　477
intermediate filament　307
intermediate junction　310
internal capsule　157
internal carotid artery　167, **218**
internal iliac artery　224
internal intercostal muscle　90
internal jugular vein　227
internal oblique muscle　95
internal pudendal artery　225
internal surface of cranial base　67
internal thoracic artery　220
internal urethral orifice　275
interosseous membrane　41
interosseous membrane of leg　59
interphalangeal joint of foot　60
interscalene　462
interspinales muscle　100
interspinous ligament　35, 98
intertransversalii muscle　100
intertransverse ligament　35
intertubercular groove　41
intertubercular sulcus　*453*
interventricular foramen　167
intervertebral disc　**33**
intervertebral foramen　34
intestinal gland　246
intestinal trunks　233
intestinal villi　246
intracapsular ligament　30
intramembranous ossification　23
intrinsic dorsal musculature　100
intrinsic muscles　82
IP 関節　361
iris　200
irregular bone　**19**
ischial tuberosity　*455*
ischiocavernosus muscle　293
ischiofemoral ligament　56
ischium　48
islet of Langerhans　301
isokinetic contraction　80
isometric contraction　80
isotonic contraction　80
IVR（interventional radiology）　326

J

Jacoby line　13, 49, *458*
Janssen　3
Jefferson 骨折　406
jejunum　246
John Hughlings Jackson　6
John Hunter　6

John. V. Basmajiam　6
joint capsule　25, **29**
joint of head of rib　37
Jones 型疲労骨折　397
Joseph Clément Tissot　6
jugular trunk　233
juxtaglomerular apparatus　273

K

Keith-Flack 結節　216
kidney　**269**, 302
Kienböck 病　44
Kiesselbach'area　258
knee joint　56
knee osteoarthritis　385
Kussmaul 呼吸　268

L

labium majus　290
labium minus　290
Lachman テスト　58, *387*
lacrimal apparatus　202
lacrimal bone　64
lacrimal gland　204
lambdoid suture　24, 66
landmark　451
large intestine　247
laryngeal cartilages　260
laryngeal muscle　261
laryngeal part（laryngopharynx）　243
larynx　259
lateral　11
lateral abdominal muscles　95
lateral atlanto-axial joint　34
lateral cervical muscle　82
lateral collateral ligament　59
lateral cuneiform　55
lateral dorsal cutaneous nerve　*478*
lateral epicondyle　*453*, *456*
lateral funiculus　145
lateral geniculate body　163, 164
lateral horn　145
lateral ligament　66
lateral malleolus　**54**, *457*
lateral meniscus　57
lateral patellar retinaculum　58
lateral plantar artery　227
lateral plantar nerve　477
lateral ptcrygoid muscle　82
lateral rectus　203
lateral sulcus　154
lateral thoracic artery　221
lateral tubercle of tibia　*459*
lateral ventricle　142
latissimus dorsi　*462*
latissimus dorsi muscle　97
left atrioventricular valve　214

left atrium　211
left gastric artery　223
left ventricle　211
leg　445
lengthening contraction　80
lens　201
lenticular nucleus　157
Leonardo・da・Vinci　3
leptin　303
lesser curvature　244
lesser occipital nerve　475
lesser supraclavicular fossa　472
lesser trochanter　51
lesser tubercle　40, 453
leucocyte　313
levator ani muscle　291
levator palpebrae superioris　203
levator scapulae　460
levator scapulae muscle　92, 100
levatores costarum muscle　91
Leydig cell　279, 301
LH　295
Lieberkuehn's gland　246
ligament　30
ligament of head of femur　56
ligament of Treitz　246
ligamenta flava　36
ligamentum arteriosum　232
ligamentum teres hepatis　252
ligamentum venosum　232
limbic lobe　154
limbic system　155
linea alba　97
lingual papillae　240
lingual tonsils　241
lips　239
Lisfranc's joint　59, 389
liver　251
lobule　151
lobule of auricle　205
locking mechanism　383
long bone　19
long plantar ligament　60
longissimus muscle　100
longissimus thoracis　467
longitudinal arch of foot, lateral part　394
longitudinal arch of foot, medial part　394
longitudinal muscle　72
longus capitis muscle　89
longus colli muscle　89
loose connective tissue　312
lower extremity　12, 445
LTH　295
lucocyte　313
lumbar artery　223
lumbar nerve　169

lumbar plexus　172
lumbar vertebrae　33
lumbricals　119, *119*, 134, *137*
lunate　43
lung　264
Luschka foramen　167
lymph　314
lymph node　232
lymphatic capillary　232
lymphatic trunks　232
lymphatic vessel　232
lymphocyte　314
lymphoid system　232
lysosome　307

M

M 期　*308*
macrophage　81, 312, 314
macula　201
Magendie foramen　167
magnetic resonance imaging（MRI）　324
main bronchus　262
malleous　205
Malpighi　3
malpighian corpuscle　271
mammary gland　199
mammillary line　13
mandible　64
mandibular nerve　82
manubrium of sternum　454
marrow　21
Mary McMillan　8
masseter muscle　82
mast cell　312
masticatory muscle　82
mastoid fontanelle　65
mastoid process　457
maxilla　64
McBurney's point　248
medial　11
medial bicipital groove　*473*
medial border　453
medial cuneiform　55
medial dorsal cutaneous nerve　477
medial epicondyle　454, 456
medial lemniscal system　161
medial lemniscus　148, 162
medial malleolus　53, *457*
medial meniscus　57
medial patellar retinaculum　58
medial plantar artery　227
medial plantar nerve　477
medial pterygoid muscle　82
medial rectus　203
median antebrachial vein　230
median atlanto-axial joint　34
median cubital vein　230

median line　13
median nerve　172, *476*
median plane　11
median sacral artery　223
mediastinum　266
medulla oblongata　142, **147**
megakaryocyte　314
Meibom 腺　203
meiosis　307
Meissner 小体　196
Meissner 神経叢　238
melatonin　298
membrane labyrinth　206
meninges　166
mental nerve　475
Merkel 細胞　196
mesencephalon　141
mesoderm　320
metacarpals　44
metacarpophalangeal joint　47
metatarsals　56
metatarsophalangeal joint　60
metencephalon　142
microglia　140, 315
microscopic anatomy　10
microtubule　307
micturition　275
midbrain　150
middle cerebral artery　219
middle ear　205
middle phalanx　44, 56
middle scalene　462
middle scalene muscle　89
middle suprarenal artery　224
migraine　432
milky teeth　240
mineralocorticoid　300
mitochondria　306
mitosis　307
mitral valve　214
modeling　23
molar　240
molecular layer　151
molecules　16
Mondino　3
monocyte　314
mons pubis　289
Montgomery 腺　199
motor unit（MU）　76
MP 関節　47, 360, 365
MR angiography（MRA）　335
MRCP　*336*
MRI（magnetic resonance imaging）　325, **331**
mRNA　307
mucous neck cell　245
multiaxial joint　26
multifidus muscle　101

muscle fiber　74
muscle injection　445
muscle spindle　78, 194
muscle tissue　314
musculocutaneous nerve　172
myelencephalon　142
myelin　140
myelin sheath　315
mylohyoid muscle　85
myofibril　74
myolemma（sarcolemma）　74
myosin　74, 77

N

N-テスト　58, *387*
nail　197
nasal bone　64
nasal cavity　258
nasal part（nasopharynx）　242
nasal septum　258
nasolacrimal duct　204
navicular　55
neck　12, 443
neck of femur　51
neck of talus　*457*
neck shaft angle　369
nephron　271
neruon　138
nerve fiber　138
nervous tissue　314
neural crest　141
neural groove　141
neural tube　141
neuroglia　138
neuroglial cell　315
neuron　314
neurosecretion　297
neurotendinous spindle　194
neurotransmitter　315
Niels Stensen　6
Nissle body　315
NMR　331
node of Ranvier　315
noradrenaline　301
nose　257
nuchal ligament　35, 98
nuclear membrane　307
nucleolus　307
nucleus　74, 307
nucleus pulposus　34
nutrient foramen　21

O

obliquus capitis inferior muscle　89
obliquus capitis superior muscle　89
obrurator externus　*126*
obturator artery　225
obturator externus　124

obturator internus　120, *123*
obturator nerve　172
occipital artery　*472*
occipital bone　62
occipital lobe　154
occupational therapy　6
oculomotor nerve　180
Oddi's sphincter　246
olfactory cell　208
olfactory epithelium　208
olfactory mucosa　208
olfactory nerve　179, 208
oligodendro glia　315
oligodendrocyte　140
olive　147
omental bursa　255
omohyoid muscle　85
ontogeny　10
oocyte　317
oogonium　317
opitc tract　163
OPLL　407
opponens digiti minimi　117, *118*, *134*, *136*
opponens pollicis　116, *117*
optic chiasma　163
optic disk　201
optic nerve　180, **202**
optic organ（visual organ）　199
oral cavity　239
oral part（oropharynx）　243
orbit　68
organ　316
organ system　316
organs　16
Osborne 靱帯　355
Osgood-Schlatter 病　54, 386
ossein　21
ossification of yellow ligament　407
ossification of posterior longitudinal
　　ligament（OPLL）　36, 407
osteoarthritis　28
osteoblast　22
osteochondral junction　28
osteoclast　22
osteocyte　22
osteon　21
osteoporosis　21
otitis media　205
ovarian artery　224
ovarian follicle　286
ovary　285, 302
overuse　357, 386
oviduct　318
ovulation　318
ovum　317
oxytocin　296

P

palate　239
palatine bone　64
palm of hand　444
palmar interossei　119
palmar interosseouss　*119*
palmaris brevis　117, *118*
palmaris longus　108, *112*
palpation　451
pancreas　254
pancreatic duct proper　253
pancreatic islets　301
papillary muscles　215
paralysis of axillary nerve　343
paranasal sinuses　259
parasympathetic nervous system　168
parathormone　299
parathyroid gland　299
parietal cell　244
parietal lobe　154
parieto-occipital sulcus　154
Parkinson 病　157
parotid gland　250
patellar ligament　57, *459*
pectineus　124, *126*, *469*
pectoralis major　*463*
pectoralis major muscle　90
pectoralis minor　*463*
pectoralis minor muscle　91
pelvic cavity　447
pelvic diaphragm　291
pelvic floor muscle　250
penis　282
pennate muscle　72
perilymph　206
perimysium　74
perineal body　290
perineal muscle　291
perineum　290
periodontal membrane　240
periosteum　21, 23
peripheral facial paralysis　438
peripheral nervous system　138, **168**
perisinusoidal space　253
peritoneum　254
permanent teeth　240
peroneus brevis　*471*
peroneus longus　*471*
PET の典型的陽性画像　*338*
Peyer's patch　247
phalanges　44, 56
pharynx　242
phasic contraction　80
phrenic nerve　95, 170
phylogeny　10
physical anthropology　10

pia mater 166
pineal gland 298
PIP 関節 47, 360, 365
piriform aperture 68
piriformis 120, *123*, *470*
pisiform 43
pivot joint 27
placenta 302, 320
plane joint 27
plane suture 24, 66
plantal interosseouss *137*
plantar arch 227
plantar interossei 134
plantaris 131, *133*
plasma 314
plasma cell 312
plastic anatomy 10
platelet 314
platisma 82
pleura 266
pneumatic bone 19
pneumothorax 266
polar body 318
pons 82, 142, 149
popliteal artery 226, *473*
popliteal fossa 445
popliteus 131, *133*
pore of nuclear membrane 307
portal vein 228
positron emission tomography（PET）338
postcentral gyrus 156
posterior abdominal muscles 95
posterior cerebral artery 219
posterior cervical muscle 87
posterior chamber 201
posterior circumflex humeral artery 221
posterior communicating artery 219
posterior cruciate ligament 57
posterior fontanelle 65
posterior inferior iliac spine *455*
posterior intercostal arteries 223
posterior longitudinal ligament 35
posterior scalene muscle 89
posterior sternoclavicular ligament 45
posterior superior iliac spine *455*
posterior talofibular ligament 59
posterior tibial artery 227, *474*
posterior tibiotalar part 59
postganglionic neuron 188
postherpetic neuralgia 417, 439
precentral gyrus 156
preganglionic neuron 188
pregnendone 300
premolar 240
prevertebral layer 87

PRL *295*
profunda brachii artery 222
progesterone 302
projection fibers 156
pronator quadratus 108, *112*
pronator teres 108, *112*, *466*
prosencephalon 141
prostate 281
proximal 11
proximal interphalangeal joint 47
proximal phalanx 44, 56
pseudostratified epithelium 309
psoas major 120, *468*
psoas minor 120
pubic symphysis *456*
pubic tubercle *456*
pubis 48
pubofemoral ligament 56
pudendal canal 293
pudendal nerve 176
pulmonary segment 264
pulmonary valve 215
pupil 200
Purkinje fiber 216
Purkinje layer 151
putamen 157
pylorus 244
pyramid 147
pyramidal tract 158
pyramidalis muscle 95

Q

quadrangular space *475*
quadratus femoris 120, *123*
quadratus lumborum muscle 95
quadratus plantae 134, *137*
quadriceps femoris 124

R

radial artery 222, *473*
radial collateral ligament 46
radial collateral radial collateral *458*
radial nerve 172, *476*
radial styloid process *454*
radius 41
rami bronchiales 262
raphe 85, 283
Rathke's pouch 295
receptor 294
rectum 249
rectus abdominis *467*
rectus abdominis muscle 95
rectus capitis anterior muscle 87
rectus capitis lateralis muscle 87
rectus capitis posterior major muscle 89
rectus capitis posterior minor muscle 89

rectus femoris 124, *125*, *468*
rectus sheath 97
red bone marrow 21
red nucleus 150
red pulp 235
refered pain 196
regeneration 317
regional anatomy 10
remodeling 23
remodeling phase 24
René Descartes 6
renal artery 224
renal corpuscle 271
renal cortex 270
renal medulla 270
renal papilla 271
renal pelvis 271
renal pyramid 271
renal sinus 270
renal tubule 271
renal veins 227
renin 273, 302
reproductive system 278
respiratory system 257
resting cell zone 23
reticular tissue 312
reticulospinal tract 159
retina 200
retinaculum 75
retroperitoneal organs 255
reverse of customary function 460
reversed action 460
rheumatoid arthritis 28, 406
rhombencephalon 141
rhomboid major *462*
rhomboid major muscle 92
rhomboid minor *462*
rhomboid minor muscle 92, 100
ribosome 306
ribs 36
right atrioventricular valve 214
right atrium 211
right lymphatic duct 233
right thoracic duct 233
right ventricle 211
RNA 307
rods 200
rotator cuff 46, 105, 345
rotator muscle 73
rotatores muscle 101
rough ER（rER）307
round ligament of liver 232
round ligament of uterus 287
roundback（hump back）417
rubrospinal tract 159
Ruffini 小体 196

S

S 期　*308*
S 細胞　302
S 状結腸　*238*, 247, 248, *248*, *449*, *450*
S 状結腸静脈　229
S 状結腸動脈　*224*
S 状静脈洞　*166*, 231
saccule　206
sacral nerve　169
sacral plexus　172
sacral vertebrae　30
sacro-iliac joint　56
sacrospinous ligament　49
sacrotuberous ligament　49, *459*
sacrum　33
saddle joint　27
sagging sign　58
sagging sign of the tibia　388
sagittal plane　11
sagittal suture　24, 66
salivary gland　250
salutatory conduction　315
Samuel Alexander Kinnier Wilson　6
sartorius　124, *125, 468*
satellite cell　81
scala tympani　207
scala vestibuli　207
scalenus anterior　*462*
scalenus medius　*462*
scaphoid　43
scapula　39
scapular spine　98
scapulo-humeral rhythm　346
scapulothoracic joint　94
Scarpa 三角　127, 368, *469*
Schleiden　3
Schlemn 管　200, 201
Schwann　3
sciatic nerve　176, *477*
sclera　199
screw-home movement　383, *384*
scrotum　283
sebaceous gland　197
secretin　302
secretion　309
semicircular duct　206
semimembranosus　127, *128*
seminal vesicle　281
semispinalis capitis muscle　101
semispinalis cervicis muscle　101
semispinalis muscle　101
semispinalis thoracis muscle　101
semitendinosus　127, *128, 470*
senescence　317
septum　75
serrate suture　24, 66
serratus anterior　*463*
serratus anterior muscle　90, 91
serratus posterior inferior muscle　100
serratus posterior superior muscle　100
Sertoli's cell　280
sesamoid bone　19
Sharp 角　376
Sharpey fiber　21
short bone　19
shortening contraction　80
shoulder　444
shoulder complex　340
shoulder girdle　91
Shunt muscle　356
sigmoid colon　248
sigmoid sinus　231
simple columnar epithelium　308
simple cuboidal epithelium　308
simple squamous epithelium　308
sinu-atrial node　216
size principle　78
skeletal muscle　70, 314
skin　194
Skene 腺　277
SLAP 病変　350, *351*
small intestine　245
small saphenous vein　230
smooth ER（sER）　307
smooth muscle　70, 314
snuff box　112
SO 線維　78, *79*
sole of foot　445
soleus　131, *133, 471*
somatostatin　301
somatotopy　156
space of Disse　253
spasmodic torticollis　408
Speed test　350
sperm　317
spermatic cord　284
spermatocyte　317
spermatogonium　317
sphenoidal bone　62
sphenoidal fontanelle　65
sphenomandibular ligament　66
sphincter pupillae　200
sphlenicus muscle　100
spinal cord　138, 143
spinal nerve　138, 143, 168
spinal part　*464*
spinal reflex　145
spinalis muscle　100
spinalis thoracis　*467*
spine of scapula　*452*
spinous process　98
spinous process of 4th lumbar vertebrae　*458*
spinous process of thoracic vertebrae　*458*
spinous process of vertebra prominens　*457*
splenic artery　224
splenic pulp　235
splenic trabeculae　235
splenic vein　228
splenius capitis muscle　100
splenius cervicis muscle　100
spondylolisthesis　428
spondylolysis　428
spondylosis deformans　427
Spurt muscle　356
squamoparietal suture　24
squamous suture　66
stabilizer muscle　74
stapes　205
static contraction　80
static palpation　451
stellate cell of Kupffer　253
sternal angle　410, *454*
sternoclavicular joint　44, 94
sternocleidomastoid　*460*
sternocleidomastoid muscle　82
sternocostal head　*463*
sternohyoid muscle　85
sternothyroid muscle　85
sternum　37, *454*
stomach　244
stomach bubble　244
straight sinus　231
stratified squamous epithelium　309
striatum　157
structure　2
stylohyoid muscle　85
stylomandibular ligament　66
subarachnoid space　166
subclavian artery　220, *472*
subclavian trunk　233
subclavian vein　227
subclavius muscle　90, 91
subcostal artery　223
subcostal muscle　91
subcutaneous tissue　194
sublingual grand　251
submandibular gland　250
submandibular triangle　*472*
suboccipital muscle　89
suboccipital nerve　*475*
suboccipital triangle　*475*
subscapular artery　221
subscapular bursa　95
subscapular joint　94
subscapularis　105, *107, 464*
substantia compacta　21
substantia nigra　150, 157
substantia spongiosa　21

subtalar joint　59
subthalamic nucleus　157
sudoriferous gland　197
sulcus　21, 154
superficial　11
superficial cervical muscle　82
superficial dorsal muscle　97
superficial fascia　82
superficial fibular nerve　477
superficial layer　87
superficial palmar arch　222
superficial temporal artery　472
superficial thoracic muscle　90
superficial transverse perineal muscle　293
superior　11
superior angle　452
superior colliculus　150
superior gluteal artery　225
superior mesenteric artery　224
superior mesenteric vein　229
superior nucheal line　98
superior rectus　203
superior sagittal sinus　231
superior thoracic artery　221
superior transvers scapular ligament　39
superior vena cava　227
supinator　111, *114, 466*
supporting tissue　311
supra-orbital nerve　474
suprahyoid muscle　85
supranuclear（facial）paralysis　438
supraspinatus　105, *107, 464*
supraspinous ligament　35
supreme intercostal artery　221
sural nerve　478
surface anatomy　10
surfactant　263
suspensorius duodeni　246
suture　24, 65
sympathetic nervous system　168, **188**
symphysis　25
synapse　140, *315*
synaptic bouton　315
synaptic cleft　316
synaptic vesicle　315
synarthrosis　24
synchondrosis　25
synchondrosis epiphyseos　25
syndesmosis　24
synergist muscle　73
synovial fluid　25, *29*
synovial joint　24
synovial membrane　29
synoviocyte　29
synovium　25

system　16
systematic anatomy　10

T

Tリンパ球　314
T1強調画像　331
T2強調画像　331
talus　55
target organ　294
tarsal bones　55
tarsal tunnel　474
tarsal tunnel syndrome　382
tarsometatarsal joint　59
taste bud　208, 241
Tawara結節　216
tectospinal tract　159
telencephalon　141
temporal bone　60
temporal lobe　154
temporal muscle　82
temporomandibular arthrosis　439
temporomandibular joint　65
tendinous intersection　96, *467*
tendon　72
tendon organ　78
tendon plate　72
tendon sheath　75
tensor fasciae latae　120, *123, 470*
tentorium cerebelli　167
teres major　105, *107, 465*
teres minor　105, *107, 464*
testicular artery　224
testis　249
testosterone　301
TFCC（triangular fibrocartilage complex）　362
THA　376, *377*
thalamus　152
thigh　445
third ventricle　142
thoracic aorta　222
thoracic cavity　447
thoracic diaphragm　91
thoracic duct　233
thoracic nerve　169
thoracic outlet syndrome　89, 402
thoracic skeleton　36
thoracic vertebrae　33
thoraco-acromial artery　221
thoracodorsal artery　221
thromboplastin　314
thymine　302
thymus　236, 302
thyrocervical trunk　221
thyroglobulin　298, 299
thyrohyoid muscle　85
thyroid gland　298
thyroxine　299

tibia　53
tibial collateral ligament　57, *459*
tibial nerve　176, *477*
tibialis anterior　128, *129, 471*
tibialis posterior　131, *133, 471*
tibiocalcaneal part　59
tibiofibular joint　59
tibiofibular syndesmosis　59
tibionavicular part　59
tidemark　27
tight junction　310
tissue　16
tongue　240
tonic contraction　80
trachea　262
transitional epithelium　309
transvers acetabular ligament　49
transvers colon　248
transvers ligament of knee　57
transvers tarsal joint　59
transverse arch of foot　394
transverse sinus　231
transversospinalis muscle　100
transversus abdominis muscle　95
transversus thoracis muscle　91
trapezium　43
trapezius muscle　91, *97, 462*
trapezoid　43
trapezoid ligament　45
Trendelenburg現象（徴候）　121, 373
triangular space　475
triceps brachii　107, *110, 465, 466*
triceps surae　131
tricuspid valve　214
trigeminal nerve　82, 181, *474*
trigeminal neuralgia　417
triiodothyronine　299
triquetrum　43
trochlea of talus　*457*
trochlear nerve　181
trophoblast　320
tropomyosin　77
troponin　77
trunk　12, 442
tuberculum of iliac crest　*456*
tuberosity　21
tympanic cavity　205
tympanic membrane　205
typeⅠ線維　78
typeⅡ線維　78

U

ulna　42
ulnar artery　222, *473*
ulnar collateral ligament　46, *458*
ulnar nerve　172, *476*
ulnar nerve palsy　355

ulnar styloid process *454*
ultrasonography 324
umbilical arteries 232
umbilical vein 231
uncalcified zone 27
uniaxial joint 26
upper arm 444
upper extremity 12, 444
ureter 274
urethra 275
urethral sphincter 293
urinary bladder 275
urinary system 269
urogenital peritoneum 291
urogenital triangle 291
uterine artery 225
uterine tube (oviduct) 286
uterus 287
utricle 206
uvea 200

V

vagina 289
vagus nerve 186
vasopressin 296
vastus intermedius 124, *125*
vastus lateralis 124, *125*, *468*
vastus medialis 124, *125*, *468*
Vater-Pacini 小体 196

Vater's papilla 246
vein 209
vental 11
ventral funiculus 145
ventral horn 144
ventral root 144, 168
venule 209
vermiform appendix 248
vermis 150
vertebral artery 167, 220
vertebral (spinal) canal 447
Vesalius 3
vestibular fold 261
vestibule 206
vestibule of vagina 290
vestibulocochlear nerve 184, 207
vestibulospinal tract 159
villus 320
Virchow リンパ節 234
vitreous body 201
vocal fold 260
Volkmann canal 21
vomer 65
vulva 289

W

Waldeyer's pharyngeal ring 243
Watson 3
white matter 141

white pulp 235
Willam Croone 6
Willis の動脈輪 168
winging scapula 343
Winslow's foramen 255
Wrisberg *380*
wrist joint 47

X

X 線 CT 325, **328**
X 線映像 325
xiphoid process *454*

Y

Y 靱帯 56, 370, *370*
Y 軟骨 48
yellow bone marrow 21
Yergason test 350
yolk sac 320

Z

Z 線 75
Zinn 小帯 200
zona pellucida 318
zone of calcification 23
zone of hypertrophy 23
zone of proliferation 23
zygapophysial joint 34
zygomatic bone 64

シンプル理学療法学・作業療法学シリーズ
運動器系解剖学テキスト

| 2015年3月31日　第1版第1刷発行 | 監修者　細田多穂 |
| 2022年2月10日　第1版第2刷発行 | 編集者　五味敏昭，浅井友詞，佐藤二美 |

発行者　小立健太
発行所　株式会社 南江堂
〒113-8410　東京都文京区本郷三丁目42番6号
☎（出版）03-3811-7235　（営業）03-3811-7239
ホームページ https://www.nankodo.co.jp/
印刷・製本　三報社印刷
装丁　node（野村里香）

Human Anatomy：locomotor system
© Nankodo Co., Ltd., 2015

定価は表紙に表示してあります．
落丁・乱丁の場合はお取り替えいたします．
ご意見・お問い合わせはホームページまでお寄せくださいませ．

Printed and Bound in Japan
ISBN 978-4-524-26203-8

本書の無断複写を禁じます．
JCOPY〈出版者著作権管理機構　委託出版物〉
本書の無断複写は，著作権法上での例外を除き，禁じられています．複写される場合は，そのつど事前に，出版者著作権管理機構（TEL 03-5244-5088，FAX 03-5244-5089，e-mail: info@jcopy.or.jp）の許諾を得てください．

本書をスキャン，デジタルデータ化するなどの複製を無許諾で行う行為は，著作権法上での限られた例外（「私的使用のための複製」など）を除き禁じられています．大学，病院，企業などにおいて，内部的に業務上使用する目的で上記の行為を行うことは私的使用には該当せず違法です．また私的使用のためであっても，代行業者等の第三者に依頼して上記の行為を行うことは違法です．